DR. KELLYANN PETRUCCI

Die KNOCHENBRÜHEN Diät

DR. KELLYANN PETRUCCI

Die KNOCHEN BRÜHEN Diät

Verlieren Sie bis zu 7 kg Gewicht, 10 cm Taillenumfang und Falten – in nur drei Wochen

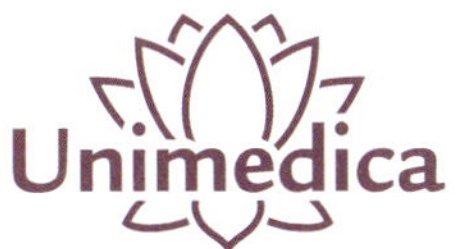

Impressum

Dr. Kellyann Petrucci
Die Knochenbrühen-Diät
Verlieren Sie bis zu 7 kg Gewicht, 10 cm Taillenumfang und Falten
– in nur drei Wochen
1. deutsche Auflage 2017
ISBN: 978-3-946566-24-3

Titel der Originalausgabe:
Dr. Kellyann`s Bone Broth Diet
Lose Up to 15 Pounds, 4 Inches and Your Wrinkles! – in Just 21 Days

Übersetzung aus dem Englischen: Annegret Hunke-Wormser
Layout und Satz: Nicole Laka, www.nima-typografik.de
Coverlayout: Narayana Verlag GmbH
Coverabbildungen: Vorderseite © StockFood / Gräfe & Unzer Verlag / Kramp + Gölling, Rückseite © Narayana Verlag Gmbh, Fotograf Jörg Wilhelm

Herausgeber:
Unimedica im Narayana Verlag GmbH
Blumenplatz 2, 79400 Kandern
Tel.: +49 7626 974 970-0
E-Mail: info@unimedica.de
www.unimedica.de

Für meinem Vater John,
DER SICH IMMER DIE ZEIT NIMMT, MIR ZUZUHÖREN, OBWOHL ER EIGENTLICH VIEL LIEBER GOLF SPIELEN WÜRDE. ER HAT MIR BEIGEBRACHT, DARAUF ZU VERTRAUEN, DASS ES FÜR ALLES IM LEBEN DEN RICHTIGEN ZEITPUNKT GIBT. DASS MAN, WENN MAN SEINE SACHE UND SEINE ARBEIT GUT MACHT, NICHT ENTTÄUSCHT WIRD.

Für meine Mutter El,
EINE WUNDERBARE KÜNSTLERIN, DIE MIR IHRE KREATIVE ADER VERERBT HAT.

Und für meine Söhne,
MEIN LEBENSELIXIER.

Inhalt

Rezepte

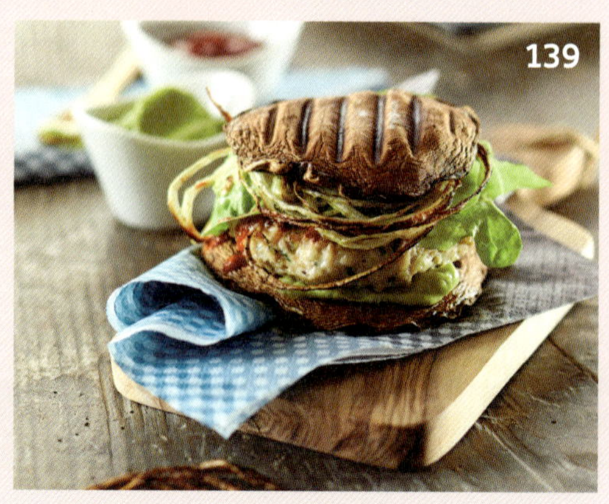

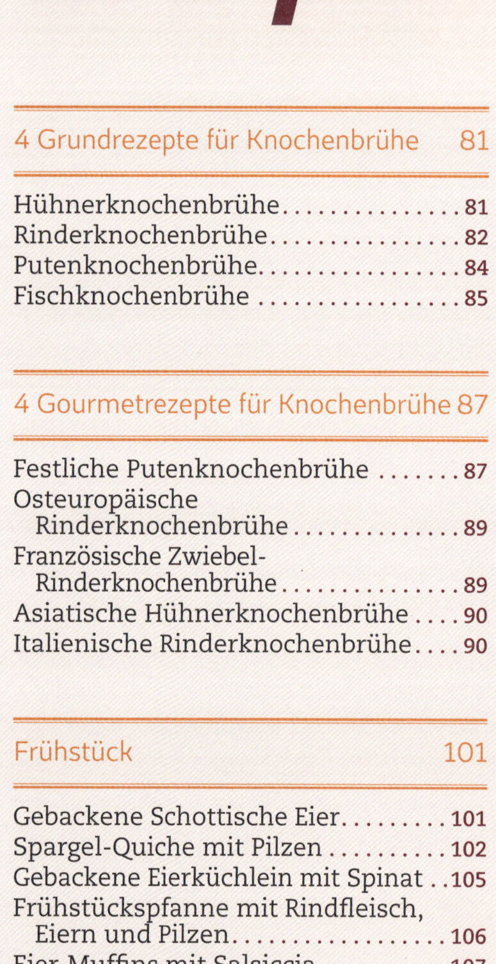

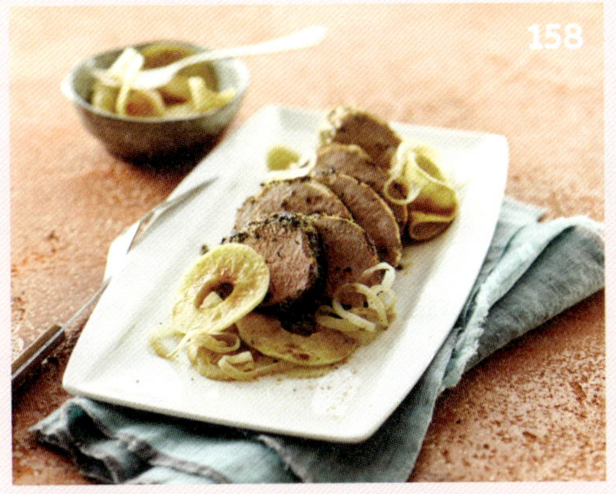
158

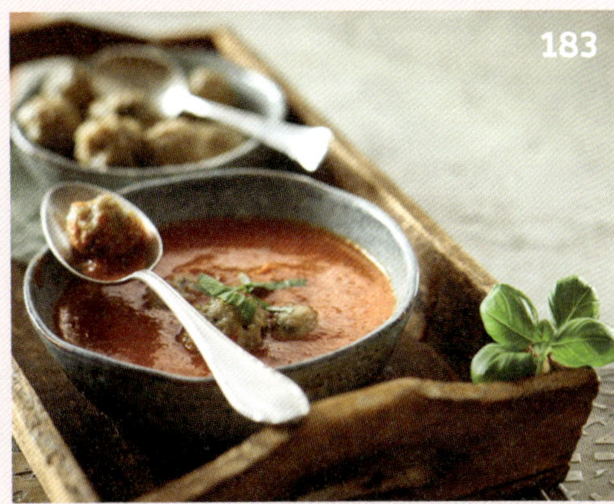
183

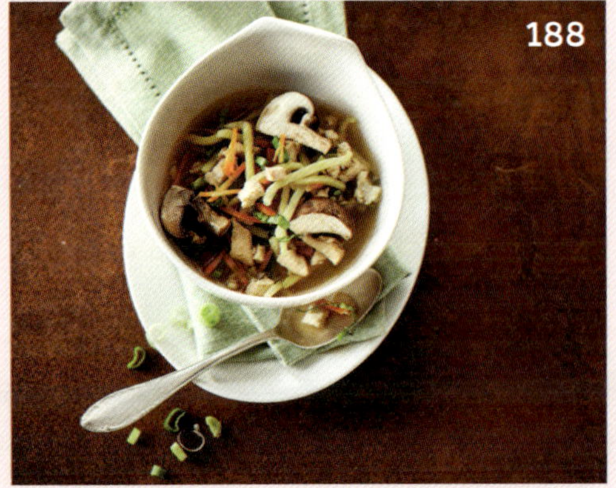
188

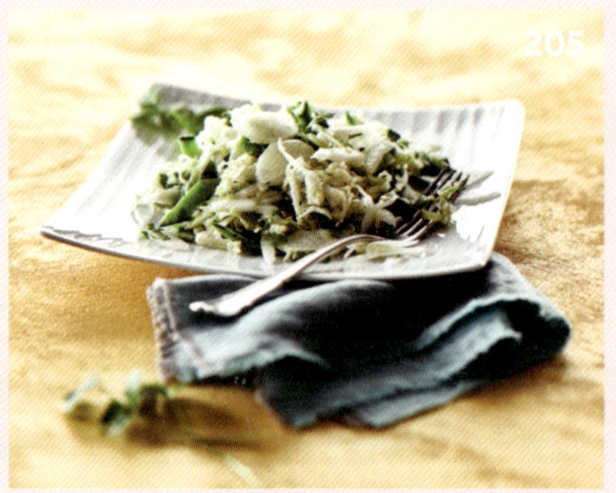
205

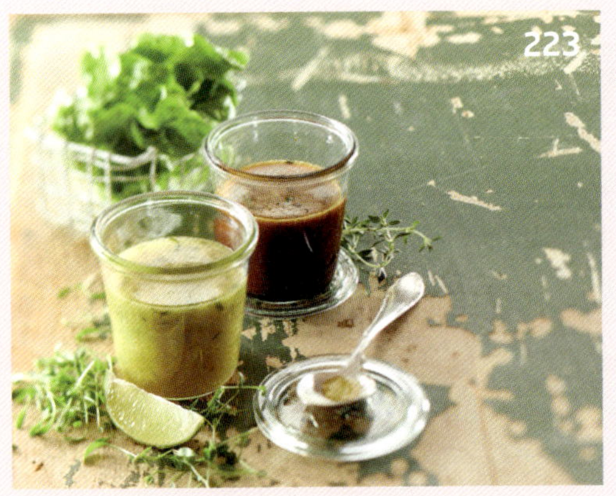
223
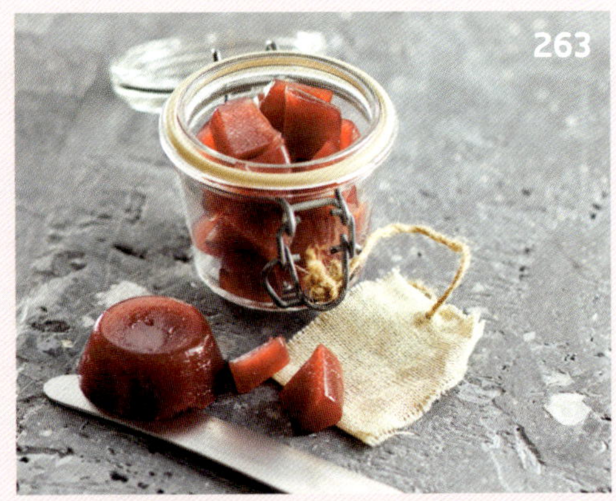
263

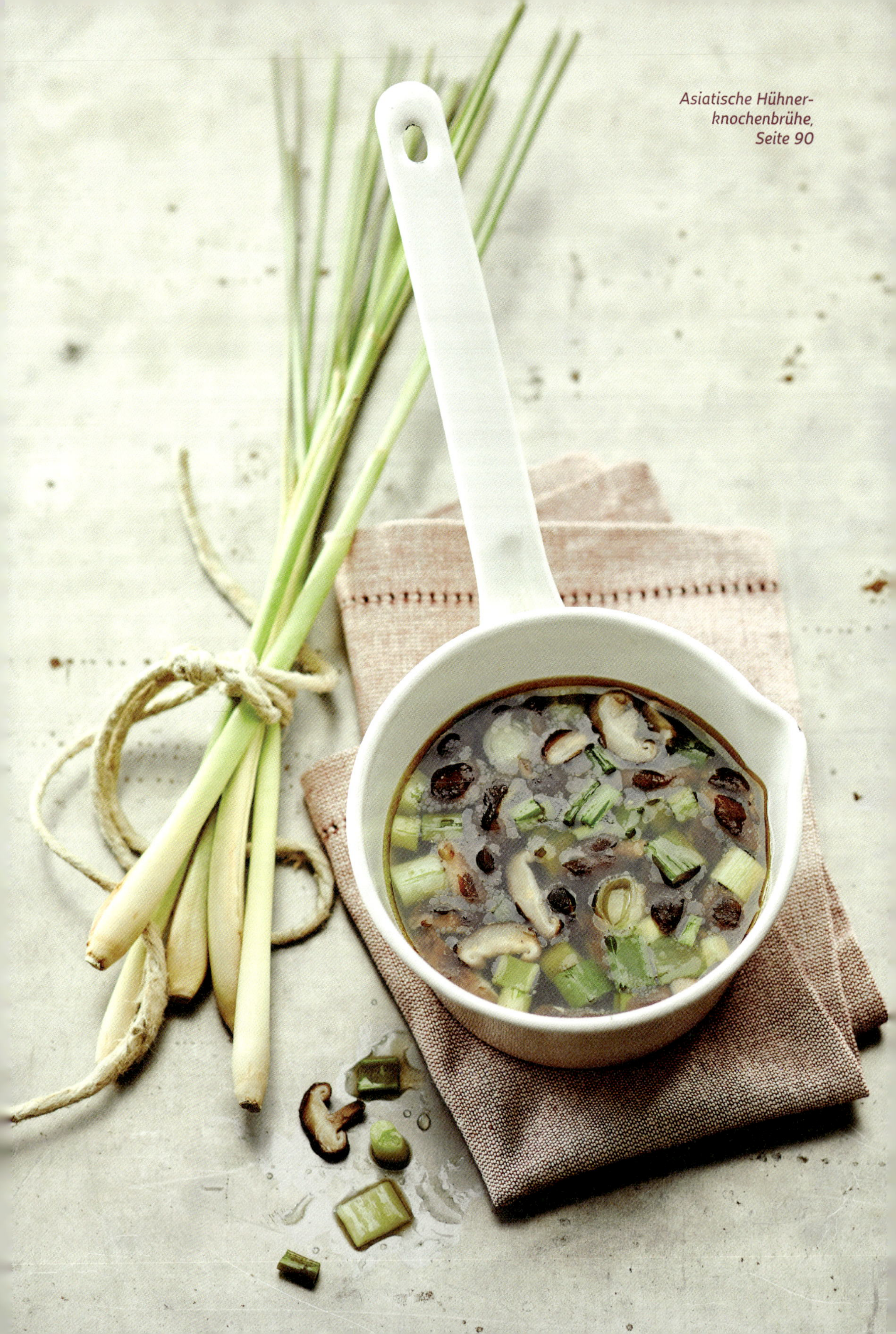

Asiatische Hühnerknochenbrühe, Seite 90

VORWORT

Ich wünschte, ich könnte behaupten, ich hätte meine erste Knochenbrühe vor vielen Jahren in meiner eigenen Küche probiert. Immerhin schwärmen Kollegen seit Langem von dieser Heilspeise (oder diesem Heiltrunk, je nachdem, wie man es sieht), und ich habe in zahlreichen vertrauenswürdigen Blogs gelesen, ihr Status als Superfood sei wohlverdient.

Aber meine ersten Erfahrungen damit habe ich nicht in meiner eigenen Küche gemacht. Ganz ehrlich, ich fand den ganzen Tag auf kleiner Flamme vor sich hin köchelnde Knochen einfach langweilig und nicht besonders ansprechend und habe diese Heidenarbeit deshalb jahrelang vermieden.

Da ich mich regelmäßig über die neuesten Ernährungstrends informiere – ich habe bereits Jahrzehnte, bevor er zum angesagten Superfood wurde, Grünkohl gegessen –, ist es mir ein bisschen peinlich einzugestehen, dass ich Knochenbrühe als solche erst im vergangenen Jahr in einem winzigen Laden in Manhattan zum ersten Mal probiert habe. Dieser Laden bezeichnete diese plötzlich voll im Trend liegende Suppe als die erste Seelennahrung der Welt.

Genau darin liegt der Widerspruch. Knochenbrühe, die in der letzten Zeit als heißer Gesundheitstipp gehandelt wird, gilt als eines der ältesten, nährstoffreichsten heilenden Nahrungsmittel überhaupt. Brühe, die ihren festen Platz in der Slow-Food-Bewegung hat, ist darüber hinaus eine perfekte schnelle Mahlzeit. Sie ist in wenigen Minuten fertig, hält aber lange satt. Und obwohl sie auf den ersten Blick kompliziert zu sein scheint, ist die Zubereitung von Knochenbrühe – wie ich schließlich herausgefunden habe – im Grunde genommen sehr einfach.

An diesem kalten Tag in New York habe ich endlich begriffen, warum Knochenbrühe so großen Zuspruch findet – ihre wunderbar nahrhaften wertvollen Inhaltsstoffe sind wohltuender als ein heißer Kaffee. Ich war danach noch stundenlang satt und verspürte eine neu gewonnene Energie, für die ich zunächst die Energie der Stadt verantwortlich machte, die aber vermutlich eher auf die köstliche Brühe zurückzuführen war.

Da sie zahlreiche Nährstoffe enthält, bietet Knochenbrühe eine beeindruckende Liste gesundheitlicher Vorteile. Da Brühe Hunger im Allgemeinen und Heißhunger auf bestimmte Speisen dämpfen kann, eignet sie sich perfekt für den Fettabbau. Es war also nur eine Frage der Zeit, bis jemand einen Ernährungsplan entwickelte, der Knochenbrühe in den Mittelpunkt stellt.

Glücklicherweise hat sich meine geschätzte Freundin und Kollegin Dr. Kellyann Petrucci dieser Herausforderung gestellt und

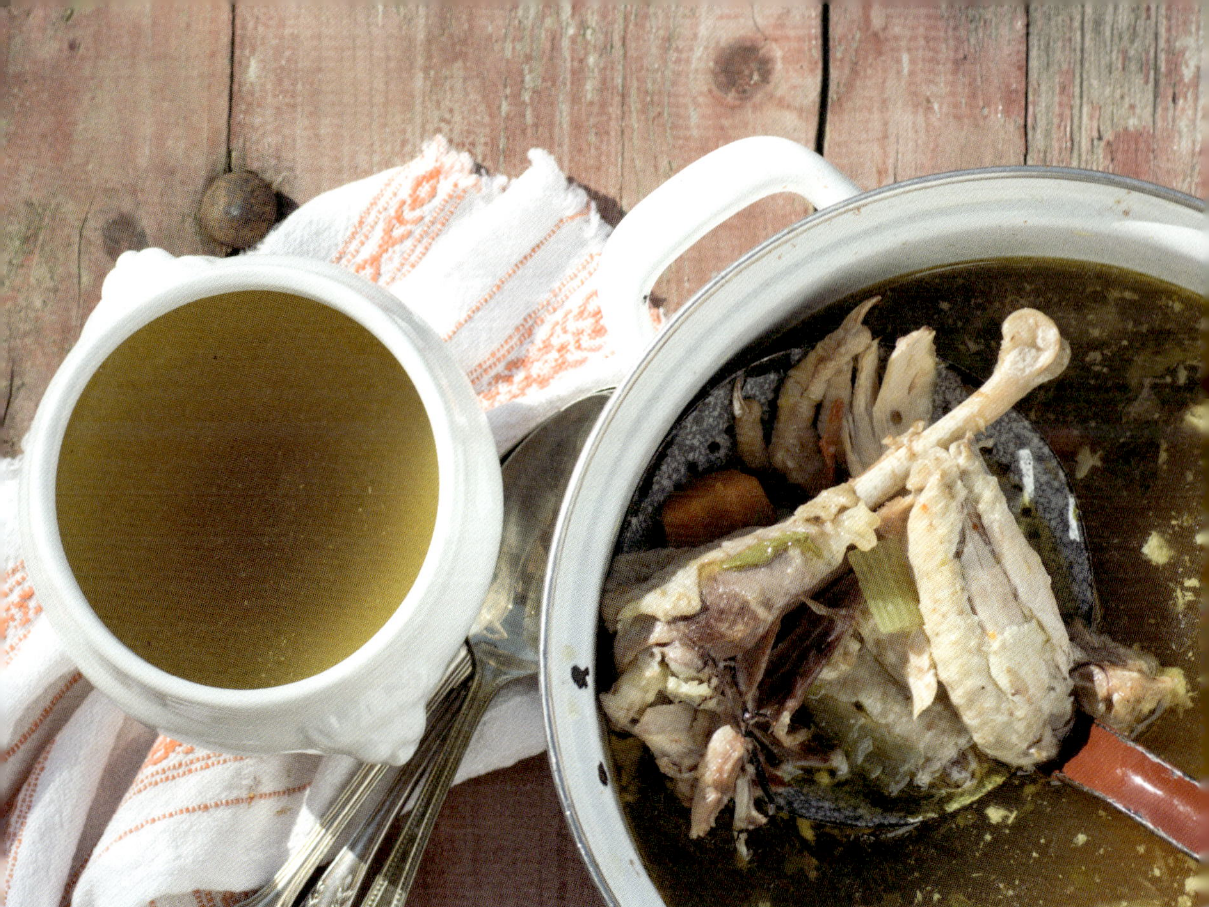

sie hat den Nagel auf den Kopf getroffen. Ich habe mehrere Jahre mit dieser herausragenden Ärztin zusammengearbeitet und dabei aus nächster Nähe miterlebt, wie sie Tausenden von Menschen dabei geholfen hat, ihrem Körper und ihrem Leben eine neue Form zu geben.

Die Knochenbrühe-Diät ist das Ergebnis ihrer in zwei Jahrzehnten gesammelten Erfahrungen und ihrer Forschungsarbeit. (Ich habe vorgeschlagen, die Diät »Das Knochenbrühe-Wunder« zu nennen, weil die Ergebnisse so erstaunlich sind.)

Der leicht in die Tat umzusetzende 21-Tage-Plan ist auch mit dem hektischsten Terminkalender vereinbar. Zweimal in der Woche fasten Sie mit Knochenbrühe, die reichhaltige Nährstoffe liefert und den Hunger unterdrückt, während gleichzeitig mühelos Fett verbrannt wird, Entzündungen reduziert werden, und Ihr strahlendes Aussehen zurückkehrt!

Verbannen sie jeden negativen Gedanken an Fastentage. Sollten Sie schon von den Vorzügen des Intervallfastens gehört haben, kennen Sie sicherlich auch Probanden, die gerade in dieser Zeit, sagen wir mal, nicht besonders einfach im Umgang waren. Nun, Dr. Petruccis Knochenbrühe-Kurzfasten zweimal wöchentlich bietet sämtliche Vorzüge des intermittierenden Fastens ohne Hungergefühle, ohne Entbehrungen oder andere negative Begleiterscheinungen. Eine Win-win-Situation!

An den restlichen fünf Tagen der Woche stehen köstliche, sättigende und nährstoffreiche Mahlzeiten auf dem Speiseplan, die sich von Natur aus nur wenig auf den Blutzuckerspiegel auswirken. Nicht nur Nahrungsmittelunverträglichkeiten werden beseitigt (möglicherweise für immer), sondern auch Zusatzstoffe wie künstliche Süßungsmittel (definitiv für immer). Fade, langweilige »Diät«-Mahlzeiten gehören der Vergangenheit an.

Dr. Petrucci hat dieses üppige Repertoire zahlreicher köstlicher Gerichte (ja, auch Desserts sind dabei) für Menschen entwickelt, die viel zu tun und wenig Zeit haben oder ihre Zeit nicht gern mit Kochen verbringen.

Diese nährstoffreichen, hungerstillenden Gerichte tragen dazu bei, den Hormonhaushalt auszugleichen, sorgen für eine strahlende Haut, entgiften, heilen den Darm, hemmen Entzündungen und bauen hartnäckige überflüssige Pfunde ab. Sie werden eine neugewonnene Energie verspüren und sich zehn Jahre jünger fühlen. (Sie wissen doch, Spiegel lügen nicht!)

Dr. Petrucci weiß, dass für Fettverlust und eine gute Gesundheit mehr erforderlich ist als nur die richtige Diät. Aus diesem Grund gibt es vier wirksame Trainingsoptionen (einschließlich des von mir bevorzugten Intervalltrainings) in Verbindung mit einem ergebnisorientierten Programm, das unter anderem Stresskontrolle, optimalen Schlaf und die Vermittlung einer richtigen, einer erfolgsorienten Denkweise umfasst.

In diesem Buch finden Sie Techniken, dieses Programm in Ihrem Alltagsleben in die Tat umzusetzen, Ihre Probleme in den Griff zu bekommen, wieder aufzustehen, nachdem Sie gefallen sind, und strategische Tipps, um den Kurs zu halten.

Der letzte Punkt ist besonders wichtig, weil diese Ergebnisse ja letztendlich auch Bestand haben sollen. Wobei Dr. Petruccis Programm gerade mal 21 Tage umfasst. Was sind schon 21 Tage! In dieser Zeit werden eine unmittelbare körperliche Verwandlung (hartnäckiges Bauchfett auf Nimmerwiedersehen!) sowie ein belebendes »neues normales« Gefühl dafür sorgen, dass man dabeibleibt. Letzten Endes geht es hierbei um eine neue Art zu leben, nicht um eine Diät.

Sie sollten nicht überrascht sein, wenn Knochenbrühe Ihr neues Lieblingsgericht wird. Ich bin stolz, sagen zu können, dass ich meine Abneigung gegen die Art der Zubereitung überwunden habe, nachdem ich aus New York zurückkam, und Brühe heute ein fester Bestandteil meiner Küche ist.

Ich möchte, dass Sie sich ebenso für Brühe begeistern können, das hartnäckige Fett loswerden und so vital, sexy und jugendlich wie eben möglich werden.

»Halten Sie sich an diese Regeln und ich verspreche Ihnen, dass Sie glücklicher und gesünder sein werden«, schreibt Dr. Petrucci. »Und wenn Sie sich Ihr eigenes ›schlankes‹ Umfeld schaffen, werden Sie in der Lage sein, sich von Ihrem Übergewicht zu verabschieden … für immer.«

Auf geht's zum schnellen, dauerhaften Fettverlust … Schluck für Schluck.

JJ Virgin

DANKSAGUNG

An Kevin. Du bist das größte Geschenk für mich. Sei weiter glücklich mit mir!

An meine Schwester und meine Brüder. Ohne euch wäre das Leben langweilig.

An meinen Geschäftsführer Jen. Danke, dass du schon über 20 Jahre – und es werden immer mehr – unerschütterlich an mich und meine Vision glaubst.

An meine Programmdirektorin Julie. Du ermöglichst mir, so viele Menschen zu erreichen. Danke dafür, dass du meine Botschafterin bist.

An meine Assistentinnen Melyssa und Cartier. Danke, dass Ihr mein Chaos, meine Reisen und meine »unbedingt zu erledigenden« Texte um ein Uhr nachts aushaltet. Ich schätze Euch mehr, als Ihr denkt. Mel, danke dafür, dass du diesen langen Weg mit mir gegangen bist.

An Peter, meinen Manager, der bei allem, was ich tue, für den letzten Schliff sorgt. Danke für dein Mantra »Alles wird gut ...«

An alle, die für DrKellyann.com, für das Birmingham Wellness Center und in meiner Praxis arbeiten. Ihr seid wichtig und ich schätze euch sehr.

An Jeff, der mich immer wieder aufbaut, ohne jemals eine Gegenleistung zu erwarten. Du gehörst einer seltenen Spezies an, mein Freund und Filmemacher. Deine wunderbare Art inspiriert und bewegt viele Menschen. Wir lieben dich.

An JJ (jjvirgin.com). Danke, dass du so liebenswürdig warst, mich unter Deine Fittiche zu nehmen. Deine Freundschaft und Großzügigkeit haben viel bewirkt. An alle Mitarbeiter von JJ's Mastermind, danke für all die Ratschläge, die Unterstützung und euer Vertrauen. Ihr alle seid für mich eine Quelle der Inspiration.

An Kathy (kathysmith.com). Du hast mein Leben sowohl in privater als auch in beruflicher Hinsicht positiv beeinflusst und dafür gesorgt, dass ich dieses Buch auch zu Ende bringe. Tausend Dank für deine selbstlose Unterstützung und dafür, dass du mich Schritt für Schritt ermuntert hast und mir verziehen hast, wenn ich nur noch mein Buch im Kopf hatte!

An all meine Mitarbeiter. Ich weiß, dass Ihr alle vielbeschäftigte Superstars seid. Danke für eure Zeit und dafür, dass Ihr so viel bewirkt habt.

An Patrick. Der erste Blick in deine Augen hat mein Leben verändert. Deine Vision ist zu meiner geworden. Ich liebe dich.

An Diandre. Wir waren uns von Anfang an zugetan. Es macht mir große Freude, mich an deine Fersen zu heften und ich höre nie auf, von dir zu lernen. Du hilfst mir nicht nur meine äußere Schönheit zu bewahren, sondern auch meine innere Schönheit, weil du mich immer wieder dazu anhältst, einfach zu »vertrauen«. Du bist mein Ein und Alles.

An Elena, alias Momma Bear. Du bist nicht nur eine Reklameschönheit, sondern eine der besten Freundinnen, die ich jemals hatte. Wir haben großes Glück, uns begegnet zu sein, als wir uns am meisten brauchten. Du hast ein Herz aus Gold.

An Rachel. Danke dafür, dass du mein Schutzschirm bist, und ich liebe dich dafür, dass du jedes Mal, wenn wir uns getroffen haben, die Muse in mir geweckt hast. Danke, dass du mir beigebracht hast, »einfach ich zu sein«. Du erstaunst mich immer wieder.

An Cesario. Du bist ganz offensichtlich der Grund, warum ich in der Bethenny-Sendung war. Danke dafür, dass du in Hollywood eine so tolle Gruppe auf die Beine gestellt hast, mein L.-A.-Programm so zuverlässig umsetzt und immer so großzügig bist. Du hast etwas bewegt!

An meine Agentin Margot. Sechs Bücher später, und wir sind immer noch voneinander begeistert. Stell dir das mal vor. Du und dein Team bei Waterside Productions, Ihr seid phänomenal.

An Abby, weil sie nicht nur »mich sieht«, sondern auch das Potenzial der Handelsmarke *Dr. Kellyann* gesehen hat, als sie noch ein Klumpen Ton war. Danke dafür, dass du mich auf deine einzigartig elegante Weise unterstützt hast.

An Joe Polish und all meine Freunde und Kollegen, die Teil des Genius Networks (geniusnetwork.com) sind. Ihr habt maßgeblich zu meinem Werdegang beigetragen. Euch gebührt meine aufrichtige Hochachtung und Dankbarkeit.

An Cindy für so viele Dinge, vor allem aber für ihr »Das ist schon fertig«. Dein Talent haut mich immer wieder um.

An Alison, weil sie all die Mühe mit mir geteilt hat. Du bist ein echter Profi.

An Rodale. Ich bin so dankbar dafür, das große Glück zu haben, mit dem Team bei Rodale zusammenarbeiten zu dürfen. Euer umfassendes Wissen und eure echte Begeisterung für Gesundheit und Wohlbefinden sind beeindruckend. Mary Ann und Marisa, Ihr beeindruckt mich immer auf Neue – absolut klasse!

An meine Coaches und alle in meinem Wirkungskreis. Ich bin so dankbar, dass ihr da seid.

An meine Patienten, Leser und Zuschauer. Ihr seid der Grund, dass ich morgens aufstehe.

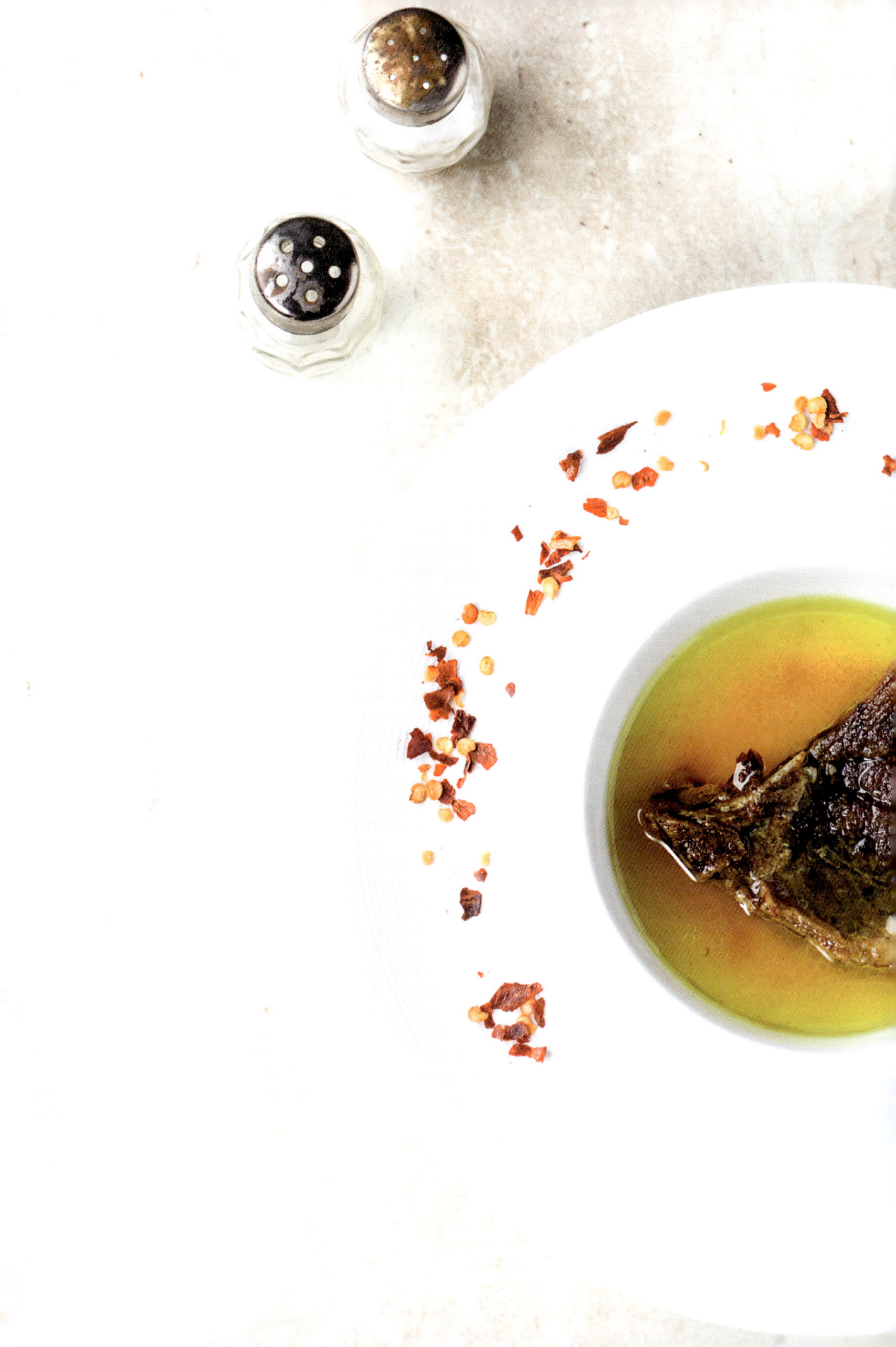

Teil I

Die drei Säulen der Knochenbrühen-Diät:

Fettverbrennende Nahrungsmittel, flüssiges Gold und Kurzfasten (Meine dreifache Herausforderung)

KAPITEL 1

MEINE HERAUSFORDERUNG FÜR SIE: VERLIEREN SIE IN 21 TAGEN GEWICHT UND FALTEN!

New York City ist meine zweite Heimat. Ich esse für mein Leben gern – schließlich bin ich Italienerin! – und wenn ich in der Stadt bin, statte ich allen einen kurzen Besuch ab, vom Le Bernardin bis zur Pearl Oyster Bar.

Aber ich habe doch gestutzt, als ich vor Kurzem bei Brod im East Village sah, was auf der Speisekarte stand: Knochenbrühe. Nichts als *Knochenbrühe*. Putenbrühe, Rinderbrühe von Weidetieren, amische Hühnerbrühe.

Ich war überrascht zu sehen, dass die New Yorker anscheinend immer mehr zu schätzen wissen, was ich schon seit Jahren empfehle – und jetzt können sie nicht genug davon bekommen. Sie lassen Starbucks links liegen und strömen in Scharen zu ihrem täglichen Becher Knochenbrühe. Schicke Restaurants in der ganzen Stadt verkaufen sie schneller, als sie sie kochen können.

Und es ist nicht nur ein Tick der New Yorker. Berühmtheiten wie Shailene Woodley, Gwyneth Paltrow und Kobe Bryant sind geradezu süchtig nach ihrem täglichen Schuss Knochenbrühe. Gastgeber morgendlicher Talkshows geraten darüber ins Schwärmen, und Feinschmecker auf der ganzen Welt bereiten sie in ihrer eigenen Küche zu.

Was ich bereits weiß und was der Rest der Welt gerade herausfindet: Knochenbrühe ist nicht einfach nur eine Brühe. Und sie ist nicht nur eine Suppe. Sie steht für Heilung in konzentrierter Form. Diese Brühe, die aus Fleisch-, Geflügel- oder Fischknochen stundenlang geköchelt wird, bis sie sich in nährstoffreiches »flüssiges Gold« verwandelt, ist eine der ältesten und wirksamsten Heilnahrungen, die es gibt.

Die meisten Menschen wissen aber nicht, dass Knochenbrühe weitaus mehr bewirkt, als man vermuten möchte. Dieses magische Nahrungsmittel bringt Pfunde zum Schmelzen und sorgt für eine strahlende Verjüngung. Wird die Wirksamkeit des Knochenbrühe-Kurzfastens mit einer Grundernährung aus fettverbrennenden Nahrungsmitteln kombiniert, purzeln nicht nur die Pfunde in rasantem Tempo, sondern auch Falten und Tränensäcke gehören bald der Vergangenheit an.

Ich verspreche Ihnen, dass auch Ihr Körper sich verwandeln wird, wenn Sie bereit sind, diese Diät nur 21 Tage lang einzuhalten.

Woher ich das weiß? Es ist mein Job. Ich bin Ärztin für Naturheilverfahren und zertifizierte Ernährungsberaterin mit mehr als 20 Jahren klinischer Erfahrung. Die Verwandlung von Menschen ist mein Spezialgebiet. Hinzu kommt, dass ich wirklich gut bin auf meinem Gebiet. (Vielleicht haben Sie einiges von mir bei *The Doctors* gesehen). Ich habe im Laufe meiner beruflichen Tätigkeit Tausenden geholfen abzunehmen und wieder gesund, sexy und energiegeladen zu werden. Die Erfolgsgeschichten meiner Patienten reichen von Patienten, die 200 kg gewogen und jedes einzelne ihrer überschüssigen Pfunde verloren haben, bis hin zu Berühmtheiten aus Hollywood, die auf der Leinwand perfekte Körper und Gesichter zeigen müssen. Und Knochenbrühe spielt dabei eine entscheidende Rolle.

MEINE GEHEIMWAFFE FÜR SCHNELLES ABNEHMEN OHNE HUNGERN: KNOCHENBRÜHE

Ich begleite solche Verwandlungen durch Gewichtsreduktion wie die von Jenny nun seit mehr als 20 Jahren. Es hat jedoch einige Zeit gedauert, bis ich die stärkste Waffe in meinem Arsenal entdeckt hatte.

Am Anfang meiner Laufbahn konnte ich schnell Erfolge verzeichnen. Aber ich wollte für meine Patienten noch mehr bewirken – vor allem wollte ich in kürzester Zeit die besten Ergebnisse für meine mit Überwicht kämpfenden Patienten erzielen.

Viele von ihnen wollen lediglich abnehmen, um ihre Kleidung eine Nummer kleiner kaufen zu können, andere dagegen sind besorgniserregend übergewichtig. Sie leiden an Diabetes, Herzerkrankungen, am Schlafapnoe-Syndrom oder können sich kaum bewegen. Sie müssen also unbedingt schnell abnehmen.

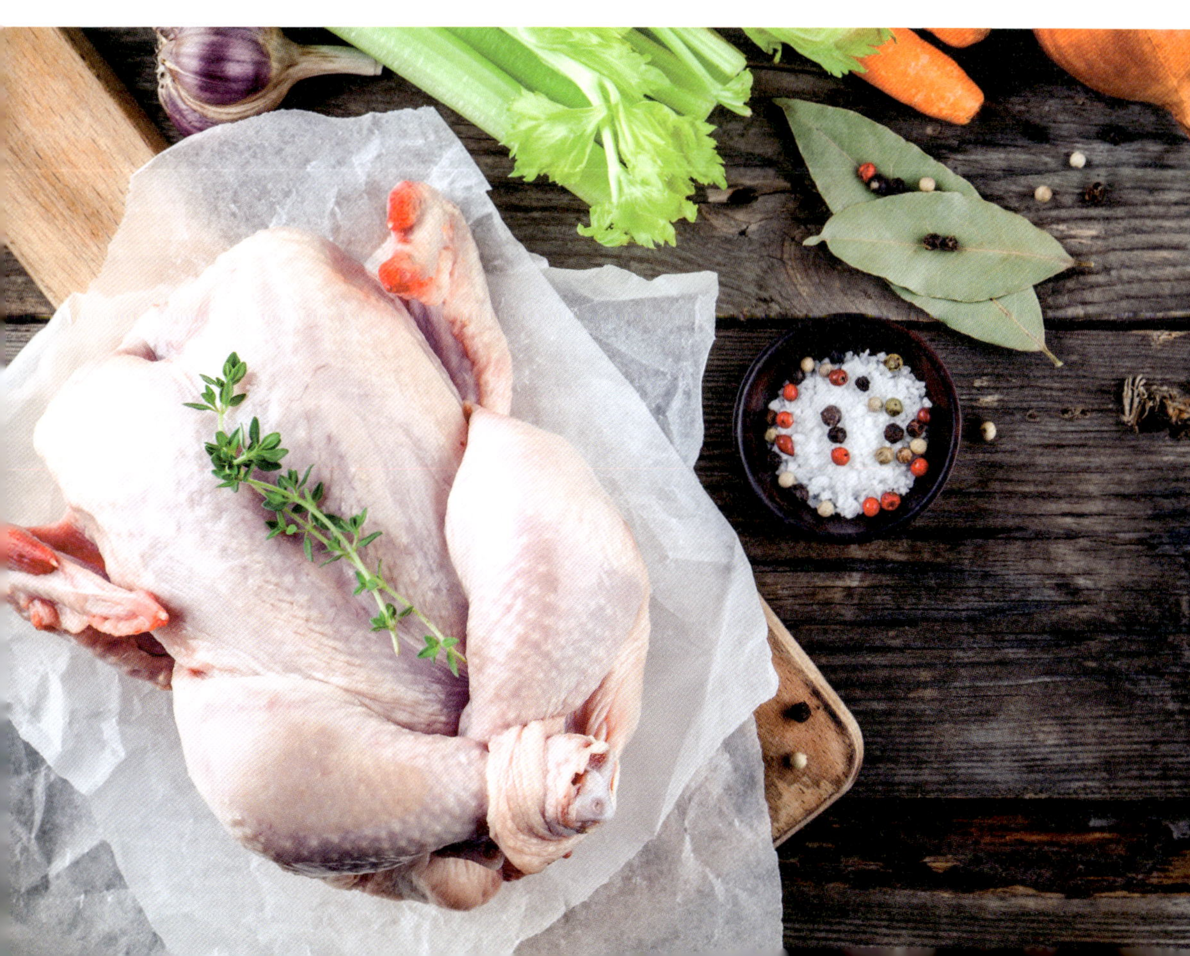

Jeder Experte für Gewichtsreduktion wird bestätigen, dass Fasten die schnellste Methode ist, den Prozess des Abnehmens in Gang zu bringen (obwohl dies für viele Menschen schwierig oder sogar unmöglich ist – mehr zu meiner unkomplizierten und leidensfreien Lösung für dieses Problem folgt in Kürze!). Anders als bei einer Diät mit bloßer Kalorienreduktion wird der Stoffwechsel beim Fasten übermäßig angeregt (mehr dazu in Kapitel 3). Aus diesem Grund habe ich meine fettleibigen oder sogar meine mäßig übergewichtigen Patienten immer ermuntert, mindestens einen oder zwei Fastentage pro Woche einzulegen. Nachfolgend sind einige weitere Gründe aufgeführt, warum das Fasten, neben der Reduzierung von Kalorien, eine Gewichtsreduktion in Gang bringt.

- *Es optimiert den Hormonhaushalt.* Fasten führt dazu, dass der Insulinspiegel sinkt und der Spiegel eines anderen Hormons, des sogenannten Glucagons, steigt. Glucagon wirkt also genau entgegengesetzt zu Insulin. Während Insulin die Einlagerung von Fett fördert, sorgt Glucagon für den Abbau von Fett (ich werde in Kapitel 3 näher darauf eingehen).

- *Es erhöht den Wachstumshormonspiegel.* Dieses Hormon hilft bei der Fettverbrennung, fördert den Muskelaufbau und formt den Rumpf, die Arme und die Beine.

- *Es reinigt den Körper.* Stellen Sie sich die Flüssigkeit, die unsere Zellen umgibt – die extrazelluläre Matrix – wie das Wasser in einem Aquarium vor. Ist die Flüssigkeit verunreinigt, sind auch die Zellen verunreinigt. Fasten reinigt die extrazelluläre Matrix, indem es die Rückstände entfernt, die die Zellen träge werden lassen. So fördert das Fasten beispielsweise, dass unnötige Proteine für den Abbau und die Wiederverwertung »gekennzeichnet« werden.[1] Darüber hinaus setzt es die sogenannte *Autophagie* (mehr dazu in Kapitel 3) in Gang, bei der alte, verbrauchte Zellen abgebaut werden, die Energie nicht mehr wirksam verbrennen können.

Fasten funktioniert also. Und es funktioniert sofort. Aber es gibt ein großes Problem: Fasten kann hart sein.

Mit der Zeit habe ich festgestellt, dass es viele Menschen gibt, die problemlos fasten können, während andere nicht dazu imstande sind. Sie werden hungrig und zittrig. Sie bekommen Kopfschmerzen. Sie können sich bei der Arbeit oder zu Hause nicht mehr konzentrieren. Sie werden unruhig und fangen an, ständig ans Essen zu denken. Also geben sie auf.

Ich wollte unter keinen Umständen, dass es meinen Patienten ebenso ergeht. Viele von ihnen sehen in mir ihre »letzte Chance« – und ich wollte sie auf keinen Fall enttäuschen. Ich wusste zwar, dass meine Patienten auch ohne Fasten über einen längeren Zeitraum abnehmen konnten, mir war aber auch klar, dass sie unmittelbare Erfolge brauchten. Sowohl in emotionaler als auch in körperlicher Hinsicht war ein schneller Sieg erforderlich.

Ich musste also eine Lösung finden und ein Programm entwickeln, das diesen gefährlich übergewichtigen Patienten – und all meinen anderen Patienten, auch denen, die nur einige Kilogramm abnehmen wollten – unmittelbar den Vorteil des Fastens ohne Rückschläge bringt.

Und dann hatte ich die zündende Idee: Knochenbrühe.

Ich verordnete Knochenbrühe bereits als wichtigen Bestandteil meines Programms zur Gewichtsreduzierung, weil sie ein effizienter Fettverbrenner ist. Also habe ich mir überlegt: Warum sollte man die positive Wirkung des unkomplizierten »Kurzfastens« nicht mit der positiven Wirkung von Knochenbrühe verbinden?

Als ich anfing, diese Überlegung in die Tat umzusetzen, habe ich festgestellt, dass meine

Jenny wog 80 kg, als sie zu mir in die Sprechstunde kam. Kaum hatte ich sie begrüßt, fing sie an zu weinen.

Warum? Weil sie sicher war, dass ich ihr nicht helfen konnte. »Niemand konnte das bisher«, sagte sie. Sie erzählte mir, dass sie ihre erste Diät im Alter von 13 Jahren gemacht hatte und 20 Jahre später – nach den Weight Watchers, der Nutrisystem Diät und einem Dutzend anderer Diäten – mehr wog als jemals zuvor. Jetzt stand sie an der Schwelle zum Diabetes. Nach dem Tod ihrer Mutter, die an Folgeerkrankungen des Diabetes verstorben war, hatte sie panische Angst, das gleiche Schicksal erleiden zu müssen.

Jenny wusste, dass sie abnehmen musste. Aber nach jeder Diät, die sie ausprobierte, fühlte sie sich schwach, zittrig und hatte Hunger. Sie nahm schnell fünf oder sechs Pfund ab, konnte diesen anfänglichen Schwung aber nie beibehalten. Nach den ersten Tagen wurde ihr Heißhunger so stark, dass sie nichts anderes tun konnte, als sich zwanghaft mit Essen zu beschäftigen. Nach einer oder zwei Wochen brach sie zusammen und stopfte sich mit Eiscreme und Pizza voll. Und dann ekelte sie sich vor sich selbst.

Sie hatte mich im Fernsehen gesehen und war voller Hoffnung, dass ich ihr helfen konnte. Aber sie war schon zu oft enttäuscht worden, um wirklich davon überzeugt zu sein.

Also versprach ich ihr nichts. Stattdessen erzählte ich ihr von meinem Programm. Und dann sagte ich zu ihr: »Geben Sie mir drei Wochen Zeit.«

Das tat sie. Am Ende der drei Wochen hatte sie neun Kilo abgenommen. Heute, sechs Monate später, wiegt sie noch 59 Kilogramm. Sie läuft nicht mehr Gefahr, an Diabetes zu erkranken. Sie sieht aus, als wäre sie 25 Jahre alt, und fühlt sich wie ein Teenager.

Vor nur sechs Monaten sah Jenny aus wie eine Matrone. Niemand nahm Notiz von ihr, wenn sie unterwegs war. Männer ignorierten sie. Frauen blendeten sie aus, weil sie in ihr »keine Konkurrenz« sahen. Anstatt im Mittelpunkt zu stehen, befand sie sich immer im Abseits. Und anstatt für Fotos zu posieren, versteckte sie sich hinter der Kamera. Im Grunde genommen war sie unsichtbar.

Heute dagegen sieht Jenny mit ihrer schlanken Figur und ihrer strahlenden Haut richtig klasse aus.

Als sie zum ersten Mal in mein Sprechzimmer kam, trug sie ein geblümtes Zelt – das typische Kleid für »übergewichtige ältere Damen«. Bei ihrem letzten Besuch waren es enge Jeans und ein Neckholder-Top. Unsichtbar? Nicht diese junge Frau. Nie wieder.

Warum war es Jenny gelungen, mit meinem Programm so schnell abzunehmen, nachdem sie es jahrzehntelang vergeblich versucht hatte? Weil ich ihr die Angst vor einer Diät genommen habe. Als ich ihr erklärt habe, dass sie keinen Hunger leiden müsste, um abzunehmen – und dass sie sogar gut zulangen konnte – gab ich ihr die Informationen, die sie für die Verwandlung ihres Körpers und ihres Lebens benötigte.

Heute hat Jenny genug Selbstvertrauen und so viel Ausstrahlung, dass sie überall der strahlende Mittelpunkt ist. Und wenn sie einen Raum betritt, zieht sie die Blicke auf sich.

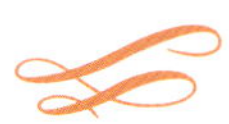

Patienten ohne die üblichen Qualen in den Genuss aller Vorzüge des vollständigen Fastens kamen. Sie nahmen ab, und ihre Haut war als zusätzlicher Bonus um Jahre verjüngt.

Ich hatte den fehlenden Baustein gefunden.

Warum? Weil Knochenbrühe Folgendes bewirkt:

- ***Sie sättigt – führt aber nicht zu einer Gewichtszunahme.*** Knochenbrühe ist reichhaltig, komplex, herzhaft und löst Wohlbefinden aus. Da sie praktisch kohlenhydratfrei ist und sehr kalorienarm, kann man sie ohne Schuldgefühle in großen Mengen verzehren. Das bedeutet: Selbst beim Fasten kommen keine Hungergefühle auf.

- ***Sie ist reich an Kollagenbausteinen.*** Kollagen lässt Falten verschwinden. Man kann sein Gesicht also um Jahre jünger aussehen lassen, während man gleichzeitig abnimmt. (Ich werde in Kapitel 3 näher darauf eingehen.)

- ***Sie entgiftet den Körper.*** Wie das Fasten trägt auch die Knochenbrühe zur Reinigung der extrazellulären Matrix bei und verleiht den Zellen damit neue Energie.

- ***Sie heilt den Darm.*** Ich vermute, dass Sie, wenn Sie mit Extrapfunden zu kämpfen haben, auch an Verdauungsproblemen – Verstopfung, Durchfall, Blähungen oder sogar allen dreien – leiden. Der Grund hierfür ist, dass eine Gewichtszunahme und Verdauungsprobleme häufig eine gemeinsame Ursache haben: einen kranken Darm. Die Gelatine und andere Nährstoffe in der Knochenbrühe tragen zur Heilung des Darms bei (darauf werde ich in Kapitel 3 näher eingehen) und lindern Verdauungsprobleme, während sie das Abnehmen erleichtern.

- ***Sie heilt die Gelenke.*** Viele Menschen entwickeln Übergewicht, weil ihre Gelenke mit zunehmendem Alter verschleißen und ihnen jede Art von Bewegung schwerer fällt. Folglich machen sie weniger Sport und verbringen mehr Zeit im Sitzen. Knochenbrühe versorgt Sie mit vielen Nährstoffen, die die Heilung der Gelenke unterstützen. (Ich werde in Kapitel 3 näher darauf eingehen.)

- ***Sie wirkt entzündungshemmend.*** Zu den wichtigsten wissenschaftlichen Erkenntnissen der letzten Jahrzehnte gehört die Feststellung, dass der Fettleibigkeit Entzündungen zugrunde liegen. Will man den Grund hierfür begreifen, muss man den Unterschied zwischen *akuter* und *chronischer* Entzündung verstehen.

  Eine akute Entzündung – zum Beispiel während einer Erkältung oder einer Grippe – ist typischerweise eine gute Sache, weil sie den Körper bei der Bekämpfung von Infektionen unterstützt und das Gewebe heilt. Eine unterschwellige, chronische Entzündung dagegen ist eine völlig andere Geschichte, weil sie die Zellen schädigt und biochemische Veränderungen nach sich zieht, die zu einer Gewichtszunahme führen. Da auch Fettzellen entzündlich sind, beginnt bei einer Gewichtszunahme ein Teufelskreis – die Entzündung führt wieder zu einer Gewichtszunahme, die wiederum weitere Entzündungen nach sich zieht. So wird der Weg bereitet für eine Insulinresistenz und andere Stoffwechselveränderungen, die wiederum dafür sorgen, dass man zunimmt, dass weitere Entzündungen entstehen und so weiter.

  Wird dieser Teufelskreis unterbrochen, indem die Entzündung mit Nährstoffen wie denen, die konzentriert in Knochenbrühe vorkommen, ausgeheilt wird, beginnen die Pfunde zu schwinden. Diese Regel sollte man immer im Hinterkopf behalten: *Alles, was Entzündungen verstärkt, führt zu einer Gewichtszunahme, während alles, was Entzündungen reduziert, das Gewicht vermin-*

dert. Darüber hinaus werden Symptome wie trockene, raue Haut und Akne – die äußeren Anzeichen einer inneren Entzündung – abklingen.

Wenn meine Patienten wöchentlich zwei Kurzfastentage mit der stärkenden Kraft des Fastens und den fettverbrennenden Eigenschaften der Knochenbrühe verbinden, erzielen sie erstaunliche Resultate. Sie können kaum glauben, wie wenig sie opfern müssen, wie wenig sie sich nach dem Fast Food sehnen, auf das sie immer Heißhunger hatten, und wie schnell sich die ersten Resultate zeigen.

Weitere Fakten zur Knochenbrühe und ihren erstaunlichen Eigenschaften finden Sie auf meiner Website bonebrothdietbook.com/resources (auf Englisch).

Meine Patienten sind auch aus einem anderen Grund von meinem Diät-Plan begeistert: An den restlichen fünf Tage der Woche können sie sich fantastische Mahlzeiten schmecken lassen … und nehmen trotzdem ab. Warum? Weil ich ihnen zeige, wie sie die Nahrungsmittel, die sie zunehmen und ihre Haut altern lassen, durch echte Nahrungsmittel ersetzen müssen, die sie schlank werden und ihre Falten verschwinden lassen.

MEIN ZWEITER SCHLÜSSEL ZUR GEWICHTSREDUKTION: PFUNDE VERLIEREN MIT FETTVERBRENNENDEN NAHRUNGSMITTELN

Mit der Knochenbrühe-Diät müssen meine Patienten in jeder Woche nur zwei Kurzfastentage einhalten. An den anderen fünf Tagen steht ihnen eine erstaunliche Auswahl leckerer Speisen zur Verfügung – von Frittatas und Eintöpfen bis hin zu Suppen, Chilis und Steaks. Zuerst sind sie ein wenig besorgt, weil sie das Gefühl haben, zu viel zu essen – aber dann sehen sie auf der Waage, dass die Pfunde schnell schwinden.

Warum? Weil sie die Nahrungsmittel, dic sie dick gemacht haben, ausgemustert und durch andere ersetzt haben, die die Fettverbrennung beschleunigen.

Will man verstehen, warum es zum Abnehmen unbedingt erforderlich ist, bestimmte Nahrungsmittel durch andere zu ersetzen, muss man die wahren Gründe für das Übergewicht kennen. Viele Ärzte sind der Ansicht, ihre Patienten seien faul, haltlos oder hätten einen zu schwachen Willen. Aber nichts davon entspricht der Wahrheit. In Wirklichkeit nehmen die meisten Menschen zu, weil sie genau das befolgen, was ihre Ärzte ihnen raten.

Wenn Sie zu diesen Menschen gehören, tun Sie Folgendes:

- *Sie konsumieren pflichtbewusst viele kohlenhydratreiche Nahrungsmittel wie Weizenbrot, zuckerhaltigen fettarmen Joghurt, Frühstückszerealien, Reis und Nudeln.* Und wo liegt da das Problem? Zur Verdauung von Nahrungsmitteln wie diesen muss der Körper große Mengen Insulin produzieren. Irgendwann hören die Zellen auf, auf dieses Insulin zu reagieren. (Das nennt man dann Insulinresistenz, über die ich in diesem Buch noch mehrfach sprechen werde.) Tritt dieser Zustand ein, lagert der Körper mehr Fett ein.

- *Außerdem befolgen Sie den Ratschlag Ihres Arztes und verzehren Fette wie Rapsöl und Maiskeimöl.* Auf diese Weise überladen Sie Ihren Körper mit entzündungsfördernden Omega-6-Fettsäuren und enthalten ihm entzündungshemmende Omega-3-Fettsäuren vor. Das Resultat: kranke Zellen und schnelle Gewichtszunahme.

ANHÄNGERIN DER KNOCHENBRÜHE-DIÄT

Lora Probert

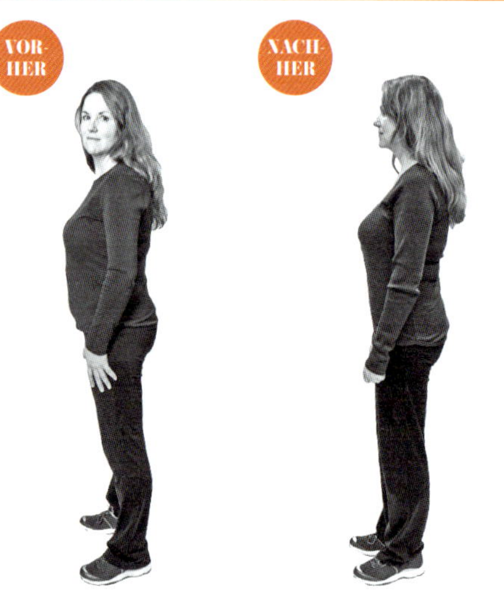

Lora, eine Teilnehmerin meiner Testgruppe in Detroit, hatte ihren Arzt gebeten, ihr einen Therapeuten zu nennen, weil sie nicht in der Lage war, ihre starken Heißhungerattacken unter Kontrolle zu bekommen. Sie wollte abnehmen, aber sobald irgendetwas Essbares vor ihr stand, konnte sie sich nicht zurückhalten. »Ich musste essen«, sagte sie, »ich habe es gesehen und ich wollte es unbedingt haben. Es war ein echter Kampf.« Als Lora mit der Knochenbrühe-Diät anfing, glaubte sie mir nicht, als ich ihr sagte, diese Heißhungerattacken würden irgendwann aufhören. Aber das taten sie. Während der Diät war sie zu vier Geburtstagsfesten eingeladen und verspürte überhaupt keinen Heißhunger auf all die Kuchen, Muffins oder Pizza.

»Das war für mich ein unglaubliches Erlebnis«, sagt sie. »Dass ich das Gefühl habe, mein Essen zu kontrollieren und weder die Schokolade und den Kuchen noch die Eiscreme vermisse. Das hat mein Leben von Grund auf verändert.«

- ***Darüber hinaus verzehren Sie große Mengen Soja – auch das auf Anraten Ihres Arztes.*** Man hat Ihnen vermutlich weisgemacht, Soja sei gesund – aber in Wirklichkeit ist es ein Störfaktor für das Hormonsystem und kann bewirken, dass die Schilddrüse, die Schaltzentrale des Hormonsystems im Körper, nicht mehr ausreichend aktiv ist. Und Hypothyreose (Unterfunktion der Schilddrüse) führt nicht nur dazu, dass Sie sich schlapp und elend fühlen, sondern ist auch eine der Hauptursachen für Fettleibigkeit. Darüber hinaus hat Soja (und vor allem industriell verarbeitetes Soja) weitere gefährliche Auswirkungen, über die ich in Kapitel 4 noch sprechen werde.

- ***Und zu guter Letzt schränken Sie auf Anraten Ihres Arztes auch den Verzehr von Eigelb und Fleisch stark ein und verwenden gesunde Fette wie die in Kakao, Kokosnuss und Avocado nur sparsam.*** Die Folge ist, dass Sie sich entscheidende fettverbrennende und entzündungshemmende Nährstoffe wie das Cholin in Eiern, die konjugierte Linolsäure (CLA) in Rindfleisch, die Laurinsäure in Kokosöl, die entzündungshemmenden Phytosterole in Avocados und die antioxidativen Polyphenole in Kakao entgehen lassen.

Ich werde auf all dies in den nachfolgenden Kapiteln näher eingehen. Im Augenblick ist es für Sie wichtig zu wissen, dass Ihr Übergewicht nicht Ihr Fehler ist. Es ist der Fehler der Ärzte, die immer noch Diätratschläge erteilen, die seit Jahrzehnten überholt und sogar schädlich sind. Aus diesem Grund misslingen auch 90 Prozent aller Diäten.

Für mich ist diese Statistik verwunderlich – und ich halte sie für völlig inakzeptabel. Als Expertin für Gewichtsreduktion muss ich eine Erfolgsquote von nahezu 100 Prozent aufweisen können. Wenn nicht, habe ich meinen Job verfehlt. Und schlimmer noch, meine Patienten wären immer noch übergewichtig, krank und würden sich elend fühlen.

Ich werde Ihnen deshalb keinen herkömmlichen Diät-Plan anbieten, der noch nie funktioniert hat und nie funktionieren wird.

Stattdessen zeige Ich Ihnen, wie Sie sich an den fünf Nichtfastentagen auf solche Nahrungsmittel, die stark fettverbrennende Eigenschaften besitzen, konzentrieren können. Es geht dabei um die unverfälschten Nahrungsmittel, für die der menschliche Körper konzipiert ist – und wenn diese auf Ihrem Speiseplan stehen, werden Sie abnehmen. Und das ist nicht alles: Diese Nahrungsmittel sind außerdem natürliche Anti-Aging-Mittel, die Folgendes bewirken können:

- ***Sie sorgen dafür, dass der Insulinspiegel schnell sinkt.*** Insulin vermehrt die Fetteinlagerung – darauf werde ich später noch detaillierter eingehen. Werden Speisen verzehrt, die Insulinspitzen minimieren, beginnt man, Fett abzubauen. Vor allem wird man dann endlich das Bauchfett los, diesen unerwünschten »Rettungsring« oder »Bierbauch«.

- ***Sie nähren und verjüngen den Körper.*** Diese Nahrungsmittel versorgen die Zellen mit Nährstoffen, glätten die Haut, verleihen dem Körper Energie und beschleunigen den Stoffwechsel. Gleichzeitig liefern sie Nährstoffe (beispielsweise Glycin, siehe Kapitel 3), die Giftstoffe aus dem Körper schleusen und ihn damit von schädlichen Substanzen reinigen, die Sie altern und zunehmen lassen.

- ***Sie wirken entzündungshemmend.*** Diese Nahrungsmittel sind reich an entzündungshemmenden Nährstoffen wie Omega-3-Fettsäuren, Cholin, Vitaminen und Phytosterolen, die kranke, entzündete Zellen heilen und mit neuem Leben erfüllen. Und wenn unsere Zellen springlebendig sind, nehmen wir schneller ab und unsere Haut, die sehr empfindlich auf innere Entzündungen reagiert, wird wieder strahlend schön.

- ***Sie sind lipotrop.*** Lipotrope Nahrungsmittel setzen den Fettgehalt der Leber herab, verbrennen zusätzliche Kalorien und lassen die Pfunde schmelzen.

Stehen diese Nahrungsmittel an fünf Tagen der Woche auf dem Speiseplan, gelangt der Körper schnell in den Zustand der Fettverbrennung. Und dann beginnen auch die hartnäckigsten Pfunde zu purzeln.

MEINE HERAUSFORDERUNG: GEBEN SIE MIR DREI WOCHEN

Ich weiß, dass Sie, wenn Sie bereits Dutzende von Diäten erfolglos ausprobiert haben, gegenüber neuen skeptisch sind – und ich weiß, was Sie mitgemacht haben (vor allem, weil Sie mit kalorien- und fettarmen Standarddiäten im Grunde genommen zu- und nicht abgenommen haben). Ich weiß, dass es emotional und physisch schwierig sein kann, sich für eine weitere Diät zu entscheiden. Ich weiß auch, dass allein schon das Wort »Kurzfasten« Ihnen Angst einflößen kann, wenn Sie bereits versucht haben zu fasten und sich dabei elend gefühlt haben. Und wenn Sie noch nie Knochenbrühe probiert haben, kann sich das ein wenig … sagen wir mal … verrückt anhören.

Aber ich kann Ihnen versprechen, dass Sie mit diesem Programm erfolgreich sein werden. Ich bin mir da so sicher, weil ich in meiner Praxis Tag für Tag miterlebe, dass es funktioniert. Und es wird nicht nur dafür sorgen, dass Sie danach schlanker sind, sondern auch Ihr Gesicht um Jahre verjüngen.

Geben Sie mir drei Wochen.

Das ist alles, worum ich Jenny, die Patientin, von der ich weiter oben erzählt habe, gebeten habe. Und das ist alles, worum ich Sie bitte.

Dies ist meine Herausforderung: Ob Sie nun mit überschüssigen 7 oder 90 Kilo zu kämpfen haben – Sie sollten den Entschluss fassen, dass es an der Zeit ist, Ihr Leben wieder zurückzubekommen. Es ist an der Zeit, sich wieder gesund, jung und sexy zu fühlen. Und es ist an der Zeit, sich nicht länger fett, müde und unsichtbar zu fühlen.

Das ist hier und heute vorbei ... mit mir.

»Was man messen kann, kann man auch kontrollieren.« Deshalb sollten Sie sich, bevor Sie mit der Diät beginnen, die Gewichts- und Maßtabelle für die Knochenbrühe-Diät ansehen, den Sie im Anhang (siehe Seite 317) oder auf meiner Website bonebrothdietbook.com/resources finden (auf Englisch).

KAPITEL 2

DIE GRUNDLAGEN DER KNOCHENBRÜHEN-DIÄT

In diesem Kapitel werde ich Ihnen einen kurzen Überblick über die Knochenbrühe-Diät geben. Bevor wir aber darüber reden, was in dieser Diät auf Sie zukommt, möchte ich über drei Dinge sprechen, die Sie nicht tun sollten. Das ist vor allem deshalb wichtig, weil ich weiß, wie oft Diäten scheitern, und weil ich möchte, dass Sie wissen, dass diese Diät anders ist.

Charlie, der früher am College Fußball gespielt hatte, suchte mich auf, weil er mit 30 einen Bierbauch bekam.

Nach zwei missglückten Diäten dachte er, dass er einfach lernen müsse, damit zu leben. Aber seine Frau sah mich im Fernsehen und bestand darauf, dass er mich aufsuchte.

»Sagen Sie mir, was ich zählen soll«, eröffnete Charlie unser Gespräch.

»Wie bitte?«, fragte ich.

Er seufzte, »Sagen Sie mir einfach, was ich zählen soll. Ich meine Kalorien, Kohlenhydrate, Fettanteile, was auch immer. Ich werde es tun.«

Ich lachte. »Nichts. Sie müssen überhaupt nichts zählen. Sie werden einfach nur essen.«

Er sah mich verblüfft an und sagte: »Nein, wirklich. Was soll ich zählen?«

Ich nehme an, dass auch Sie, genau wie Charlie, eine Diät mit dem Zählen von Kalorien, Fettanteilen oder Kohlenhydraten gleichsetzen oder aber mit dem endlosen Abwiegen winzig kleiner Portionen. (Einige der früheren Ärzte meiner Patienten ordneten sogar an, sie sollten ihre Waage mit ins Restaurant nehmen.) Außerdem wette ich, dass Diäten für Sie gleichbedeutend sind mit trockenem, fadem Essen. Und schließlich bin ich sicher, dass Sie eine Diät mit schrecklichem Hunger gleichsetzen, der aber nicht gestillt werden darf. Wenn all dies zutrifft, dann lesen Sie hier, wieso meine Diät anders ist.

- Sie müssen keine Kalorien zählen.
- Sie müssen kein Gramm Fett zählen.

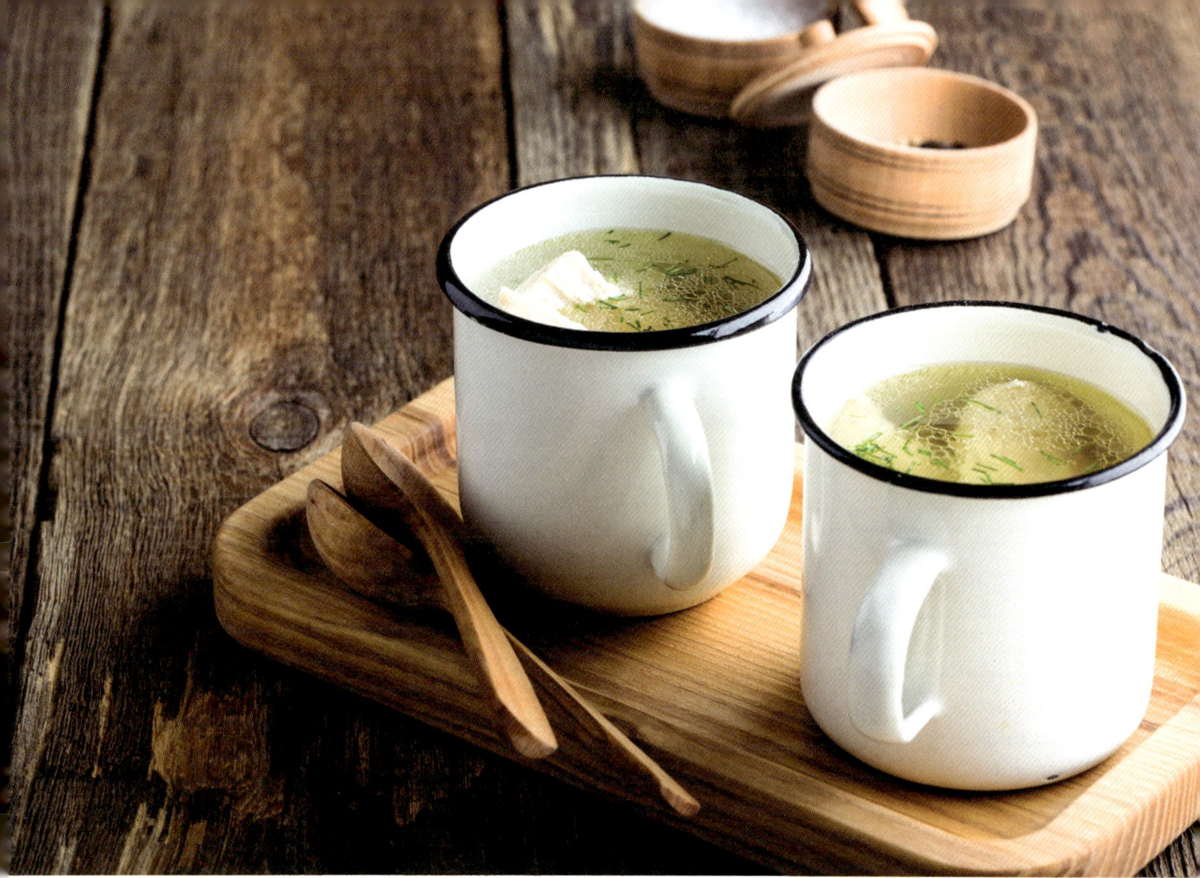

- Sie müssen keine Kohlenhydrate zählen (diese werden auf natürliche Weise kontrolliert).
- Ich möchte nicht, dass Sie sich zwingen, idiotische, fade schmeckende Diätnahrung wie trockenes Toastbrot, Eiweiß-Omelettes und fettfreien Joghurt zu essen. Stattdessen möchte ich, dass Sie richtiges Essen genießen können.
- Ich möchte nicht, dass Sie jemals sagen müssen: »Ich sterbe vor Hunger, darf aber gerade nichts essen.«

Okay? Kein Zählen. Keine fade Diätnahrung. Und, was sogar noch wichtiger ist: Sie müssen nicht hungern. Das Schlimmste an unausgereiften Konzepten wie kalorien- und fettarmen Diäten ist die Tatsache, dass sie ein unglaubliches Hungergefühl erzeugen – und genau das ist die Garantie für ihr Scheitern.

Bei dieser Diät werden Sie an den Kurzfastentagen fünf oder sechs aus Knochenbrühe bestehende Mahlzeiten zu sich nehmen. An Nichtfastentagen stehen drei vollständige Mahlzeiten plus zwei Zwischenmahlzeiten auf dem Speiseplan. Und wenn Sie trotzdem Hunger bekommen, gibt es »Extras«, auf die Sie zurückgreifen können. Sie können sich also jetzt sagen: »Wenn ich wirklich Hunger bekomme, werde ich essen.«

Gut. Und jetzt gibt es noch ein Versprechen, von dem ich möchte, dass Sie es sich selbst geben: »Sollte ich schummeln und etwas essen, das nicht auf meinem Diätplan steht, werde ich mich nicht dafür hassen und wie ein Verlierer fühlen. Ich fange mit der Diät einfach noch einmal von vorn an.«

Warum ich diesen Punkt besonders hervorhebe? Aus zwei Gründen.

Erstens, so was passiert eben. Glauben Sie mir, ich weiß das aus eigener Erfahrung. Wenn Sie Ihre 21-Tage-Diät sorgfältig planen und dann geht irgendetwas schief – Sie fahren Ihr Auto zu Schrott, werden nicht befördert oder trennen Sich von jemandem –, dann ist es möglich, dass Sie der Versuchung nachgeben, sich mit Pizza oder Eiscreme zu trösten. Und ich kann das sehr gut nachvollziehen, weil ich auch schon an diesem Punkt war.

Sollte das passieren, hilft es nicht, sich mit Selbstvorwürfen zu quälen. Sie dürfen nicht vergessen, dass Stresshormone aus Fett und Zucker gemacht sind. Und wonach lechzt der Körper naturgemäß, wenn er noch mehr Stress ausgesetzt ist? Nach Zucker und Fett. Natürlich sind Sie nach dem Verzehr von ungesunden Nahrungsmitteln nur noch gestresster ... und dieser Stress wird Sie in Versuchung führen, immer weiter zu viel zu essen.

Es gibt einen weiteren guten Grund dafür, sich nicht selbst zu kasteien, wenn man einen Schokoriegel gegessen oder einen Softdrink getrunken hat. Diese Diät funktioniert vor allem deshalb, weil Zucker und zuckerhaltige Kohlenhydrate komplett gestrichen sind. Aber es gibt ein Problem: Wenn Sie eine Schwäche für Süßes haben, ist es sehr wahrscheinlich, dass Sie im Grunde genommen bereits süchtig danach sind. Ist dies der Fall, werden Sie vermutlich mehrere Anläufe brauchen, bis Sie entwöhnt sind. (Ich werde in Kapitel 4 näher darauf eingehen).

Und wissen Sie, was ich dazu nur sagen kann? Das ist völlig in Ordnung. Man könnte zuckerhaltige Nahrungsmittel mit einem Partner vergleichen, der einem nicht guttut, zu dem man aber immer wieder zurückkehrt. Irgendwann werden Sie sich befreien. Davon bin ich fest überzeugt.

Wenn Sie der Versuchung nachgeben und Ihre Diät brechen, weil Sie einen schlechten Tag hatten oder weil der Zuckerteufel zugeschlagen hat, sollten Sie Folgendes tun: Machen Sie sich einfach klar, dass Sie ein wunderbar unvollkommenes menschliches Wesen sind, das manchmal Fehler macht. Und raten Sie mal: Das ist völlig in Ordnung, solange Sie nicht auf der Stelle treten. Sagen Sie einfach *Weiter geht*'s und starten Sie das 21-Tage-Programm wieder von vorn. (Ich werde in Kapitel 11 ausführlich auf dieses *Weiter geht's* eingehen).

Also gut. Dies sind Ihre wichtigsten Regeln: Kein Zählen. Kein Verzehr geschmacksneutraler Lebensmittel, die keine sind, oder Hungern. Keine Selbstvorwürfe, wenn Ihnen ein Fehler unterläuft.

So, jetzt können wir uns den Grundlagen zuwenden.

IST DIE KNOCHENBRÜHE-DIÄT DAS RICHTIGE FÜR SIE?

Die Knochenbrühe-Diät ist eine außerordentlich sichere und gesunde Diät. Ich halte sie sogar für die gesündeste Diät überhaupt. Meine Patienten sind schlichtweg begeistert von ihr, weil sie sehen, was sie für ihre Taille, ihre Haut und ihr Wohlergehen bewirkt.

Schwangeren rate ich jedoch von dieser Diät ab. Es gibt zwar Millionen von schwangeren Frauen, die an religiösen Feiertagen fasten, und es gibt keine Belege dafür, dass dies schädlich ist, aber solange wir nicht absolut sicher sein können, sollten Schwangere davon Abstand nehmen. Darüber hinaus sollten alle, die von den folgenden Krankheitsbildern betroffen sind, ihren Arzt um Rat fragen, bevor sie mit der Diät beginnen.

- *Diabetes.* Die Knochenbrühe-Diät eignet sich hervorragend für Menschen mit Diabetes, und ich habe sie in verschiedenen Varianten bereits vielen Patienten zur Rückbildung von Diabetes und des metabolischen Syndroms verordnet. (Das metabolische Syndrom, eine Vorstufe des Diabetes, ist eine Sammelbezeichnung für eine Gruppe von Symptomen, die Fetteinlagerungen am Bauch, einen erhöhten Blutzuckerspiegel, Bluthochdruck sowie einen erhöhten Cholesterinspiegel umfasst.) Da diese Diät den Blutzuckerspiegel jedoch rasch senken kann, müssen Sie, wenn Sie an Diabetes leiden, von Ihrem Arzt genau überwacht werden, um sicherzugehen, dass es nicht zu einer gefährlichen Hypoglykämie kommt. Beginnen Sie mit dieser Diät nur, wenn Ihr Arzt einverstanden ist und dazu bereit ist, Sie sorgfältig zu überwachen.

- *Andere chronische Gesundheitsprobleme.* Häufig lindert die Knochenbrühe-Diät Symptome von Autoimmunkrankheiten, Magen-Darm-Störungen und vielen anderen Krankheitsbildern oder sie beseitigt diese sogar. Holen Sie sich auf jeden Fall die Zustimmung Ihres Arztes, wenn Sie an chronischen Gesundheitsproblemen wie den oben erwähnten leiden. Falls Sie Medikamente einnehmen, sollten Sie Ihren Arzt fragen, ob das Kurzfasten die Wirkung dieser Medikamente beeinträchtigen kann.

- *Eine Essstörung.* Sollten Sie in der Vergangenheit an einer Essstörung wie Bulimie, Anorexia nervosa oder Orthorexia nervosa gelitten haben, müssen Sie sicherstellen, dass Ihr Arzt zustimmt, dass Sie diese oder irgendeine andere Diät befolgen.

- *Eine akute Krankheit oder Verletzung.* Einer der Gründe, warum Fasten so gut funktioniert, ist die Tatsache, dass es dem Körper viel abverlangt. Werden jedoch aufgrund einer Infektion oder Verletzung bereits hohe Anforderungen an den Körper gestellt, ist dies nicht der richtige Zeitpunkt, ihm weiteren Stress zuzufügen.

Diese Diät schließlich kann für übergewichtige Kinder von Nutzen sein, die Zustimmung eines Arztes sollte aber unbedingt eingeholt werden, bevor ein Kind unter 18 Jahren auf diese Diät gesetzt wird.

Immer noch Zweifel, ob die Knochenbrühe-Diät das Richtige für sie ist? Machen Sie den Test für die Knochenbrühe-Diät auf meiner Websitebonebrothdietbook.com/resources (auf Englisch).

WIE LANGE MÖCHTEN SIE DIE KNOCHENBRÜHE-DIÄT EINHALTEN?

Die Knochenbrühe-Diät ist im Wesentlichen ein 21-Tage-Programm für eine schnelle Gewichtsabnahme. Deshalb werden in diesem Buch auch Rezepte und Menüpläne für einen Zeitraum von drei Wochen vorgestellt. Sie können diese Diät aber trotzdem so lange einhalten, wie Sie möchten. Ich habe Patienten, die mehr als 45 Kilo abgenommen haben, weil sie monatelang nach dieser Diät gelebt haben. Wenn Sie länger als 3 Wochen dabeibleiben wollen, können Sie mit den von mir vorgeschlagenen Rezepten und Menüplänen noch einmal von vorn beginnen oder Sie lassen Ihrer Kreativität freien Lauf und denken sich eigene Rezepte aus. Da Sie nach 21 Tagen wissen werden, welche Nahrungsmittel Sie essen und welche Sie meiden sollten, wird es nicht allzu schwer sein, sich in der Küche auf Abenteuer einzulassen.

Ich rate dazu, die Knochenbrühe-Diät zunächst 3 Wochen einzuhalten. Wiegen Sie sich zu Beginn der Diät und halten Sie Ihre Körpermaße schriftlich fest. (Eine praktische Gewichts- und Maßtabelle finden Sie im Anhang dieses Buches und auf meiner Website bonebrothdietbook.com/resources auf Englisch.) Am Ende der Diät können Sie dann überprüfen, ob Sie die Pfunde und Zentimeter verloren haben, die Sie sich vorgenommen hatten.

Wenn Sie von Ihrem Ergebnis begeistert sind, aber trotzdem noch etwas mehr abnehmen möchten, sollten Sie mit der Diät weitermachen. Sobald Sie mit der Anzeige der Waage zufrieden sind, können Sie mit meiner Anleitung zur Gewichtserhaltung dafür sorgen, dass Sie nicht wieder zunehmen und Ihre Haut jung bleibt. (Am Ende des Kapitels gehe ich näher auf dieses Programm ein.)

Wenn Sie das 21-Tage-Programm befolgen und sich zu irgendeinem Zeitpunkt eine wunderbar menschliche Schwäche leisten, drehen Sie einfach die Uhr zurück und fangen Sie von vorn an. Diese Diät ist so einfach und so lohnend, dass Sie es nicht als Strafe empfinden werden, etwas mehr Zeit darauf zu verwenden. Meine eigene Ernährung basiert zum Großteil auf dieser Diät und ich habe nie das Gefühl, etwas zu entbehren.

Abschließend möchte ich noch darauf hinweisen, dass mehr als 90 Prozent derjenigen, die diese Diät einhalten, bereits zu Beginn Gewicht verlieren. Typischerweise nimmt man in 3 Wochen mindestens fast sieben Kilo ab. Hin und wieder dauert es jedoch etwas länger. (Ich werde auf einige der Gründe hierfür später in diesem Kapitel eingehen.) Wenn also nach 2 Wochen die Pfunde noch nicht so schnell gepurzelt sind, wie Sie es sich gewünscht hätten, sollten Sie trotzdem weitermachen. Meine nächste Geschichte zeigt, dass eine große Belohnung auf Sie warten kann.

Drews Frau Pam rief mich von einem Krankenhausparkplatz aus an – sie weinte.

Die Ärzte hatten Drew kurz zuvor mitgeteilt, er habe Diabetes. Er wog fast 230 Kilogramm und seine Blutzuckerwerte hatten schwindelerregende Höhen erreicht (etwa 350 mg/dl, dreimal so hoch wie normal.) Pam war Krankenschwester und wusste, dass Drews Risiko, diabetische Folgeerkrankungen zu entwickeln oder sogar zu sterben, enorm hoch war.

Ich sagte zu Pam: »Ich kann helfen.« Umgehend setzte ich Drew auf eine frühere Version meiner Knochenbrühe-Diät. Da er so stark übergewichtig war, erwartete ich, dass die Pfunde in Windeseile schmelzen würden, und war sehr erstaunt, als in den ersten 3 Wochen fast nichts passierte. Die Zeiger auf der Waage blieben, wo sie waren. So etwas hatte ich wirklich noch nie zuvor erlebt.

Drew war zum Glück fest entschlossen, weil er wusste, dass sein Leben auf dem Spiel stand. Er hielt durch und am Ende der dritten Woche geschah dann das Wunder. Ich weiß nicht, was es mit dieser 21-Tage-Grenze auf sich hatte, aber plötzlich begannen seine Pfunde dahinzuschmelzen. Außerdem sanken seine Blutzucker- und Cholesterinwerte schlagartig. Und es ging so weiter, Woche für Woche.

Alles in allem nahm Drew in etwas mehr als einem Jahr etwa 96 Kilo ab. Er leidet nicht mehr an Diabetes und sagt im Alter von 59 Jahren, er fühle sich wie 29.

Im Übrigen erlebte auch Pam, die sich anfangs nur Sorgen um Drews Gewicht und Gesundheit gemacht hatte, zwei Überraschungen, als sie die Diät mitmachte, um ihn zu unterstützen. Sie nahm nicht nur selbst 18 Kilo ab und trägt heute nur noch Kleidergröße 34 statt 40, auch ihre Haut wurde so schön, dass die Leute sie fragten, ob sie sich einer Schönheitsoperation unterzogen habe.

Was ist die Moral der Geschichte? Wenn Sie zu den seltenen Menschen gehören, die wie Drew nach 3 Wochen kaum Gewicht verloren haben, müssen Sie mir versprechen, durchzuhalten. Sobald die Verwandlung einsetzt, wird sie durch nichts gestoppt werden.

WELCHE ERGEBNISSE KANN MAN VON DER KNOCHENBRÜHE-DIÄT ERWARTEN?

Nach meiner Erfahrung nehmen Patienten zwischen 4,5 und 7 Kilo ab, wenn sie die Diät 3 Wochen lang einhalten. Dabei handelt es sich zwar um Einzelfälle – aber es waren Hunderte.

Ich habe, um meine eigenen Ergebnisse bestätigt zu sehen, drei voneinander unabhängige Studien organisiert, die von unterschiedlichen Ärzten in drei unterschiedlichen Städten durchgeführt wurden: Detroit, Los Angeles und New York City. Die Ergebnisse der Studien mit Teilnehmern, die die Diät 21 Tage lang einhielten, sahen wie folgt aus:

- *Die Teilnehmer nahmen bis zu 7 Kilogramm ab und verloren bis zu 10 cm an Umfang.*
- *Ihre Falten und ihr »Doppelkinn« gingen zurück, ihr Teint wurde glatter und ihre Akne heilte ab.*
- *Sie fühlten sich gesünder.* Zwei Teilnehmer benötigten nach der Diät kein Insulin mehr, eine Teilnehmerin konnte ihre Insulindosis radikal reduzieren und bei einem Teilnehmer klang die Gürtelrose ab.
- *Sie schliefen besser.*
- *Ihre Stimmung hellte sich auf.* Ein Teilnehmer hat es so ausgedrückt: »Ich bin wieder froh.«

Berichte der Teilnehmer und Fotos der erzielten Resultate sind in diesem Buch sowie gefilmte Interviews auf bonebrothdietbook.com/resources zu finden.

WARUM GLÄTTET DIE KNOCHENBRÜHE-DIÄT FALTEN?

Die meisten Diäten wirken sich eher nachteilig auf die Haut aus, weil sie den Hautzellen Wasser, gesunde Fette und andere Nährstoffe entziehen und diese damit schwächen und altern lassen. Aber bei dieser Diät verlieren Sie gleichzeitig mit überflüssigen Pfunden auch Ihre Falten und gewinnen Ihr strahlendes Aussehen zurück.

Hört sich das für Sie so an, als wäre es zu schön, um wahr zu sein? Wenn das der Fall ist, dann nur deshalb, weil Sie auf die Faltenglättung von außen konditioniert sind – mit Spritzen, Cremes oder Operationen. Aber das ist falsch. In Wirklichkeit werden Falten am besten von innen heraus geglättet.

Junge, gesunde Hautzellen sind elastisch und fest. Mit dem Alter verlieren sie an Elastizität, ermüden und werden kraftlos. (Stellen Sie sich viele Reihen von Fußbällen vor, die langsam ihre Luft verlieren.) Die Folge ist, dass die Hautmatrix schwach wird und die Bildung von Falten beschleunigt wird. Ist die Ernährung gleichzeitig reich an entzündungsförderndem Getreide und Zucker und enthält sie wenige gesunde Fette und andere wichtige Nährstoffe, wird die Haut trocken, schuppig, rau und krank – und trockene, kranke Haut wird schneller faltig.

Wer Knochenbrühe trinkt, versorgt seine Zellen auf direktem Weg mit Bausteinen für die Kollagenbildung und füllt sie auf diese Weise wieder auf. Sie ist besser als Botox, weil sie nachhaltig wirkt. Vergessen Sie nicht, dass Botox die Muskeln lähmt, um die Faltenbildung zu verhindern. Botox kann nicht und wird niemals Kollagen bilden oder ersetzen können.

Mit der Knochenbrühe-Diät werden dank gesunder Fette starke, elastische Hautzellwände gebildet, und Entzündungen werden mit entzündungshemmender Nahrung geheilt. Außerdem wird der Körper mit Nährstoffen versorgt, die vor einer lichtbedingten Hautalterung (Photoaging) schützen (zum Beispiel die wirkungsstarken Anthocyane in Beeren).

Falls Sie einen Beweis für die starke faltenglättende Wirkung von Nahrung benötigen, sehen Sie mich an. Ich bin 50 Jahre alt, wurde noch nie operiert oder mit Botox oder kostspieligen Gesichtscremes behandelt und bekomme immer wieder Komplimente für meine Haut. Ich sage das nicht, um Sie zu beeindrucken, sondern um Sie davon zu überzeugen, dass man in jedem Alter eine schöne Haut haben kann. Der Schlüssel hierfür ist einzig und allein die Nahrung.

WIE DIE KNOCHENBRÜHE-DIÄT FUNKTIONIERT

Sind Sie bereit für eine Gewichtsabnahme und eine jüngere, gesündere Haut? Dann sollten wir uns jetzt den Grundlagen dieser Diät zuwenden.

Teil der Knochenbrühe-Diät sind zwei Kurzfastentage mit Knochenbrühe pro Woche.

An den restlichen fünf Tagen werden Sie täglich drei vollständige Mahlzeiten und zwei Knochenbrühe-Zwischenmahlzeiten zu sich nehmen. Hier ist ein Beispiel.

Beckys Diät

SO	MO	DI	MI
KURZFASTENTAG 1,5 l Knochenbrühe (oder 1,25 l plus eine Zwischenmahlzeit um 19:00 Uhr)	**NICHTFASTENTAG** 3 Mahlzeiten aus zugelassenen Nahrungsmitteln pro Tag plus 2 Knochenbrühe-Zwischenmahlzeiten	**NICHTFASTENTAG** 3 Mahlzeiten aus zugelassenen Nahrungsmitteln pro Tag plus 2 Knochenbrühe-Zwischenmahlzeiten	**KURZFASTENTAG** 1,5 l Knochenbrühe (oder 1,25 l plus eine Zwischenmahlzeit um 19:00 Uhr)
DO	**FR**	**SA**	
NICHTFASTENTAG 3 Mahlzeiten aus zugelassenen Nahrungsmitteln pro Tag plus 2 Knochenbrühe-Zwischenmahlzeiten	**NICHTFASTENTAG** 3 Mahlzeiten aus zugelassenen Nahrungsmitteln pro Tag plus 2 Knochenbrühe-Zwischenmahlzeiten	**NICHTFASTENTAG** 3 Mahlzeiten aus zugelassenen Nahrungsmitteln pro Tag plus 2 Knochenbrühe-Zwischenmahlzeiten	Nicht vergessen: Sie können zwei beliebige nicht aufeinanderfolgende Tage als Fastentage wählen.

Wie laufen die Kurzfastentage ab?

Sie können beliebige Tage als Kurzfastentage wählen. Diese müssen nicht in jeder Woche auf denselben Wochentag fallen. Wählen Sie 2 Kurzfastentage, zwischen denen mindestens 1 oder 2 Nichtfastentage liegen. Versuchen Sie beispielweise einen Kurzfastentag am Sonntag und den anderen dann am Donnerstag einzulegen.

An den Kurzfastentagen können Sie zwischen zwei Plänen wählen.

- ***Plan 1: Den ganzen Tag über nur Knochenbrühe.*** Sie können über den Tag verteilt bis zu 1,5 l Knochenbrühe trinken. Das entspricht 300 bis 500 Kalorien pro Tag. (Unkomplizierte, leckere Rezepte für Knochenbrühe finden Sie in Kapitel 5.)
- ***Plan 2: Knochenbrühe bis 19:00 Uhr, gefolgt von einer leichten Zwischenmahlzeit oder einem in der Knochenbrühe-Diät zugelassenen Shake.*** Ich habe diese leichten Zwischenmahlzeiten (eine Liste finden Sie in Kapitel 5) sorgfältig so zusammengestellt, dass sie sättigen, ohne Ihrem Ziel, Ihren Körper in eine Fettverbrennungsmaschine zu verwandeln, in die Quere zu kommen.

Weitere Informationen zu den in der Knochenbrühe-Diät zugelassenen Shakes finden Sie auf meiner Website bonebrothdietbook.com/resources (auf Englisch).

Beide Kurzfastenpläne sind auf den Seiten 272 bis 277 zu finden.

Welcher Kurzfastenplan ist der richtige für Sie?

Da wir alle unterschiedlich sind, ist das, was bei dem einen gut funktioniert, noch lange nicht auch für den anderen geeignet. Aus diesem Grund gebe ich Ihnen die Möglichkeit der Wahl, wann immer ich kann. Ich nenne das Ihren *persönlichen Spielraum.*

Ich esse zum Beispiel an Kurzfastentagen nicht gern etwas Festes, weil das Kauen mein Gehirn dazu anregen kann zu denken, eine große Mahlzeit werde folgen. Deshalb entscheide ich mich immer für Plan 1. Aber einigen fällt es schwer, die Nacht zu überstehen, ohne vor dem Schlafengehen ein wenig feste Nahrung zu sich genommen zu haben. Wenn das auf Sie zutrifft, sollten Sie es mit Plan 2 probieren. (Und wenn Sie Ihre Meinung ändern, können Sie sich am nächsten Kurzfastentag problemlos für Plan 1 entscheiden.)

Planen Sie Ihr Kurzfasten am Morgen des Kurzfastentages und beenden Sie es 24 Stunden später. Frühstück, Mittag- und Abendessen werden im Grunde genommen einfach durch Knochenbrühe ersetzt (und bei Plan 2 gibt es um 19:00 Uhr noch eine Zwischenmahlzeit).

Möchten Sie mehr über das Kurzfasten erfahren? Dann lesen Sie »The Truth about Mini-Fasting« auf meiner Website bonebrothdietbook.com/resources (auf Englisch).

Sollten Sie sich jeden Tag auf die Waage stellen?

Nein, nein und nochmals nein! Ich möchte sogar, dass Sie die Waage während der gesamten 21 Tage für tabu erklären. Idealerweise sollten Sie sich am Anfang und am Ende der Diät auf die Waage stellen. (Na gut, wenn Sie die Spannung nicht ertragen können, wiegen Sie sich am Ende jeder Woche. Ich kann Ihnen jedoch aufgrund meiner Erfahrung als Ärztin versichern, dass der Verzicht auf das Wiegen oft zu besseren Ergebnissen führt.)

Es gibt zwei Gründe, warum man sich nicht auf das Wiegen konzentrieren sollte. Erstens kann vieles dafür verantwortlich sein, dass Sie ein oder zwei Pfund mehr wiegen – beispielsweise Verstopfung oder Hormonschwankungen (vor allem bei Frauen.) Schenkt man diesen Schwankungen zu viel Aufmerksamkeit, beunruhigt das zu stark.

Und zweitens möchte ich, dass Sie sich auf das eigentliche Ziel konzentrieren: die Heilung der Zellen. Sorgen Sie dafür, dass Ihre Zellen gesund werden, und der Rest wird sich von selbst ergeben: Gewichtsabnahme, strahlendes Aussehen, leuchtende Augen und weniger Falten.

Meinen Patienten rate ich, am Ende jeder Woche darauf zu achten, wie gut die Kleidung sitzt, anstatt sich zu wiegen. Das ist ein guter Anhaltspunkt dafür, wie viel man abnimmt.

Wie laufen die Nichtfastentage ab?

An diesen Tagen nehmen Sie, wie ich bereits erwähnt habe, drei vollständige Mahlzeiten und zwei Zwischenmahlzeiten zu sich. Zwei einfache Dinge sind ausschlaggebend für den Erfolg.

- ***Erstens sollten alle Nahrungsmittel, die Sie verzehren, auf der Liste der zugelassenen Nahrungsmittel in Kapitel 4 stehen.*** Und keine Sorge. Dabei handelt es sich wirklich um richtig gute Nahrungsmittel. Kein trockenes Toastbrot, keine eiweißfreien Omelettes oder merkwürdiges Zeugs, das verspreche ich Ihnen! Und Sie können täglich zweimal je 250 ml Knochenbrühe als Zwischenmahlzeit zu sich nehmen.

- ***Zweitens werden Sie bald wissen, was Ihr Körper braucht.*** Anstatt Nahrungsmittel abzuwiegen und abzumessen, essen Sie jetzt bewusster und nicht mehr achtlos wie früher. Das ist der Beginn Ihrer neuen Beziehung zu Nahrung. Es wird ein befreiendes Gefühl sein, selbst für diese Beziehung verantwortlich zu sein. Ich gebe Ihnen in Kapitel 4 einige einfache Richtlinien an die Hand.

In Laufe der Zeit ist mir klar geworden, dass einige meiner Patienten sehr gerne kochen, einigen macht es nichts aus zu kochen und andere mögen es überhaupt nicht. Deshalb finden Sie in Teil II eine große Auswahl an Gerichten – von ausgefallenen Rezepten über unkomplizierte Mahlzeiten und einfache Suppen bis hin zu Ideen für Mahlzeiten ohne Kochen. Wählen Sie einfach aus, was am besten zu Ihnen und Ihrem Lebensstil passt.

WICHTIG! SEIEN SIE AUF DIE »LOW-CARB-GRIPPE« GEFASST.

Da die Knochenbrühe-Diät die Zellen mit neuem Leben versorgt, werden Sie sich vitaler und lebendiger fühlen. Ich schätze, dass Sie nach 2 Wochen mit dieser Diät jünger aussehen und sich jünger fühlen werden. Es gibt jedoch ein Problem, das vorübergehend auftreten kann. Gemeint ist die Low-Carb-Grippe.

Sind Ihre Zellen an zucker- und kohlenhydratreiche Nahrung gewöhnt, können sie in der Zeit der Umstellung auf »echte« Nahrungsmittel aus der Bahn geworfen werden. Die Zellen sind dann wie träge Kinder, die auf dem Sofa liegen, Junkfood essen und Videospiele spielen. Fordert man diese Kinder dazu auf, endlich aufzustehen, kann das mehr oder weniger massive Reaktionen auslösen.

Auch die Zellen können anfangs frech werden, wenn sie auf Kohlenhydrate verzichten müssen. Sie sind daran gewöhnt, ihren Blutzucker auf die bequeme Art zu bekommen, und jetzt müssen sie dafür etwas tun.

In diesem Stadium passiert Folgendes: Bei einer typischen kohlenhydratreichen Ernährung verwendet der Körper die Glukose aus der Nahrung als Brennstoff.

Wird auf eine kohlenhydratarme Ernährung umgestellt, muss der Körper auf Fett als Primärbrennstoff umsteigen. Er muss härter arbeiten, um Energie aus Fett zu gewinnen, und es kann sein, dass die trägen Zellen die Ersten sind, die sich beschweren. Infolgedessen kann es passieren, dass Sie sich 3 bis 7 Tage lang fühlen, als hätten Sie eine leichte Grippe. Ich beschreibe dieses Gefühl als »müde, unleidlich, überdreht und sonderbar«. Man möchte allem und jedem einen Tritt versetzen.

Diese Tage sind kein Vergnügen, aber die gute Nachricht lautet: Direkt nach der Low-Carb-Grippe kommt die Phase, in der man sich so gut fühlt wie lange nicht. Dieser Verlauf ist in der Tat so vorhersehbar, dass ich einen Abschnitt in diesem Kapitel mit »Worauf man gefasst sein sollte« überschrieben habe. Wenn Sie wissen, was auf Sie zukommen kann, werden vorübergehende Symptome Sie nicht aus der Fassung bringen.

Die folgende Geschichte zeigt, warum Wissen entscheidend ist, wenn es um die Low-Carb-Grippe geht. Joan, eine Frau von 48 Jahren, suchte mich in meiner Praxis auf, weil sie 25 Kilo abnehmen musste. Als ich ihr die Knochenbrühe-Diät erklärte, sagte sie: »Nein, es tut mir leid, Dr. Petrucci, aber ich habe bereits eine Low-Carb-Diät ausprobiert. Nach einer Woche war ich völlig am Boden zerstört. Meine Gelenke schmerzten und es ging mir sehr schlecht. Deshalb weiß ich, dass diese Diät für mich nicht infrage kommt.«

Ich wusste aber, dass ihr früherer Arzt zwar den richtigen Weg eingeschlagen hatte, als er ihr eine Diät verordnet hatte, es aber dann versäumt hatte, Joan zu sagen, dass sie an der Low-Carb-Grippe litt. Ich erklärte ihr, diese Symptome seien völlig normal und eine vorübergehende Erscheinung, und fragte sie, ob sie der Meinung sei, sie könne sie einige Tage lang ertragen. Außerdem sagte ich ihr, sie könne die Symptome an Nichtfastentagen lindern, indem sie ihren Fettkonsum ein wenig erhöhe.

Nachdem Joan Bescheid wusste, stimmte sie der Diät zu. Und während sie tatsächlich eine leichte Low-Carb-Grippe überstehen musste, stellte sie fest, dass sie sich sehr viel besser fühlte, wenn sie eine halbe Avocado oder eine Handvoll Kokoschips aß. Die Low-Carb-Grippe war nach vier Tagen überstanden. Danach hatte sie keine Probleme mehr, die Diät einzuhalten, nahm sämtliche überflüssigen Pfunde ab und sah um zehn Jahre jünger aus.

Ich bin zuversichtlich, dass Sie die Low-Carb-Grippe genau wie Joan gut überstehen werden, wenn Sie sie als das erkennen, was sie ist, und sich klarmachen, dass Ihr Körper gerade von einem trägen in einen fettverbrennenden Zustand übergeht. Dieser Übergang ist ein wenig unangenehm, aber sehen Sie ihn als ein Zwischenstadium an, in dem Sie Ihren Stoffwechsel von »träge« auf »turbo« umstellen.

Im Folgenden sind die unterschiedlichen Probleme der Low-Carb-Grippe, die in den ersten Tagen der Diät auftreten können, noch einmal aufgeführt. Nicht vergessen: All diese Schwierigkeiten gehen schnell vorüber! Bleiben Sie einfach am Ball, weil dies eine entscheidende Phase ist. Dies ist einer der Momente während der Verwandlung, die meine Patienten durchlaufen und die ihr Leben verändern wird, in denen sie stark sein müssen. Ich kann Ihnen versprechen, dass es leichter wird, wenn Sie diese Phase erst überstanden haben. Bleiben Sie auf Kurs und Sie werden

So kann man sich in den ersten Tagen fühlen

ERSCHÖPFT

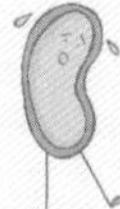

Sie fühlen sich vermutlich ein wenig energielos, und das ist völlig normal. Haben Sie in dieser Zeit Geduld mit sich selbst und versuchen Sie, Ihren Terminkalender nicht zu voll zu packen. Reduzieren Sie die Intensität Ihres Trainings. Machen Sie, wenn möglich, einen Mittagsschlaf und nehmen Sie sich vor, eine Stunde früher als gewöhnlich zu Bett zu gehen, damit Ihr Körper ausruhen und sich anpassen kann. Versuchen Sie, nicht zu stark auf Koffein zu bauen, um nachmittägliche Tiefs zu überstehen.

Im Augenblick befindet sich Ihr Körper in einer Übergangsphase, in der Zucker nicht länger als Energieträger für die Fettverbrennung verwendet wird – und genau dies wird Ihren Körper in eine Fettverbrennungsmaschine verwandeln.

»GRIPPIG«

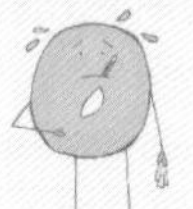

Vor allem, wenn Ihre Nahrung bisher reich an industriell verarbeiteten Kohlenhydraten mit viel Fast Food war, ist das Gefühl, eine Erkältung sei im Anmarsch, in dieser Zeit nicht ungewöhnlich. Dies ist nur ein weiteres Zeichen dafür, dass Ihr Körper von der Verwertung von Zucker auf die Verwertung von Fett als Brennstoff umstellt. Keine Panik also, wenn Sie müde sind, sich benommen fühlen oder Schnupfen bekommen. Dies sind Zeichen (die vorübergehen!) dafür, dass Ihre Diät so wirkt, wie sie sollte.

UNAUSGEGLICHEN

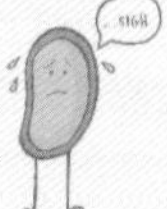

Sind Sie ohne Grund leicht reizbar oder unausgeglichen? Es gibt aber einen Grund: Ihr Gehirn hat einen Wutanfall, weil es Zucker, Brot und all die anderen Nahrungsmittel vermisst, die Sie ihm verweigern.

Fassen Sie sich in Geduld. Da all dies in ein paar Tagen vorüber sein wird, sollten Sie Ihrem Heißhunger oder Ihrer Launenhaftigkeit nicht nachgeben.

Diese Launenhaftigkeit ist übrigens auf den sich im Wandel befindlichen Blutzuckerspiegel zurückzuführen. Der Verzehr »echter« Nahrungsmittel wird den Blutzucker regulieren und das Lächeln auf Ihre Lippen zurückzaubern.

GRAUENHAFT

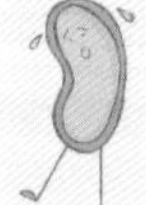

Während des Übergangs in einen Zustand der Turbo-Fettverbrennung können einige weitere unangenehme Symptome auftreten. Dazu können gehören: Verdauungsstörungen, Allergien und sogar eine leichte Akne.

Diese Symptome können sich sogar verschlimmern, bevor sie dann besser werden, aber das werden sie … bald! Vergessen Sie nicht, dass Ihr Körper gerade Toxine ausscheidet und dabei ist, sich selbst zu heilen. Er hat einfach nur währenddessen einen kleinen Wutanfall. Der Lohn nach diesem Anfall sind eine schmalere Taille, eine klare Haut, weniger Falten, glänzendes Haar und eine blühende Gesundheit.

es sich später danken – ganz bestimmt. Denken Sie immer an Ihr Ziel: Den schlankeren, jüngeren, gesünderen und vitaleren Körper, den Sie verdient haben. Und sorgen Sie dafür, dass für den Fall, dass sie gebraucht werden, alle Heilmittel für die Low-Carb-Grippe immer in Reichweite sind.

Eine gute Methode, mit dieser Low-Carb-Grippe umzugehen, ist das Führen eines Diät-Tagebuchs, in dem man beschreibt, wie man sich körperlich, geistig und emotional fühlt. Das trägt dazu bei, Symptome der Low-Carb-Grippe aufzuspüren und den Zeitpunkt festzustellen, an dem die Symptome aufhören und man anfängt, sich energiegeladen und lebendig zu fühlen. Dieses Tagebuch kann außerdem genutzt werden, um seine Lust zu »schummeln« zu beschreiben (und sich zu gratulieren, wenn man es geschafft hat, ihr zu widerstehen!).

Darüber hinaus sollten Sie in Betracht ziehen, sich einen Verbündeten zu suchen, jemanden, der Sie auf Kurs hält, wenn Sie ins Wanken geraten. Noch besser wäre jemand, der die Diät mit Ihnen gemeinsam einhält. So können Sie sich während der Low-Carb-Grippe gegenseitig unterstützen und zusammen feiern, wenn sie überstanden ist.

WAS SIE WÄHREND DER KNOCHENBRÜHE-DIÄT TAG FÜR TAG ERWARTET

Diese Diät ist ein Entwicklungsprozess. Ich selbst habe diesen Prozess durchlaufen und habe viele, viele andere dabei begleitet. Aufgrund langjähriger Erfahrung kann ich Ihnen ziemlich genau sagen, was den meisten Menschen widerfährt, wenn sie diesen Prozess durchlaufen.

Ich würde nicht darauf schwören, aber so verlaufen die 21 Tage für die meisten Diätteilnehmer. Wenn dieser Verlauf nicht an jedem Punkt mit Ihren Erfahrungen übereinstimmt, obwohl Sie den Diätplan genau befolgen, bedeutet das nicht, dass Sie etwas falsch machen. Es kann sein, dass Ihr Körper einfach anders reagiert als der eines durchschnittlichen Teilnehmers. Wenn Sie an einer Krankheit leiden oder sich jahrelang nur von Junkfood ernährt haben, verspüren Sie vermutlich mehr Unbehagen oder es dauert länger, bis Sie diesen Zustand der »natürlichen Fettverbrennung« erreicht haben. Bleiben Sie an Ball und geben Sie Ihrem Körper »freie Hand«.

Wenn Sie jedoch dem typischen Muster entsprechen, werden die einzelnen Tage wie folgt verlaufen:

1. Tag

Wow … das hier ist eine tolle Sache.

Der Topf mit Brühe steht auf dem Herd, es fällt Ihnen nicht schwer, auf die Kekse bei der Arbeit zu verzichten und Sie haben festgestellt, dass Kokosmilch im Kaffee genauso gut schmeckt wie Kuhmilch. Und Sie denken, dass das Ganze kein Problem sein wird.

Eine Stunde später sind Sie vielleicht ein wenig nervös. Dann aufgekratzt. Dann begeistert.

Ärztlicher Rat: Bleiben Sie heute mit beiden Füßen auf dem Boden. Sprechen Sie mit verständnisvollen Menschen über Ihre Gefühle. Und hier kommt noch eine Warnung: Lassen Sie sich gerade jetzt nicht von diesen ersten Hochgefühlen hinreißen. Ich sage dies zu Ihrem Schutz.

Übrigens … hat sich der Zuckerdämon schon bei Ihnen gemeldet?

2.–7. Tag

Auf was habe ich mich da bloß eingelassen? Der Zuckerdämon hat magische Kräfte.

Dieses Stadium, in dem man sich müde fühlt, schlecht gelaunt ist und das Ganze lieber bleiben lassen würde, nenne ich die Low-Carb-Grippe. Sie wollen ein Schläfchen halten. Sie wollen alles essen und allem einen Tritt versetzen. Sie fragen sich, warum Sie sich fühlen, als hätten Sie einen Kater ... oder ist es die Grippe? Die Gelenke und der Kopf schmerzen und man fühlt sich leicht schwindelig.

Ärztlicher Rat: Widerstehen Sie dem Drang zu sagen, dass es ohnedies nicht funktionieren wird, und drücken Sie auf die Stopptaste.

Machen Sie sich klar, was gerade passiert. Sie nehmen an einer epischen Schlacht teil, ob Sie es nun wissen oder nicht. Ihr Gehirn hat einen Wutanfall, weil es alles andere als glücklich darüber ist, dass man ihm seine gewohnte Belohnung aus süßem, salzigem und fettreichem Junkfood vorenthält. Der Zuckerdämon ist angekommen und lässt Sie büßen.

In diesen Tagen geht es vor allem darum, Bescheid zu wissen. Wenn Sie wirklich verstehen, was hier gerade passiert, können Sie in diesem Stadium gelassen bleiben und Ihrem Körper die Aufgabe überlassen, mit Ihrer Auswahl neuer Nahrungsmittel fertigzuwerden. Schließen Sie die Augen (tun Sie das wirklich) und stellen Sie sich vor, wie Ihr Körper innerhalb kürzester Zeit Ihren Blutzuckerspiegel reguliert, gespeichertes Fett als Brennstoff nutzt, Ihren Hormonhaushalt reguliert, Entzündungen lindert und Ihren Darm heilt.

Dies alles ermöglichen Sie Ihrem Körper und Sie müssen zu würdigen wissen, was hier vor sich geht. Eine Dose mit einem Softdrink zu öffnen, ist keine Würdigung. Darüber hinaus wird es das Problem nicht lösen. Sie müssen dem Zuckerdämon direkt ins Auge sehen und den Entschluss fassen, dass Sie gewinnen werden.

Ärztlicher Rat: Hier ein Tipp, der vielleicht hilft. Eine durchschnittliche Heißhungerattacke hält nur etwa drei Minuten an. Ablenkung ist die beste Medizin. Machen Sie in diesen drei Minuten irgendetwas, was Ihnen große Freude bereitet. Außerdem sollten Sie nicht vergessen, dass eine kleine Handvoll Kokoschips, einige Oliven oder ein kleines Stück Avocado Linderung verschaffen können.

8. Tag

Mein Kater ist vorbei! Aber warten Sie ... Oh, ach du meine Güte. Meine Kleider sind zu eng. Dr. Kellyann Petrucci ist tot.

Sie haben einen klaren Kopf, sind voller Tatendrang und wollen wieder mitspielen. Zur Feier des Tages werfen Sie sich in Ihr Lieblingsoutfit. Puh. Ihre Hose sitzt enger als am Anfang der Diät. Das macht doch alles keinen Spaß.

Ärztlicher Rat: Zunächst einmal muss gesagt werden, dass dies die kürzeste aller Phasen ist, die Sie während der 21 Tage durchlaufen werden. Sie werden Sie vielleicht nicht einmal bemerken. Aber wenn doch, sollten Sie sich klarmachen, dass nichts Schlimmes passiert – eigentlich eher das Gegenteil. Ihr Körper ist dabei, sich anzupassen. Punkt, aus.

Ihr Körper ist mit jedem anderen Ökosystem vergleichbar, und Sie sorgen gerade dafür, dass sich in diesem Ökosystem alles zum Besseren wendet. Das bedeutet, dass die für die Verdauung der Nahrung zuständigen Enzyme und die Billionen im Darm lebenden Bakterien sich an ungewohnt neue Mengen von Gemüse anpassen müssen – und eventuell an eine neue Zufuhr von Fleisch – und dass sie ohne jederzeit verfügbaren Zucker auskommen müssen. Diese Umstellung kann vorübergehend Völlegefühl, Durchfall oder Verstopfung verursachen – oder alle drei. Denken Sie immer daran, dass diese Phase sehr schnell vorübergeht.

9.–11. Tag

Ich bin einfach nur fertig. Ich wünschte, ich hätte meinen Kollegen nicht gesagt, dass ich diese Diät mache, weil ich versucht bin auszusteigen.

Inzwischen ist die Begeisterung abgeklungen. Sie haben die verdammten Eier und die Brühe satt. Sie haben das Gefühl, die Welt mache sich mit Sandwiches mit gegrilltem Käse und köstlichen Leckereien über Sie lustig. Sie fangen an, die Ergebnisse anzuzweifeln.

Ärztlicher Rat: Bleiben Sie auf Kurs. Das ist wichtig. Wenn jemand das Handtuch wirft, dann passiert das meistens in dieser Phase.

Ich möchte, dass Sie sich fragen: Was wolltest Du überhaupt erreichen, als Du diese Diät begonnen hast? In dieser Phase geht es nur um das Mentale, mein Freund. Nahrung kann Ihnen nicht die emotionale Unterstützung geben, die Sie vielleicht brauchen, oder eine Leere in Ihrem Inneren füllen. Ich kann Ihren Stress nicht reduzieren oder Sie in irgendeiner Weise stärken. Suchen Sie nach Anregungen und geben Sie den Gedanken, die Ihnen nicht weiterhelfen werden, keine Chance. Diese Phase lässt man schneller hinter sich, als man sagen kann: »Einmal die größte Portion, bitte.«

12.–15. Tag

Okay, ich bin voll und ganz dabei. Ich habe verstanden, worum es geht. Aber was bedeuten meine Träume?

Sie haben die Höhen und Tiefen überwunden, haken die vergangenen Phasen ab und fühlen sich allmählich stärker, schlanker und gesünder. Aber … Sie werden von seltsamen Träumen heimgesucht. Sie träumen vom Essen? Ernsthaft?

Ärztlicher Rat: Das ist völlig normal. Meine Patienten und ich nennen dies die schuldfreien Donut-Träume. Versuchen Sie, diese Träume als einen kreativen Raum zu sehen – eine lustige Radiowerbung für Lebensmittel in Ihrem Gehirn, die lediglich bedeutet, dass Ihr Gehirn eine letzte verzweifelte Anstrengung unternimmt, Ihnen die guten alten Zeiten mit Donuts und Softdrinks in Erinnerung zu rufen.

Wir haben tief verwurzelte Erinnerungen, wenn es um unsere Beziehung zum Essen geht. Das ist kein Scherz. Ihr Gehirn versucht Sie auszutricksen und hat eine ganze Menge Macht, dies auch zu tun. Lassen Sie das nicht zu. Lassen Sie sich von Ihrem Herzen, nicht von Ihrem Kopf leiten und denken Sie an all die Meilensteine, die Sie bereits hinter sich gelassen haben. Deshalb: einfach aufwachen und lachen.

ANHÄNGERIN DER KNOCHENBRÜHE-DIÄT

Nadine Leonardi

Diese Diät kann Ihr Leben verändern. Ich bin froh, fünf Kilo abgenommen zu haben, weil nichts anderes in den vergangenen drei Jahren funktioniert hat. Der Aufwand hat sich gelohnt!

Versuchen Sie es – Sie haben außer Pfunden nichts zu verlieren. Man muss weder Pillen noch Spezialnahrung kaufen. Es ist alles ziemlich einfach.

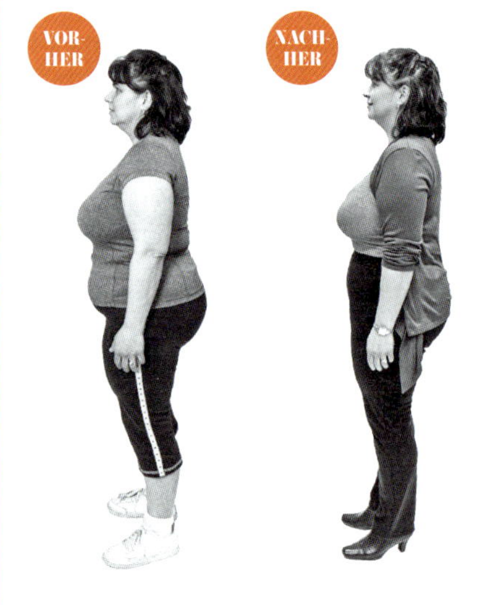

16.–18. Tag

Okay, immer langsam. Ich möchte mein ganzes Haus putzen, immer und überall Sex haben und mich immer wieder im Spiegel angucken.

So langsam bekommen Sie jetzt den wahren Wert dieses Programms zu spüren. Sie sind energiegeladener, schlafen besser und sehen, dass Ihre Haut schöner wird und Ihre Kleider besser passen. Jetzt haben Sie den Punkt erreicht, an dem Sie endlich merken, dass Sie einen »Treffer« gelandet haben. Noch besser, alle anderen sehen es auch. Hurra!

Ärztlicher Rat: Höchstwahrscheinlich hat Ihr Körper den Schalter umgelegt und verbrennt jetzt gespeichertes Fett, die Entzündungen lassen nach und Sie fühlen sich gut. Sie sprühen vor Energie, und Ihre Heißhungergelüste auf Junkfood sind geringer geworden oder sogar verschwunden.

Wenn Sie den »Treffer« noch nicht gelandet haben, ist das völlig in Ordnung. Sie machen nichts falsch. Viele Faktoren können hier eine Rolle spielen. Jeder, der gesundheitliche Probleme hat, ist jetzt einem enormen Stress ausgesetzt, aber auch ein ungesunder Lebenswandel in der Vergangenheit kann das Zeitschema beeinflussen.

Und das ist kein Problem. Ich habe bereits von Drew berichtet, der erst am 18. Tag anfing abzunehmen. Dann ging es sehr schnell, und er brachte schließlich 90 Kilo weniger auf die Waage. Sollten Sie nicht der Norm entsprechen, machen Sie es einfach wie Drew: Vertrauen Sie darauf, das Richtige zu tun und bleiben Sie am Ball.

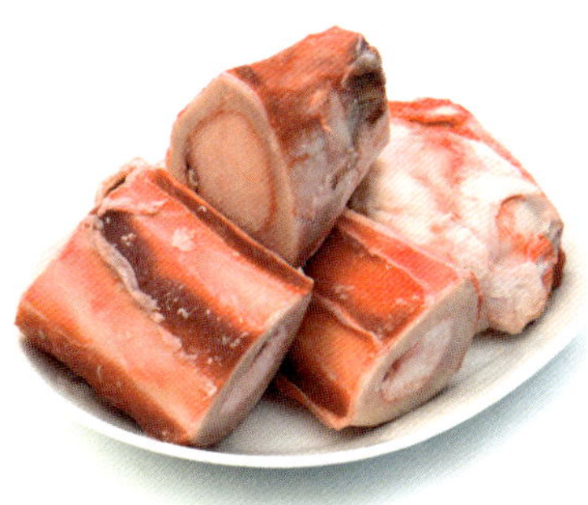

19.–20. Tag

Der schiere Wahnsinn. Was ist passiert?

Sie sehen toll aus und fühlen sich großartig. Sie sind total begeistert und müssen immer wieder in den Spiegel sehen. Sie machen sich aber vielleicht auch langsam Sorgen darüber, was nach den 21 Tagen kommt.

Ärztlicher Rat: Es ist völlig normal, sich zu fragen, was danach kommt. So sind wir gestrickt.

Folgendes sollte man jetzt wissen: Sie haben Ihre Beziehung zum Essen verändert. Ein großer Teil dieser Veränderung besteht darin, dass Sie jetzt verstehen, wie Sie sich mit bestimmten Nahrungsmitteln fühlen. Nach diesen 21 Tagen nehmen Sie einfach nach und nach bestimmte Nahrungsmittel wieder in Ihren Speiseplan auf und warten ab, was diese bei Ihnen bewirken. Sie werden lernen, wie weit Sie ohne Folgen von den Vorgaben der Knochenbrühe-Diät abweichen können. Wenn Sie sich zu weit von diesen Vorgaben entfernen, wissen Sie, was Sie zu tun haben: Sie kehren einfach zu den Nahrungsmitteln zurück, von denen Sie wissen, dass sie gut für Sie sind. Sie haben jetzt die Kontrolle über Ihre Nahrung. Das ist ein gutes Gefühl, oder? Weiter unten in diesem Kapitel werde ich näher darauf eingehen, was nach dem 21. Tag kommt.

21. Tag

Heute bin ich in Hochstimmung.

Und das sollten Sie auch sein! Heute ist Ihr Tag und ich bin stolz auf Sie. Sie sind nicht mehr traurig, müde, alt und unsichtbar, sondern stark, strahlend schön und energiegeladen. Bitte schreiben Sie mir und berichten Sie mir von Ihrem Erfolg unter info@drkellyann.com (auf Englisch). Verwandlungen wie die Ihre sind der Grund, warum ich morgens aufstehe.

Ärztlicher Rat: Ein Glas Wein oder ein Gläschen Kartoffelschnaps? Unbedingt.

DAS GEWICHT MIT DEM 80-20-PLAN (ODER, WIE ICH IHN GERN NENNE, DEM »KNOCHENBRÜHE-DIÄT-PLUS-PLAN«) HALTEN

21 Tage sind vorüber, Glückwunsch – Sie haben es geschafft! Ich gehe davon aus, dass Sie mindestens 4,5 bis 7 Kilo abgenommen haben. Vielleicht sind es sogar 9 Kilo. Das hautenge Kleid oder die sündhaft teure Hose, die vorher viel zu eng waren, passen wie angegossen. Ihre Haut sieht fantastisch aus und Ihre Freunde werden Sie vermutlich fragen, ob Sie beim Schönheitschirurgen waren.

Und … was jetzt?

Die Knochenbrühe-Diät ist, wie ich bereits erwähnt habe, auch über einen langen Zeitraum eine wunderbar gesunde Ernährung. Wenn Sie weiterhin überschüssige Pfunde verlieren möchten, können Sie diese Diät so lange einhalten, wie Sie möchten.

Aber gehen wir einmal davon aus, dass Sie Ihr Wunschgewicht erreicht haben. Ist dies der Fall, sollten Sie sich Folgendes klar machen: Es ist vor allem der Verzehr zucker- und kohlenhydratreicher Nahrung, der zu Übergewicht und Falten führt.

Es gibt eine einfache Methode, den erzielten Diäterfolg zu halten. Gemeint ist der 80-20-Plan (oder, wie ich ihn gern nenne, »der Knochenbrühe-Diät-Plus-Plan«). Dieser Plan ist einfach zu befolgen, er lässt kleine Schummeleien zu und sorgt dafür, dass das Gewicht und die Falten nicht wieder auftauchen. Er funktioniert wie folgt: 80 Prozent der Zeit essen Sie die gleichen zugelassenen Nahrungsmittel wie während der Nichtfastentage der Diät. Wenn Sie Milchprodukte und Hülsenfrüchte gut vertragen, können Sie diese jetzt wieder in Ihren Speiseplan aufnehmen. Achten Sie allerdings darauf, dass es sich um Vollfett-Milchprodukte handelt. Auch auf Alkohol muss nicht länger verzichtet werden (mehr dazu in Kapitel 4). Haferflocken in geringen Mengen sind erlaubt. Ebenso wie Kartoffeln, obwohl hier Vorsicht geboten ist: Die Schale der Kartoffeln, die ja angeblich so gesund sein soll, enthält in Wirklichkeit eine beträchtliche Menge an »Antinährstoffen«. Ziehen Sie in Erwägung, entweder ganz auf den Verzehr der Schalen zu verzichten, oder geben Sie viel Butter hinzu, damit sie besser verdaut werden.

Reis ist ein weiteres Nahrungsmittel, das während der Erhaltungsphase in geringen Mengen verzehrt werden kann. Viele sind erstaunt, dies zu hören, aber ich esse am liebsten Basmatireis, weil er den Blutzucker nicht so in die Höhe treibt wie die anderen Reissorten. Auch die folgenden Urgetreide sind erlaubt:

- *Amaranth*
- *Gerste*
- *Einkorn*
- *Emmer*
- *Kamut*
- *Hirse*
- *Quinoa*
- *Dinkel*
- *Teff (Zwerghirse)*
- *Triticale*

Und jetzt noch eine kurze Ausführung zu Getreide (einschließlich der Urgetreidesorten). Für mich persönlich kommt bis auf Reis keine dieser Getreidesorten infrage. Ich esse Reis mit Sushi (meine Ersatznahrung auf Reisen), aber davon abgesehen werde ich von Getreide müde und sogar bei den Urgetreiden und glutenfreien Getreiden habe ich das Gefühl, ich hätte eine Bowlingkugel verschluckt. Getreide ist in erster Linie dafür verantwortlich, wenn ich zunehme.

Was die Vollfett-Milchprodukte betrifft, esse ich ohne jegliche Folgen gern Butter aus Weidehaltung und gelegentlich ein Stück hochwertigen Vollfett-Käse.

Kartoffeln wirken gut bei mir, wenn ich meine Energiereserven nach dem Training wiederauffüllen will oder wenn ich einen Extra-Energiekick brauche. Ich esse außerdem ab und zu Naturreisnudeln, weil Nudeln für mich ebenso wichtig sind wie das Smartphone für einen Teenager. Also gönne ich mir gelegentlich eine Portion hochwertige Reisnudeln mit einer Fleischsauce.

Ich komme mit dem Verzehr von etwas Reis, Kartoffeln, Naturreisnudeln, hochwertigen Vollfett-Milchprodukten und sogar glutenfreien Desserts bestens klar, weil ich für mich getan habe, was ich auch für Sie tun möchte. Ich habe meinen Blutzuckerspiegel reguliert, habe für einen widerstandsfähigen, gesunden Darm gesorgt und habe jede Art von Entzündung aus meinem Körper verbannt. Nachdem Sie dies alles geschafft haben, kann wieder ein wenig Dekadenz in Ihr Leben zurückkehren, ohne dafür bezahlen zu müssen.

Das bedeutet, dass Sie gesund essen und großartig aussehen können, ohne Lebensqualität zu verlieren. Ich weiß, dass das möglich ist, weil es mir auch gelingt (und ich habe, genau wie Sie, sehr viel zu tun). Deshalb weiß, dass Sie es auch schaffen können.

Denken Sie daran, dass entscheidend ist, sich in 80 Prozent der Zeit von den in Kapitel 4 aufgeführten zugelassenen Lebensmitteln zu ernähren. In den übrigen 20 Prozent der Zeit entscheiden Sie, wie weit Sie sich von den Vorgaben in Kapitel 4 entfernen wollen. Das ist der »persönliche Spielraum«, den ich weiter oben bereits erwähnt habe. Es geht vor allem darum, den Jo-Jo-Effekt zu vermeiden und das Gewicht in einer Art und Weise zu halten, dass man sich wohlfühlt und dort sein kann, wo man sein möchte. Nicht das, was Modezeitschriften oder andere Medien uns weismachen wollen, sondern einfach das, was man braucht, um »wunderbar unvollkommen« zu sein.

Es folgen einige Fragen, die in Bezug auf die Ziele nach der Diät gestellt werden sollten.

- Wie viele Kilo, wenn überhaupt, möchten Sie noch abnehmen?
- Wie viel Sport treiben Sie?
- Wie hoch sind Ihre Ansprüche? Hätten Sie zum Beispiel gern einen perfekten Körper oder darf er ruhig ein wenig füllig sein?
- Müssen Sie sich überwinden, um sich fit zu halten, oder muss Ihre Gesundheit wiederhergestellt werden?
- Wie jung möchten Sie aussehen?
- Haben Sie sich besser gefühlt, als Sie Diät gehalten haben und keine Kohlenhydrate, Milchprodukte, Getreideprodukte und Hülsenfrüchte verzehrt haben? Treten beim Verzehr dieser Nahrungsmittel erneut Symptome auf wie Völlegefühl, Durchfall, Verstopfung, Blähungen, Schuppenflechte oder Akne?
- Leiden Sie am metabolischen Syndrom, Diabetes oder einer anderen Krankheit, für die Sie Heilung suchen?

Ihre Antworten können Ihnen dabei behilflich ein, die richtige Menge von »Feenstaub« zu bestimmen, die Sie über Ihre vorgegebene Grundnahrung streuen dürfen. Sie sollten auch das Resultat Ihrer Auswahl bewerten. Wenn Sie erneut 2 oder 2,5 Kilo zunehmen oder feststellen, dass Verdauungsprobleme, Falten oder andere Probleme zurückkehren, gehen Sie einfach auf direktem Weg zurück zur Knochenbrühe-Diät, bis Sie die überschüssigen Kilos wieder abgenommen haben oder Ihre Symptome abgeklungen sind. Dann sollten Sie entscheiden, ob Sie Ihre Auswahl neu festlegen sollten.

Es folgen drei Tipps, die Ihnen helfen können, sich auch während der Erhaltungsphase unvermindert an Ihrem Gewichtsverlust und der Anti-Aging-Wirkung Ihrer Ernährung zu erfreuen.

1. Wenn Sie Milchprodukte oder Getreide wieder in Ihren Speiseplan aufgenommen haben, nachdem Sie Ihr Wunschgewicht erreicht haben, sollten Sie genau darauf achten, wie Sie sich nach dem Verzehr dieser Nahrungsmittel fühlen.

   Wenn Sie beobachten, dass Sie an Völlegefühl oder Stimmungsschwankungen leiden, eine Autoimmunerkrankung sich verschlimmert, Sie schnell wieder zunehmen oder Ihre Haut wieder alt und spröde aussieht, dann ist das ein wichtiger Hinweis darauf, dass Sie diese Nahrungsmittel vermutlich für immer von Ihrem Speiseplan verbannen sollten.

   Etwa 80 Prozent meiner Patienten haben Probleme mit Milchprodukten und den meisten von ihnen geht es besser, wenn sie auf Getreideprodukte (vor allem glutenhaltige) verzichten. Da wir aber alle individuell verschieden sind, sollten Sie selbst herausfinden, was für Sie am besten ist. Sie sollten sich nur vergewissern, dass bestehende Probleme wie Hautausschläge, Akne, Allergien, eine verstopfte Nase oder Müdigkeit nicht mit Milch- oder Getreideprodukten zusammenhängen.

2. Dies ist ein guter Zeitpunkt, Ihre Vorstellung von einem »Dessert« neu zu überdenken. Wir sind genetisch darauf angelegt, Heißhunger auf Süßigkeiten zu haben, weil sie zur Zeit der Höhlenmenschen knapp waren. Aber heute sind sie überall zu finden. Arbeiten Sie also daran, Ihre Geschmacksknospen so zu trainieren, dass sie die Süße in natürlichen Nahrungsmitteln wie Beeren und Nüssen zu schätzen lernen.

   Es wird einige Zeit dauern, aber es trägt entscheidend dazu bei, den Zuckerdämon in Schach zu halten.

ANHÄNGERIN DER KNOCHENBRÜHE-DIÄT

Denise Townsend-Gamblin

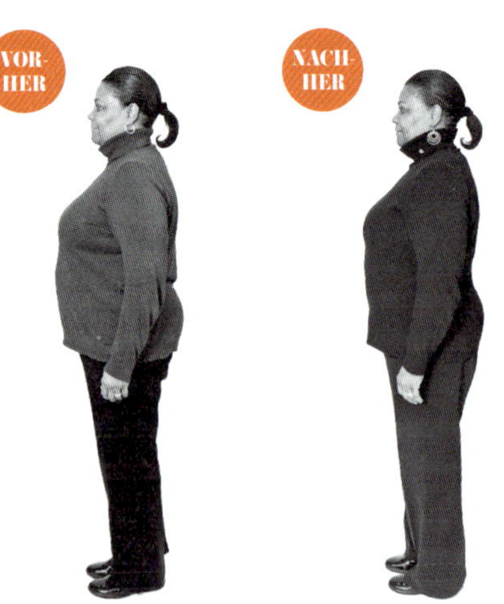

Diese Diät hat mich gelehrt, auf mein Essen zu achten und mein Ernährungskonzept zu überdenken. Meine Tochter und ich haben sie mit viel Freude gemeinsam gemacht. Wir haben die Mahlzeiten vorbereitet, Rezepte aufgespürt und ausprobiert und gemeinsam hochwertige Nahrungsmittel eingekauft – uns hat dieses Programm viel Freude bereitet.

Ich habe Osteoarthritis in beiden Knien. Ich weiß, dass es eine Entzündung ist, und sobald meine Knie geschwollen sind oder ich zu viel getan habe, schmerzen sie. Jetzt schmerzen sie nicht mehr.

Viele meiner Freunde haben Knieprobleme, und einigen von ihnen habe ich dieses Programm auch schon empfohlen.

Ich staune selbst darüber, wie sich meine Einstellung zum Leben verändert hat. Ich bin weniger ängstlich und mache mir nicht mehr so viel Sorgen. Ich bin viel ruhiger geworden und entspannter.

Tipps für eine glutenfreie Ernährung in der Erhaltungsphase

JENNIFER FUGO, EXPERTIN FÜR GLUTENFREIE ERNÄHRUNG UND BEGRÜNDERIN DER GLUTEN FREE SCHOOL
glutenfreeschool.com (auf Englisch)

Es mag anfangs schwierig klingen, sich glutenfrei zu ernähren. Aber wer das ABC meiner Freundin Jennifer befolgt, wird schnell herausfinden, dass es viel leichter ist, als man denkt.

Wie viele andere auch werden Sie vermutlich in Ihrer Erhaltungsphase herausfinden, dass Sie glutenempfindlich sind und Gluten komplett und für immer von Ihrem Speiseplan streichen sollten. Der vollständige Verzicht auf Gluten kann entmutigend erscheinen, aber zu wissen, wo man anfangen muss, und das Wissen um einige wichtige erste Schritte kann die anfängliche Verwirrung in Zuversicht verwandeln.

Zunächst einmal muss man herausfinden, welche Nahrungsmittel Gluten enthalten. Dieses Klebereiweiß kommt in bestimmten Getreidesorten wie beispielsweise *Gerste, Roggen, Hafer* (der mit Rückständen belastet ist und auf jeden Fall als »glutenfrei« gekennzeichnet sein muss), *Weizen* und *Dinkel* vor. Es gibt zwar noch weitere Getreidesorten, die Gluten enthalten, zum Beispiel Emmer und Einkorn, diese sind aber in der westlichen Ernährung seltener.

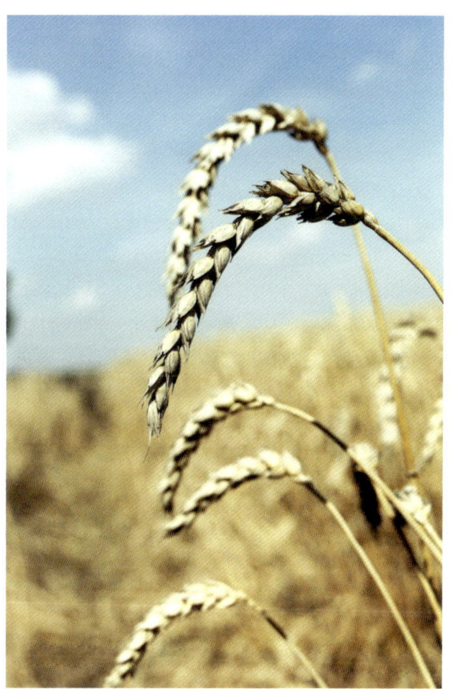

Viele erstaunlich köstliche und nährstoffreiche Nahrungsmittel sind naturgemäß glutenfrei, zum Beispiel frisches Obst und Gemüse, Nüsse, Samen und Kerne, Fleisch, Meeresfrüchte, Fisch, Geflügel und Milchprodukte (beachten Sie jedoch Dr. Petruccis Hinweis zu Milchprodukten). Es spielt keine Rolle, wie groß (oder klein) das Angebot an glutenfreien Produkten in Ihrem Supermarkt ist, weil Sie trotzdem viele der anderen Produkte kaufen können. Und es gibt heute viele Firmen, die ihre Nahrungsmittel klar und deutlich mit dem Label »glutenfrei« versehen. Bevor man irgendetwas kauft (oder sich die Zeit nimmt, um die Zutatenliste auf der Verpackung zu scannen), sollte man auf der Verpackung nach dem Wort »glutenfrei« suchen und dann nochmals prüfen, ob fragwürdige Zutaten enthalten sind. Setzen Sie sich mit den Firmen in Verbindung, wenn Sie der Meinung sind, deren Produkte könnten glutenfrei sein, diese aber nicht als solche gekennzeichnet sind.

Denken Sie daran, die besten Mahlzeiten, die man zubereiten und anbieten kann, sind die aus naturgemäß glutenfreien Nahrungsmitteln, sodass niemand, nicht einmal Sie selbst, das Gluten vermissen wird. Darüber hinaus ist es eine gesündere, nährstoffreichere Ernährung, mit der Sie sich bald besser fühlen werden.

3. Fügen Sie Ihrer Liste der schnellen und einfachen Zwischenmahlzeiten für die Erhaltungsphase weitere hinzu: Dr. Petruccis zugelassene Snack-Riegel.

   Diese Leckerbissen sind süß und stillen den Hunger, versorgen aber gleichzeitig mit gesunden, schlankmachenden Nährstoffen. Weitere Informationen zu meinen in der Erhaltungsphase zugelassenen Snack-Riegeln finden Sie auf meiner Website bonebrothdietbook.com/resources (auf Englisch).

Vergessen Sie vor allem nicht die Zauberformel: 80-20. So können Sie zum Beispiel den Diätplan vom Frühstück am Sonntag bis zum Mittagessen am Freitag einhalten und dann am Freitagabend und den ganzen Samstag hindurch die Zügel locker lassen (in Maßen!). Auf diese Weise erzielen Sie mit nur 80 Prozent Einsatz 100 Prozent der Ergebnisse, die Sie sich von der Erhaltungsphase erhoffen. Ist das nicht wunderbar?

ANHÄNGERIN DER KNOCHENBRÜHE-DIÄT

Beverly Deitch

Ich habe heute mit der Krankenschwester gesprochen, und sie hat meine Insulindosis von 20 auf 8 Einheiten reduziert. Ich habe ungefähr 4 Kilo abgenommen. Normalerweise werde ich tagsüber irgendwann sehr müde und schlafe ein, aber ich kann nicht stillsitzen … Ich bin heute voller Energie, die ich vorher nicht hatte.

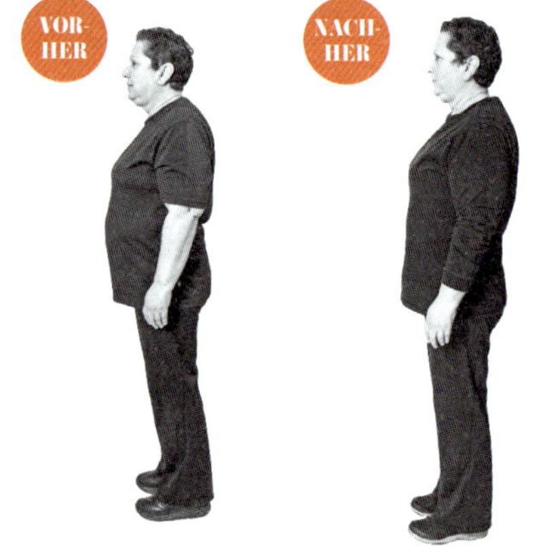

KAPITEL 3

IHR KURZFASTEN-ERFOLGSGEHEIMNIS: »FLÜSSIGES GOLD«

Nachdem Sie jetzt die Grundlagen der Knochenbrühe-Diät kennengelernt haben, möchte ich näher auf den ersten Baustein der Diät – die beiden wöchentlichen Kurzfastentage – eingehen, weil Sie zwei Dinge wissen sollten:

1. Kurzfasten ist leichter, als Sie denken.

2. Das Resultat ist überwältigend.

Die Quintessenz lautet: Das größte Geheimnis der Gewichtsreduktion liegt im Kurzfasten. Ja, man kann auch abnehmen, wenn man einfach Tag für Tag den Diätplan für die Nichtfastentage befolgt, aber wer wirklich in nur drei Wochen umwerfende Resultate erzielen möchte, muss auch die Kurzfastentage einhalten. (Ich werde weiter unten in diesem Kapitel noch erläutern, warum das so ist.)

Mir ist natürlich bewusst, dass allein der Gedanke an das Kurzfasten Ihnen Angst einflößen kann. Aber vertrauen Sie mir, weil ich diesen Weg schon mit Hunderten von Patienten gegangen bin.

Typischerweise spielt sich das Ganze wie folgt ab: Wenn ich meinen Patienten von den schnellen Resultaten, die sie mit Kurzfastentagen erzielen können, berichte, schenken mir viele von ihnen Glauben und sind bereit, sofort loszulegen. Andere dagegen sind skeptisch, wenn ich ihnen sage, dass Kurzfasten nicht schwerfällt. Teile ich diesen Patienten dann mit, dass sie keinen Hunger verspüren werden, weil sie Knochenbrühe trinken können, sind sie immer noch unsicher. Und wenn ich ihnen dann sage, dass sie von Knochenbrühe begeistert sein werden – nun, ich bin mir ziemlich sicher, dass sie mich dann für eine Lügnerin halten.

Wenn diese Patienten meine Praxis verlassen, sind sie alles andere als glücklich. Und ich bin mir ziemlich sicher, dass sie dann nicht gerade positiv über mich denken.

Drei Wochen später kommen sie dann erneut in meine Praxis. Sie haben fast sieben Kilo abgenommen und ihr Taillenumfang ist um mehrere Zentimeter geschrumpft. Sie sprühen vor Energie. Ihre Haut sieht zehn Jahre jünger aus. Sie strahlen regelrecht, weil sie so glücklich sind. Und sie sagen: »Sie haben recht. Es funktioniert.«

Und dann fügen sie hinzu: »Und wissen Sie was? Knochenbrühe schmeckt gut.«

Und ich antworte dann: »Das habe ich Ihnen doch gesagt.«

Zu diesem Zeitpunkt haben diese Patienten herausgefunden, was Feinschmecker auf der ganzen Welt bereits wissen: Knochenbrühe ist sättigend und schmeckt fantastisch. Sie befriedigt wirklich sowohl die psychischen als auch die physischen Bedürfnisse. (Deshalb nenne ich sie flüssiges Gold.) Und sie ist das größte Geheimnis, wenn es um das Fasten ohne Entbehrungen geht.

Wenn Sie noch nie Knochenbrühe probiert haben, wird all dies für Sie vermutlich schwer vorstellbar sein. Ist das der Fall, nehme ich an, dass Sie diese dünne, wässrige Brühe vor Augen haben, die es in Dosen oder Gläsern zu kaufen gibt. Aber Knochenbrühe hat damit absolut nichts zu tun. Selbst wenn Sie sich etwas wie die leckere, reichhaltige Hühnerbrühe vorstellen, die man durch stundenlanges Köcheln eines Suppenhuhns erhält, sollten Sie umdenken.

Sie werden bald feststellen, dass Knochenbrühe sich grundlegend von den Brühen unterscheidet, die Sie bis jetzt zubereitet haben. Sie ist eine reichhaltige, warme und durch und durch wohltuende Mahlzeit – und ist, abgesehen davon, dass sie in Hollywood und New York der neuste Hit ist, aus diesem Grund auch seit Anbeginn der Zeit eine der bevorzugten Speisen in allen Kulturen der Welt.

DAS ERSTE »FAST FOOD« DER WELT

Früher stand bei vielen Familien den ganzen Tag über ein riesiger Kessel mit köchelnder Suppe auf dem Herd oder hing über dem Feuer. Davor gehörte Knochenbrühe zu den ersten Speisen, die in einem Topf gekocht wurden. Und davor wiederum bereiteten die Menschen Knochenbrühe zu, indem sie den Magen eines von ihnen getöteten Tiers mit Knochen, Wasser und erhitzten Steinen füllten.

Kurzum, Knochenbrühe ist das erste Fast Food der Welt. Und sie ist heute sogar noch bequemer zuzubereiten als in den Tagen der Höhlenmenschen.

Warum ich Knochenbrühe als Fast Food bezeichne? Weil es ungefähr 5 Minuten in Anspruch nimmt, die Zutaten für eine einfache Knochenbrühe in einen Topf zu geben. (Das dauert nicht so lange wie die Fahrt zu einem Fast-Food-Restaurant.) Danach erledigt Ihr Herd oder Ihr Schongarer die Arbeit. Eine Mahlzeit schneller oder unkomplizierter zuzubereiten, ist einfach nicht möglich.

Die Zutaten für eine Brühe sind zwar im Handumdrehen im Topf, sie köchelt dann aber stundenlang auf dem Herd, ist also nicht nur ein Fast, sondern auch ein Slow Food. Ihr warmer, wohltuender Duft breitet sich in der gesamten Wohnung aus. Es gibt nichts Tröstlicheres als eine herzhafte Knochenbrühe mit Zwiebeln, Karotten, Knoblauch und Gewürzen, die langsam den ganzen Tag über auf einer der hinteren Herdplatten vor sich hin köchelt. Für mich ist das die ultimative Aromatherapie.

Und dann der Geschmack – einfach toll. Darum verkaufen schicke Restaurants von L. A. bis Manhattan Knochenbrühe zu irrsinnig hohen Preisen schneller, als sie sie herstellen können. Truthahn-Knochenbrühe eignet sich wunderbar als Festtagssuppe. Eine Brühe aus Rinderknochen, Lammknochen oder Hühnerknochen ist köstlich, wärmt und tut gut und eine Fischknochenbrühe besticht durch ihren erlesenen Geschmack.

Knochenbrühe ist deshalb weitaus vielschichtiger und aromatischer als die Brühen oder Suppen, an die man sonst gewöhnt ist, weil sie mehrere Stunden auf dem Herd köchelt. (Hühnerknochenbrühe steht bei mir mindestens 6 Stunden auf dem Herd und Brühe aus Rinder- oder Lammknochen bis zu 48 Stunden.) Während die Brühe vor sich hin köchelt, lösen sich die Knochen allmählich auf und setzen Gelatine, Aminosäuren, Vitamine und andere Nährstoffe frei, die einen hohen Nährwert besitzen. Da unser Körper nach dieser Nahrung lechzt, kann Knochenbrühe unsere Bedürfnisse auf der Zellebene in einer Weise stillen, wie es andere Nahrungsmittel nicht können.

Dies ist meine Prognose: Sie werden von Knochenbrühe so begeistert sein, dass Sie sie sogar nach Beendigung Ihrer Diät weiterhin zubereiten und essen wollen. Und ich hoffe, dass Sie das tun werden, weil sie nicht nur köstlich schmeckt, sondern auch Wunderwerke für Ihren Körper vollbringt. Im Folgenden werden diese bemerkenswerten gesundheitsfördernden Eigenschaften, von denen ich bereits in Kapitel 1 kurz berichtet haben, ein wenig genauer beleuchtet.

DIE GEWICHTSREDUZIERENDEN, HEILENDEN UND VERJÜNGENDEN EIGENSCHAFTEN VON KNOCHENBRÜHE

Trinkt man Knochenbrühe, fühlt man sich gut bis in die Zehenspitzen. Und auch den Zellen im Körper geht es außerordentlich gut, weil Knochenbrühe all diese kraftvollen, fettverbrennenden und zellstärkenden Nährstoffe enthält.

Kollagen und Gelatine

Möchten Sie abnehmen und soll Ihre Haut jünger aussehen? Dann sollten Sie über *Kollagen* und *Gelatine* nachdenken.

Kollagen ist ein Bestandteil des Knochens, der einen großen Vorrat an Aminosäuren enthält. Wird Knochenbrühe über einen langen Zeitraum gekocht, verwandelt sich das Kollagen in den Knochen in Gelatine. Gelatine hat folgende positive Eigenschaften.

- ***Gelatine stärkt die Haut.*** Nicht ohne Grund haben Frauen jahrhundertelang Gelatine verwendet, um ihre Haut glatt und geschmeidig zu halten. Die Nährstoffe in Gelatine versorgen Sie mit den wichtigsten Bausteinen des Kollagens, und Kollagen funktioniert wie natürliches Botox, es glättet Falten und strafft schlaffe Haut sowie Dehnungsstreifen. Weitere Informationen zu Kollagen und warum es flüssiges Gold ist, finden Sie auf meiner Website bonebrothdietbook.com/resources (auf Englisch).

- ***Gelatine wirkt entzündungshemmend.*** Studien belegen, dass selbst eine simple Hühnersuppe dazu beiträgt, eine Entzündung zu heilen, indem sie verhindert, dass entzündungsfördernde neutrophile Immunzellen zu einem Entzündungsherd vordringen können.[1] Das Glycin aus der Gelatine in Knochenbrühe – eine Aminosäure, die so viele wichtige Aufgaben hat, dass ich in einem späteren Abschnitt noch näher auf sie eingehen werde – ist sogar noch wirksamer, weil es sowohl lokale als auch systemische Entzündungen unterdrückt.

  Und denken Sie an mein Erfolgsrezept aus Kapitel 1: Weniger Entzündungen bedeuten schnelleres Abnehmen. Die Reduzierung von Entzündungen lindert darüber hinaus die Symptome von Autoimmunkrankheiten, weshalb meine Patienten mit Arthrose, Zöliakie und Schuppenflechte auf die Heilkräfte von Knochenbrühe schwören.

- ***Gelatine heilt den Darm.*** Einige Forscher vermuten, dass Gelatine die Darmschleimhaut stabilisiert, indem sie durch übermäßige Säure entstandene Schäden reduziert oder schützende Mechanismen wie die Durchblutung der Magenschleimhaut erhöht.[2] Im Rahmen von Studien wurde außerdem festgestellt, dass das Glycin in Gelatine mittels seiner entzündungshemmenden, immunregulierenden und zellschützenden Aktivitäten den Darm heilt und schützt.[3, 4, 5]

Dieser letzte Punkt – die Darmgesundheit – ist so wichtig, dass ich jetzt gern näher darauf eingehen würde. Den meisten Menschen (und sogar den meisten Ärzte) ist nicht wirklich klar, dass ein starker Darm unerlässlich ist, wenn man gesund und schlank sein und bleiben möchte.

Der Grund hierfür ist, dass der Darm des Menschen zirka sieben Meter lang ist und von etwa 1.500 unterschiedlichen Bakterienspezies und anderen Mikroorganismen besiedelt ist. Wir sprechen hier von Billionen von Darmmikroben. Es ist ein merkwürdiges Gefühl zu wissen, dass diese fremden Wesen in uns leben, aber in Wirklichkeit arbeiten sie hart für unsere Gesundheit. Sie produzieren verdauungsfördernde Enzyme und Hormone, sie tragen zur Synthese von Vitaminen bei und reinigen den Körper von Giftstoffen.

Bedauerlicherweise ist die Welt von heute unserer Darmflora nicht besonders freundlich gesonnen. Eine typisch westliche Ernährung, die reich an Zucker, Kohlenhydraten und chemischen Zusatzstoffen ist und nur wenige wichtige Nährstoffe enthält, kann große Teile der nützlichen Mikroorganismen im Darm abtöten und damit die Zahl der schlechten Bakterien in die Höhe schießen lassen. Auch Infektionen, Antibiotika, nicht-steroidale Entzündungshemmer (NSAIDs), Stress, Ernährung, Alkohol und viele Arzneimittel können die Darmflora aus dem Gleichgewicht bringen.

Die Gefahr dabei ist, dass die schädlichen Mikroorganismen die Kontrolle im Dünn- und Dickdarm übernehmen und Entzündungen verursachen, die die Darmwand schädigen. Die Folge ist eine Durchlässigkeit der Darmschleimhaut, das sogenannte Leaky-Gut-Syndrom. Dann können Toxine und Verdauungsrückstände, die eigentlich im Darm bleiben und nicht in den Blutkreislauf gelangen sollten, die Darmbarriere passieren.

Das Immunsystem erkennt diese Eindringlinge sehr schnell und geht zum Angriff über – der häufig sehr heftig ausfällt. Die Folge ist eine systemische Entzündung, die dazu führt, dass man zunimmt, sich schlecht fühlt und eine ungesunde Haut bekommt.

Zusätzlich zu den Problemen, die von einer erhöhten Durchlässigkeit der Darmschleimhaut herrühren, macht ein ungesunder Darm auch anfällig für Infektionen und Krankheiten. Das liegt darin begründet, dass sich 80 Prozent des Immunsystems im Darm befinden – und wenn der Darm krank ist, kann dieses System nicht mehr richtig arbeiten und Erkältungen, Grippe, sogar Autoimmunerkrankungen oder Krebs haben leichtes Spiel.

Gelatine trägt dazu bei, die Unversehrtheit des Dünn- und Dickdarms wiederherzustellen, indem sie einen durchlässigen Darm heilt und die Immunfunktionen verbessert. Dies wiederum lässt überflüssige Pfunde leichter schmelzen und setzt eine ganze Reihe anderer positiver Veränderungen im ganzen Körper in Gang.

So habe ich beispielsweise Patienten behandelt, deren Akne, Arthrose, Kopfschmerzen, Allergien, ADHS, Benommenheit oder Fibromyalgie wie von Zauberhand abheilten, wenn sie auf industriell verarbeitete Nahrungsmittel verzichteten und Knochenbrühe (sowie andere heilende Lebensmittel, über die ich in Kapitel 4 noch sprechen werde) in ihre Ernährung integrierten.

Übrigens kann auch zur Nahrung hinzugefügte Gelatine in Pulverform dazu beitragen, den Darm zu heilen. Gemeint ist nicht die zuckerhaltige, künstlich gefärbte und aromatisierte Gelatine, sondern die natürliche. Darüber hinaus kräftigt sie das Haar und die Nägel. Sie finden einige gute Gelatinerezepte in Kapitel 7.

Vitamine, Mineralstoffe, Fette und Alkylglycerole

Erstaunlich an Knochenbrühe ist unter anderem, dass sie keine großen Menge des Nährstoffs enthält, den man erwarten würde: Kalzium. Das in Knochenbrühe vorhandene Kalzium ist allerdings in hohem Maße bioverfügbar (das bedeutet, es kann vom Körper leicht aufgenommen werden), weil Brühe ein optimales Vehikel für den Transport von Kalzium ist – zusammen mit anderen Mineralstoffen wie Phosphor, Magnesium und Jod (in Fischbrühe), die in größeren Mengen in Knochenbrühe enthalten sind. Diese Bioverfügbarkeit bedeutet, dass diese Nährstoffe hochwirksam sein können, zum Beispiel:

- Das Jod in Fischbrühe unterstützt die Regulierung der Schilddrüsenhormone, während das Kalzium in allen Knochenbrühevarianten dazu beiträgt, die endokrinen Hormone im Gleichgewicht zu halten – und ein ausgewogener Hormonhaushalt ist entscheidend für einen leistungsfähigen Stoffwechsel und einen Gewichtsverlust.
- Der Phosphor in Knochenbrühe spielt eine entscheidende Rolle beim Energiestoffwechsel der Zellen.
- Das Magnesium in Knochenbrühe fördert die Verdauung sowie die Regeneration der Haut.

Auch das Knochenmark – die geleeartige Substanz im Zentrum der Knochen – ist eine Schatzkammer voller Nährstoffe. So ist es beispielsweise eine ausgezeichnete Quelle gesunder Fette und enthält Eisen und Vitamin A. Darüber hinaus weist es sogenannte Alkylglycerole auf, das sind Verbindungen, die dazu beitragen können, vor Krebs zu schützen, indem sie die Immunabwehr verstärken. Knochenmark ist sogar so nährstoffreich, dass wild lebende Tiere zuerst die Knochen ihrer Beute aufbrechen und das Mark fressen, bevor sie das Fleisch auch nur anrühren.

Gelenkschützende Nährstoffe

Die Gelenke sind die beweglichen Verbindungen zwischen den Knochen in unserem Körper. Die Gelenkflächen sind von Knorpelgewebe überzogen, das ähnlich einer glatten Beschichtung aus Teflon dafür sorgt, dass sich die Knochen reibungsarm bewegen können.

Auch Tierknochen enthalten Knorpelgewebe. (Das Gewebe am Ende eines Hähnchenschenkels beispielsweise ist das Knorpelgewebe.) Knorpelgewebe ist nicht nur reich an Kollagenbausteinen, über die ich bereits weiter oben gesprochen habe, sondern enthält auch große Mengen Glucosamin und Chondroitinsulfat, genau die Nährstoffe, die viele Ärzte als Nahrungsergänzungsmittel verschreiben, damit die Gelenke jung und gesund bleiben.

Einige Arthroseexperten stehen der Wirksamkeit von oral verabreichtem Glucosamin und Chondroitin bei Gelenkschmerzen skeptisch gegenüber. Im Rahmen einer randomisierten klinischen Doppelblindstudie aus dem Jahr 2015[6] wurde jedoch festgestellt, dass oral eingenommenes Chondroitin und Glucosamin durch eine Knie-Osteoarthritis verursachte Schmerzen, Schwellungen und Funktionseinschränkungen ebenso wirksam reduzieren können wie das Arthritis-Medikament Celebrex. Vor allem verfügen Glucosamin und Chondroitin über ein perfektes Sicherheitsprofil, während Celebrex (Wirkstoff: Celecoxib) das Herzinfarkt- und Schlaganfallrisiko beträchtlich erhöht.

Diese beiden Nährstoffe bewirken aber noch einiges mehr. Im Zuge einer weiteren Studie aus dem Jahr 2015[7] stellten die Forscher fest, dass eine Langzeiteinnahme von Glucosamin und Chondroitin in Form von Nahrungsergänzungsmitteln »mit einer niedrigeren Inzidenz von Darm- und Lungenkrebs sowie einer niedrigeren Sterblichkeitsrate in Verbindung stand.« Um die Ursache hierfür herauszufinden, forderten die Forscher Probanden mit Übergewicht dazu auf, diese Nährstoffe oder ein Placebo etwa einen Monat lang einzunehmen. Am Ende des Monats war der Spiegel des C-reaktiven-Proteins – ein Entzündungsparameter – bei den Probanden, die Glucosamin und Chondroitin eingenommen hatten, deutlich niedriger. Die Forscher kamen zu dem Schluss, dass »Glucosamin und Chondroitin in Form von Nahrungsergänzungsmitteln vermutlich systemische Entzündungen reduzieren und andere Prozesse bei gesunden übergewichtigen Menschen verändern.« Das bestätigt, was ich immer schon gesagt habe: *Alles ist auf Entzündungen zurückzuführen.*

Im Übrigen sind Glucosamin und Chondroitin nicht die einzigen gelenkheilenden Nährstoffe in Knochenbrühe. Sie enthält außerdem Hyaluronsäure, die als Schmiermittel für Gelenke und Muskeln dient. Im Rahmen einer Studie[8] aus dem Jahr 2015 wurde festgestellt, dass oral verabreichte Hyaluronsäure »statistisch signifikant zu einer Linderung der Schmerzen und einer Verbesserung der Funktionsfähigkeit« bei fettleibigen Probanden mit Osteoarthritis im Kniegelenk führte. Darüber hinaus versorgt Hyaluronsäure die Haut mit Feuchtigkeit[9], wodurch feine Fältchen geglättet werden. Nicht nur Ihren Gelenken geht es besser, auch Ihre Haut wird glatter.

Glycin und andere wichtige Aminosäuren

Knochenbrühe ist sehr reich an Aminosäuren, die als bedingt essenzielle Aminosäuren bezeichnet werden, weil der Körper unter idealen Bedingungen ausreichende Mengen dieser Aminosäuren selbst produzieren kann, ohne sie über die Nahrung aufzunehmen. Aber in der stark gestressten, mit Giftstoffen belasteten Welt von heute kann man fast darauf wetten, dass man mit einigen oder sogar allen nicht ausreichend versorgt wird. Glücklicherweise liefert uns die Knochenbrühe eine reichliche Menge vier wichtiger Aminosäuren – Glycin, Prolin, Arginin und Glutamin. Es folgt ein kurzer Überblick über diese vier Aminosäuren.

Ich habe bereits erwähnt, dass Glycin eine wichtige Rolle bei der Bekämpfung von Entzündungen spielt. Es ist außerdem einer der wichtigsten Kollagenbausteine. Aber dies ist nicht die einzige der vielen Funktionen dieser Aminosäure. Hier sind einige weitere.

- Es spielt eine wichtige Rolle, wenn es um die Entgiftung der Leber geht, weil es die Ausleitung der Giftstoffe aus dem Körper unterstützt.
- Es reduziert oxidative Schäden (Zellschäden, die durch instabile Moleküle verursacht werden).[10]
- Es verbessert die Insulinsensitivität, erleichtert dem Körper damit die Fettverbrennung und reduziert das Risiko, am metabolischen Syndrom oder Diabetes zu erkranken.[11]
- Es trägt zur Regulierung der Sekretion des menschlichen Wachstumshormons bei und fördert damit die Fettverbrennung.[12]
- Es sorgt für einen guten Schlaf[13] (und tiefer Schlaf trägt, wie ich in Kapitel 11 noch näher erläutern werde, dazu bei, schneller abzunehmen).

Der Körper benötigt eine gute Versorgung mit Prolin, Arginin und Glutamin, um die Muskeln

Ein viktorianisches Allheilmittel?

Haben Sie als Kind auch Märchen gelesen, in denen mutige Heldinnen Kalbsfußsülze an die Kranken verteilten? Jedes Mal, wenn ich das gelesen habe, hat es mich gegruselt.

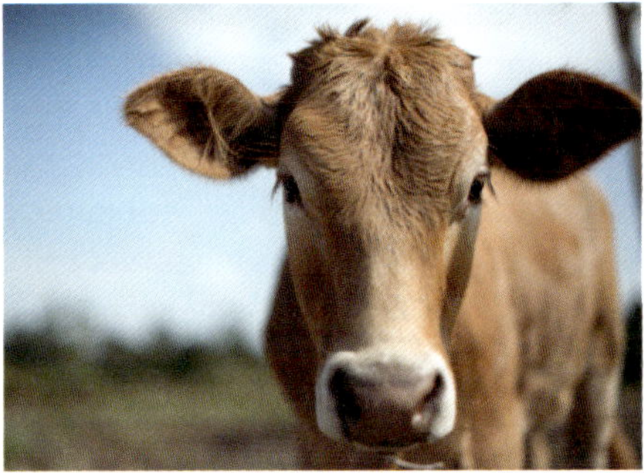

Heute weiß ich aber, dass diese Weltverbesserer wirklich etwas Gutes getan haben. Denn damals, in einer Zeit, in der es weder Antibiotika noch Fiebermittel gab, war Kalbsfußsülze (im Wesentlichen eine Knochenbrühe aus Kalbsfüßen, die dann gekühlt wurde, bis sie gelierte) eines der wirksamsten Mittel zur Stärkung des Immunsystems und zur Heilung von Entzündungen, die es gab. So gehörte Kalbsfußsülze Anfang der 20. Jahrhunderts in Krankenhäusern zu den vorrangigen Behandlungsmethoden zur Linderung und Heilung von Entzündungen.

Vielleicht machen Sie es ja auch lieber wie ich und trinken Ihre Brühe stattdessen kochend heiß aus einem Becher!

und Gelenke, den Darm und die Haut gesund zu erhalten. Prolin unterstützt den Körper dabei, Proteine zu synthetisieren, Nahrung zu verstoffwechseln, Wunden zu heilen und sich vor oxidativem Stress zu schützen. Arginin besitzt wundheilende Eigenschaften[14], kann Erektionsstörungen[15] vorbeugen und vor Morbus Alzheimer schützen.[16] Glutamin ist ein hochwirksames Heilmittel für den Darm und kann sogar vor Geschwüren schützen.[17]

Weitere Informationen zu in der Knochenbrühe-Diät zugelassenen Nahrungsergänzungsmitteln finden Sie auf Englisch auf meiner Website bonebrothdietbook.com/resources).

Wie man sehen kann, ist Knochenbrühe nicht nur ein leckeres und angesagtes Nahrungsmittel, sondern ein systemisches Heilmittel, ein Energiespender und ein Stoffwechseloptimierer.

Addiert man sämtliche ernährungsphysiologischen Vorzüge der Knochenbrühe, liegt auf der Hand, warum die Menschen überall auf der Welt an ihre heilende Kraft glauben. Jüdische Großmütter, die Erkältungen mit Hühnerbrühe behandeln, Eltern in der Karibik, die ihren kranken Kindern »Kuhfußsuppe« zu essen geben, und koreanische Heiler, die Fischknochenbrühe zur Stärkung der Immunabwehr und Förderung der Gewichtsabnahme verordnen – sie alle sind ein Beweis dafür, dass Maimonides, ein berühmter Physiker im Mittelalter, recht hatte, als er sagte, Suppe sei »ein ausgezeichnetes Nahrungs- und Heilmittel.«

KNOCHENBRÜHE + FASTEN = RAPIDE GEWICHTSREDUKTION

Da Knochenbrühe sättigt und ein tiefes Gefühl der Zufriedenheit erzeugt, fällt es nicht schwer, das Kurzfasten durchzuhalten. Das ist entscheidend, weil Fasten einer der wichtigsten Schritte ist, um den Körper in eine Fettverbrennungsmaschine zu verwandeln.

In Kapitel 1 habe ich einige wichtige Gründe aufgezeigt, warum Fasten das Abnehmen beschleunigt. Jetzt möchte ich näher darauf eingehen, wie einschneidend es die Biochemie und den Stoffwechsel verändert.

Wichtig am Fasten ist vor allem dies: Es funktioniert, weil es den Körper stresst. (Vergleichbar mit dem Stress, dem der Körper beim Training ausgesetzt ist, wenn die Muskeln gestärkt werden sollen.) Jetzt denken Sie vielleicht, Stress sei keine gute Sache – und das trifft auch zu, wenn es um chronischen Stress geht. (In den Kapiteln 10 und 11 werde ich erläutern, warum man seine Stressbelastung reduzieren sollte, wenn man für immer schlank bleiben will.) Aber eine kurz anhaltende Stressbelastung ist wie ein natürlicher Energy-Drink. Sie bringt die Zellabwehr und die Heilungsmechanismen in Gang und kurbelt die Fettverbrennungsmaschine des Körpers an.

Im Folgenden ist aufgeführt, was beim Kurzfasten passiert.

- ***Der Insulinspiegel sinkt.*** Wie bereits erwähnt: Insulin macht dick. Es ist sogar die stärkste Triebfeder, wenn es um Übergewicht geht. Unter dem Strich bedeutet das, dass überschüssiges Insulin Fettpolster schafft.

  Die Zellen reagieren auf einen chronisch erhöhten Insulinspiegel mit Insulinresistenz. Das bedeutet, dass die Zelle, wenn das Insulin um Einlass bittet, um

Falsche Angst vor Blei

2013 ließen britische Forscher bei Knochenbrühefans auf der ganzen Welt die Alarmglocke schrillen, als sie berichteten, hohe Bleiwerte in Knochenbrühe aus Bio-Hühnern gefunden zu haben.[18] Sie können sich sicherlich gut vorstellen, dass ich ebenfalls beunruhigt war, weil ich meinen Patienten Knochenbrühe verordne und sie auch selbst trinke.

Glücklicherweise wurden in den Untersuchungen, die auf diese Studie folgten, keine Belege zur Untermauerung der Ergebnisse gefunden. Beispielsweise testete das National Food Lab wiederholt Knochenbrühe von Rindern aus Weidehaltung und von Hühnern aus Freilandhaltung und konnte weder in der einen noch in der anderen Blei feststellen.[19] Diese Ergebnisse waren sehr ermutigend. Das Gleiche gilt für eine frühere Studie[20] zu *Food Additives and Contaminants* (»Lebensmittelzusatzstoffe und Schadstoffe«), im Zuge derer in Rinderknochenbrühe nur geringe Spuren von Blei gefunden wurden – weniger als in einem Rinderschmortopf mit Rotwein. Diese Werte lagen weit unter denen, die als besorgniserregend eingestuft werden. Die Forscher stellten dagegen fest, dass die Hauptquelle von Blei in Nahrungsmitteln das Trinkwasser war.

Nach eigenen Recherchen bin ich zu dem Schluss gekommen, dass dies im Grunde genommen kein Thema ist. Wenn Sie die 21-Tage-Diät befolgen, können Sie bedenkenlos entweder Bio-Fleisch oder anderes Fleisch verwenden (obwohl ich dringend empfehle, Bio-Ware zu kaufen, wenn man es sich leisten kann). Wenn Sie vorhaben, die Diät länger einzuhalten oder Knochenbrühe zu einem festen Bestandteil Ihres Speiseplans werden zu lassen, sollten Sie darauf achten, Bio-Fleisch oder Fleisch von Tieren aus Weidehaltung zu verwenden. Außerdem sollten Sie in Betracht ziehen, gefiltertes Wasser für Ihre Brühe zu verwenden, um jegliche Spuren von Blei aus dieser Quelle zu beseitigen.

die Glukose aus dem Blut in die Zelle zu schleusen, ihm vermutlich die Tür vor der Nase zuschlagen wird. Auf diese Weise wird der Körper gezwungen, diese Glukose in die Leber umzuleiten, wo sie in Fett umgewandelt wird.

Wenn der Insulinspiegel an den Kurzfastentagen sinkt, fangen die Zellen an, aufnahmebereiter für das Insulin zu werden. Anstatt sich zu verbarrikadieren, lassen sie es mit seinem Begleiter Glukose eintreten – sodass die Glukose als Brennstoff eingesetzt werden und sich nicht als Fettpolster, beispielsweise an der Taille, festsetzen kann.

- *Größere Mengen Körperfett werden verbrannt.* Sollen die Fettpolster verschwinden, müssen die Fettsäuren aus den Fettspeichern herausgelöst und in den Blutkreislauf geleitet werden. Dieser als Lipolyse bezeichnete Vorgang wird vom Glukagon gesteuert, einem Hormon, das genau die entgegengesetzte Wirkung von Insulin hat und den Blutzuckerspiegel senkt. Während Insulin die Glukose aus der Blutbahn leitet, bringt das Glukagon sie wieder dorthin zurück.

  Während des Fastens passiert Folgendes: Der Glukosespiegel beginnt innerhalb weniger Stunden zu sinken. Der Körper realisiert, dass er seine Brennstoffreserven mobilisieren muss und reagiert darauf mit der Ausschüttung großer Mengen an Glykagon. Ein erhöhter Glykagonspiegel bewirkt, dass der Körper Fettsäuren in den Blutkreislauf abgibt, damit diese zur Verbrennung an die Zellen weitertransportiert werden können. Die Folge: Das Fett und insbesondere das Bauchfett (das leicht zu mobilisieren ist) werden abgebaut.

  Darüber hinaus lässt das Fasten die Adrenalin- und Noradrenalinspiegel ansteigen. Diese Hormone bringen die Energiemenge, die man im Schlaf verbrennt, auf Touren, sodass der Körper sogar noch mehr Fett aus den Speichern herauslöst.

- *Reinigung der Zellen.* Während des Fastens wird ein Prozess, die sogenannte Autophagie, in Gang gesetzt. Man könnte auch sagen, der Körper »bringt seinen Müll runter«. Es bedeutet, dass alte, abgenutzte Zellen abgebaut werden.

  Die Intensivierung der Autophagie ist der schnellste Weg, um abzunehmen und seinen Körper zu verjüngen. Durch den Abbau alter, beschädigter Zellen beschleunigt die Autophagie den Stoffwechsel und reduziert gleichzeitig das Risiko für Krebs und Alterskrankheiten. Und durch die Wiederverwertung der brauchbaren Teile der alten Zellen und deren Verwendung für die Bildung neuer, gesunder Zellen wirkt sie von Kopf bis Fuß verjüngend. In der Tat zeigen Forschungsergebnisse, dass das Fasten durch die neuronale Autophagie sogar das Gehirn verjüngt.[21]

- *Reduzierung von Entzündungen.* Ich weiß, ich komme immer wieder auf den Begriff *Entzündung* zurück. Aber erinnern Sie sich daran, dass alles, was Entzündungen fördert, auch zu überflüssigen Pfunden führt und Sie älter aussehen lässt, und alles, was Entzündungen reduziert, auch das Gewicht reduziert und für ein jüngeres Aussehen sorgt. Und Fasten bekämpft Entzündungen an der Wurzel.

  Kürzlich haben Forscher der Yale University berichtet, dass Fasten den Körper zur Freisetzung einer als 3-Hydroxybutansäure (BHB) bekannten chemischen Verbindung veranlasst.[22] BHB blockiert einen Teil eines Proteinkomplexes, der Inflammasom genannt wird – und wird dieses Inflammasom blockiert, werden Entzündungen außer Gefecht gesetzt. Das ist nicht nur gleichzusetzen mit problemlosem Abnehmen, sondern auch mit einem gesünderen Körper und sogar einer gesünderen Haut.

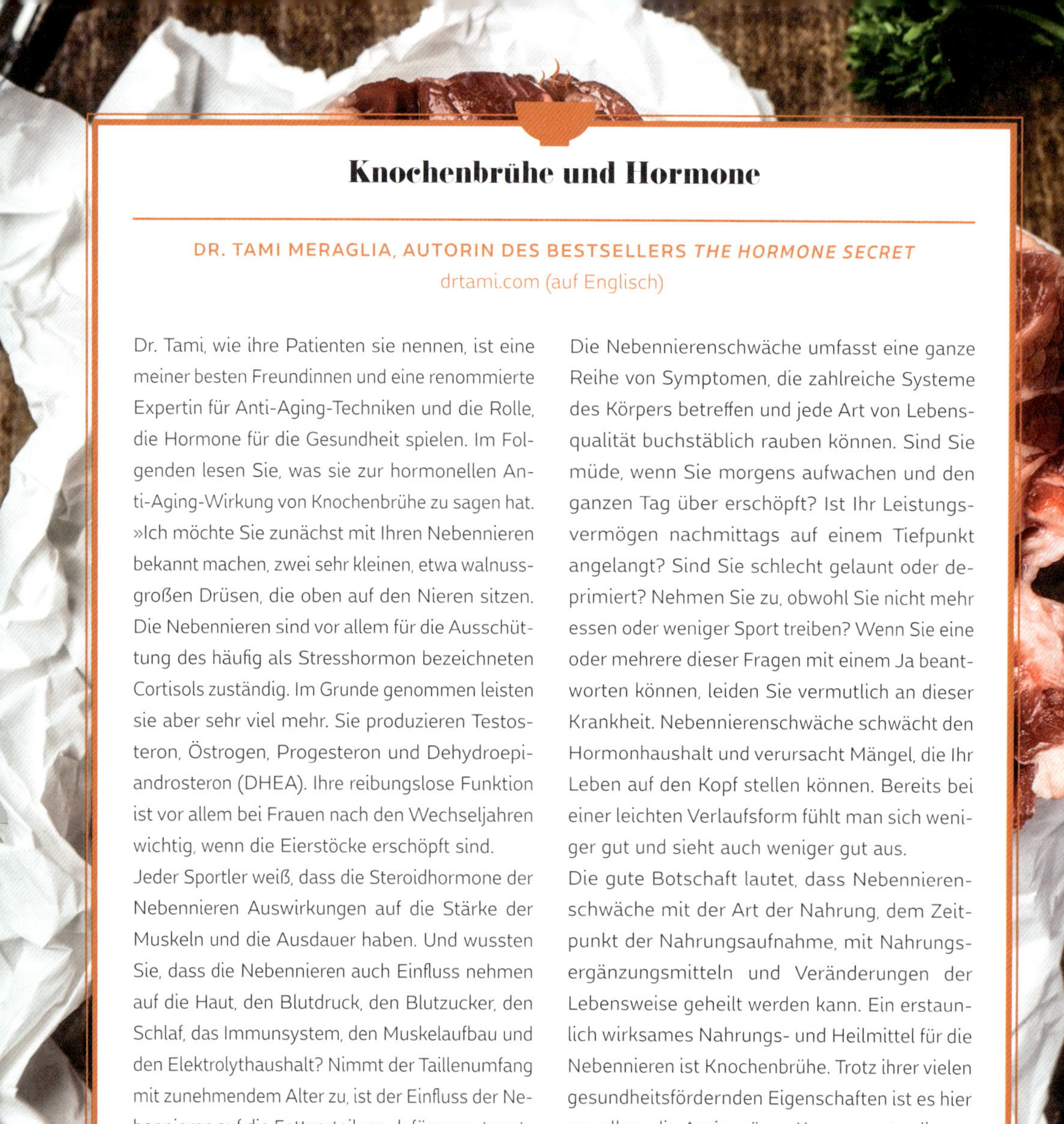

Knochenbrühe und Hormone

DR. TAMI MERAGLIA, AUTORIN DES BESTSELLERS *THE HORMONE SECRET*
drtami.com (auf Englisch)

Dr. Tami, wie ihre Patienten sie nennen, ist eine meiner besten Freundinnen und eine renommierte Expertin für Anti-Aging-Techniken und die Rolle, die Hormone für die Gesundheit spielen. Im Folgenden lesen Sie, was sie zur hormonellen Anti-Aging-Wirkung von Knochenbrühe zu sagen hat.
»Ich möchte Sie zunächst mit Ihren Nebennieren bekannt machen, zwei sehr kleinen, etwa walnussgroßen Drüsen, die oben auf den Nieren sitzen. Die Nebennieren sind vor allem für die Ausschüttung des häufig als Stresshormon bezeichneten Cortisols zuständig. Im Grunde genommen leisten sie aber sehr viel mehr. Sie produzieren Testosteron, Östrogen, Progesteron und Dehydroepiandrosteron (DHEA). Ihre reibungslose Funktion ist vor allem bei Frauen nach den Wechseljahren wichtig, wenn die Eierstöcke erschöpft sind.
Jeder Sportler weiß, dass die Steroidhormone der Nebennieren Auswirkungen auf die Stärke der Muskeln und die Ausdauer haben. Und wussten Sie, dass die Nebennieren auch Einfluss nehmen auf die Haut, den Blutdruck, den Blutzucker, den Schlaf, das Immunsystem, den Muskelaufbau und den Elektrolythaushalt? Nimmt der Taillenumfang mit zunehmendem Alter zu, ist der Einfluss der Nebennieren auf die Fettverteilung dafür verantwortlich. Diese Drüsen beeinflussen sogar die Funktionsfähigkeit des Herz-Kreislauf-Systems und des Magen-Darm-Traktes. Ihre gesamte Gesundheit leidet, wenn diese Drüsen nicht richtig arbeiten.
Warum ich Ihnen all dies sage? Weil in den letzten zehn Jahren eine Krankheit, die sogenannte Nebennierenschwäche, zur häufigsten Bedrohung unseres Wohlbefindens geworden ist. Allerdings wird diese Nebennierenschwäche häufig falsch diagnostiziert oder, noch schlimmer, übersehen, obwohl sie in der medizinischen Fachliteratur bereits seit den 1800er-Jahren erwähnt wird.
Die Nebennierenschwäche umfasst eine ganze Reihe von Symptomen, die zahlreiche Systeme des Körpers betreffen und jede Art von Lebensqualität buchstäblich rauben können. Sind Sie müde, wenn Sie morgens aufwachen und den ganzen Tag über erschöpft? Ist Ihr Leistungsvermögen nachmittags auf einem Tiefpunkt angelangt? Sind Sie schlecht gelaunt oder deprimiert? Nehmen Sie zu, obwohl Sie nicht mehr essen oder weniger Sport treiben? Wenn Sie eine oder mehrere dieser Fragen mit einem Ja beantworten können, leiden Sie vermutlich an dieser Krankheit. Nebennierenschwäche schwächt den Hormonhaushalt und verursacht Mängel, die Ihr Leben auf den Kopf stellen können. Bereits bei einer leichten Verlaufsform fühlt man sich weniger gut und sieht auch weniger gut aus.
Die gute Botschaft lautet, dass Nebennierenschwäche mit der Art der Nahrung, dem Zeitpunkt der Nahrungsaufnahme, mit Nahrungsergänzungsmitteln und Veränderungen der Lebensweise geheilt werden kann. Ein erstaunlich wirksames Nahrungs- und Heilmittel für die Nebennieren ist Knochenbrühe. Trotz ihrer vielen gesundheitsfördernden Eigenschaften ist es hier vor allem die Aminosäure-Komponente, die vor Nebennierenschwäche schützt. Wenn Sie krank sind oder sich ausgelaugt fühlen, ist Ihr Körper nicht in der Lage, bedingt essenzielle Aminosäuren effektiv zu produzieren. Genau diese Produktion wird durch den Verzehr von Knochenbrühe ersetzt. Diese bedingt essenziellen Aminosäuren – Arginin, Prolin, Glycin und Glutamin – verfügen gemeinsam über eine ganze Reihe nützlicher Eigenschaften. Sie sind unerlässlich für eine einwandfreie Funktionstüchtigkeit der Nebennieren und damit für die Energie und Vitalität, die man braucht, um das Leben genießen zu können.«

- *Stärkung des Wachstumsfaktors BDNF.*[23] Intermittierendes Fasten erhöht den Spiegel eines Proteins, das als vom Gehirn stammender neurotropher Faktor (BDNF) bezeichnet wird. Dieses Protein verbessert die Insulinsensitivität, beschleunigt die Gewichtsreduktion und trägt außerdem dazu bei, dass man klarer denken kann und besser gelaunt ist.

- *Der Spiegel des menschlichen Wachstumshormons (HGH) steigt an.* Während eines 24-stündigen Fastens erhöht sich das HGH bei Frauen um durchschnittlich 1.300 Prozent und bei Männern um ungefähr 2.000 Prozent.[24] Wie bereits erwähnt, beschleunigt dieses Hormon die Gewichtsreduktion und fördert nicht nur schlanke Muskeln, sondern auch eine gesunde, glatte Haut.

- *Sogar die Lebensdauer verlängert sich! Studien belegen, dass fastende Tiere länger leben.* Sie sind außerdem weniger anfällig für Krebs, Herzerkrankungen und andere altersbedingte Erkrankungen.

  Vor Kurzem haben Wissenschaftler der University of Florida 24 Probanden dazu aufgefordert, über einen Zeitraum von drei Wochen abwechselnd einen Tag lang zu fasten und einen Tag lang zu viel zu essen. Sie stellten fest, dass dieser Kreislauf aus Völlerei und Fasten zu einer Upregulation eines Gens führt, das ein Protein namens SIRT3 produziert. SIRT3 löst Schutzreaktionen in Zellen aus, die Stress ausgesetzt sind.

  Die Forscher nehmen an, dass Fasten oxidativen Stress – eine durch instabile Moleküle verursachte Beschädigung der Zellen – leicht verstärkt, was wiederum Schutzreaktionen nach sich zieht. Während anhaltender oxidativer Stress sich nachteilig auf den Körper auswirkt, gehen die Forscher davon aus, dass »der Körper, wenn er zeitweilig einer geringen oxidativen Stressbelastung ausgesetzt ist, besser lernt, darauf zu reagieren.«

  Zur Untermauerung ihrer Hypothese fanden die Forscher heraus, dass die Einnahme von Antioxidantien wie Vitamin C und Vitamin E die positiven Auswirkungen des Fastens zum Teil zunichtemachte.[25] (Bitte notieren: Vielleicht sollte an den Kurzfastentagen auf die Einnahme von Nahrungsergänzungsmitteln, die Antioxidantien enthalten, verzichtet werden.)

  Wie stark ist die Anti-Aging-Wirkung des Fastens? Forscher testeten im Rahmen einer Studie[26] aus dem Jahr 2016 die Wirkung einer »Scheinfasten-Diät«, die mit dem Ziel entwickelt worden war, die gleichen Veränderungen zu bewirken wie das Fasten (zum Beispiel einen niedrigen Glukosespiegel und eine hohe Konzentration von Ketonkörpern, die auch bei meiner Diät festzustellen sind). Sie forderten ihre Studienteilnehmer dazu auf, die Diät drei Monate lang an fünf Tagen im Monat einzuhalten. Die Folge: Verglichen mit Personen, die sich standardmäßig ernährten, wurde bei den Testpersonen mit der »Scheinfasten-Diät« eine Verminderung der Risikofaktoren festgestellt, die mit Diabetes, Krebs, Herz-Kreislauf-Erkrankungen und Altern in Verbindung gebracht werden. Die Verbesserungen umfassten Gewichtsreduktion, reduzierte Entzündungsmarker und einen niedrigeren Blutzuckerspiegel. Bedenkt man, dass die Probanden nur an einigen Tagen im Monat fasteten, ist das ein erstaunliches Ergebnis.

Auf den Punkt gebracht: Warum ist Fasten so gesund? Weil uns das Fasten sozusagen in den Genen liegt. Heutzutage sind wir darauf getrimmt, drei reichliche Mahlzeiten plus einige Zwischenmahlzeiten täglich für völlig »normal« zu halten. Aber für unsere Vorfahren wäre das eine wirklich seltsame Form der Ernährung gewesen.

Da es damals keine Supermärkte gab, war die Nahrungssuche mit Arbeit und Glück verbunden. An einigen Tagen waren sie erfolgreich, an anderen kamen sie mit leeren Händen zurück. Zeiten der Völlerei und des Fastens wechselten sich ab und ein oder zwei Tage ohne Nahrung waren nichts Ungewöhnliches. Und unser Körper hat im Laufe der Jahrtausende gelernt, sich diese »Ausfallzeit« zur Stärkung, Wiederherstellung und Verjüngung der Zellen zunutze zu machen.

Kurz gesagt, Kurzfasten ist ein natürlicher Heilungsprozess. Betrachten Sie es also nicht als etwas Unnormales, sondern eher als eine Rückkehr zum Normalen, weil es genau das ist, wofür Ihr Körper konzipiert wurde.

Lesen Sie mehr über das Kurzfasten auf meiner Website bonebrothdietbook.com/resources (auf Englisch).

DER WICHTIGSTE GRUND, WARUM KURZFASTEN FUNKTIONIERT

Bisher habe ich erläutert, wie Knochenbrühe und Kurzfasten die Zellen in Schwung bringen und die Fettverbrennung ankurbeln. Aber es gibt einen noch wichtigeren Grund, warum Kurzfasten mit Knochenbrühe die Pfunde schmelzen lässt. Es erzeugt ein riesiges Kaloriendefizit.

Nun, ich gehöre nicht zu denen, für die »eine Kalorie eine Kalorie ist«. Glauben Sie mir, die Kalorien aus Kohlenhydraten sorgen für eine schnellere Gewichtszunahme als dieselbe Anzahl von Kalorien aus Fett oder Eiweiß, weil Kohlenhydrate den Stoffwechsel negativ beeinflussen. Aber Tatsache ist, dass die drastische Reduzierung der insgesamt aufgenommenen Kalorien – egal, woher diese stammen – den Körper dazu zwingt, die vorhandenen Fettspeicher aufzubrauchen. (Glauben Sie nicht an die Mär, Fasten würde den Stoffwechsel enorm verlangsamen, weil es nichts weiter ist als eine Mär. So hat eine kürzlich durchgeführte Studie gezeigt, dass der Grundumsatz von Probanden anstieg, wenn sie 84 Stunden lang fasteten[27].)

An einem gewöhnlichen Tag verzehrt man als Frau höchstwahrscheinlich etwa 2.000 Kalorien und als Mann um die 2.500 Kalorien.

An Knochenbrühe-Kurzfastentagen sind es zwischen 300 und 500 Kalorien. Diesen großen Unterschied muss der Körper durch die Freisetzung von Fett – vor allem Bauchfett – ausgleichen. Die Folge ist, dass sich Ihr

ANHÄNGERIN DER KNOCHENBRÜHE-DIÄT

Stephanie Miley

Ich habe ursprünglich mit dieser Diät angefangen, weil ich häufig an Schüben von Gürtelrose litt. Ich bin kein Freund von Medikamenten und habe deshalb versucht, Alternativen zu finden, um mein Problem zu lösen. Und diese hier hat für mich funktioniert. Während der ersten 21 Tage ist meine Krankheit nicht ausgebrochen und ich habe abgenommen. Neulich habe ich mal genauer hingesehen und gedacht: »Oh, meine Haut. Ich strahle ja von innen heraus«, genauso wie während meiner Schwangerschaft. Ich habe etwas mehr als sechs Kilo abgenommen und an der Taille ungefähr 15 cm verloren.

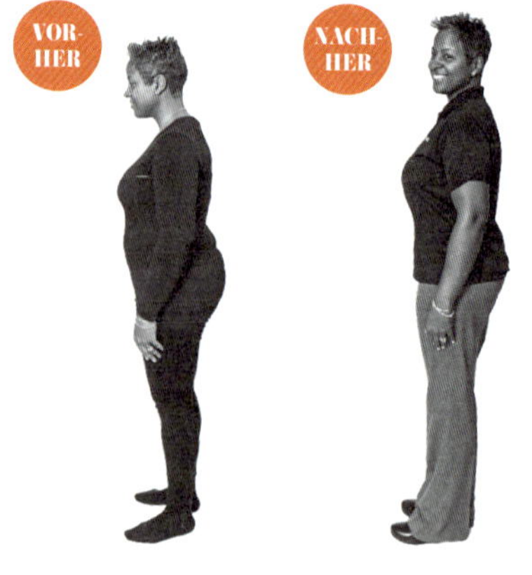

Noch ein Wort zu Nahrungsergänzungsmitteln

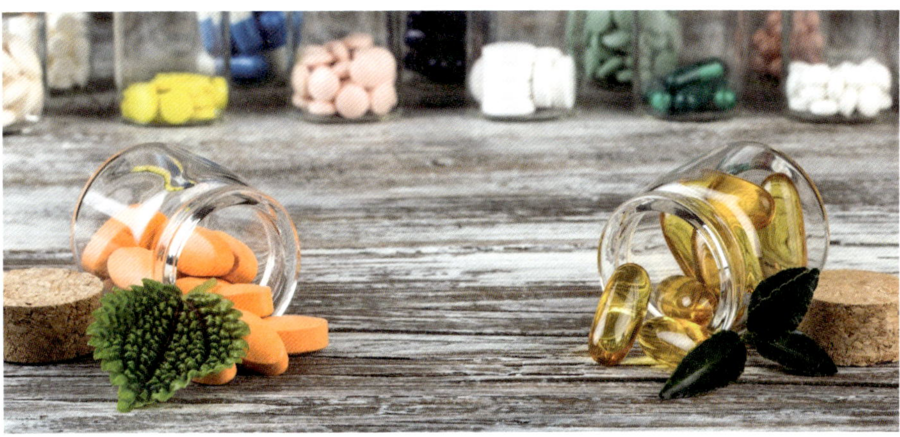

Nahrungsergänzungsmittel sind während der Diät und sogar an den Kurzfastentagen erlaubt. Ich habe jedoch in diesem Kapitel bereits auf Forschungsergebnisse hingewiesen, die zeigen, dass Antioxidantien wie die Vitamine C und E einige der gesundheitsfördernden Eigenschaften des Kurzfastens aufheben können. Auf der Grundlage dieser Forschung empfehle ich, während der Kurzfastentage auf Antioxidantien zu verzichten. Vergessen Sie nicht, dass Ihre gesamte Ernährung während der Diät bereits unglaublich gesund und nährstoffreich ist – wenn Ihnen Ihr Arzt also kein Nahrungsergänzungsmittel verordnet hat, können Sie vermutlich problemlos darauf verzichten. Für den Fall, dass Sie an den Kurzfastentagen Nahrungsergänzungsmittel einnehmen, empfehle ich, sie zusammen mit einer der Knochenbrüheportionen einzunehmen. Die Einnahme auf einen vollständig leeren Magen könnte Ihr Verdauungssystem durcheinanderbringen.

Rettungsring vor Ihren Augen in Luft auflösen wird … und dank der sättigenden, wohltuenden Eigenschaften von Knochenbrühe werden Sie dieses Fett verlieren, ohne leiden zu müssen.

EINSCHÄTZUNG DES ERFOLGS

Ich weiß, dass die Gewichts- und Faltenreduktion ganz oben auf Ihrer Liste steht. Und ich hoffe, ich habe Sie davon überzeugt, dass Knochenbrühe-Kurzfastentage sowohl den einen als auch den anderen Wunsch erfüllen können – und zwar *schnell*.

Aber wie Sie sehen, erreicht man mit den Vorzügen des Knochenbrühe-Kurzfastens weitaus mehr, als wieder in seine engen Lieb-

ANHÄNGERIN DER KNOCHENBRÜHE-DIÄT

Dolores Griffin

Ich bin gut gelaunt, glücklich und fühle mich wohl. Außerdem habe ich viel mehr Energie als früher. Ich spüre es vor allem an meinem Bauch. Wenn ich meinen Bauchumfang messe, habe ich dort ungefähr 10 cm verloren – ein tolles Resultat. Es ist einfach fantastisch. Sie müssen es selbst ausprobieren und das erstaunliche Resultat nach 21 Tagen selbst erleben.

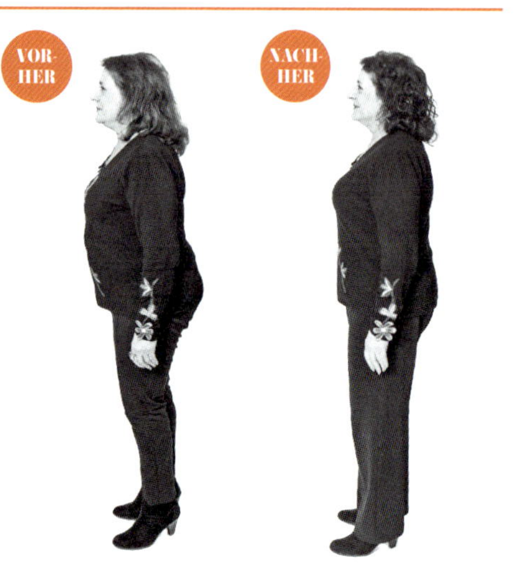

lingsjeans zu passen und zehn Jahre jünger auszusehen. Es verjüngt die Zellen, hemmt Entzündungen, heilt die Gelenke und trägt sogar dazu bei, vor Krebs, Diabetes und Herzerkrankungen zu schützen. Das ist doch ein Topresultat für gelegentliche Fastentage mit flüssigem Gold, oder?

Außerdem sollten Sie immer daran denken, dass Sie nach einem Kurzfastentag speisen können wie ein König. In Kapitel 6 und 7 werde ich Ihnen die köstlichen fettverbrennenden Nahrungsmittel vorstellen, die Sie an 5 Tagen in der Woche genießen können.

Immer noch neugierig, ob die Knochenbrühe-Diät das Richtige für sie ist? Schauen Sie sich meinen Fragebogen zur Knochenbrühe-Diät auf meiner Website bonebrothdietbook.com/resources an (auf Englisch).

KAPITEL 4

STOFFWECHSELMAGIE FÜR DIE NICHTFASTENTAGE: NAHRUNGSMITTEL, DIE FETT ZUM SCHMELZEN BRINGEN UND FALTEN GLÄTTEN

Habe ich Sie davon überzeugen können, dass Sie zwei Kurzfastentage wöchentlich überleben werden und sogar genießen können? Dann wollen wir uns jetzt den restlichen fünf Tagen der Woche zuwenden – weil ich weiß, dass sie Ihnen große Freude bereiten werden.

In den nächsten drei Wochen werden Sie während der Knochenbrühe-Diät an 5 Tagen in der Woche speisen wie ein Feinschmecker. Ja, Sie sind trotzdem auf Diät … aber glauben Sie mir, es wird sich nicht wie eine Diät anfühlen.

Um sicherzugehen, dass Sie an Ihren fünf Nichtfastentagen stilvoll speisen werden, habe ich mir für diese drei Wochen umwerfend leckere Gerichte für Sie ausgedacht. Ob Sie nun ein Gourmet-Koch sind oder jemand, der sehr viel zu tun hat und gern kocht, aber schnelle und einfache Rezepte bevorzugt, oder jemand, der einfach nur schnell abnehmen möchte – hier gibt es Rezepte für jeden Bedarf.

Die hier vorgestellten Mahlzeiten sind von hochwertiger Qualität, aber das ist nicht das Wichtigste an ihnen. Wirklich wichtig ist, dass die Speisen, die auf Ihren Teller kommen werden, hochkarätige Fettverbrenner und Faltenkiller sind. Es handelt sich um die gleichen Nahrungsmittel, mit denen meine Patienten viele Kilo abgenommen haben und die sie um Jahre verjüngt haben. Und es sind die gleichen Nahrungsmittel, mit denen ich Hollywood-Stars zu der perfekten Figur und der makellosen Haut verholfen habe, die wir auf der Leinwand bewundern können.

In diesem Kapitel erfahren Sie, um welche Nahrungsmittel es geht, und warum diese so wirksam sind. Sie werden von all den fantastischen Dingen, die Sie essen dürfen, während Ihre Pfunde dahinschmelzen, restlos begeistert sein – vor allem, wenn Sie schon endlos viele grässliche Low-Fat und Low-Carb-Diäten ausprobiert haben. Ich kann Ihnen versprechen, dass viele leckere Sachen auf Sie warten. (Hier schon mal ein Vorgeschmack: Denken Sie an Fajitas. Schmorbraten. Würzige Chorizo. Gebackene cremige Süßkartoffeln mit geklärter Butter. Bekommen Sie schon Hunger?)

Allerdings …

Bevor wir zu den Nahrungsmitteln kommen, die während der Knochenbrühe-Diät erlaubt sind, sollten wir den schwierigen Teil hinter uns bringen. Es ist an der Zeit, darüber zu sprechen, dass die nicht erlaubten und für die überflüssigen Pfunde und Falten verantwortlichen Nahrungsmittel vorübergehend aus der Vorratskammer verbannt werden müssen.

BEFREIEN SIE SICH: GEBEN SIE ALLEN NAHRUNGSMITTELN MIT FETTFÖRDERNDER WIRKUNG (VORÜBERGEHEND) DEN LAUFPASS

Es gibt eine ganze Reihe von Nahrungsmittelgruppen, die Sie in den nächsten drei Wochen von Ihrem Speiseplan streichen müssen. Ich gebe es ja zu: Die Liste ist lang und es wird ein bisschen wehtun. Aber glauben Sie mir – in drei Wochen, wenn Sie fantastisch aussehen und problemlos in Ihre Lieblingsjeans oder Ihr Party-Kleid passen, werden Sie sich bei mir bedanken. Und mit all den leckeren Sachen, die Sie essen dürfen, werden Sie sich nicht allzu elend fühlen.

Sie sollten außerdem immer daran denken, dass Sie nicht für immer auf diese Nahrungsmittel verzichten müssen. Verbannen Sie sie einfach für drei Wochen aus Ihrem Leben und danach können Sie sie wieder hereinlassen ... wenn Sie es dann noch wollen.

Mein Job ist es allerdings, Sie für die nächsten 21 Tage in eine natürliche Fettverbrennungsmaschine zu verwandeln. Damit dies auch gelingen kann, müssen drei Dinge passieren.

1. Der Schalter muss von Glukoseverbrennung (Zuckerverbrennung) auf Fettverbrennung umgelegt werden.

   Ihr Körper wurde jahrelang permanent mit Glukose (Zucker) aus Nahrungsmitteln wie Brot, Pasta und Kartoffeln überschwemmt. Wird dieser Hahn plötzlich zugedreht, spielt der Körper anfangs ein wenig verrückt. Ich bezeichne das gern als »positives Durcheinander«. Der Körper reagiert darauf, indem er den Schalter umlegt und mehr und mehr Ketonkörper – im Wesentlichen eine Art Fettsäure – zur Energiegewinnung verbrennt. Dieser als Ketose bezeichnete Vorgang ist das größte Geheimnis, wenn es um die Ankurbelung der Gewichtsreduktion geht. Die Ketose löst das Fett aus seinem Speicher heraus und verbrennt es dann.

2. Entzündliche Prozesse müssen stark reduziert werden.

   Immer mehr Forschungsergebnisse geben Aufschluss darüber, dass Adipositas eine entzündliche Erkrankung ist.[1] Zur Vorbeugung oder Behandlung dieser Krankheit – oder auch nur zur Kontrolle eines kleineren Gewichtsproblems – müssen diese Entzündungsprozesse eingedämmt werden.

   Niedrige Entzündungswerte bewirken erstaunliche Veränderungen in Bezug auf die Beschaffenheit der Haut und das Energieniveau. Wer mit Verdauungsproblemen, Akne oder Autoimmunkrankheiten zu kämpfen hat, wird schnell feststellen, dass seine Symptome spürbar nachlassen.

3. Der Darm muss geheilt werden.

   Wer abnehmen und eine strahlend schöne Haut haben möchte, muss die Darmflora auf seiner Seite haben – und das bedeutet, dass auf alle Nahrungsmittel, die die Darmwand schädigen oder die guten Bakterien abtöten, verzichtet werden muss. Denken Sie immer daran, dass Sie auf der einen Seite stehen und die Billionen Mikroorganismen in Ihrer Darmflora auf der anderen. Wer abnehmen will, braucht diese Billionen Mitspieler in seinem Team!

Wer diese drei Ziele erreichen will, muss sämtliche Nahrungsmittel, die ihn daran hindern, kompromisslos aus seiner Vorratskammer entfernen. Und damit meine ich ohne Netz und doppelten Boden. Hier ist nicht der Ort für Kompromisse, sondern für eine Verwandlung – und die erfordert Entschlossenheit. Deshalb müssen Sie alle Nahrungsmittel, die zwischen Ihnen und Ihrer Wunschfigur stehen, aus dem Weg räumen.

Sind Sie bereit, sich entschlossen ans Werk zu machen? Gut. Dann finden Sie hier Listen der Nahrungsmittel, die Sie in den 21 Tagen der Diät nicht essen dürfen. Zunächst werden die einzelnen Nahrungsmittel aufgelistet, dann wird erläutert, warum sie nicht zugelassen sind.

NAHRUNGSMITTEL, DIE FÜR DIE KOMMENDEN 21 TAGE AUF DER »ROTEN« LISTE STEHEN

Getreide und getreidehaltige Nahrungsmittel

Brot
Chips
Cracker
Dinkel
Frühstückszerealien
Gerste
Granola
Haferflocken
Kekse
Maisstärke und andere Speisestärken
Pasta
Quinoa
Reis
Roggen
Waffeln
Weizen

Produkte auf Maisbasis

Mais
Popcorn
Produkte, die Maisöl enthalten (zum Beispiel Mayonnaise und Salatdressings)

Raffinierte Industriefette

Canola-Öl
Erdnussöl
Färberdistelöl
Maiskeimöl
Margarine und Pflanzenfett
Pflanzenöl
Sojabohnenöl
Sonnenblumenöl
Traubenkernöl
Alle Nahrungsmittel, die diese Fette enthalten

Künstliche Süßstoffe

Acesulfam-K
Aspartam
Saccharin
Stevia
Sucralose
Truvia

Soja

Hoisin-Sauce
Sojamilch
Sojasauce
Sojawürstchen und anderes Soja-»Fleisch«
Teriyaki-Sauce
Tofu

Milchprodukte

Aromatisierte Kaffeesahne
Butter (mit Ausnahme von geklärter Butter, die auch als Ghee bezeichnet wird, siehe Seite 99)
Eiscreme
Frozen Yoghurt
Half and Half (Milch-Sahne-Mischung)

Joghurt
Käse
Milch
Sahne

Handelsübliche Würzmittel mit Zuckerzusatz oder künstlichen Inhaltsstoffen

Barbecue-Sauce
In Flaschen abgefüllte Salatdressings und Marinaden
Ketchup
Süß-Sauer-Sauce

Zucker

Alle Zuckerarten, einschließlich Honig, Ahornsirup, Melasse, Konfitüren und Gelees

Industriell hergestellte, verpackte Nahrungsmittel

Einschließlich »gesunder« industriell hergestellter Nahrungsmittel in Schachteln oder Tiefkühldosen, die häufig Weizen, Soja, Zucker oder Milchprodukte enthalten

Handelsübliche Saucen, Suppen und Eintöpfe

Diese enthalten typischerweise Mehl und künstliche Farbstoffe oder Aromen

Konserven mit Zucker, Soja oder Zusatzstoffen

Konserven mit Obst in Sirup
Konserven mit Thunfisch in Sojaöl
Alle anderen Konserven mit künstlichen oder »rätselhaften« Inhaltsstoffen

Softdrinks, Fruchtsäfte, gesüßter Kaffee/Tee und Alkohol

Mit Zucker oder künstlichen Süßungsmitteln gesüßte Getränke
Wein, Bier und Schnaps

Wassereis-Lollis und Fruchtsaft-Eis mit Zucker und/oder künstlichen Inhaltsstoffen

Industriell verarbeitetes Fleisch

Aufschnitt, Frühstücksspeck (Bacon) und Wurst mit Gluten, Nitriten, Soja oder Süßstoffen
Anmerkung: Aufschnitt, Wurstwaren und Frühstücksspeck, die diese Inhaltsstoffe nicht enthalten, sind erlaubt.

Weiße Kartoffeln

Bohnen/Hülsenfrüchte

Bohnen
Erbsen
Erdnussbutter
Erdnüsse
Linsen
Anmerkung: Grüne Bohnen und Zuckererbsen sind erlaubt.

Hat diese Liste Ihnen einen Moment lang den Atem verschlagen? Ich weiß, dass ich Ihnen hier eine Menge abverlange. Es fällt ganz schön schwer, drei Wochen lang auf Pasta, Brot, Pizza, Zerealien, süße Leckereien, Milch, Käse, industriell hergestellte Nahrungsmittel für die schnelle Küche und Wein zu verzichten. Und das kann ich sehr gut verstehen.

Aber Sie dürfen die folgenden vier Punkte nicht vergessen.

- Es ist nur für drei Wochen.
- Das Resultat ist überwältigend.
- Sie ersetzen diese Nahrungsmittel durch fantastische fettverbrennende Nahrungsmittel, die Ihnen sehr gut schmecken werden.
- Sie müssen rücksichtslos sein, wenn sie sich in eine Fettverbrennungsmaschine verwandeln wollen.

Nun, ich vermute, dass einige Nahrungsmittel auf meiner »roten« Liste Sie überrascht haben, andere dagegen nicht. Im Folgenden begründe ich, warum all diese Nahrungsmittel ausgeschlossen werden müssen.

Zucker und zuckerhaltige Nahrungsmittel

Ich bin mir sicher, dass Sie sich bereits darüber im Klaren sind, dass Zucker ungesund ist, aber dafür gibt es mehrere Gründe, die Sie vielleicht nicht kennen. Dies sind einige dieser Gründe.

- ***Zucker treibt den Insulinspiegel in schwindelerregende Höhen.*** Dadurch entsteht die bereits erwähnte Insulinresistenz, die Bauchfett, das metabolische Syndrom und sogar Diabetes verursacht.
- ***Zucker fördert Entzündungen.*** Der Körper reagiert auf den Verzehr von Zucker mit der Aktivierung entzündungsfördernder Moleküle, der sogenannten Zytokine.[2]
- ***Zucker lässt Sie altern.*** Mit zunehmendem Alter häuft der Körper zerstörerische Moleküle an, die sogenannten glykierten Reaktionsprodukte (Advanced Glycation Endproducts – AGEs). Diese Moleküle lassen die Eiweißfasern trocken und spröde und damit die Haut glanzlos und schlaff werden. Außerdem erhöhen sie das Risiko für Diabetes, grauen Star und sogar Alzheimer. Während wir alle diese AGEs im Laufe der Jahre anhäufen, beschleunigt Zucker den Alterungsprozess um ein Vielfaches.
- ***Zucker verursacht Verdauungsprobleme.*** Fruktose, ein Inhaltsstoff, der in Tausenden industriell hergestellter Nahrungsmittel vorkommt, ist hier ein Hauptmissetäter. Forschungsergebnisse veranschaulichen, dass ein außergewöhnlich hoher Prozentsatz sowohl von Kindern als auch von Erwachsenen nach dem Verzehr von Fruktose an Völlegefühl, Blähungen, Verdauungsstörungen oder Aufstoßen leidet. So wurde zum Beispiel im Rahmen einer Studie festgestellt, dass mehr als 50 Prozent der Kinder mit unerklärlichen Bauchschmerzen an einer Fruktoseintoleranz litten.[3]

Und hier ist ein weiterer Grund, den Zuckerverzehr stark einzuschränken. Ich weiß, dass Sie im Augenblick auf eine schnelle Reduktion Ihres Gewichts fokussiert sind, aber ich weiß auch, dass Ihnen Ihre langfristige Gesundheit und vor allem der Schutz vor Krebs am Herzen liegen. Forschern zufolge ist eine der besten Methoden, dies zu erreichen, sich von Zucker fernzuhalten. Studien bringen eine zuckerreiche Ernährung mit Bauchspeicheldrüsenkrebs in Verbindung[4], zeigen auf, dass ein hoher Zuckerkonsum das Risiko für Brustkrebs erhöht[5] und machen deutlich, dass insbesondere der Verzehr von Fruktose mit aggressiven Krebsformen einhergeht.[6] Wenn Sie mich fragen, ist Zucker ein angsteinflößendes Zeugs. Wenn Sie also einen zusätzlichen Anreiz benötigen, um auf zuckerhaltiges Junkfood zu verzichten, sollte das ausreichen.

Sie können diesen zusätzlichen Anreiz vielleicht gut gebrauchen, weil Ihnen von all den Nahrungsmitteln, auf die Sie in den nächsten drei Wochen verzichten müssen, der Zucker vermutlich am schwersten fällt. Wie gesagt, Zucker macht wirklich süchtig. Seien Sie also auf Heißhunger auf Süßes vorbereitet und erkennen Sie ihn als das, was er ist: Der Sirenengesang eines Nahrungsmittels, dass Ihnen in jeder Hinsicht schadet.

Halten Sie sich immer vor Augen, dass Zucker viele verschiedene Namen hat. Wenn Sie ihn völlig aus Ihrer Nahrung verbannen, sollten Sie darauf achten, dass er sich nicht auf Zehenspitzen unter anderem Namen zurückschleicht. Hier sind einige der Decknamen, hinter denen sich Zucker verbirgt.

Agavendicksaft
Dehydrierter Zuckerrohrsaft
Demerara-Zucker
Dextrin
Dextrose
Disaccharide
Fruchtsaftkonzentrat
Fruktose
Galaktose
Gerstenmalzsirup
Glukose
Glukose-Fruktose-Sirup
Invertzucker
Kristalline Fruktose
Laktose
Maissirup
Maissüßungsmittel
Maltodextrin
Maltose
Malzsirup
Melasse
Monosaccharide
Polysaccharide
Reissirup
Ribose
Rohrzucker
Saccharose
Sorghum
Sorghumsirup
Sucrose
Verdunsteter Zuckerrohrsaft (Vollrohrzucker)
Xylose

Künstliche Süßstoffe

Es überrascht Sie vielleicht, aber ich muss Sie bitten, drei Wochen lang nicht nur dem Zucker abzuschwören, sondern auch auf Diät-Softdrinks und andere künstlich gesüßte Nahrungsmittel zu verzichten. Warum ich diesen Punkt besonders hervorhebe? Weil es aussagekräftige Belege dafür gibt, dass Süßstoffe den Stoffwechsel in einer Art und Weise beeinflussen, die zu einer Gewichtszunahme führt.

So wurden beispielsweise vor Kurzem im Rahmen einer von acht Forschern durchgeführten Studie[7, 8] drei künstliche Süßstoffe – Saccharin, Aspartam und Sucralose – an Mäuse verfüttert. Überrascht stellten die Forscher fest, dass die Mäuse eine Glukoseintoleranz entwickelten, die der erste Schritt auf dem Weg zu Adipositas und Diabetes ist.

Sie fragten sich, ob dies nicht nur auf Mäuse, sondern auf Menschen zutraf und untersuchten von etwa 400 Probanden gesammelte Daten. Sie stellten fest, dass diejenigen, die große Mengen Diät-Softdrinks tranken, leicht höhere HbA1c-Werte hatten als diejenigen, die diese Getränke nicht konsumierten. (Mit einem HbA1c-Test wird der Blutzuckerwert über einen längeren Zeitraum gemessen. Bereits ein leicht erhöhter Wert ist ein Hinweis auf eine Glukoseintoleranz.)

Die Forscher verfolgten diese Spur weiter und forderten sieben schlanke, gesunde Testpersonen, die keine Softdrinks tranken, dazu auf, eine Woche lang jeden Tag die maximal akzeptable tägliche Menge an künstlichen Süßstoffen zu konsumieren. Bei vier der Probanden verließ der Blutzuckerwert den Normalbereich – und bei einigen stieg er sogar auf einen Wert, der als prädiabetisch eingestuft wird!

Was hat dazu geführt? Die Forscher stellten fest, dass künstliche Süßstoffe das Gleichgewicht der Darmbakterien in einer Weise verändern, dass es zu einer Glukoseintoleranz kommen kann. Das bedeutet, dass Diät-Softdrinks das Gegenteil von dem bewirken, was sie eigentlich sollten. Anstatt das Abnehmen zu unterstützen, führen sie zu einer Glukoseintoleranz, die wiederum überflüssige Pfunde zur Folge hat. Deshalb müssen Sie während der Diät mindestens drei Wochen lang auf Diät-Softdrinks verzichten – und danach den Konsum, wenn eben möglich, stark einschränken.

Getreide

Das Wichtigste an Getreide ist, dass es für den Körper nichts weiter ist als Zucker in anderer Form – und dazu gehören auch die Getreidesorten, von denen Ihr Arzt vermutlich sagt, sie seien gesund. Zwei Scheiben »gesundes« Vollkornbrot lassen den Blutzuckerspiegel beispielsweise stärker ansteigen als ein Schokoriegel.

Aber Getreide lässt nicht nur den Insulinspiegel ansteigen und führt damit zu Insulinresistenz und metabolischem Syndrom. Es bewirkt auch, dass der Körper leptinresistent wird.

Das Hormon Leptin wird von den Fettzellen genutzt, um dem Gehirn mitzuteilen, wie viel Energie sie benötigen. Ein hoher Leptin-

Überwindung der Zuckersucht

JJ VIRGIN, CNS, CHFS, ERNÄHRUNGS- UND FITNESSBERATERIN DER STARS UND VERFASSERIN DES *NEW YORK TIMES* BESTSELLERS *THE VIRGIN DIET* AND *SUGAR IMPACT DIET*

jjvirgin.com (auf Englisch)

Meine gute Freundin JJ Virgin sagt zu Zucker Folgendes:

»Zucker hat Ihre Gesundheit, Geschmacksknospen und Taille fest im Griff. Er kann Experten zufolge ein bis zu achtmal höheres Suchtpotenzial haben als Kokain. Gelingt es, ihn aus seinem Leben zu verbannen, hat man es endlich geschafft, sich aus diesem Teufelskreis zu befreien, der durch zuckerreiche Nahrungsmittel entsteht. Dieser nachmittägliche Heißhunger auf etwas Süßes nach einem gesunden Mittagessen gehört endlich der Vergangenheit an. Man hat nicht mehr alle zwei oder drei Stunden Hunger und muss sich nicht mehr zwingen, den leckeren Muffins zu widerstehen, die der Kollege mitgebracht hat. Auf stark zuckerhaltige Nahrungsmittel zu verzichten, besitzt viele erstaunliche Vorteile. Für die meisten Menschen ist der Abbau von Körperfett der wichtigste Impulsgeber. Außerdem befreit man sich von Heißhungergelüsten, übernimmt wieder die Kontrolle über seinen Appetit, ist dauerhaft energiegeladen und kann sich besser konzentrieren. Blähungen, Völlegefühl und Toilettengänge nach den Mahlzeiten gehören der Vergangenheit an. Sie werden nicht nur jünger aussehen und sich auch so fühlen, sondern auch all die lästigen Symptome ausschalten, die Ihre ständigen lästigen Begleiter sind. Noch wichtiger ist, dass der Verzicht auf Nahrungsmittel mit hohem Zuckergehalt bedeutet, dass chronische Krankheiten wie Adipositas, Diabetes und Herzerkrankungen allmählich abklingen.

Lassen Sie sich überzeugen: Stellen Sie sich dieser Herausforderung (drei Wochen lang kann man alles schaffen!), und die Wirkung setzt sofort ein.«

Sind Sie auf dem besten Weg zu einer Diabetes wegen Fettleibigkeit?

DR. MARK HYMAN, AUTOR VON *HOHER BLUTZUCKER*

drhyman.com (auf Englisch)

Dr. Hyman, der international anerkannte medizinische Direktor des Ultra Wellness Centers in Massachusetts, sagt zu Amerikas größtem Gesundheitsproblem der heutigen Zeit:

»Aktuell erleben wir eine epidemische Ausbreitung von *Diabesity*, einer Kombination aus Diabetes oder Prädiabetes und Fettleibigkeit. Und wenn Sie sich auf typisch westliche Weise ernähren, sind Sie einem hohen Risiko ausgesetzt. Aber hier ist die gute Nachricht: Diabetes aufgrund von Fettleibigkeit ist zu fast 100 Prozent heilbar und vermeidbar. Die einfache Lösung zur Vermeidung oder Rückbildung von Diabetes ist ein ausgewogener Blutzuckerspiegel. Dieses Ziel kann man erreichen, indem man den Konsum von Zucker, Mehl und gentechnisch veränderten Lebensmitteln einstellt und die echte Nahrung zu sich nimmt, die der Körper braucht. Es geht in erster Linie darum, mit seinem Körper zusammenzuarbeiten anstatt gegen ihn. Ärzte können Ihnen Arzneimittel verschreiben, die Sie zur Vorbeugung von Diabetes aufgrund von Fettleibigkeit für den Rest Ihres Lebens einnehmen müssen. Aber das ist, als würde man den Boden unter einem überlaufenden Waschbecken aufwischen, anstatt den Wasserhahn zuzudrehen. Sie müssen den Hahn zudrehen – die ständige Zufuhr von Zucker, Mehl und chemischen Zusatzstoffen, die dick und krank machen.

»Kellyann und ich wissen aus jahrzehntelanger Arbeit mit Menschen, deren Leben wir verändert haben, dass das, was wir auf der Gabel in den Mund führen, eine stärkere Wirkung hat als alles, was man in einem Arzneifläschchen finden kann. Wenn Sie also nicht auch irgendwann in einer Statistik für Diabetes aufgrund von Fettleibigkeit landen wollen, sollten Sie Ihre Ernährung umstellen – und zwar heute.«

spiegel erzeugt ein Gefühl der Sättigung, während niedrige Werte ein Hungergefühl bewirken. Aus diesem Grund nenne ich Leptin den Hungerauslöser.

Der permanente Konsum kohlenhydratreichen Getreides führt zu chronisch erhöhten Leptinwerten. Die Folge ist, dass die Zellen irgendwann eine Leptinresistenz (die mit einer Insulinresistenz vergleichbar ist) entwickeln und dann nicht mehr auf die Botschaft des Leptins reagieren. Das heißt, dass man, selbst wenn der Körper keine Nahrung braucht, einen Heißhunger verspürt, dem man kaum widerstehen kann.

Es gibt aber noch andere Gründe, auf Getreide zu verzichten. Zum einen ist es reich an »Antinährstoffen«, den sogenannten Lektinen, die dem Körper die effiziente Nutzung von Insulin erschweren und die Schleimhaut des Dünn- und Dickdarms schädigen können. Darüber hinaus enthält Getreide auch hohe Mengen an Phytinsäure, die die Aufnahme wichtiger Nährstoffe blockiert.

Die meisten Getreidesorten enthalten Gluten. Das ist eine Hiobsbotschaft, weil bis zu einem Drittel der Bevölkerung an Glutenempfindlichkeit oder Glutenunverträglichkeit leidet. Sollten Sie zu diesem Drittel gehören, kann glutenhaltiges Getreide zu intestinaler Permeabilität – gemeint ist das Leaky-Gut-Syndrom, über das ich bereits in Kapitel 3 gesprochen habe – führen. Entzündungen können sich im ganzen Körper unkontrolliert ausbreiten und Verdauungsprobleme, Gelenkschmerzen, fleckige Haut und viele andere Erkrankungen nach sich ziehen.

Kurzum, Getreide wirkt sich auf alle drei von mir erwähnten Kriterien aus. Es treibt das Insulin in die Höhe, verursacht Entzündungen und schädigt den Darm. Und das bedeutet, dass es momentan in der Ernährung nichts zu suchen hat. Sie müssen vor allem darauf achten, dass Gluten nicht auf anderen Wegen auf Ihren Teller gelangt. Räumen Sie Ihren Vorratsschrank aus und prüfen Sie, ob in den Produkten die nachfolgend aufgeführten gut getarnten Inhaltsstoffe enthalten sind, die darauf hinweisen, dass sie möglicherweise oder mit Sicherheit glutenhaltig sind.

Dextrin
Gebleichtes Mehl
Gemüseprotein
Gemüsestärke
Hydrolisiertes Weizenprotein
Hydrolisiertes Pflanzenprotein (HPP)
Hydrolisierte Weizenstärke
Künstliche Aromastoffe
Maltodextrin
Malz
Modifizierte Lebensmittelstärke
Natürliche Aromastoffe
Weizengras
Weizenkeimöl
Weizenprotein
Weizenstärke
Würzmittel
Zuckercouleur

Ein weiteres Getreide, das häufig durch die Hintertür hereinkommt, ist Mais. Vermeiden Sie Produkte mit den folgenden Inhaltsstoffen:

Dextrin
Dextrose
Gemüseprotein
Gemüsestärke
Glukose-Fruktose-Sirup
Künstliche Aromastoffe
Maisalkohol
Maiskeimöl
Maismehl
Maissiruptrockenmasse
Maissüßungsmittel
Maizena
Maltodextrin
MNG (Mononatriumglutamat)
Modifiziertes Stärkegummi
Natürliche Aromastoffe
Pflanzengummi
Sorbitol
Speisestärke
Stärkemehl
Xanthangummi
Xylit

Milchprodukte

Einige Menschen vertragen Milchprodukte ohne Probleme, andere nicht. Deshalb rate ich in der Regel, das zu tun, was am besten funktioniert.

Bei den meisten Menschen dauert es jedoch einige Zeit, bis sie herausgefunden haben, ob Milchprodukte ihnen Probleme bereiten. Nach meiner Erfahrung gehen etwa 80 Prozent der Menschen achtlos mit Milchprodukten um und viele bemerken noch nicht einmal, dass sie ein Problem haben. Die Symptome dieser Betroffenen – die von Gewichtszunahme und Völlegefühl bis hin zu Akne und Allergien reichen – lassen häufig nach, wenn sie Milch und andere Milchprodukte von ihrem Speiseplan streichen.

Entzündungen als Ursache

DR. THADDEUS GALA, DC, AUTOR UND VORTRAGSREDNER

drthadgala.com (auf Englisch)

Thad ist Gesundheitscoach und hat das Leben seiner Patienten verändert, indem er entzündungsfördernde Nahrungsmittel wie Zucker und Getreide aus deren Ernährung verbannt hat. Er sagt zu Entzündungen und deren Rolle, wenn es um Krankheiten geht, Folgendes:

»Fast jeder von uns hatte in seinem Leben schon einmal eine akute oder klinische Entzündung mit äußerlich erkennbaren Symptomen. Zu den klassischen Beispielen gehören der Sonnenbrand, Schnittwunden oder eine Verstauchung des Knöchels. Diese leicht erkennbaren akuten Entzündungen unterscheiden sich von ernsthafteren, weniger offenkundigen und gesundheitsschädlicheren subklinischen Entzündungen. Da zwischen Ursache und Wirkung einer subklinischen Entzündung viel Zeit vergeht, geraten die eigentlichen Ursachen häufig in Vergessenheit, weil sich die negativen Auswirkungen oft nur allmählich manifestieren, zum Beispiel als chronischer Schmerz, Übergewicht, Bluthochdruck, erhöhte Cholesterinwerte, Apnoe, Alzheimer, Herzerkrankungen, Krebs, Fibromyalgie und Diabetes, um nur einige zu nennen.

Wird auf eine Lebensweise und eine Ernährung geachtet, die diese niedriggradige Entzündung eindämmt, kann häufig bereits innerhalb weniger Tage oder Wochen eine Verbesserung oder Rückbildung chronischer Symptome beobachtet werden. Man verliert an Gewicht, hat mehr Energie und fühlt sich ausgeruht und weniger müde, sodass man immer mehr auf verschreibungspflichtige Arzneimittel verzichten kann und sich letztlich gut fühlt und toll aussieht.

Das Rätselraten, welche Nahrungsmittel man essen sollte und welche nicht, muss ein Ende haben, wenn man Erfolg haben will. Die Knochenbrühe-Diät hat den Nagel auf den Kopf getroffen, weil sie die wichtigsten für den Erfolg notwendigen Bestandteile aufzeigt. Ob es um das Abnehmen oder die Rückbildung einer chronischen Krankheit geht, die Reduzierung von Entzündungen ist von zentraler Bedeutung für ein gutes Aussehen und eine stabile Gesundheit. Jüngsten Forschungsergebnissen zufolge könnte die Reduzierung subklinischer Entzündungen der Schlüssel für ein langes, erfülltes Leben sein.«

Betrachten Sie diese drei Wochen als einen Test. Nach Beendigung Ihrer Knochenbrühe-Diät können Sie versuchen, hochwertige Vollfett-Milchprodukte (vorsichtig) wieder einzuführen und dann sehen, ob irgendwelche Symptome zurückkehren, die während der Diät verschwunden waren. Falls nicht, können Sie Milchprodukte wieder auf Ihre »grüne« Liste setzen. Aber im Moment müssen Sie kompromisslos sein.

Soja

Dies hier wird Sie vermutlich schockieren. Ich weiß, dass immer und immer wieder gepredigt wird, Soja sei sehr gesund, aber in Wirklichkeit ist das eine der größten Lügen der Geschichte. Ich rate Ihnen sogar, nach Beendigung der Diät den Verzehr von Soja auf ein

Minimum zu beschränken. Es ist schwierig, ganz ohne Soja auszukommen, weil es in so vielen industriell hergestellten Lebensmitteln enthalten ist – was allerdings ein weiterer guter Grund dafür ist, seine Ernährung auf naturbelassene unverarbeitete Nahrungsmittel umzustellen.

Warum ich so gegen Soja bin? Nun, hier ist die Wahrheit über dieses »gesunde« Nahrungsmittel.

- Der Verzehr von Soja setzt Sie dem Risiko einer Hypothyreose aus, und diese Unterfunktion der Schilddrüse führt zu Übergewicht. Forschungsergebnisse belegen, dass Soja die Schilddrüse schädigt, weil es die Aufnahme des äußerst wichtigen Nährstoffs Jod unterdrückt und Autoimmunreaktionen[9] fördert.

- Soja enthält Phytoöstrogene, und Frauen, die 500 ml Sojamilch am Tag trinken, nehmen so viel Östrogen auf, wie in einer Antibabypille enthalten ist.[10] Die Phytoöstrogene in Soja stören die Funktion anderer Hormone und können Brustkrebs[11] und Brustkrebs-Metastasen[12] verursachen. Soja wirkt sich auch auf das männliche Fortpflanzungssystem nachteilig aus. So haben Studien über männliche Partner in Paaren mit Empfängnisproblemen ergeben, dass Männer mit hohem Sojakonsum eine geringere Spermienanzahl aufwiesen als Männer, die kein Soja verzehrten.[13]

- Soja enthält, genau wie Getreide, Phytinsäure, die die Resorption mehrerer wichtiger Nährstoffe reduziert.

- Bei der Verarbeitung von Sojaprotein wie bei Burgern, Würstchen und Aufschnitt entstehen Lysinoalanin und Nitrosamine. Diese Giftstoffe schädigen die Zellen und machen sie träge – ein häufiger Grund für eine Gewichtszunahme. Verarbeitete Sojaprodukte enthalten außerdem hohe Mengen des Geschmacksverstärkers Glutamat (MSG), eines Excitotoxins, das die Zellen exzessiv stimuliert und schädigen kann.

ANHÄNGERIN DER KNOCHENBRÜHE-DIÄT

Sara Katzman

Ich habe das Gefühl, mein Leben von Grund auf geändert zu haben. Ich war sehr krank, bevor ich mit dieser Diät angefangen habe, und ich wusste, dass ich drastische Schritte unternehmen musste.
Heute hatte ich einen Termin bei einem Endokrinologen, der sowohl das Insulin als auch eins meiner Diabetes-Medikamente abgesetzt hat. Diese Diät hat mich von Grund auf geheilt und mir so viel Energie gegeben, dass ich Schwierigkeiten habe zu schlafen, weil ich so aufgedreht bin! Ich würde jedem empfehlen, sie zumindest auszuprobieren. Ich habe schon alles Mögliche versucht, aber diese Diät hat mir wirklich geholfen. Das Beste daran ist, dass ich nicht permanent hungrig bin. Und ich kann sogar einige Mahlzeiten auslassen – so satt fühle ich mich.

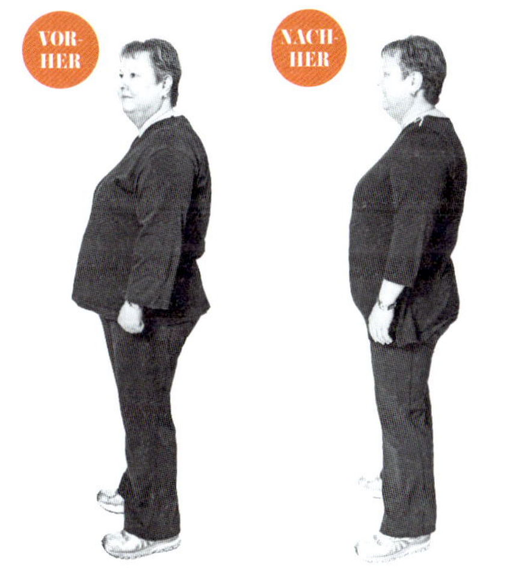

Die Schilddrüse und Soja

DR. ALAN CHRISTIANSON, NMD,
NATURHEILARZT UND BESTSELLERAUTOR DER *NEW YORK TIMES*
drchristianson.com (auf Englisch)

Hier einige wichtige Informationen eines Experten zum Thema Schilddrüsenkrankheiten.

»Eine gesunde Ernährung ist für den Umgang mit einer Hashimoto-Thyreoiditis unbedingt erforderlich. Da eine Schilddrüsenerkrankung in erster Linie eine Autoimmunerkrankung ist, ist es wichtig zu verstehen, dass die falsche Nahrung das Immunsystem unter Stress setzt und dessen Angriff auf die Schilddrüse verstärkt.

Wie funktioniert das? Je stärker das Immunsystem Inhaltsstoffe aus dem Verdauungstrakt angreift, desto größer sind die Chancen, dass es sich gegen Proteine in der Schilddrüse wenden wird. Einige der häufigsten Missetäter unter den Nahrungsmitteln sind Milchprodukte, Eier, Gluten, Mandeln, Bananen und Zucker. Obwohl viele Nahrungsmittel Auslöser sein können, fallen die Reaktionen auf die unterschiedlichen Nahrungsmittel nicht immer gleich aus. Am besten findet man durch Ausprobieren oder eine Ausschlussernährung selbst heraus, welche Nahrungsmittel die Urheber sind. Um sicherzugehen halten einige es für das Beste, alle Nahrungsmittel wegzulassen, auf die eine Reaktion folgen könnte. Obwohl das sinnvoll erscheinen mag, kann es zur Folge haben, dass das Verdauungssystem immer weniger fähig ist, verschiedenartige Nahrungsmittel zu verdauen.

»Auf Lebensmittel mit Sojaprotein wie Sojaproteinsolat, Tofu und Sojamilch sollte jeder mit einer Erkrankung im Frühstadium verzichten. Zu Goitrogenen hat es in der Vergangenheit eine ganze Reihe von Falschmeldungen gegeben. Patienten mit Hashimoto-Thyreoiditis haben unnötigerweise viele gesunde Nahrungsmittel wie Grünkohl, Brokkoli oder Rosenkohl von ihrem Speiseplan gestrichen. Es aber nicht so, dass diese Gemüsesorten die Hashimoto-Thyreoiditis verschlechtern, sondern sie verbessern sogar Genanomalien, die bei Patienten mit dieser Krankheit häufig sind.«

Ich nehme an, Sie haben gehört, dass Soja gesund sein muss, weil Asiaten – die insgesamt sehr gesund sind – große Mengen davon verzehren. Asiaten verzehren aber nicht annähernd so viel Soja, wie man vielleicht meint. Der durchschnittliche Konsum von Nahrungsmitteln mit Soja liegt in China bei 10 Gramm (etwa 2 Teelöffel pro Tag) und in Japan zwischen 30 und 60 Gramm. In asiatischen Ländern kommt Soja vor allem als Gewürz und nicht als Mahlzeit oder als Ersatz für tierische Nahrungsmittel wie in den USA und anderen westlichen Ländern zum Einsatz.

Zudem ist das Soja, das wir verzehren, größtenteils stark industriell verarbeitet, während die Sojaprodukte in asiatischen Ländern in der Regel fermentiert und unverarbeitet sind. Dieser Prozess der Fermentation macht einen gewaltigen Unterschied aus, weil durch ihn die Giftstoffe in der Sojabohne zum Teil neutralisiert werden – Giftstoffe, die sonst in voller Stärke erhalten bleiben.

Ich hoffe ehrlich gesagt, dass Sie, nachdem Sie meine Liste der negativen Auswirkungen von Soja gelesen haben, alle genmanipulierten Sojaprodukte und Sojamilch verbannen und auf Dauer durch echte Nahrungsmittel ersetzen werden. Ich muss Sie aber bitten, zumindest in den nächsten drei Wochen auf Soja zu verzichten, um Ihren Hormonhaushalt zu optimieren und Ihren Körper von Giftstoffen zu befreien.

Um sicherzustellen, dass sich kein Soja in Ihren Mahlzeiten verbirgt, müssen Sie auf die folgenden Nahrungsmittel verzichten. Sie alle enthalten Soja.

Gemüsestärke
Hydrolisiertes Gemüseprotein
Hydrolisiertes Pflanzenprotein (HPP)
Hydrolisiertes Sojaprotein
Miso (Würzpaste)
Pflanzengummi
Soja-Albumin
Sojafasern
Sojalecithin
Sojamehl
Sojaprotein
Sojasauce
Stabilisator
Tamari-Sojasauce
Tempeh
Texturiertes Gemüseprotein (TVP)
Texturiertes Sojamehl (TSF)
Texturiertes Sojaprotein (TSP)
Tofu-Gemüsebrühe

Industriell hergestellte Saatenöle

Wenn Sie der Ansicht sind, Saatenöle wie Maiskeim-, Sojabohnen-, Distel- und Pflanzenöl seien gut für Ihre Gesundheit, sollten Sie das lieber nochmal überdenken. Sogar das als gesund geltende Canola-Öl sollte meiner Meinung nach aus den Vorratskammern verschwinden.

Warum? Zuallererst, weil Saatenöle (sogar Canola-Öl) überdurchschnittlich viele Omega-6-Fettsäuren im Verhältnis zu Omega-3-Fettsäuren enthalten. Da unsere westliche Ernährung reich an Saatenölen ist, konsumieren wir heute genau genommen 10- bis 15-mal mehr Omega-6-Fettsäuren als unsere frühen Vorfahren. Eine ungesunde Entwicklung, weil Omega-3-Fettsäuren Entzündungen bekämpfen, während Omega-6-Fettsäuren entzündungsfördernd wirken. Es kann also nicht überraschen, dass wir eine Epidemie mit Entzündungen assoziierter Alterskrankheiten erleben, darunter Adipositas, Diabetes, Herz-Kreislauf-Erkrankungen, Autoimmunerkrankungen und Krebs.

Zweitens sind Saatenöle in hohem Maße industriell verarbeitet. Sie durchlaufen Prozesse der Entsäuerung, des Bleichens und der Entschleimung und haben zum Schluss kaum noch etwas von einem Lebensmittel. Darüber hinaus werden sie schnell ranzig und sind damit sogar noch giftiger für die Zellen. Igitt. Weg damit.

Bohnen und Kartoffeln

Der wichtigste Grund, in den nächsten drei Wochen auf diese Nahrungsmittel zu verzichten, liegt darin, dass sie reich an Kohlenhydraten sind. Und mittlerweile wissen Sie, wie Kohlenhydrate sich auf Ihren Insulinspiegel auswirken.

Ein weiterer Nachteil ist, dass Bohnen schwer verdaulich sind. Aus diesem Grund fühlen wir uns nach dem Verzehr von Hülsenfrüchten häufig schlechter. Dem Darm soll es während der Diät gut gehen, Bohnen können aber stattdessen Schmerzen verursachen. Darüber hinaus enthalten Bohnen hohe Mengen der bereits erwähnten Lektine, die den Darm schädigen können.

Abgesehen davon haben viele Menschen keine Probleme mit Hülsenfrüchten. Falls Sie dazugehören, können Hülsenfrüchte einen

Geben Sie sich nie mit fadem Essen zufrieden!

MARK SISSON, FITNESSEXPERTE UND BESTSELLERAUTOR VON *GESUNDHEITSGEHEIMNISSE AUS DER STEINZEIT: DAS REVOLUTIONÄRE PRIMAL HEALTH-KONZEPT*
marksdailyapple.com (auf Englisch)

Mark, einer der internationalen Superstars auf dem Gebiet der »steinzeitlichen« Ernährung und Fitness, ist der lebende Beweis, dass gesunde Ernährung stark, fit und jung erhalten kann … sogar jenseits der Sechzig und darüber hinaus. Er rät dazu, gut zu essen und zu lieben, was man isst.

»Bei fast allen Diäten und Programmen für ein gesundes Leben bleibt der Geschmack als Erstes auf der Strecke. Im Namen der Gesundheit und der Gewichtskontrolle tauschen wir guten Geschmack gegen fades Essen ein, wir verzichten auf Würzmittel wie Mayonnaise und Ketchup, um Kalorien und wenig gesunde Zutaten aus unserer Ernährung zu streichen. Der Versuch ist lobenswert, aber nicht erforderlich, zumindest nicht in der heutigen Zeit.

Es trifft zu, die meisten kommerziell vertriebenen Würzmittel und Saucen sollten vermieden werden. Sie werden mit industriell verarbeiteten Saatenölen und Pflanzenölen wie Sojabohnenöl und Canola-Öl hergestellt. Sehen wir uns Canola-Öl, ein genetisch verändertes Öl, ein wenig aus Nähe an. Es wird aus Rapssamenöl hergestellt, das hohe Mengen an giftiger Erucasäure enthält. Für die Herstellung von Canola-Öl wird dem Rapsöl die Erucasäure entzogen. Dafür muss das Rapsöl auf eine Temperatur von mehr als 260 °C erhitzt werden, was bedeutet, dass ein großer Teil der Omega-3-Fettsäuren in Canola-Öl ranzig und giftig ist, bevor sie auf dem Teller landen. Teilweise gehärtete Öle wie Canola-Öl sind nicht nur in den meisten handelsüblichen Würzmitteln enthalten, sondern auch in praktisch jedem industriell verarbeiteten und verpackten Lebensmittel, das wir kaufen … falls wir, genauer gesagt, über keine Quelle für die richtigen Produkte verfügen.

Ich persönlich bevorzuge ein ursprüngliches Leben und eine Ernährung, die nur aus echten Nahrungsmitteln besteht, aber mein Fleisch und meine Salate würden ohne Saucen und ohne Würzmittel ziemlich schnell ziemlich langweilig schmecken. Also habe ich angefangen, eine Reihe paleofreundlicher Würzmittel zu entwickeln, die ausschließlich aus gesunden natürlichen Fetten, Superfoods und viele Antioxidantien enthaltenden Kräutern zusammengesetzt sind. Die Primal Kitchen Mayo zum Beispiel wird aus nährstoffreichem Avocadoöl, Bio-Eiern aus Freilandhaltung, Bio-Essig aus GVO-freier Roter Bete, einer Prise Meersalz und etwas Rosmarinextrakt zubereitet. Kein Canola- oder Sojaöl, kein Zucker oder Glukose-Fruktose-Sirup, keine Milchprodukte und keine künstlichen Farb-, Aroma- oder Füllstoffe. Diesen Würzmitteln können Sie ganz einfach trauen und müssen nicht mehr auf Geschmack verzichten, um Ihre gesundheitlichen Ziele zu erreichen.«

gesunden Teil Ihrer Erhaltungsdiät im Anschluss an die 21-Tage-Diät ausmachen. Und, wie ich bereits in Kapitel 3 angeführt habe, ist während der Erhaltungsdiät auch gegen eine Kartoffel hier und da nichts einzuwenden. Aber fürs Erste … ja, Sie wissen, was ich meine: Seien Sie kompromisslos.

Künstliche Inhaltsstoffe

Die Zahl künstlicher chemischer Zusatzstoffe in unserer Nahrung ist unglaublich groß: künstliche Farbstoffe, künstliche Aromen, künstliche Bindemittel, usw. Und je mehr wir über diese Zusatzstoffe erfahren, desto schlimmer hören sie sich leider an.

So hat zum Beispiel eine vor Kurzem durchgeführte Studie ergeben, dass chemische Emulgatoren zum Binden von Speisen wie Suppen und Eiscreme die Schutzbarriere des Darms abbauen und damit das Risiko für entzündliche Darmerkrankungen und das metabolische Syndrom erhöhen.[14] Das in industriell hergestellten Nahrungsmitteln allgegenwärtige MNG (Mononatriumglutamat) wird mit Adipositas in Verbindung gebracht.[15] Und die künstliche Zuckercouleur in Softdrinks kann das Krebsrisiko erhöhen.[16]

Wer Nahrungsmittel mit Zusatzstoffen verzehrt, spielt mit dem Feuer. Wir wissen nicht, was die meisten dieser Zusatzstoffe in unserem Körper bewirken, aber wir wissen, dass er nicht dafür konzipiert ist, sie zu verarbeiten, weil sie keine Nahrung sind. Da Ihr Stoffwechsel zurzeit präzise neu eingestellt werden muss und nicht durch künstliche Zusatzstoffe, die er nicht verarbeiten kann, langsamer werden darf, muss ich Sie bitten, in den nächsten drei Wochen auf diese Zusatzstoffe zu verzichten – und Ihr Körper wird es Ihnen danken, wenn Sie danach so wenig Zusatzstoffe wie möglich verzehren.

Alkohol

Autsch! Ich weiß – das ist ein wunder Punkt. Aber lassen Sie mich jetzt nicht im Stich. Wenn ich den Leuten sage, dass sie 21 Tage lang auf Alkohol verzichten müssen, sehe ich häufig die nackte Panik in ihren Augen. Während der Diät auf Alkohol zu verzichten, ist für die meisten das größte Problem. Auch ich freue mich nach einem langen harten Tag auf ein Glas Wein oder einen Kartoffelschnaps und ich gebe zu, dass auch mir der Verzicht darauf während der Diät schwerfällt.

Aber wenn Sie in den nächsten 21 Tagen wirklich abnehmen wollen, müssen Sie sich in puncto Alkohol zusammennehmen. Alkohol kann dem Verdauungssystem Schaden zufügen und das bereits erwähnte Leaky-Gut-Syndrom verursachen – und gerade jetzt muss Ihr Darm so reibungslos wie möglich funktionieren. Außerdem tut Alkohol der Haut auch nicht gerade einen Gefallen. Und er kann die Willenskraft so schwächen, dass Kohlenhydrate und Junkfood noch viel verführerischer aussehen.

Also bitte, haben Sie in diesem Punkt Nachsicht mit mir. Es ist nur für drei Wochen. Ich weiß, dass Sie dazu in der Lage sind.

Nach Beendigung der 21-Tage-Diät ist Alkohol ab dem ersten Tag der Erhaltungsdiät wieder erlaubt. Wenn Sie nach einem Glas Bier oder einem Schlückchen Scotch lechzen, sollten Sie jetzt schon planen, sich mit einer teuren, hochwertigen Flasche Ihres bevorzugten alkoholischen Getränks zu belohnen, wenn die Diät beendet ist. Eine schöne Anerkennung Ihrer Willenskraft.

Fast-Food-Ernährung = Fast-Food-Gehirn

DR. DANIEL G. AMEN, GRÜNDER DER AMEN CLINICS UND AUTOR VON *DAS GLÜCKLICHE GEHIRN*

danielamenmd.com (auf Englisch)

Daniel Amen gehört weltweit zu den einflussreichsten Psychiatern und Experten für die Optimierung der Hirnfunktionen. Wenn Sie einen zusätzlichen Anreiz benötigen, um künstliche Farbstoffe und Aromen sowie andere Junkfood-Zusatzstoffe aus Ihrem Leben zu verbannen, sollten Sie lesen, was Daniel Amen dazu zu sagen hat.

»Ihr Gehirn ist Ihr Chef und bestimmt über Ihr Leben. Wenn das Gehirn gut funktioniert, funktioniert man selbst auch gut, und wenn es Probleme hat, ist es sehr viel wahrscheinlicher, dass man Probleme in seinem Leben hat.

Mit einem gesunden Gehirn ist man zufriedener und fühlt sich körperlich gesünder, weil man bessere Entscheidungen trifft, aufgrund derer man vermutlich auch wohlhabender ist. Und man ist erfolgreicher, egal, was man tut. Wenn das Gehirn aus irgendeinem Grund nicht gesund ist – von einer Gehirnerschütterung über einen zu hohen Alkoholkonsum bis hin zu Diabetes oder einer Schlafapnoe – ist man wahrscheinlich eher traurig, krank, arm und weniger erfolgreich.

Das Gehirn verbraucht 20 bis 30 Prozent der aufgenommenen Kalorien – wer sich also mit Fast Food ernährt, hat auch einen Fast-Food-Geist. Eine gesunde ausgewogene Ernährung ist der Grundstein für einen gesunden Geist und Körper. Bekommen Sie Ihre Ernährung in den Griff und alles andere wird nicht lange auf sich warten lassen.«

Hier sind ein paar Tipps für die Zeit nach der Diät: Wenn Sie während der Erhaltungsphase Alkohol trinken, sollten Sie Sorten wählen, die nicht auf Getreidebasis hergestellt wurden und wenig Zucker enthalten.

Wenn Sie Mixgetränke gern mögen, sind während der Erhaltungsphase Getränke aus püriertem oder entsaftetem Gemüse, pürierten oder zerdrückten Früchten, Mineralwasser (mein persönlicher Favorit), Limetten-, Zitronen-, Orangensaft, Kokosmilch und Kokoswasser ideal.

Denken Sie daran, dass Alkohol die Willenskraft schwächt und Sie dazu bringen kann, zu viel zu essen – Sie wollen ja nicht gleich wieder zunehmen! Ich empfehle, vor jedem Drink eine eiweißreiche, kohlenhydratarme Mahlzeit zu verzehren und einige gesunde Snacks zur Hand zu haben, um nicht von Junkfood in Versuchung geführt zu werden. Außerdem sollten Sie im Vorfeld entscheiden, wie viele Drinks Sie trinken werden, und aufhören, wenn diese Zahl erreicht ist. Und letztendlich sollten Sie sich an die Regel halten, Wasser und Alkohol im Wechsel zu trinken. Versuchen Sie, zwischen den Drinks ein Glas Wasser oder einen alkoholfreien »Mocktail« zu trinken. Auf diese Weise führen Sie Ihrem Körper ausreichend Flüssigkeit zu und verringern die Menge des konsumierten Alkohols.

Für den Fall, dass Sie noch unsicher sind, wie Sie sich während der Knochenbrühe-Diät verhalten sollen, wenn Sie mit Freunden oder der Familie ausgehen, lesen Sie meinen »Dinner Party Pitch« auf meiner Website bonebrothdietbook.com/resources (auf Englisch).

Gute Fette, schlechte Fette

JONNY BOWDEN, PHD, CNS, KOAUTOR VON
SMART FAT: EAT MORE FAT. LOSE MORE WEIGHT. GET HEALTHY NOW.
jonnybowden.com (auf Englisch)

Jonny Bowden, ein US-amerikanischer Experte für Gewichtsreduktion, Ernährung und Gesundheit, weiß absolut alles, was man über Fette nur wissen kann. Wenn Sie also noch skeptisch sind, ob Sie Ihr Canola-Öl gegen Kokosöl eintauschen sollen, lesen Sie hier, was er darüber zu sagen hat.

»Jahrelang waren wir der Meinung, wir wüssten genau, welche Fette gut und welche schlecht sind. ›Schlechte‹ Fette waren gesättigte Fette und Transfette, alle anderen waren die ›guten‹ Fette, vor allem Pflanzenöle und Omega-3-Fettsäuren.

Wir haben uns geirrt.

Zwei größere Metaanalysen – hierfür werden von Forschern Daten der besten und präzisesten Daten aus Dutzenden veröffentlichter Studien zusammengetragen und analysiert – haben ergeben, dass gesättigte Fette keinerlei Rolle spielen, wenn es um Herzerkrankungen geht. In Wirklichkeit enthalten einige der Fette, die wir für so gesund gehalten haben – nämlich Pflanzen- und Saatenöle wie Canola-, Sojabohnen-, Mais- und Distelöl – hohe Mengen der entzündungsfördernden Omega-6-Fettsäuren, während sie nur verschwindend kleine Mengen von Omega-3-Fettsäuren aufweisen. Das ist genau das falsche Verhältnis für die menschliche Gesundheit. Das Sojabohnenöl, das wir in praktisch jedem industriell hergestellten Nahrungsmittel finden, und die Pflanzenöle, die in der westlichen Welt in fast jedem Restaurant zum Kochen und Braten verwendet werden, können in Wirklichkeit viel schlimmere Folgen für unsere Gesundheit haben als gesättigte Fette es jemals hatten. Eine fettreiche Ernährung – vor allem, wenn sie gleichzeitig weniger Zucker und Kohlenhydrate enthält – wird Sie beim Abnehmen unterstützen. Kohlenhydrate erhöhen den Spiegel des Insulins, das auch als Fettspeicherhormon bezeichnet wird. Zwar lässt auch Eiweiß den Insulinspiegel ansteigen, aber bei Weitem nicht so stark wie Kohlenhydrate. Fett dagegen hat absolut keine Auswirkung auf den Insulinwert. Und Fett aus gesunden, ungiftigen Quellen hat sozusagen als Bonus eine ausgleichende Wirkung auf den Hormonhaushalt und das Gehirn.«

UND JETZT … GEHT ES WEITER ZU DEN GUTEN NEUIGKEITEN!

Sind Sie noch da? Ist das der Fall, weiß ich, dass Sie wirklich schlank und gesund werden wollen. Jetzt, wo Sie wissen, auf welche Nahrungsmittel Sie verzichten müssen, ist es an der Zeit, über all die fantastischen Köstlichkeiten zu reden, die Sie in den nächsten drei Wochen genießen werden. Diese Nahrungsmittel habe ich aus folgenden Gründen sorgfältig ausgewählt:

- *Sie sind kohlenhydratarm.* Das bedeutet, dass sie die Zellen vor einer Überflutung mit Glukose schützen und den Körper in den Zustand der Ketose versetzen, in dem Fett schnell verbrannt wird und die Pfunde nur so purzeln. Ein niedriger Glukosespiegel bewirkt außerdem eine geringere Insulinresistenz, sodass sich sämtliche Symptome eines metabolischen Syndroms allmählich zurückbilden. Und es bedeutet eine geringere Leptinresistenz, sodass Heißhungerattacken der Vergangenheit angehören.

  Außerdem werden Sie sich großartig fühlen. Wenn Sie die Kohlenhydrate reduzieren und damit für ausgewogene Blutzuckerwerte sorgen, gelangen Sie in den Bereich, den ich die »Zone« nenne. Die meisten Menschen machen sich nicht klar, wie viele ihrer gesundheitlichen Probleme sich auf Blutzuckerprobleme zurückführen lassen. Nachdem ihre Blutzuckerwerte wieder im Gleichgewicht sind, sagen meine Patienten oft: »Ich hatte ganz vergessen, wie es ist, wenn man sich so großartig fühlt.«

- *Sie sind lipotrop.* Wie bereits erwähnt beschleunigen lipotrope Nährstoffe den Transport von Fett und tragen zu dessen Abbau und Verstoffwechselung bei. Vor allem sind viele der Speisen auf Ihrem zukünftigen Speiseplan reich an Cholin, der wichtigsten lipotropen Substanz im Körper. (Übrigens wirken (nicht zugelassene) Substanzen wie Ephedra in Fatburnern, weil sie lipotrop sind – aber im Gegensatz zu diesen ungesunden Arzneimitteln wirken lipotrope Nahrungsmittel auf gesunde Weise.)

- *Sie liefern gesunde Fette, die nahrhaft für den Körper und die Haut sind.* Ich weiß, dass jahrelang gepredigt wurde, Fett sei schlecht. Aber das ist nur ein weiterer negativer Mythos. Es trifft zu, dass die bereits erwähnten stark industriell verarbeiteten Saatenöle gesundheitsschädlich sind. Aber gesunde Fette optimieren den Stoffwechsel und sind wesentliche Bestandteile von Haut und Haaren. Werden die richtigen Mengen dieser Fette verzehrt, nimmt man schneller ab, das Haar bekommt wieder Glanz, die Haut strahlt und die kleinen Fältchen verschwinden. Achten Sie darauf, dass diese Fette täglich in Ihren Mahlzeiten enthalten sind. Das Ergebnis wird Sie zum Staunen bringen.

- *Sie reinigen die Zellen von Giftstoffen.* Wenn Sie sich bis jetzt kohlenhydrat- und zuckerreich ernährt haben, ist die extrazelluläre Matrix – das »Meer«, in dem Ihre Zellen schwimmen – verstopft, verunreinigt und säurehaltig. Die von mir empfohlenen unbelasteten nährstoffdichten Nahrungsmittel stecken voller Antioxidantien und anderer entgiftender Nährstoffe, reinigen die extrazelluläre Matrix von Rückständen, kräftigen die Zellen und verjüngen Haut und Haar.

- *Sie regulieren den Hormonhaushalt.* Diese unverfälschten Nahrungsmittel tragen dazu bei, sämtliche Hormone – nicht nur das Insulin – wieder in ein Gleichgewicht zu bringen. Als Folge davon können so verschiedenartige Probleme wie Akne, fettige oder trockene Haut, prämenstruelles Syndrom (PMS), starke Gesichtsbehaarung, Müdigkeit, Kopfschmerzen, geringer Sexualtrieb und Depression gelindert werden.

- *Sie reduzieren Entzündungen.* Die gesunden Proteine und Fette sowie das Obst und Gemüse in der Knochenbrühe-Diät sind reich an entzündungshemmenden Nährstoffen. Diese Ernährung glättet nicht nur Falten und bringt überflüssige Pfunde zum Schmelzen, sondern trägt auch dazu bei, von Kopf bis Fuß gesund zu werden. Die Resultate, die meine Patienten erzielen, wenn sie entzündungsförderndes Essen meiden und zu diesen entzündungshemmenden Nahrungsmitteln übergehen, sind oft wirklich erstaunlich.

ERFAHRUNGSBERICHTE VON DR. PETRUCCIS PATIENTEN

Julie und Merris

Als Julie einen meiner Vorträge besuchte, sagte sie, sie habe sofort gewusst, »dass es da etwas gab«. Als sie hörte, dass Entzündungen zu Übergewicht führen können, wurde ihr klar, dass genau das bei ihr der Fall sein musste, weil sie sich ständig aufgedunsen fühlte und ihr Gewicht sich nicht vom Fleck rührte, egal was sie tat.

Julie begann mit einer früheren Version der Knochenbrühe-Diät und erlebte eine erstaunliche Verwandlung. Sie sagt: »Ich bin buchstäblich geschrumpft.« Sie nahm fast 14 Kilo ab und, um es mit ihren Worten auszudrücken, »die Zentimeter schmolzen nur so dahin«.

Julie sagt: »Die Leute fragen mich immer, wie ich es schaffe, so jung auszusehen, während sie selbst immer älter werden?«

Bevor sie mit ihrer Diät begann, wurde Julie zu ihrem großen Kummer von Schuppenflechte geplagt. Sie wollte nie fotografiert werden oder im Mittelpunkt stehen, obwohl sie sehr hübsch ist und eine herzerfrischende Art hat. Sie gehörte zu diesen »unsichtbaren« Frauen, die ich bereits erwähnt habe.

Als Julie meinen Rat befolgte und ihr Leben von Grund auf veränderte, besserte sich ihre Schuppenflechte um 70 bis 80 Prozent. Außerdem hat sie heute mehr Energie als jemals zuvor. Ihr Völlegefühl und ihre Hüftpolster sind verschwunden, sie schläft tief und fest und wacht morgens erholt auf, anstatt sich ausgelaugt zu fühlen.

Julies gesamte Familie war so beeindruckt, dass sie auf den Zug aufsprang. Ihr Mann nahm 20 Kilo ab, seine Gelenkschmerzen ließen nach und er ist heute wieder ein sportlicher Typ. Die Tochter der beiden nahm neun Kilo ab und ihre Allergien und Ekzeme sind kein Thema mehr. Auch Julies 21 Jahre alter Sohn nahm neun Kilo ab und wurde seine Akne los.

Anders als Julie musste Merris nicht abnehmen, als sie zu mir kam. Sie musste vielmehr ihr Leben retten. Merris leidet an Zöliakie, einer Autoimmunerkrankung, die sich auf den Dünn- und Dickdarm auswirkt. Wenn Patienten mit Zöliakie irgendein glutenhaltiges Nahrungsmittel verzehren, greift ihr Immunsystem die Darmzotten an. Die Folge: Durchfall, Verstopfung, Unterleibsschmerzen, Übelkeit und grenzenloses Leid.

Die Standardbehandlung für diese Krankheit ist die strikte Vermeidung von Gluten. Merris hatte genau das eineinhalb Jahre lang ausprobiert, aber ohne Erfolg. Ihr Arzt vermutete, dass sie an einer therapieresistenten Zöliakie litt – eine schwere, lebensbedrohliche Erkrankung, die mit starken immunsuppressiven Steroiden und anderen gefährlichen Arzneimitteln behandelt wird.

Merris war auf der Suche nach einer besseren Lösung. Und als sie eines Tages eine Fernsehsendung sah, in der ich darüber sprach, dass man Entzündungen mit Nahrungsmitteln behandeln kann, beschloss sie, mir eine Chance zu geben.

Nachdem sie mein Programm nur vier Tage lang befolgt hatte, hatte sie keinen Durchfall mehr. Innerhalb eines Monats lösten sich ihre Schmerzen und Krämpfe in Luft auf. Nachdem sie lange Zeit nicht mehr als ein oder zwei Stunden am Stück geschlafen hatte, konnte sie jetzt die ganze Nacht durchschlafen.

Heute, mit 66, sagt Merris: »Ich fühle mich wie ein Teenager.« Sie ist der lebende Beweis dafür, dass die falsche Ernährung schädlich oder sogar tödlich sein kann – und die richtige Ernährung heilen kann, wenn es um Autoimmunerkrankungen geht.

Sie können Julies und Merris' Geschichten auf bonebrothdietbook.com/resources (auf Englisch) nachlesen.

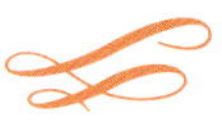

Okay. Nachdem Sie erfahren haben, warum diese Nahrungsmittel Fett abbauen, Falten glätten und dafür sorgen, dass man sich jünger und energiegeladener fühlt, ist es nun an der Zeit, diese Nahrungsmittel auch kennenzulernen! Sind Sie bereit? Dies sind die Nahrungsmittel, die Sie an fünf Tagen der Woche in den nächsten drei Wochen essen dürfen.

FETTVERBRENNENDE NAHRUNGSMITTEL DER »GRÜNEN« LISTE FÜR DIE KNOCHENBRÜHE-DIÄT

Fleisch

Hähnchen
Lamm
Pute
Rind
Wildschwein

Anmerkung: Kaufen Sie, wenn eben möglich, Fleisch von Weidetieren und Geflügel aus Freilandhaltung. Verzichten Sie lieber auf Schweinefleisch, wenn Sie kein Bio-Fleisch finden können.

Fisch

Frischer Fisch oder Fischkonserven. Kaufen Sie möglichst Fisch aus nachhaltiger Fischerei und achten Sie bei Fischkonserven darauf, dass der Fisch in Wasser oder Olivenöl eingelegt ist.

Eier

Kaufen Sie möglichst Bio-Eier aus Freilandhaltung

Innereien

Halten Sie nach Bio-Leber Ausschau.

Nitrit- und glutenfreie Fleischwaren, Frühstücksspeck und Würstchen

Anmerkung: Lesen Sie aufmerksam die Etiketten und vergewissern Sie sich, dass kein Zucker oder künstliche Zusatzstoffe enthalten sind.

Gemüse

Artischocken
Aubergine
Blattgemüse (Rote-Bete-Blätter, Blattkohl, Blattsenf und Steckrüben)
Blumenkohl
Brokkoli
Brunnenkresse
Butternusskürbis
Chilischoten
Chinakohl
Eichelkürbis
Frühlingszwiebeln
Grüne Bohnen
Grünkohl
Gurken
Jalapeño-Chilischoten
Kaiserschoten
Karotten
Knoblauch
Knollensellerie
Kochbananen
Kohlrabi
Kopfsalat
Koriandergrün
Lauch
Mangold
Pak Choi
Paprikaschoten
Pastinaken
Pilze
Radichio
Rettich
Rosenkohl
Rote Bete
Rotkohl
Rucola
Seegras
Sommerkürbis
Spaghettikürbis
Spargel
Speiserüben

Spinat
Sprossen
Stängelkohl
Stangensellerie
Steckrübe
Süßkartoffeln und Yamswurzeln
Tomaten (auch sonnengetrocknete Tomaten oder Konserven)
Weißkohl
Yambohnenwurzel
Zucchini
Zuckererbsen
Zwiebeln

Anmerkungen: Essen Sie stärkehaltiges Gemüse wie Süßkartoffeln, Winterkürbis und Kürbis selten und in Maßen. Fügen Sie sie nur einer Mahlzeit hinzu, wenn Sie nach einer körperlichen Betätigung einen Energieschub brauchen oder wenn Sie sich schwach und müde fühlen und wissen, dass es nicht die Low-Carb-Grippe ist (siehe meine Anmerkungen zur Problembehandlung am Ende dieses Kapitels):

Kaufen Sie möglichst Bio-Gemüse.

Mais steht nicht auf dieser Liste und ist in der Knochenbrühe-Diät nicht zugelassen.

Obst

Ananas
Äpfel
Apfelmus, ungesüßt
Aprikosen
Bananen
Birnen
Brombeeren
Cantaloupe
Datteln
Erdbeeren
Feigen
Granatäpfel
Grapefruit
Guaven
Heidelbeeren
Himbeeren
Honigmelone
Kirschen
Kiwis
Limetten
Mandarinen
Mangos
Nektarinen
Orangen
Papayas
Pfirsiche
Pflaumen
Rhabarber
Tangerinen
Ugli-Frucht
Wassermelone
Weintrauben
Zitronen

Anmerkung: Kaufen Sie auch Obst möglichst in Bio-Qualität. Wählen Sie vor allem Beerenfrüchte, die weniger Zucker enthalten als das meiste andere Obst. Meiden Sie Trockenfrüchte, Fruchtsäfte und Smoothies – bis auf Smoothies, die ausschließlich aus in der Diät zugelassenen Zutaten bestehen.

Gesunde Fette

Avocadoöl
Avocados
Ghee (geklärte Butter, siehe Seite 99)
Kokosmilch
Kokosnuss
Kokosöl
Nüsse
Oliven
Olivenöl
Talg

Gesunde Shakes als Mahlzeitersatz

Diese Shakes dürfen nur Eiweiß aus Quellen enthalten, die von Dr. Petrucci zugelassen sind.

Erbsenprotein (nicht optimal, aber in Ordnung)
Hühnereiweiß
Hydrolisiertes Rindfleischprotein
Kollagen-Eiweiß

Anmerkung: Die Diskussion »Beef Protein vs. Whey Protein« finden Sie auf Englisch auf meiner Website bonebrothdietbook.com/resources.

Fermentierte Nahrungsmittel

Eingelegtes Gemüse (nicht pasteurisiert, gekühlt)
Kimchi
Kokos-Kefir
Sauerkraut

Würzmittel

Chilisauce, glutenfrei
Coconut Aminos (Würzsauce als Ersatz für Sojasauce)
Eingelegtes Gemüse, ungesüßt und sulfitfrei
Essig
Fischsauce
Gewürze
Kakaopulver, ungesüßt
Pfeffer
Salsa
Salz, Sel gris oder rosafarbenes Himalaya-Salz (anstelle von normalem Tafelsalz)
Senf, glutenfrei

Anmerkung: Normales Tafelsalz enthält nicht nur Jod, sondern auch unerwünschte Zusatzstoffe. Eine gute Jodversorgung gewährleisten Meeresgemüse (z.B. SeaSnax) und Fisch.

Mehle und Bindemittel

Kokosmehl
Mandelmehl
Pfeilwurzelmehl

Getränke

Kaffee
Mineralwasser mit Kohlensäure
Mineralwasser ohne Kohlensäure
Tee

Anmerkung: Versuchen Sie, nicht zu viel koffeinhaltigen Kaffee oder Tee zu trinken, wenn Sie an der Low-Carb-Grippe *leiden – geben Sie stattdessen etwas mehr Fett zu Ihren Speisen, um die Symptome zu lindern.*

Wenn Sie diese Nahrungsmittel verzehren, werden Sie eine großartige Wahrheit wiederentdecken, die in einem Zeitalter der »Mehr Schein als Sein«-Nahrung in Vergessenheit geraten ist. Unverfälschte und nährstoffdichte Nahrung besitzt eine große Kraft. Echte Nahrung sorgt für eine schlanke Figur, glättet Falten und heilt den Körper, weil sie ihn auf der Ebene der Zellen von Grund auf verwandelt. Sie besitzt heilende Kräfte, die stärker sind als jedes Pulver, jede Pille und alle Tropfen.

Jedes Nahrungsmittel auf Ihrer »grünen« Liste wird auf seine eigene Art und Weise dazu beitragen, Ihre Fettverbrennung anzukurbeln, Ihre Haut zu glätten und zu verschönern und Ihren Körper zu verjüngen. Dies hier sind nur einige Beispiele.

Abkürzung erwünscht?

Für alle, die sich von meinen »grünen« und »roten« Listen auf den ersten Blick ein wenig überfordert fühlen, gibt es auch eine einfache Methode für die Nichtfastentage. Verzehren Sie einfach täglich drei Mahlzeiten, die *ausschließlich* aus den Gerichten in den Kapiteln 6 und 7 bestehen, und sonst nichts, mit Ausnahme von zwei Zwischenmahlzeiten aus Knochenbrühe (mit den beiden Ausnahmen, auf die ich in den Tipps zur Problembehandlung am Ende dieses Kapitel eingehe). Wenn Sie überhaupt nicht kochen möchten, sollten Sie sich in Kapitel 6 die Rezepte ohne Kochen mit Brathähnchen oder Putenbrustaufschnitt ansehen. Achten Sie nur darauf, meinen Leitfaden zur Kontrolle der Portionen im nächsten Abschnitt dieses Kapitel zu befolgen. Wenn Sie aber in der Küche gern selbst kreativ werden, können Sie die Rezepte in diesem Buch um eigene Gerichte erweitern und sich eigene Mahlzeiten für Frühstück, Mittag- und Abendessen einfallen lassen. Wenn Sie sich strikt an die Nahrungsmittel von der »grünen« Liste in diesem Kapitel halten, sind Ihrem Einfallsreichtum keine Grenzen gesetzt.

- Rindfleisch von Tieren aus Weidehaltung enthält konjugierte Linolsäure (CLA), die zur Reduzierung der Körperfettmasse beiträgt.[17]
- Eier sind reich an lipotropem Cholin und anderen fettverbrennenden Nährstoffen.
- Zitrusfrüchte, Knoblauch, Zwiebeln und Kreuzblütlergemüse wie Brokkoli, Blumenkohl und Grünkohl unterstützen die Entgiftungswege der Leber und tragen damit zur Reinigung des Körpers bei.
- Die Omega-3-Fettsäuren in Fisch sind in doppelter Hinsicht nützlich: Sie reduzieren Entzündungen, während sie gleichzeitig die Zellen »aufblähen« und elastisch machen.
- Frühstücksspeck (Bacon) ist reich an fettverbrennendem Cholin.
- Kokosfett und Avocados sind unglaublich wirksame Faltenkiller, weil ihre Fettsäuren die Zellmembranen stärken. Die Laurinsäure in Kokosöl unterstützt bei der Gewichtserhaltung.
- Fermentierte Nahrungsmittel wie Kimchi, Sauerkraut, Kokos-Kefir und nicht pasteurisierte Pickles sind Probiotika, die den Darm mit nützlichen Bakterien versorgen, die Verdauung unterstützen und vor dem Leaky-Gut-Syndrom schützen.
- Spargel, Zwiebeln, Knoblauch und Yambohnenwurzel sind Präbiotika. Das bedeutet, sie liefern lösliche Ballaststoffe, die einen gesunden »Boden« für die Mikroorganismen im Darm schaffen.
- Fisch und Meeresalgen sind reich an Jod und optimieren die Funktion der Schilddrüse.
- Die Nährstoffe in Heidelbeeren fördern die Kollagenbildung und helfen bei Falten und Hautunebenheiten.

Bekommen Sie ausreichend MCTs und andere gesunde Fette?

DAVE ASPREY, AUTOR VON *DIE BULLETPROOF-DIÄT*
UND ERFINDER DES BULLETPROOF-KAFFEES
bulletproofexec.com (auf Englisch)

Bulletproof-Kaffee ist der einzige Kaffee, den ich empfehle. Während regulärer Kaffee höchstwahrscheinlich Schimmelpilzgifte enthält, wird Bulletproof-Kaffee getestet, um sicherzustellen, dass er frei von kraftraubenden Toxinen ist. Darüber hinaus heizen die Butter von Kühen aus Weidehaltung und die MCT-Fette (mittelkettige Triglyceride) in diesem Kaffee – ja, Dave mischt Fett in seinen Kaffee und er schmeckt fantastisch – den Gehirnzellen ein und sorgen für einen unglaublichen Energieschub. Dave sagt zu diesen gesunden Fetten und ihrer Wirkung auf den Körper Folgendes:

»Millionen von Menschen sind heute übergewichtig, krank und müde, weil sie nicht mit ausreichend gesunden Fetten versorgt werden. Fett ist ein wichtiger Bestandteil unserer Hormone, unseres Gehirns und der Membranen all unserer Zellen. Wer sich fettarm ernährt, beeinträchtigt die Leistungsfähigkeit so vieler wichtiger Systeme im Körper, dass es kein Wunder ist, dass er Heißhunger bekommt und ständig erschöpft ist. Deshalb sollten Sie Dr. Petruccis Ratschlag befolgen: Essen Sie Fett. Entscheidend jedoch ist, dass es hochwertige Fette sein müssen – keine Pflanzenöle oder Erdnussbutter. Gesättigte Fette wie Kokosöl und Butter von Kühen aus Weidehaltung werden die Arterien nicht verhärten, sondern stattdessen dem Körper zu einer besseren Leistungsfähigkeit und besserem Aussehen verhelfen. Eine Ernährung, die reich an gesunden Fetten ist, lehrt den Körper, Fett statt Zucker zu verbrennen, sie hält schlank und hält den Blutzucker im Gleichgewicht. Außerdem verleiht sie eine unglaubliche Energie. Und sie sorgt für ein Gefühl der Sättigung, sodass Heißhungerattacken ausbleiben.

Vor allem benötigt der Körper eine kontinuierliche Versorgung mit MCTs wie denen in Kokosöl. Sie sind die reinsten und direktesten Energiequellen für den Körper. Diese Fette sorgen dafür, dass man abnimmt und nicht zunimmt. Darüber hinaus fördern MCTs die Bildung schlanker Muskeln. Aus diesem Grund nehmen viele Hochleistungssportler auch MCT-Öle in Form von Ergänzungsmitteln ein.

Auch Butter von Kühen aus Weidehaltung ist unerlässlich. Eine 14-Gramm-Portion Butter von Kühen aus Weidehaltung enthält 500 IE Vitamin A, mehr Carotine als Karotten sowie große Mengen der Vitamine K_2, D und E. Außerdem enthält Butter eine kurzkettige gesättigte Fettsäure namens Butyrat, die stark entzündungshemmend wirkt. Im Rahmen von Tierstudien hat man festgestellt, dass Butyrat vor psychischen Erkrankungen schützt, den Energieverbrauch erhöht, die Körperzusammensetzung verbessert und die intestinale Permeabilität (»Leaky-Gut-Syndrom«) reduziert. Kurzum, gesunde Fette wie die in Kokosöl und Butter sind die wichtigsten Erfolgsschlüssel für einen starken, schlanken und jungen Körper und ein gesundes Gehirn. Mein Rat? Wenn Sie Zweifel haben, sollten sie mehr gesunde Fette essen, nicht weniger.«

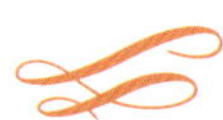

- Die Mineralstoffe in Mineralsalz ziehen Wasser in die Hautzellen und verringern damit Tränensäcke.

- Die Ballaststoffe in Gemüse helfen beim Abnehmen. So wurde im Rahmen einer Studie festgestellt, dass durch die Erhöhung der Ballaststoffaufnahme bei Erwachsenen die Zahl der *Bacteroidetes*-Bakterienstämme erheblich stieg und die der *Firmicutes*-Stämme sank. Ein höherer Anteil an *Bacteroidetes* und ein geringerer Anteil an *Firmicutes* wird mit einem niedrigeren Body-Mass-Index in Verbindung gebracht.[18]

Genau wie diese haben auch alle anderen Nahrungsmittel auf meiner »grünen« Liste eine fettverbrennende und verjüngende Superpower. Besser noch, sie arbeiten Hand in Hand und verstärken sich gegenseitig in ihrer Wirkung. Setzt sich die Ernährung aus vielen dieser Nahrungsmittel zusammen – vor allem, wenn sie mit der Heilkraft von Knochenbrühe kombiniert werden –, schmelzen die Pfunde dahin, die Falten verschwinden und man fühlt sich so jung und lebendig wie seit Jahren nicht mehr.

Eine besondere Gruppe von Nahrungsmitteln auf der »guten« Liste ist jedoch mit Vorsicht zu behandeln. Einige Menschen haben Probleme mit Obst und Gemüse aus der Familie der Nachtschattengewächse, zu denen Paprikaschoten, Auberginen, Chilischoten und Tomaten gehören. Wenn Sie ein oder zwei Wochen, nachdem Sie mit der Knochenbrühe-Diät begonnen haben, immer noch an Verdauungsproblemen und Entzündungen leiden, sollten Sie diese Nahrungsmittel weglassen, um zu prüfen, ob Sie sich dann besser fühlen. (In den meisten meiner Rezepte kann problemlos auf die Nachtschattengewächse verzichtet werden.)

EIN WEITERER WICHTIGER BESTANDTEIL IHRER DIÄT: WASSER

An den Knochenbrühe-Tagen wird man mit einer reichlichen Menge Wasser versorgt (vor allem, wenn noch Kaffee oder Tee hinzugefügt wird). An den anderen Tagen sollte man bewusst viel Wasser trinken. Wasser spült Giftstoffe aus dem Körper und trägt dazu bei, dass kein Hungergefühl aufkommt. Wenn Menschen Durst haben, verstehen sie dieses Signal häufig falsch und denken stattdessen, sie seien hungrig.

Mit dieser einfachen Methode kann man überprüfen, ob man ausreichend Wasser trinkt: Man sollte mindestens sechsmal täglich Wasser lassen und der Urin sollte eine leicht gelbliche Farbe haben. Wenn Sie seltener Wasser lassen oder Ihr Urin dunkelgelb gefärbt ist, sind das Zeichen dafür, dass Sie mehr Wasser trinken müssen.

Ein schneller Tipp: Sie verbessern den Erfolg Ihrer Diät, wenn Sie täglich morgens ein großes Glas Wasser mit einem Spritzer frisch gepresstem Zitronensaft trinken. Obwohl Zitronen säuerlich sind, wirkt Zitronenwasser paradoxerweise basisch (was sehr gut für den Körper ist).

Einfach zu befolgende Tipps für die Kontrolle der Portionen

EINE PERFEKTE MAHLZEIT

EIWEISSPORTIONEN

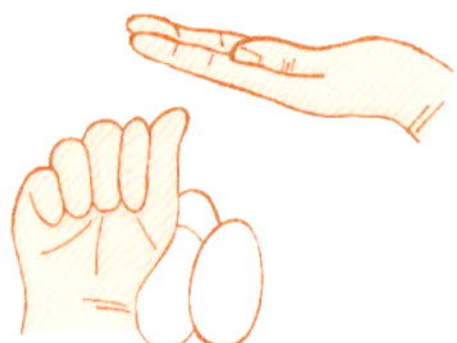

Eine Portion Fleisch, Fisch oder Geflügel sollte etwa so groß und so dick sein wie Ihre Handfläche. Eine Portion Eier sollte aus so vielen Eiern bestehen, wie Sie in einer Hand halten können (das sind ungefähr 2 oder 3 für Frauen und 3 oder 4 für Männer). Eine Portion Eiweiß ohne Eigelb ist doppelt so groß wie eine Portion ganzer Eier. Jede Mahlzeit sollte eine Portion Eiweiß enthalten.

STÄRKEFREIE GEMÜSEPORTIONEN

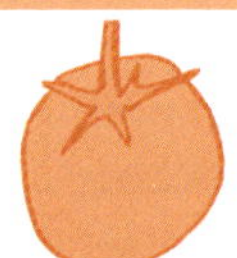

Eine Portion dieser Gemüsesorten sollte mindestens so groß sein wie ein Softball (Durchmesser etwa 11,5 cm). Von Gemüse kann man nicht zu viel essen, deshalb sollten Sie Ihren Teller auf jeden Fall mit 2 oder 3 Portionen in Softballgröße füllen.

STÄRKEHALTIGE GEMÜSEPORTIONEN

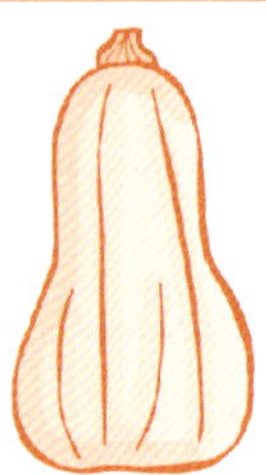

Eine Portion stärkehaltiges Gemüse (zum Beispiel Süßkartoffel, Yambohnenwurzel, Kohlrabi oder Winterkürbis) sollte für Frauen etwa die Größe eine Baseballs (Durchmesser etwa 7,5 cm) und für Männer die Größe eines Softballs (Durchmesser etwa 11,5 cm) haben. *Anmerkung:* Essen Sie stärkehaltiges Gemüse nur nach körperlicher Betätigung oder wenn Sie sich schwach und müde fühlen und wissen, dass der Grund nicht die Low-Carb-Grippe ist (siehe »Tipps für die Problembehandlung« weiter unten in diesem Kapitel).

OBSTPORTIONEN

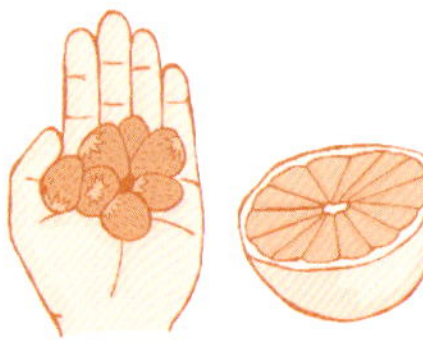

Eine Portion Obst ist eine halbe einzelne Frucht (ein halber Apfel, eine halbe Orange) oder eine tennisballgroße Portion Beeren, Weintrauben oder tropische Früchte (etwa 125 g). Das ist eine Handvoll oder etwa 125 g in gewürfelter Form. Essen Sie nicht mehr als 2 Portionen Obst täglich und teilen Sie diese auf die Mahlzeiten und Zwischenmahlzeiten auf, um den Zuckerkonsum gleichmäßig zu verteilen.

FETTPORTIONEN

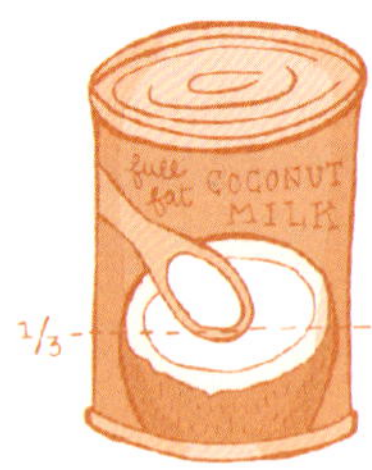

Eine Portion flüssiges Fett sollte etwa die Größe eines Tischtennisballs haben oder aus 1 bis 2 daumengroßen Portionen bestehen (etwa 1 EL).

Eine Portion Nüsse, Samen, Kerne, Kokosflocken oder Oliven ist so groß wie etwa 1 Handvoll.

Eine Portion Avocado ist eine viertel bis halbe Avocado.

Eine Portion Kokosmilch ist ein Drittel bis zu einer Hälfte der Dose.

Jede Mahlzeit sollte 1 oder 2 Portionen Fett enthalten.

Der Menüplan auf einen Blick

	FRÜHSTÜCK	MITTAGESSEN	ABENDESSEN	ZWISCHENMAHLZEIT
1. TAG	1 Portion Eiweiß 1 Portion Fett 1 Portion Obst	1 Portion Eiweiß 2 Portionen Gemüse 1 Portion Fett	1 Portion Eiweiß 2 Portionen Gemüse 1 Portion Fett	Knochenbrühe*
2. TAG	Kleine Schlucke Knochenbrühe Ebenfalls möglich sind: • Kaffee (nur schwarz)/Tee • Wasser	Kleine Schlucke Knochenbrühe Ebenfalls möglich sind: • Kaffee (nur schwarz)/Tee • Wasser	Kleine Schlucke Knochenbrühe Ebenfalls möglich sind: • Kaffee (nur schwarz)/Tee • Wasser	Knochenbrühe, wenn Sie sich für Plan 1 entschieden haben, oder um 19:00 Uhr eine Zwischenmahlzeit oder ein zugelassener Shake, wenn Sie Plan 2 befolgen
3. TAG	1 Portion Eiweiß 1 Portion Fett 1 Portion Obst	1 Portion Eiweiß 2 Portionen Gemüse 1 Portion Fett	1 Portion Eiweiß 2 Portionen Gemüse 1 Portion Fett	Knochenbrühe*
4. TAG	1 Portion Eiweiß 1 Portion Fett 1 Portion Obst	1 Portion Eiweiß 2 Portionen Gemüse 1 Portion Fett	1 Portion Eiweiß 2 Portionen Gemüse 1 Portion Fett	Knochenbrühe*
5. TAG	Kleine Schlucke Knochenbrühe Ebenfalls möglich sind: • Kaffee (nur schwarz)/Tee • Wasser	Kleine Schlucke Knochenbrühe Ebenfalls möglich sind: • Kaffee (nur schwarz)/Tee • Wasser	Kleine Schlucke Knochenbrühe Ebenfalls möglich sind: • Kaffee (nur schwarz)/Tee • Wasser	Knochenbrühe, wenn Sie sich für Plan 1 entschieden haben, oder um 19:00 Uhr eine Zwischenmahlzeit oder ein zugelassener Shake, wenn Sie Plan 2 befolgen
6. TAG	1 Portion Eiweiß 1 Portion Fett 1 Portion Obst	1 Portion Eiweiß 2 Portionen Gemüse 1 Portion Fett	1 Portion Eiweiß 2 Portionen Gemüse 1 Portion Fett	Knochenbrühe*
7. TAG	1 Portion Eiweiß 1 Portion Fett 1 Portion Obst	1 Portion Eiweiß 2 Portionen Gemüse 1 Portion Fett	1 Portion Eiweiß 2 Portionen Gemüse 1 Portion Fett	Knochenbrühe*

*Wenn Sie sich müde oder schwach fühlen oder mehr Energie brauchen, sind täglich bis zu 500 ml Knochenbrühe als Zwischenmahlzeit erlaubt.

WICHTIG! KOMMEN WIR NUN ZU DEN PORTIONEN

Eine wichtige Sache muss unbedingt noch erwähnt werden, bevor Sie mit Ihrer Diät beginnen: die »Portionskontrolle«.

In Kapitel 2 habe ich angekündigt, dass Sie keine Kalorien, Kohlenhydrate oder Fett pro Gramm zählen müssen. Die Mahlzeiten auf diese Weise abzumessen, ist nicht nur unnatürlich, es verdirbt auch den Spaß am Essen (und ich glaube fest daran, dass Essen Spaß machen sollte!). Abgesehen davon scheitert praktisch jeder, der auf diese Weise abzunehmen versucht.

Ich möchte stattdessen, dass Sie natürlich essen – jetzt und für den Rest Ihres Lebens. Ich möchte, dass Sie klug mit den Bedürfnissen Ihres Körpers umgehen und die Portionen instinktiv wählen, genau wie es die Menschen vor Millionen von Jahren getan haben.

Um dies allerdings in die Tat umsetzen zu können, müssen Sie wissen, was eine natürliche Portionsgröße ist. Hierbei handelt es sich im Grunde genommen um ein angeborenes Wissen, weshalb Babys und Kinder auch selten zu viel essen, wenn sie echte natürliche Nahrungsmittel bekommen. Wenn man aber an die Portionen in Restaurants gewöhnt ist – die typischerweise zwei- oder dreimal so groß sind wie der eigentliche Bedarf – hat man vermutlich Schwierigkeiten, instinktiv einzuschätzen, wie viel Nahrung der eigene Körper wirklich benötigt.

Glücklicherweise gibt es eine einfache Methode, die Portionen »mental zu messen«. Sie brauchen dafür keine Waage und auch keinen Taschenrechner. Auf den folgenden Seiten gebe ich Ihnen eine praktische Tabelle an die Hand, mit der Sie die Portionen bemessen können, sowie einen Auf-einen-Blick-Menüplan, mit dem man sehr einfach berechnen kann, wie viele Portionen jeder Nahrungsmittelgruppe von der »grünen« Liste in jede Mahlzeit gehören.

Für einen Gesamtüberblick besuchen Sie mein »Bone Broth Diet Quick Plate« auf meiner Website bonebrothdietbook.com/resources (auf Englisch).

TIPPS ZUR PROBLEMBEHANDLUNG

Die Knochenbrühe-Diät ist einfach durchzuführen und erste Erfolge sollten nicht lange auf sich warten lassen, aber hin und wieder kann das ein oder andere Problem auftauchen. Hier sind einige Tipps, wie man diese Probleme leicht lösen kann.

Problem Nr. 1 »Ich habe Hunger!«

Diese Diät versorgt Sie mit allen erforderlichen Kalorien und ausreichend Energie. Es gibt allerdings zwei Gründe, warum Sie Heißhunger auf zusätzliche Nahrung haben könnten.

Der erste ist die in Kapitel 2 erwähnte Low-Carb-Grippe. (Vergewissern Sie sich, dass Sie diesen Abschnitt gelesen haben, weil er wirklich wichtig ist. Sollten Sie ihn ausgelassen haben, lesen Sie ihn bitte jetzt.) Der Zeitpunkt und die Symptome zeigen an, ob man die Low-Carb-Grippe hat. Sie beginnt typischerweise zwischen dem 2. und dem 7. Tag der Diät und hält 3 bis 7 Tage an. Wie bereits erwähnt macht diese Grippe müde und übellaunig, man fühlt sich überdreht und merkwürdig.

Falls die Low-Carb-Grippe Sie hungrig macht, ist die Lösung eine kleine Menge zusätzliches Fett. Essen Sie eine Handvoll ungesüßte Kokoschips, einige Oliven (die Salzlake abgespült) oder eine halbe Avocado. Denken Sie immer daran, dass Sie dieses Stadium einfach nur überstehen müssen. Es wird nicht lange dauern.

Wenn Sie sich auch nach der Low-Carb-Grippe noch gelegentlich hungrig fühlen, benötigen Sie vielleicht einen kleinen zusätzlichen Energieschub. Ist dies der Fall, geben Sie einfach eine kleine Menge stärkehaltiges Gemüse (ich nenne es »Energie-Gemüse«) zu Ihrer nächsten Mahlzeit. Zum Beispiel eine halbe Süßkartoffel oder etwas Yambohnenwurzel. Die Yambohnenwurzel gehört zu meinen Favoriten, weil sie reich an löslichen Ballaststoffen ist, die die Darmflora nähren und das Mikrobiom gesund erhalten.

Problem Nr. 2 »Ich nehme nicht ab!«

Nachdem Sie die Knochenbrühe-Diät einige Tage lang eingehalten haben, sollte Ihr Körper den Zustand der Ketose erreicht haben und sich in eine richtige Fettverbrennungsmaschine verwandelt haben.

Hin und wieder teilt mir ein Patient jedoch mit, dass von Magie noch nichts zu spüren ist. Dann gehe ich auf die Suche nach der Ursache. Fast immer ist es möglich, das Problem auf eine von sieben Ursachen einzugrenzen.

Falls Ihre Pfunde noch nicht schmelzen, finden Sie hier sieben Schritte zur Problembehandlung. Fragen Sie sich, ob einer der folgenden Punkte auf Sie zutrifft.

- *Essen Sie zu viel Obst?* Obst ist reich an Fruktose und gesund, aber zu viel davon kann die Insulinabteilung durcheinanderbringen. Nicht vergessen: Eine gute Portionsgröße ist eine Handvoll Beeren oder klein geschnittenes Obst oder die Hälfte einer größeren Frucht, zum Beispiel einer Grapefruit oder eines großen Apfels.

- *Essen Sie zu viele Nüsse?* Nüsse stehen auf der »grünen« Liste, aber sie sollten nur in Maßen verzehrt werden. Beschränken Sie sich auf eine Handvoll.

- *Haben Sie noch Nahrungsmittel von der »roten« Liste in Ihrer Küche?* Bewahren Sie keine Chips, Kekse oder anderes kohlenhydratreiches Zeugs in Ihrem Vorratsschrank oder Kühlschrank auf, wo sie Sie in Versuchung führen können. Verschenken Sie sie oder, noch besser, werfen Sie sie weg.

- *Verzichten Sie auf Fett?* Ich kann es nur immer wieder betonen: Die richtigen Mengen Fett in der Ernährung helfen beim Abnehmen. Probieren Sie es und Sie werden staunen.

- *Essen Sie zu viel gesundes Fett?* Wenn Sie sich an die oben aufgelisteten Maßangaben halten, kann nichts schiefgehen.

- *Bemessen Sie Ihre anderen Nahrungsmittel nicht richtig?* Behalten Sie das Bild der Portionen auf Ihrem Teller im Hinterkopf. Essen Sie nicht zu viel Eiweiß und zu wenig stärkefreies Gemüse.

- *Haben Sie Schwierigkeiten loszulassen?* Klammert man sich an das eine Gericht oder den einen Drink, auf die man nur schwer verzichten kann, verlässt der Körper den Zustand der Ketose und vereitelt jede Bemühung abzunehmen. Nicht vergessen: Seien Sie kompromisslos.

GENUG VON ALLEM ...

Sie werden überrascht sein, wie gut Sie sich fühlen werden, wenn Sie sich auf diese Weise ernähren. Dies ist die gesündeste und annehmlichste Art der Reinigung, die es gibt. Der Trick dabei ist allerdings, immer darauf zu achten, die wichtigsten Grundlagen der Diät zu beachten – jede Mahlzeit muss Eiweiß, Gemüse und ein gesundes Fett enthalten. Nimmt man hier eine Abkürzung, fühlt man sich unzufrieden und verlässt die »Zone«. Der Verzehr von Fett ist hier eine echte Schutzmaßnahme. Essen Sie zu wenig Fett, werden Sie den Unterschied bald spüren.

Sobald Sie Ihre Probleme erkannt haben, können Sie sie beheben – und dann sollten Sie Geduld haben und darauf vertrauen, dass Ihr Körper tut, was er tun muss. Wenn Sie Ihre Ernährung sorgfältig planen, wird die Magie nicht lange auf sich warten lassen!

Eine gesunde Ernährung bedeutet nicht, dass Sie zu einem Eremiten werden müssen. Eine gesunde Lebensweise ist kein Hindernis, sich weiter mit anderen zu treffen und Freundschaften zu festigen. Lesen Sie hierzu mein »Dinner Party Pitch« auf meiner Website bonebrothdietbook.com/resources (auf Englisch).

EINIGE FREUNDLICHE WORTE ZU »MOGELEIEN«

Wie bereits in Kapitel 2 erwähnt, möchte ich nicht, dass Sie sich wie ein Versager fühlen, wenn Sie mogeln. Wenn Sie sagen: »Ist mir egal, Dr. Petrucci, ich werde mir jetzt einen Teller Haferflocken gönnen«, oder Sie können einem Teller Spaghetti, einer Portion Eiscreme oder einem Scotch mit Soda nicht widerstehen – dann ist das völlig in Ordnung. Ich bin nicht die Diät-Polizei ... und bin selbst manchmal wunderbar unvollkommen.

Aber dies sind die Fakten: Ich habe versprochen, Ihren Körper in eine natürliche Fettverbrennungsmaschine zu verwandeln und Ihnen dabei zu helfen, Ihre Pfunde in 21 Tagen zum Schmelzen zu bringen und Ihre Falten zu glätten. Um dieses Versprechen einhalten zu können, muss ich Sie bitten, so wenige Kohlenhydrate wie möglich zu sich zu nehmen.

Wenn Sie während der 21-Tage-Diät zu irgendeinem Zeitpunkt auch nur einmal mogeln, verlässt Ihr Körper sofort den Zustand der Ketose. Und das bedeutet im Hinblick auf den Stoffwechsel, dass Sie wieder am Nullpunkt anfangen. Der Körper wird wieder Glukose zur Energiegewinnung verbrennen und es wird einige Zeit dauern, bis er zur effizienten Fettverbrennung zurückkehren kann. Aber das ist noch nicht alles. Der Entzündungskreislauf geht weiter wie bisher, der Darm wird nicht saniert und der Blutzuckerspiegel nicht ins Gleichgewicht gebracht. Und ich möchte, dass Sie genau das erreichen.

Denken Sie also daran, was ich bereits gesagt habe: Machen Sie sich keine Vorwürfe, wenn Sie schwach werden. Fangen Sie einfach wieder von vorne an. Einige meiner Patienten erleben solche Ausrutscher zwei- oder dreimal, bevor sie die drei Wochen ohne zu mogeln überstehen. Sie sind immer überrascht, wenn ich dann sage: »Nicht so schlimm, kein Problem.« Ich weiß eben aus Erfahrung, dass sie es schaffen werden!

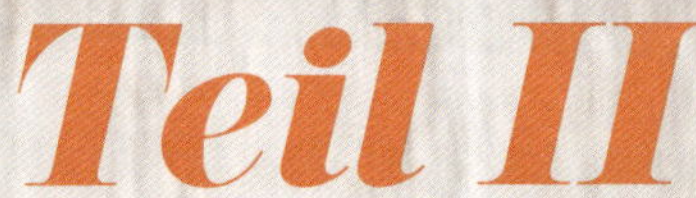

Teil II

Rezepte, Menüpläne und Tipps für das Kochen auf Vorrat

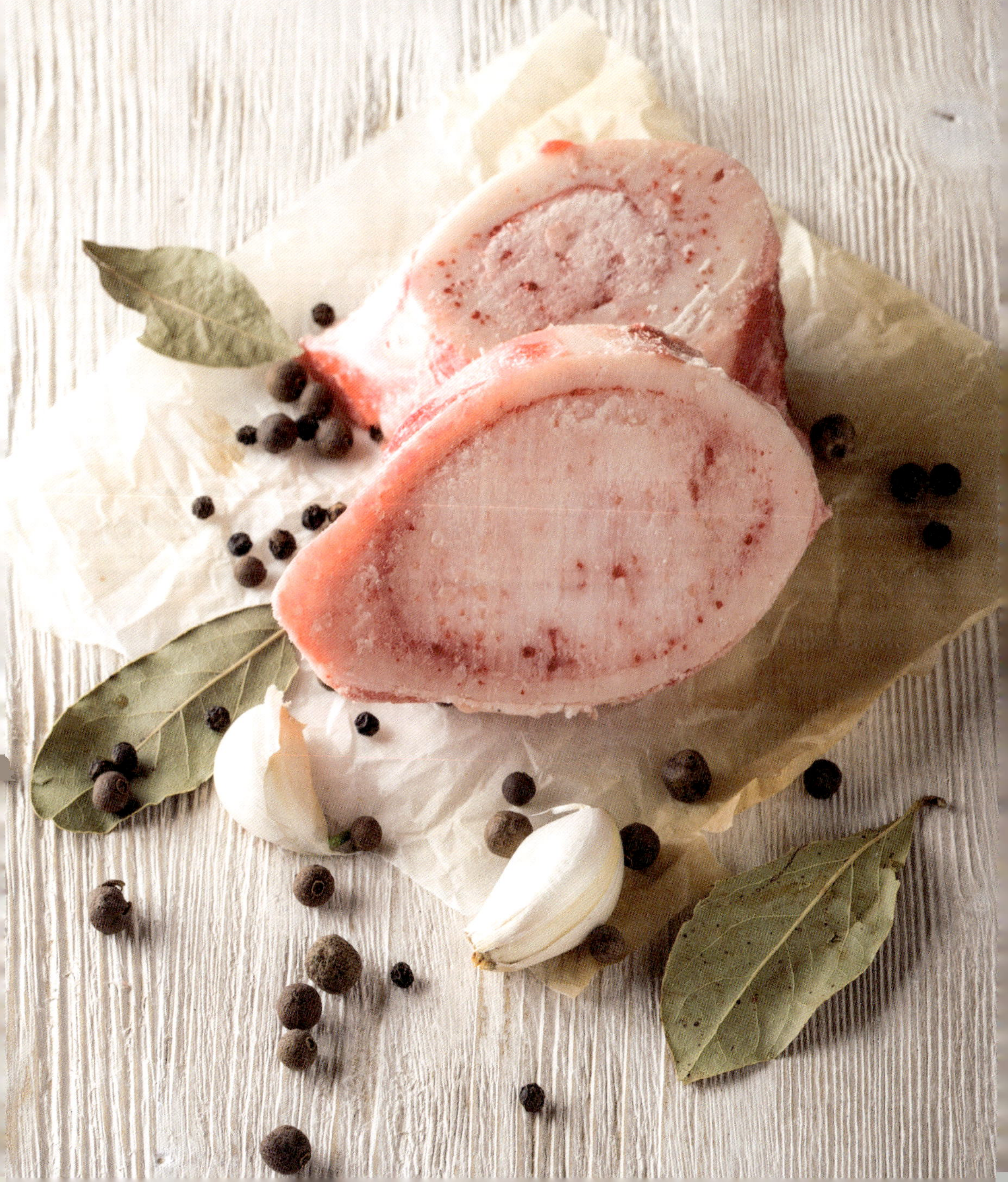

KAPITEL 5

NEUN FANTASTISCHE REZEPTE FÜR FEINE KNOCHENBRÜHE

(Plus 15 Zwischenmahlzeiten für Kurzfastentage)

Es liegt auf der Hand, dass Sie für die Vorbereitung auf die Knochenbrühe-Diät einen guten Vorrat an Knochenbrühe benötigen. Wer in der Großstadt lebt und viel Geld zur Verfügung hat, kann seine Brühe einfach in einem schicken Restaurant kaufen. Aber die Zubereitung von Knochenbrühe ist so einfach, dass ich dazu rate, sie einfach selbst zu kochen.

In diesem Kapitel finden Sie neben vier Grundrezepten für Knochenbrühe auch fünf Rezepte für Gourmet-Brühen, die es mit jeder Brühe aus den besten Restaurants aufnehmen können. All diese Brühen zeichnen sich nicht nur durch ihre Nährstoffdichte aus, sondern schmecken auch unglaublich gut. (Und Sie müssen nicht sündhaft viel Geld dafür ausgeben.)

An den Kurzfastentagen können Sie die Version wählen, die Ihnen am besten schmeckt. Trotzdem rate ich Ihnen, mehrere unterschiedliche Rezepte auszuprobieren. Auf diese Weise sorgen Sie dafür, dass Brühe für Ihren Gaumen nicht langweilig wird, und Sie spendieren Ihrem Körper eine größere Bandbreite von Nährstoffen.

Und da wir gerade über Geschmack und Ernährung sprechen, sollten wir auch über die wichtigste Zutat der Knochenbrühe reden: die Knochen. Die Grundlage jeder köstlichen und nahrhaften Brühe sind die Knochen. Nachfolgend gebe ich Ihnen einige Tipps, welche Knochen die beste Brühe ergeben und wo man diese Knochen finden kann.

STELLEN SIE SICH GUT MIT IHREM METZGER

Ich werde immer wieder gefragt, wie man die besten Knochen für Knochenbrühe auswählt. Das ist wirklich sehr einfach, und dieser Leitfaden soll Sie bei der Auswahl unterstützen.

Das Wichtigste ist, sich mit seinem Metzger anzufreunden. Mein Team kocht und testet permanent neue Gerichte, und mein Metzger ist eine fantastische Quelle für die Knochen, die ich gerade brauche. Er ist gerne bereit, etwas Besonderes für mich zu bestellen, wenn er es nicht auf Lager hat.

Beim Kauf von Knochen sollten Sie möglichst darauf achten, dass diese von grasgefütterten Tieren aus Weidehaltung stammen und dass es sich um Bio-Ware handelt. Diese Knochen sind nährstoffdichter und stammen von gesünderen Tieren, die in einer möglichst schadstoffarmen Umgebung gehalten wurden. Wählen Sie Knochen mit viel Knorpelgewebe, weil das Kollagen in den Knorpeln bei langsamer Erwärmung zu Gelatine wird, einem Nährstoff, dem eine starke Heilkraft und Anti-Aging-Eigenschaften zugeschrieben werden. (Gelatine ist das bereits erwähnte »natürliche Botox«, Sie sollten sich also eine großzügige Portion davon gönnen).

Die besten Rinderknochen sind Knöchel, Gelenke, Füße und Markknochen. Falls Ihr Metzger keine Knöchel oder Gelenke vorrätig hat, sollte er in der Lage dazu sein, diese Knochen für Sie zu bestellen. Ein Kalbs- oder Rinderfuß enthält viel Mark. Auch Nackenknochen, die in der Fleischauslage häufig beim Rindfleisch zu finden sind, eignen sich hervorragend. Einen Schweinefuß, der besonders viel Mark enthält, kann man zu jeder Brühe hinzugeben, ohne den Geschmack zu beeinträchtigen. Ich verwende auch gern fleischige Knochen für meine Brühen, weil sie ihnen sehr viel Aroma verleihen. Auch Ochsenschwanz, Beinscheibe und Leiterstück sind perfekt für eine Brühe geeignet.

Für eine Hühner- oder Putenknochenbrühe nimmt man die gesamte Karkasse, also das Knochengerüst, sowie die Hälse, den Rücken und die Füße. Auch hier sollte Ihr Metzger Ihnen diese preiswerten Teilstücke besorgen können. Hühnerfüße sind die beste Gelatinequelle, aber es ist möglich, dass auch sie bestellt werden müssen. Genau wie bei der Rinderbrühe kann auch hier ein Schweinefuß für zusätzliche Gelatine hinzugegeben werden. Für ein volleres Aroma gebe ich immer ein ganzes Suppenhuhn und einige zusätzliche Hühnerbeine, -schenkel oder -flügel in die Brühe.

Für Fischbrühe fragen Sie Ihren Fischhändler nach Karkassen von Weißfischen mit

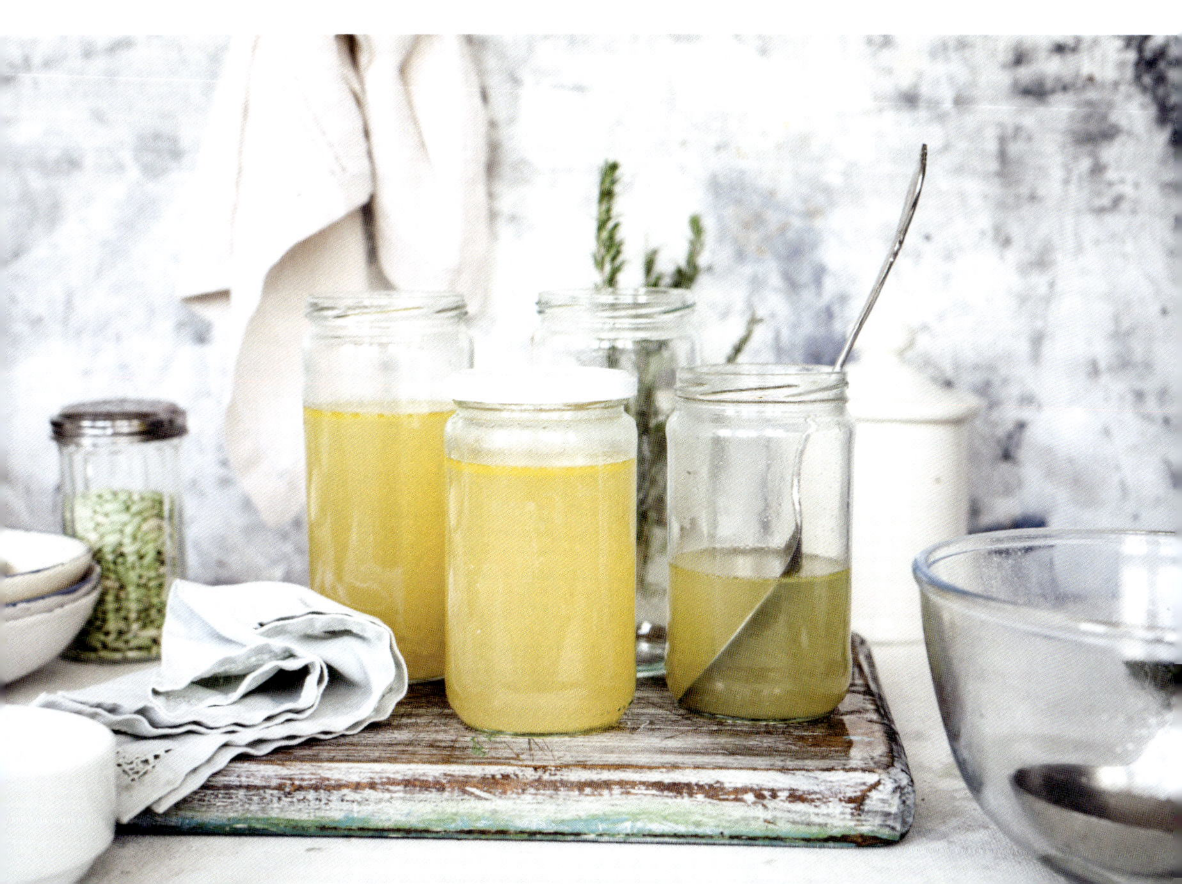

geringem Fettgehalt. Also keinen Lachs oder Thunfisch. Besser sind fettarme Weißfische wie Heilbutt, Steinbutt, Buntbarsch, Kabeljau oder Rotbarsch. Da in guten Fischgeschäften die ganzen Fische häufig vor Ort filetiert werden und die Karkassen dann im Müll landen, ist man dort vielleicht bereit, diese für Sie aufzubewahren.

Auch Fischköpfe können für eine Fischbrühe verwendet werden. Ich weiß, dass sie nicht besonders hübsch sind, aber sie enthalten eine Menge Gelatine. Und Garnelenschalen verleihen einer Fischbrühe einen aromatischen Extrakick. Da Fischknochen sehr viel weicher und feiner sind als Rinder- oder Geflügelknochen, zerfallen sie schneller, wenn sie gekocht werden. Man muss also darauf achten, die Brühe nicht zu lange zu kochen.

Man kann Geld sparen, wenn man im Laufe der Woche die bei Mahlzeiten übriggebliebenen Knochen einfriert und dann verwendet, wenn sie gebraucht werden. Da es aber einige Zeit dauert, bis der Vorrat an »guten« Knochen groß genug ist, sollte man anfangs die Knochen lieber frisch kaufen.

EINIGE KOCHTIPPS

Knochenbrühe ist denkbar einfach zuzubereiten. Aber es gibt einige Dinge, die Sie wissen sollten, wenn Sie noch nie Knochenbrühe gekocht haben.

Zunächst sollte die fertige Brühe in gekühltem Zustand so gallertartig werden wie Gelatine. Die folgenden Punkte sollten beachtet werden, falls Ihre Brühe in gekühltem Zustand nicht gallertartig ist.

- *Haben Sie die richtigen Knochen gewählt?* Die Knochen müssen viel Knorpelgewebe enthalten, weil das Kollagen in den Knorpeln während des Kochens zu Gelatine »schmilzt«. Wenn Sie nicht die von mir weiter oben aufgelisteten Knochen verwenden, werden Sie kein zufriedenstellendes Ergebnis erzielen.

  Die leichteste Art, die Brühe mit mehr Gelatine anzureichern, ist die Verwendung von Schweinefüßen. Wenn man sie einmal verwendet hat, überwindet man die anfängliche Scheu. Ganz bestimmt!

- *Haben Sie zu viel Wasser verwendet?* Fügt man der Brühe zu viel Wasser hinzu, kann sie leicht zu dünn werden. Bei der Zubereitung von Knochenbrühe müssen die Zutaten im Topf nur gerade eben bedeckt sein.

- *Haben Sie die Brühe gekocht?* Die Brühe darf nur leise köcheln und kaum sprudeln. Außerdem sollten Sie auf die richtige Größe der Kochplatte für den Topf achten. Obwohl ich einen riesigen Suppentopf für meine Brühe verwende, stelle ich ihn auf die kleinste Kochplatte auf niedrigster Stufe. Falls Ihre Kochplatten für die Größe Ihres Topfes zu heiß werden, sollten Sie einen Schongarer oder einen größeren Topf verwenden (dann kann auch eine größere Portion zubereitet werden), einen Topf mit schwererem Boden kaufen oder den Deckel nicht oder nur halb auflegen.

- *Haben Sie die Brühe zu lange oder zu kurz gekocht?* Halten Sie sich an die Zeitangaben in den einzelnen Rezepten. Rindfleisch hat die längste und Fisch die kürzeste Garzeit.

Beachten Sie außerdem, dass der Essig in diesen Rezepten eine wichtige Rolle spielt: Er trägt dazu bei, die maximale Menge an Nährstoffen aus den Knochen herauszulösen. Man schmeckt den Esssig aus der fertigen Brühe überhaupt nicht heraus, deswegen sollten Sie nicht sparsam damit umgehen.

Wenn man die grundlegenden Schritte der Zubereitung von Knochenbrühe gut beherrscht, ist es in Ordnung (und macht Spaß) zu experimentieren. Probieren Sie verschiedene Kräuter und Gewürze aus und lassen Sie Ihrer Kreativität freien Lauf. Thymian schmeckt vor allem in Hühner- oder Putenbrühe ausgezeichnet und auch Knoblauch ist eine leckere Zutat. Es ist ratsam, eine neue Gewürzkombination in einem Becher mit Brühe zu testen, bevor man diese in die ganze Brühe gibt. Ein wirklich wichtiger Tipp ist, nicht die gesamte Portion zu salzen, da man die Brühe vermutlich für unterschiedliche Rezepte verwenden möchte. Salzen Sie stattdessen nur die Brühe, die gerade verzehrt werden soll.

Wenn Ihr Schongarer klein ist (2 Liter oder weniger), können Sie die in den Rezepten angegebenen Mengen reduzieren. (Die angegebenen Mengen müssen nicht exakt abgemessen werden, wenn man Knochenbrühe zubereitet.) Es ist jedoch einfacher, auf dem Herd einen großen Topf oder Suppentopf zu verwenden.

Jetzt müssen wir noch ein wenig über die Knochen reden.

Die Menge der Knochen hängt von der Größe des verwendeten Schongarers oder Suppentopfs ab. Die Knochen sollen den Topf fast bis zum Rand füllen, sodass man sie kaum noch mit Wasser bedecken kann. Geben Sie auch übriggebliebene Knochen in die Brühe.

Es ist schwierig, beim Metzger Hühner- oder Putenknochen zu bekommen, meistens sind vermutlich nur Rücken oder Hälse im Angebot, die aber auch eine ausgezeichnete Knochenbrühe ergeben.

Wenn Sie Hühnerfüße verwenden, müssen Sie die gelbe Außenhaut entfernen, falls der Metzger das nicht schon für Sie erledigt hat. Dafür die Füße 10 bis 20 Sekunden in kochendes Wasser tauchen, dann lässt sich die Haut leicht lösen. Werden sie länger gekocht, ist es fast unmöglich, die Haut abzulösen, weil sie zäh wie Gummi wird. Wenn Sie die Hühnerfüße einfrieren, sollte die Haut vorher entfernt werden. Ob Sie die Krallen abschneiden oder nicht, bleibt Ihnen überlassen.

Da Rinderfüße besonders reich sind an Knorpelgewebe, sollten sie in die Knochenbrühe gegeben werden, wann immer man sie bekommen kann. Ist kein Rinderfuß verfügbar und wird stattdessen ein Schweinefuß verwendet, ändert das nichts am Geschmack. Wenn Sie kein Schweinefleisch essen, sollten Sie darauf achten, eine große Menge Rinderknöchel und -gelenke in die Rinderbrühe zu geben.

Fleischknochen verleihen der Rinderbrühe ein gutes Aroma, gehen Sie also nicht zu sparsam damit um. Nach Belieben können die Fleischknochen bei 180 °C im Backofen geröstet werden, bevor sie in die Brühe gegeben werden.

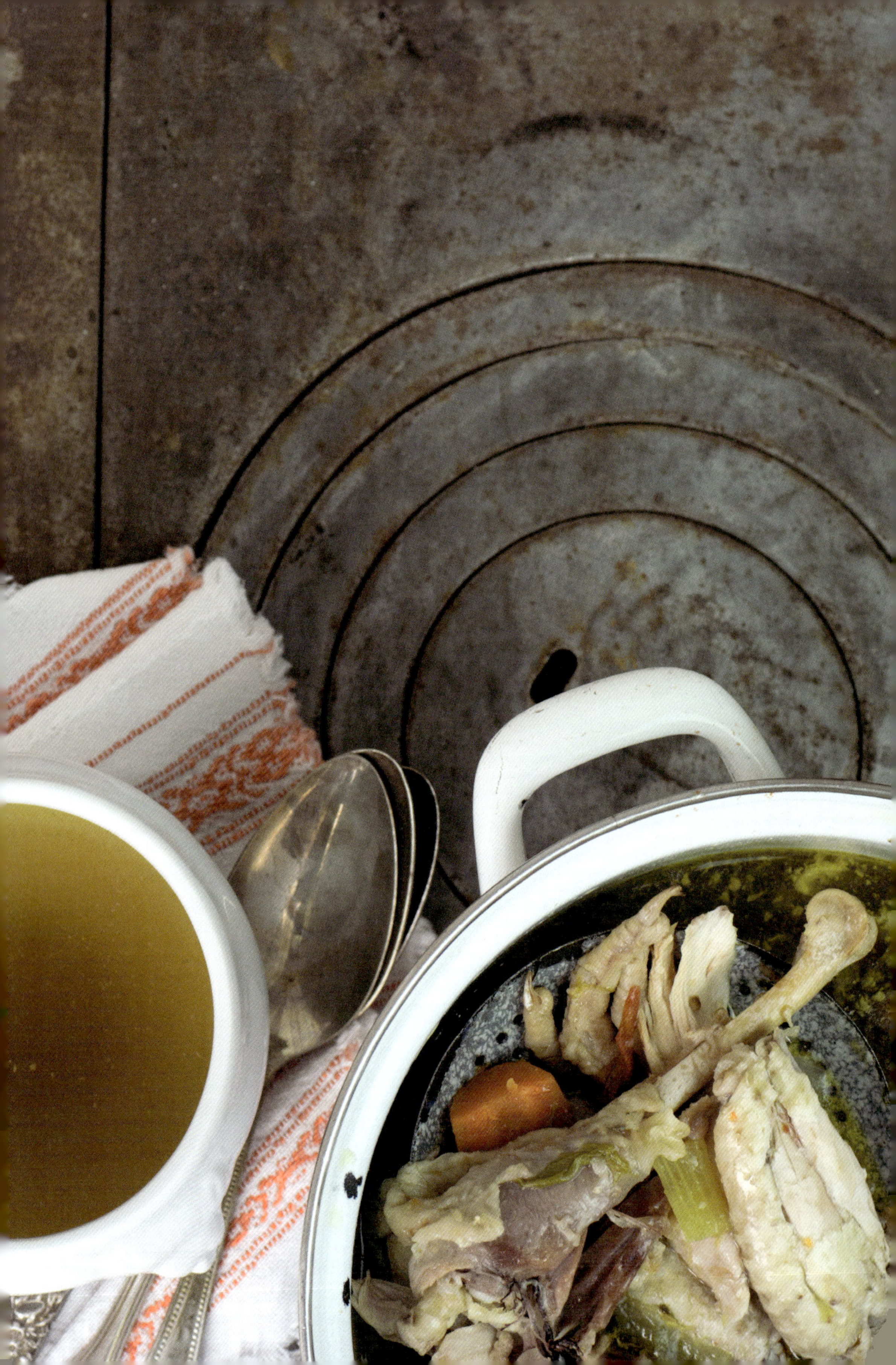

Hühnerknochenbrühe

VORBEREITUNGSZEIT: 15 MINUTEN | GARZEIT: 4–6 STUNDEN
ERGIBT: DIE MENGE IST ABHÄNGIG VON DER GRÖSSE DES TOPFES. DIESE ZUTATEN SIND AUSREICHEND FÜR 4,5 LITER BRÜHE

- 1,5 Kilo oder mehr rohe Hühnerknochen/Karkassen (von 3–4 Hühnern)
- 6–8 Hühnerfüße oder 1 Schweinefuß
- 1 ganzes Suppenhuhn und zusätzlich 4–6 Beine, Schenkel oder Flügel
- 60–125 ml Apfelessig, je nach Größe des Topfes
- Gefiltertes Wasser, um die Knochen und das Fleisch im Topf gerade eben zu bedecken
- 2–4 Karotten, abgebürstet und grob zerkleinert
- 3–4 Stangen Bio-Staudensellerie, auch die grünen Blätter, grob zerkleinert
- 1 Zwiebel, in große Stücke geschnitten
- 1 Tomate, in Spalten geschnitten (nach Belieben)
- 1–2 ganze Gewürznelken
- 2 TL Pfefferkörner
- 1 Bund Petersilie

Alle Knochen in einen Schongarer oder einen großen Suppentopf geben. Den Essig und so viel gefiltertes Wasser zugießen, dass alles etwa 2,5 cm hoch bedeckt ist. Den Deckel auflegen.

Das Wasser auf mittlerer Stufe zum Köcheln bringen. An die Oberfläche steigende Trübstoffe vorsichtig mit einem Schaumlöffel abschöpfen. Wird die Brühe in einem Schongarer zubereitet, sollte mit dem Abschöpfen etwa 2 Stunden gewartet werden, bis das Wasser warm ist. Fahren Sie aber mit dem nächsten Schritt fort.

Die Karotten, den Staudensellerie, die Zwiebel, die Tomate (falls verwendet), die Gewürznelken und die Pfefferkörner hinzufügen und die Hitzezufuhr auf eine niedrige Stufe reduzieren. Die Brühe sollte nur gerade eben leise köcheln. Während der ersten 2 Stunden hin und wieder die Trübstoffe abschöpfen. Mindestens 4 Stunden oder aber bis zu 6 Stunden köcheln lassen und bei Bedarf Wasser zugießen, damit die Knochen immer bedeckt sind. Die Petersilie in der letzten Stunde zugeben. (Vermutlich muss während des Garprozesses Wasser zugefügt werden.)

Wenn die Brühe fertig ist, den Schongarer ausschalten oder den Topf von der Kochstelle nehmen. Mit einer Zange oder einem großen Schaumlöffel alle Knochen und das Fleisch herausnehmen. Das Fleisch für ein anderes Gericht aufbewahren. Die Brühe durch ein feines Sieb gießen und die Feststoffe wegwerfen.

Abkühlen lassen und innerhalb 1 Stunde in den Kühlschrank stellen. Falls gewünscht, kann das Fett problemlos abgeschöpft werden, sobald die Brühe kalt ist. Die gekühlte Brühe sollte eine stark gallertartige Konsistenz haben. Die Brühe hält sich im Kühlschrank bis zu 5 Tage und im Gefrierschrank 3 Monate oder länger.

Rinderknochenbrühe

VORBEREITUNGSZEIT: 15 MINUTEN | GARZEIT: 12–24 STUNDEN
ERGIBT: DIE MENGE IST ABHÄNGIG VON DER GRÖSSE DES TOPFES. DIESE ZUTATEN SIND AUSREICHEND FÜR 4,5 LITER BRÜHE

1,8–2,3 kg Rinderknochen von grasgefütterten Tieren aus Weidehaltung, vorzugsweise Markknochen, Gelenke und Knöchel

1 Rinder- oder Schweinefuß

1,4 kg Fleischknochen wie Ochsenschwanz, Beinscheibe oder Rippenstücke

60–125 ml Apfelessig, je nach Größe des Topfes

Gefiltertes Wasser, um die Knochen und das Fleisch im Topf gerade eben zu bedecken

2–4 Karotten, abgebürstet und grob gehackt

2 Stangen Bio-Staudensellerie, auch die grünen Blätter, grob zerkleinert

1 Zwiebel, in große Stücke geschnitten

2 getrocknete Lorbeerblätter

1–2 ganze Gewürznelken

1 EL Pfefferkörner

Alle Knochen in einen Schongarer oder einen großen Suppentopf geben. Den Essig und so viel gefiltertes Wasser zugießen, dass alles etwa 2,5 cm hoch bedeckt ist. Den Deckel auflegen.

Das Wasser auf mittlerer Stufe zum Köcheln bringen. An die Oberfläche steigende Trübstoffe vorsichtig mit einem Schaumlöffel abschöpfen. Wird die Brühe in einem Schongarer zubereitet, sollte mit dem Abschöpfen etwa 2 Stunden gewartet werden, bis das Wasser warm ist. Fahren Sie aber mit dem nächsten Schritt fort.

Die Karotten, den Staudensellerie, die Zwiebel, die Lorbeerblätter, die Gewürznelken und die Pfefferkörner hinzufügen, die Hitze reduzieren und den Deckel auflegen. Die Brühe sollte nur gerade eben leise köcheln. Während der ersten 2 Stunden hin und wieder die Trübstoffe abschöpfen. Mindestens 12 Stunden oder aber bis zu 24 Stunden köcheln lassen und bei Bedarf Wasser zugießen, damit die Knochen immer bedeckt sind. (Vermutlich muss während des Garprozesses Wasser zugefügt werden.)

Wenn die Brühe fertig ist, den Schongarer ausschalten oder den Topf von der Kochstelle nehmen. Mit einer Zange oder einem großen Schaumlöffel alle Knochen und das Fleisch herausnehmen. Das Fleisch für ein anderes Gericht aufbewahren. Die Brühe durch ein feines Sieb gießen und die Feststoffe wegwerfen.

Abkühlen lassen und innerhalb 1 Stunde in den Kühlschrank stellen. Falls gewünscht, kann das Fett problemlos abgeschöpft werden, sobald die Brühe kalt ist. Die gekühlte Brühe sollte eine stark gallertartige Konsistenz haben. Die Brühe hält sich im Kühlschrank bis zu 5 Tage und im Gefrierschrank 3 Monate oder länger.

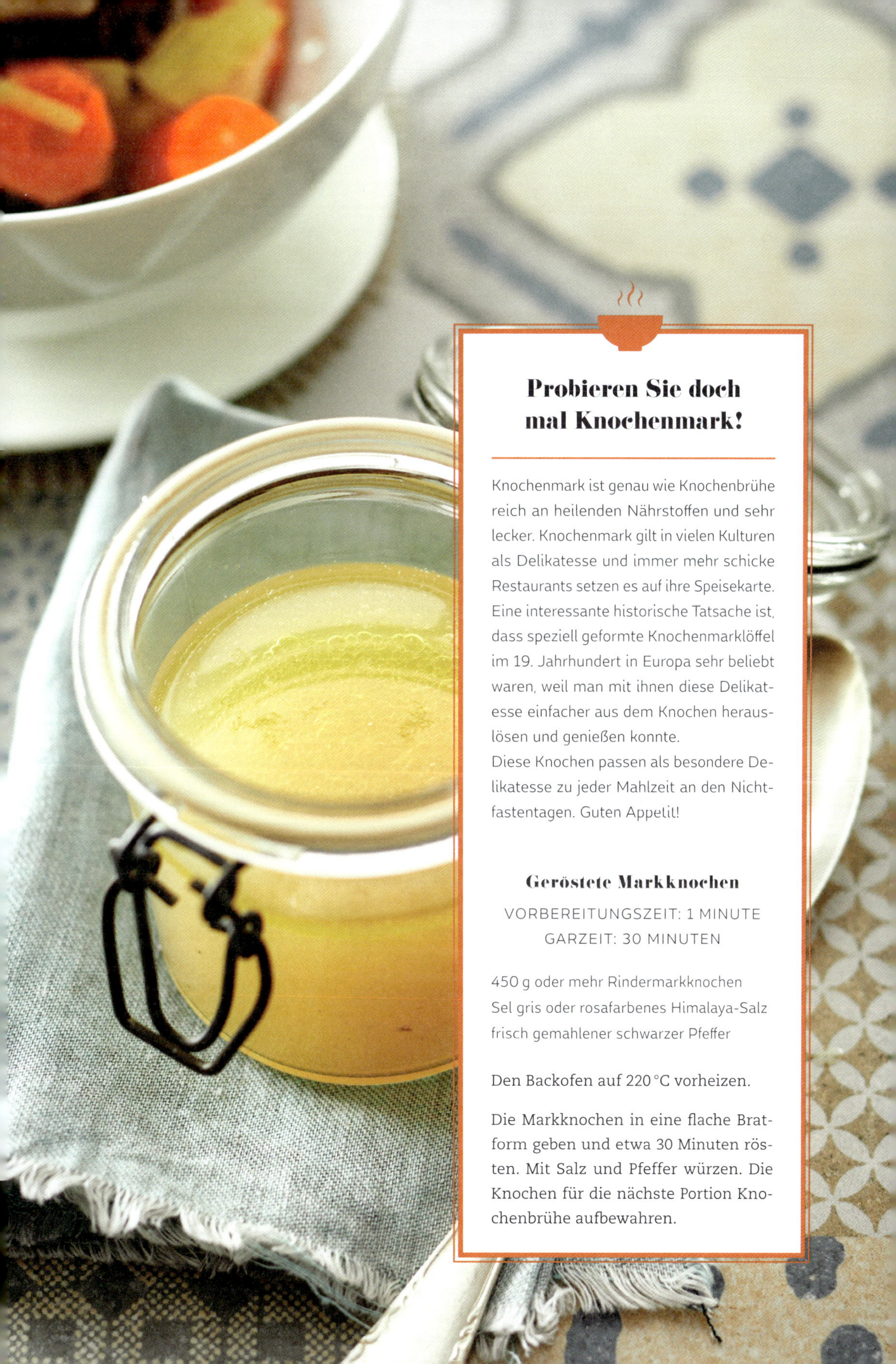

Probieren Sie doch mal Knochenmark!

Knochenmark ist genau wie Knochenbrühe reich an heilenden Nährstoffen und sehr lecker. Knochenmark gilt in vielen Kulturen als Delikatesse und immer mehr schicke Restaurants setzen es auf ihre Speisekarte. Eine interessante historische Tatsache ist, dass speziell geformte Knochenmarklöffel im 19. Jahrhundert in Europa sehr beliebt waren, weil man mit ihnen diese Delikatesse einfacher aus dem Knochen herauslösen und genießen konnte.

Diese Knochen passen als besondere Delikatesse zu jeder Mahlzeit an den Nichtfastentagen. Guten Appetit!

Geröstete Markknochen

VORBEREITUNGSZEIT: 1 MINUTE
GARZEIT: 30 MINUTEN

450 g oder mehr Rindermarkknochen
Sel gris oder rosafarbenes Himalaya-Salz
frisch gemahlener schwarzer Pfeffer

Den Backofen auf 220 °C vorheizen.

Die Markknochen in eine flache Bratform geben und etwa 30 Minuten rösten. Mit Salz und Pfeffer würzen. Die Knochen für die nächste Portion Knochenbrühe aufbewahren.

Putenknochenbrühe

VORBEREITUNGSZEIT: 15 MINUTEN | GARZEIT: 6–8 STUNDEN
ERGIBT: DIE MENGE IST ABHÄNGIG VON DER GRÖSSE DES TOPFES. DIESE ZUTATEN SIND AUSREICHEND FÜR 4,5 LITER BRÜHE

- 1,5 Kilo oder mehr rohe Putenknochen (für gewöhnlich sind Rücken und Hälse erhältlich)
- 6–8 Hühnerfüße oder 1 Schweinefuß
- 1,8–2,3 Kilo Putenschenkel oder -keulen
- 60–125 ml Apfelessig, je nach Größe des Topfes
- Gefiltertes Wasser, um die Knochen und das Fleisch im Topf gerade eben zu bedecken
- 2–4 Karotten, abgebürstet und grob zerkleinert
- 3–4 Stangen Bio-Staudensellerie, auch die grünen Blätter, grob zerkleinert
- 1 Zwiebel, in große Stücke geschnitten
- 1 Tomate, in Spalten geschnitten (nach Belieben)
- 1–2 ganze Gewürznelken
- 2 TL Pfefferkörner

Alle Knochen in einen Schongarer oder einen großen Suppentopf geben. Den Essig und so viel gefiltertes Wasser zugießen, dass alles etwa 2,5 cm hoch bedeckt ist. Den Deckel auflegen.

Das Wasser auf mittlerer Stufe zum Köcheln bringen. An die Oberfläche steigende Trübstoffe vorsichtig mit einem Schaumlöffel abschöpfen. Wird die Brühe in einem Schongarer zubereitet, sollte mit dem Abschöpfen etwa 2 Stunden gewartet werden, bis das Wasser warm ist. Fahren Sie aber mit dem nächsten Schritt fort.

Die Karotten, den Staudensellerie, die Zwiebel, die Tomate (falls verwendet), die Gewürznelken und die Pfefferkörner hinzufügen und die Hitzezufuhr auf eine niedrige Stufe reduzieren. Die Brühe sollte nur gerade eben leise köcheln. Während der ersten 2 Stunden hin und wieder die Trübstoffe abschöpfen. Mindestens 6 Stunden oder aber bis zu 8 Stunden köcheln lassen und bei Bedarf Wasser zugießen, damit die Knochen immer bedeckt sind. (Vermutlich muss während des Garprozesses Wasser zugefügt werden.)

Wenn die Brühe fertig ist, den Schongarer ausschalten oder den Topf von der Kochstelle nehmen. Mit einer Zange oder einem großen Schaumlöffel alle Knochen und das Fleisch herausnehmen. Das Fleisch für ein anderes Gericht aufbewahren. Die Brühe durch ein feines Sieb gießen und die Feststoffe wegwerfen.

Abkühlen lassen und innerhalb 1 Stunde in den Kühlschrank stellen. Falls gewünscht, kann das Fett problemlos abgeschöpft werden, sobald die Brühe kalt ist. Die gekühlte Brühe sollte eine stark gallertartige Konsistenz haben. Die Brühe hält sich im Kühlschrank bis zu 5 Tage und im Gefrierschrank 3 Monate oder länger.

Fischknochenbrühe

VORBEREITUNGSZEIT: 15 MINUTEN | GARZEIT: 1 STUNDE 15 MINUTEN
ERGIBT: DIE MENGE IST ABHÄNGIG VON DER GRÖSSE DES TOPFES. DIESE ZUTATEN SIND AUSREICHEND FÜR 4,5 LITER BRÜHE

2,3 bis 3,2 Kilo Fischkarkassen oder Köpfe von großen Weißfischen wie Heilbutt, Kabeljau, Rotbarsch, Steinbutt oder Buntbarsch (siehe Anmerkungen)

2 EL Ghee (geklärte Butter, siehe Seite 99)

1–2 Karotten, abgebürstet und grob zerkleinert

2 Stangen Bio-Staudensellerie, auch die grünen Blätter, grob zerkleinert

2 Zwiebeln, grob gehackt

Gefiltertes Wasser, um die Knochen im Topf gerade eben zu bedecken

1 Lorbeerblatt

1–2 ganze Gewürznelken

2 TL Pfefferkörner

1 EL von einem Kräutersträußchen oder 1 kleine Handvoll frische Petersilie und 4–5 Stängel frischer Thymian

Den Fisch waschen und die Kiemen entfernen, falls vorhanden.

Das Ghee in einem großen Suppentopf auf mittlerer bis niedriger Stufe zerlassen. Die Karotten, den Sellerie und die Zwiebeln zugeben und unter gelegentlichem Umrühren etwa 20 Minuten kochen.

Den Fisch und so viel gefiltertes Wasser zugießen, dass alles etwa 2,5 cm hoch bedeckt ist. Die Hitzezufuhr auf eine mittlere Stufe erhöhen und das Wasser gerade eben zum Köcheln bringen. An die Oberfläche steigende Trübstoffe vorsichtig mit einem Schaumlöffel abschöpfen. Das Lorbeerblatt, die Gewürznelken, die Pfefferkörner und den EL von dem Kräutersträußchen oder die Petersilie und den Thymian zugeben und die Hitzezufuhr auf eine niedrige Stufe reduzieren. Ohne Deckel oder mit halb aufgelegtem Deckel etwa 50 Minuten leise köcheln lassen. Falls erforderlich aufsteigende Trübstoffe weiterhin abschöpfen.

Wenn die Brühe fertig ist, den Topf von der Kochstelle nehmen. Mit einer Zange und/oder einem großen Schaumlöffel alle Knochen herausnehmen. Die Brühe durch ein feines Sieb gießen und die Feststoffe wegwerfen.

Die Suppe abkühlen lassen und in den Kühlschrank stellen. Falls gewünscht, kann das Fett problemlos abgeschöpft werden, sobald die Brühe kalt ist. Die gekühlte Brühe sollte eine stark gallertartige Konsistenz haben. Die Brühe hält sich im Kühlschrank bis zu 5 Tage und im Gefrierschrank 3 Monate oder länger.

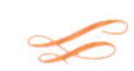

ANMERKUNGEN

- Hier ist Weißfisch gefragt, weil die Fischöle in Fettfisch wie Lachs beim Kochen ranzig werden.
- Die Knorpel in den Fischknochen werden sehr schnell zu Gelatine, deshalb ist es am besten, diese Brühe auf dem Herd zu kochen.

ANHÄNGERIN DER KNOCHENBRÜHE-DIÄT

Rosita und Rohit Lobo

Rosita: Alles war so viel leichter, weil wir die Diät als Paar gemacht haben ... Sie hat uns als Familie näher zusammengebracht ... Für mich ist es unglaublich wichtig, dass wir beim Abendessen gemeinsam am Tisch sitzen.
Rohit: Die Knochenbrühe-Diät ist keine Diät, sondern eine Entgiftung. Aber noch wichtiger ist, dass sie eine Entscheidung ist, wie man sein Leben gestalten möchte. Ich fühle mich viel gesünder ... Ich wollte mir selbst beweisen, dass ich nicht alkoholabhängig bin und habe nie auch nur das geringste Verlangen nach Alkohol verspürt. Ich hatte am 31. März Geburtstag. Wir gingen zu einer Party und da gab es Single Malt und auch sonst alles, was wir mögen, aber ich habe nur gesagt: »Einen frisch gepressten Limettensaft, bitte.«
Ich habe ungefähr sechs Kilo abgenommen.
Rosita: Und ich vier Kilo.

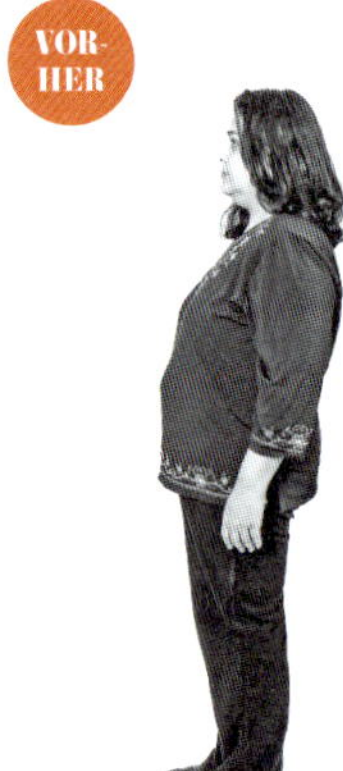

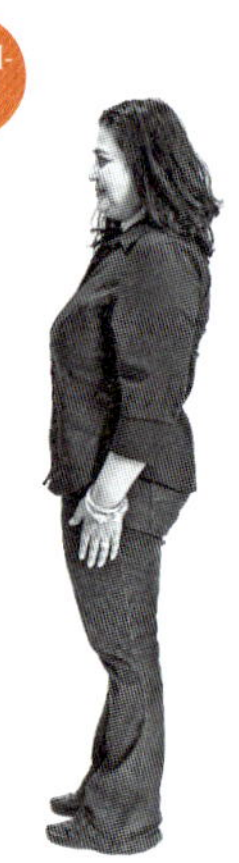

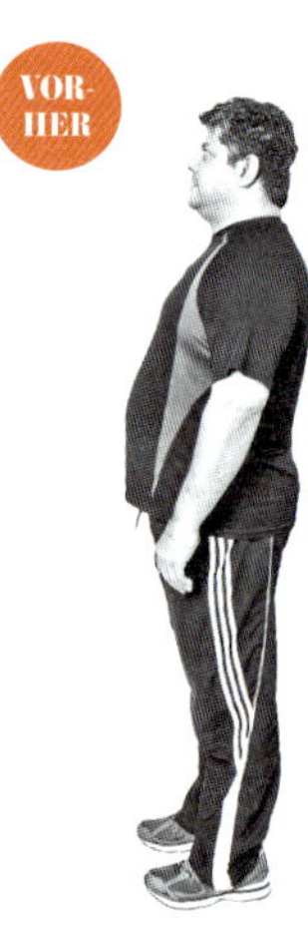

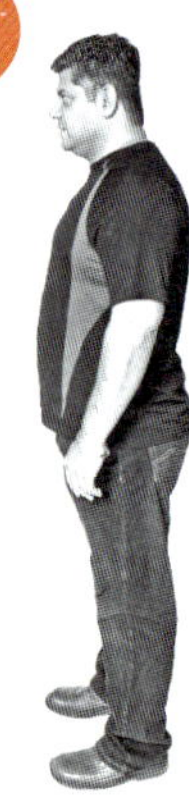

Festliche Putenknochenbrühe

VORBEREITUNGSZEIT: 5 MINUTEN | GARZEIT: 5–10 MINUTEN | ERGIBT: 1 LITER

1 l Putenknochenbrühe (Seite 84)

2 Stangen Staudensellerie, gewürfelt

1 Karotte, gewürfelt

1 kleine Knoblauchzehe, zerdrückt

¼–½ TL gemahlener Salbei oder Bell's Seasoning (siehe Anmerkung)

1 Gewürznelke

Sel gris oder rosafarbenes Himalaya-Salz

frisch gemahlener schwarzer Pfeffer

Die Brühe in einem Topf auf mittlerer Stufe erhitzen. Den Sellerie, die Karotte, den Knoblauch, den Salbei oder das Bell's Seasoning und die Gewürznelke zugeben. Die Hitze auf eine mittlere bis niedrige Stufe reduzieren und die Brühe 5 bis 10 Minuten gerade eben köcheln lassen.

Vor dem Verzehr den Knoblauch und die Gewürznelke herausnehmen und wegwerfen. Mit Salz und Pfeffer würzen und servieren.

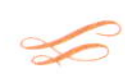

ANMERKUNGEN

- Bell's Seasoning ist eine salzfreie Mischung aus Gewürzen und Kräutern und enthält Rosmarin, Oregano, Salbei, Ingwer und Majoran. Kardamom: Ein weiteres wärmendes, thermogenes Gewürz, das den Stoffwechsel sowie die Fähigkeit des Körpers zur Fettverbrennung ankurbeln kann.

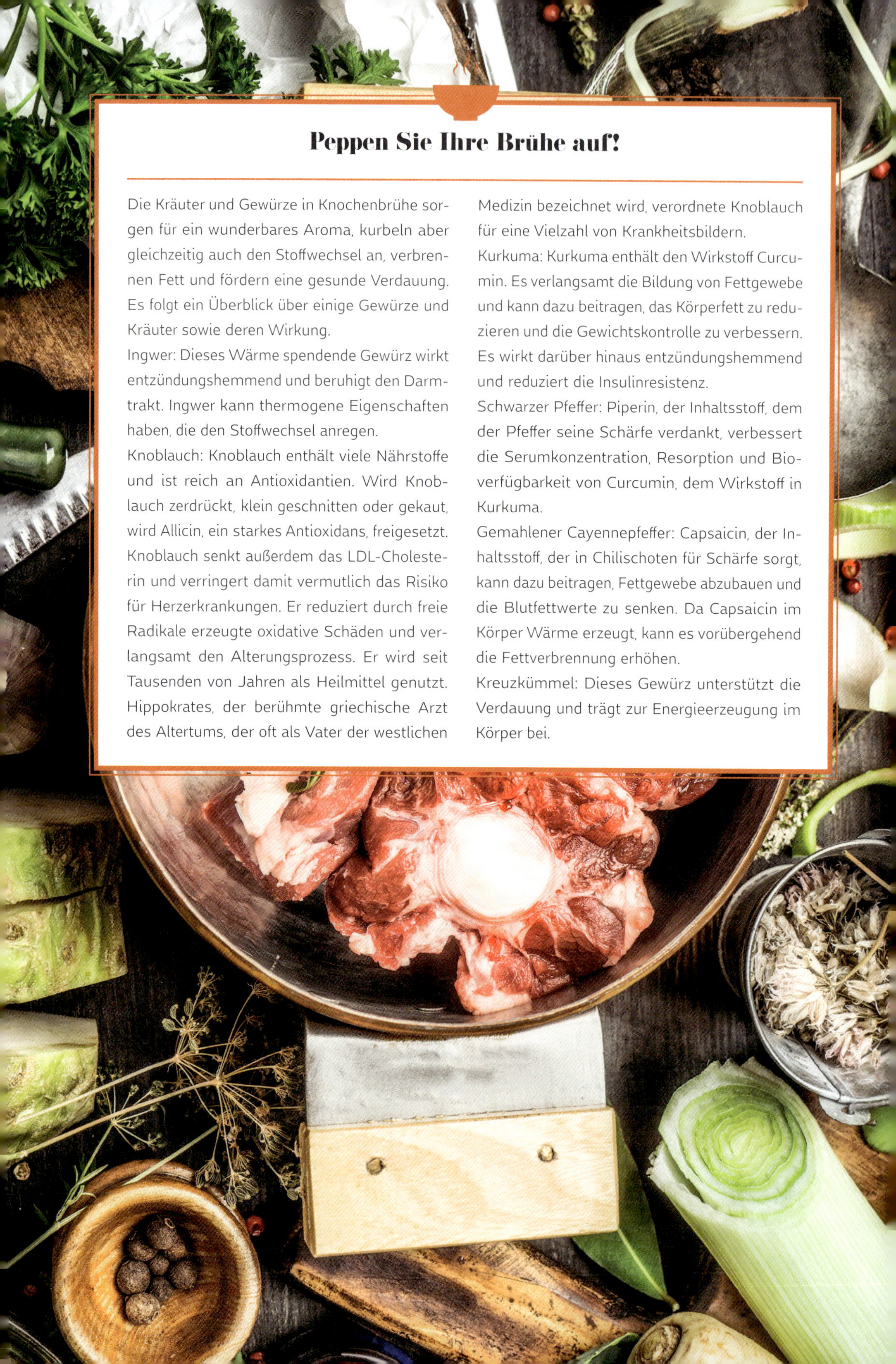

Peppen Sie Ihre Brühe auf!

Die Kräuter und Gewürze in Knochenbrühe sorgen für ein wunderbares Aroma, kurbeln aber gleichzeitig auch den Stoffwechsel an, verbrennen Fett und fördern eine gesunde Verdauung. Es folgt ein Überblick über einige Gewürze und Kräuter sowie deren Wirkung.

Ingwer: Dieses Wärme spendende Gewürz wirkt entzündungshemmend und beruhigt den Darmtrakt. Ingwer kann thermogene Eigenschaften haben, die den Stoffwechsel anregen.

Knoblauch: Knoblauch enthält viele Nährstoffe und ist reich an Antioxidantien. Wird Knoblauch zerdrückt, klein geschnitten oder gekaut, wird Allicin, ein starkes Antioxidans, freigesetzt. Knoblauch senkt außerdem das LDL-Cholesterin und verringert damit vermutlich das Risiko für Herzerkrankungen. Er reduziert durch freie Radikale erzeugte oxidative Schäden und verlangsamt den Alterungsprozess. Er wird seit Tausenden von Jahren als Heilmittel genutzt. Hippokrates, der berühmte griechische Arzt des Altertums, der oft als Vater der westlichen Medizin bezeichnet wird, verordnete Knoblauch für eine Vielzahl von Krankheitsbildern.

Kurkuma: Kurkuma enthält den Wirkstoff Curcumin. Es verlangsamt die Bildung von Fettgewebe und kann dazu beitragen, das Körperfett zu reduzieren und die Gewichtskontrolle zu verbessern. Es wirkt darüber hinaus entzündungshemmend und reduziert die Insulinresistenz.

Schwarzer Pfeffer: Piperin, der Inhaltsstoff, dem der Pfeffer seine Schärfe verdankt, verbessert die Serumkonzentration, Resorption und Bioverfügbarkeit von Curcumin, dem Wirkstoff in Kurkuma.

Gemahlener Cayennepfeffer: Capsaicin, der Inhaltsstoff, der in Chilischoten für Schärfe sorgt, kann dazu beitragen, Fettgewebe abzubauen und die Blutfettwerte zu senken. Da Capsaicin im Körper Wärme erzeugt, kann es vorübergehend die Fettverbrennung erhöhen.

Kreuzkümmel: Dieses Gewürz unterstützt die Verdauung und trägt zur Energieerzeugung im Körper bei.

Osteuropäische Rinderknochenbrühe

VORBEREITUNGSZEIT: 5 MINUTEN | GARZEIT: 5–10 MINUTEN | ERGIBT: 1 LITER

1 l Rinderknochenbrühe (Seite 82)

1 kleine Knoblauchzehe, zerdrückt

1 große Handvoll geraspelter Kohl

1 Stange Staudensellerie, gewürfelt

1 Lorbeerblatt

1 TL getrockneter Dill

1 Pfefferkorn

Sel gris oder rosafarbenes Himalaya-Salz

Die Brühe in einem Topf auf mittlerer Stufe erhitzen. Den Knoblauch, den Kohl, den Sellerie, das Lorbeerblatt, den Dill und das Pfefferkorn zugeben. Die Hitzezufuhr auf eine mittlere bis niedrige Stufe reduzieren und die Brühe 5 bis 10 Minuten gerade eben köcheln lassen, bis das Gemüse weich ist.

Das Lorbeerblatt, den Knoblauch und das Pfefferkorn herausnehmen und wegwerfen. Salzen und servieren.

Französische Zwiebel-Rinderknochenbrühe

VORBEREITUNGSZEIT: 5 MINUTEN | GARZEIT: 5–10 MINUTEN | ERGIBT: 1 LITER

1 l Rinderknochenbrühe (Seite 82)

1 kleine Knoblauchzehe, zerdrückt

Etwa 100 g Geröstete süße Zwiebeln (Seite 208)

¼ TL Kräuter der Provence

1 Pfefferkorn

Sel gris oder rosafarbenes Himalaya-Salz

Die Brühe in einem Topf auf mittlerer Stufe erhitzen. Den Knoblauch, die Zwiebeln, die Kräuter und das Pfefferkorn zugeben. Die Hitzezufuhr auf eine mittlere bis niedrige Stufe reduzieren und die Brühe 5 bis 10 Minuten gerade eben köcheln lassen.

Vor dem Verzehr den Knoblauch und das Pfefferkorn herausnehmen und wegwerfen. Salzen und servieren.

Asiatische Hühnerknochenbrühe

VORBEREITUNGSZEIT: 5 MINUTEN | GARZEIT: 5–10 MINUTEN | ERGIBT: 1 LITER

1 l Hühnerknochenbrühe (Seite 81)

1 Stängel Zitronengras (7,5 cm), in 2,5 cm große Stücke geschnitten

1 kleine Knoblauchzehe, zerdrückt

1 Handvoll Shiitakepilze, in Streifen geschnitten

2 Frühlingszwiebeln, die weißen und die grünen Teile, in etwa 1 cm große Stücke geschnitten

Sel gris oder rosafarbenes Himalaya-Salz

frisch gemahlener schwarzer Pfeffer

2 EL grob gehackte Korianderblätter

Die Brühe in einem Topf auf mittlerer Stufe erhitzen. Das Zitronengras, den Knoblauch, die Pilze und die Frühlingszwiebeln zugeben. Die Hitzezufuhr auf eine mittlere bis niedrige Stufe reduzieren und die Brühe 5 bis 10 Minuten gerade eben köcheln lassen.

Das Zitronengras und den Knoblauch herausnehmen und wegwerfen. Mit Salz und Pfeffer würzen. Mit dem Koriander garnieren.

Italienische Rinderknochenbrühe

VORBEREITUNGSZEIT: 5 MINUTEN | GARZEIT: 5–10 MINUTEN | ERGIBT: 1 LITER

1 l Rinderknochenbrühe (Seite 82)

1 kleine Knoblauchzehe, zerdrückt

60 ml Tomatensauce, zuckerfrei

¼ TL italienische Kräutermischung

Sel gris oder rosafarbenes Himalaya-Salz

frisch gemahlener schwarzer Pfeffer

6 frische Basilikumblätter, in feine Streifen geschnitten

Die Brühe in einem Topf auf mittlerer Stufe erhitzen. Den Knoblauch, die Tomatensauce und die italienische Kräutermischung zugeben. Die Hitzezufuhr auf eine mittlere bis niedrige Stufe reduzieren und die Brühe 5 bis 10 Minuten gerade eben köcheln lassen.

Vor dem Verzehr den Knoblauch herausnehmen und wegwerfen. Mit Salz und Pfeffer würzen und mit Basilikum garniert servieren.

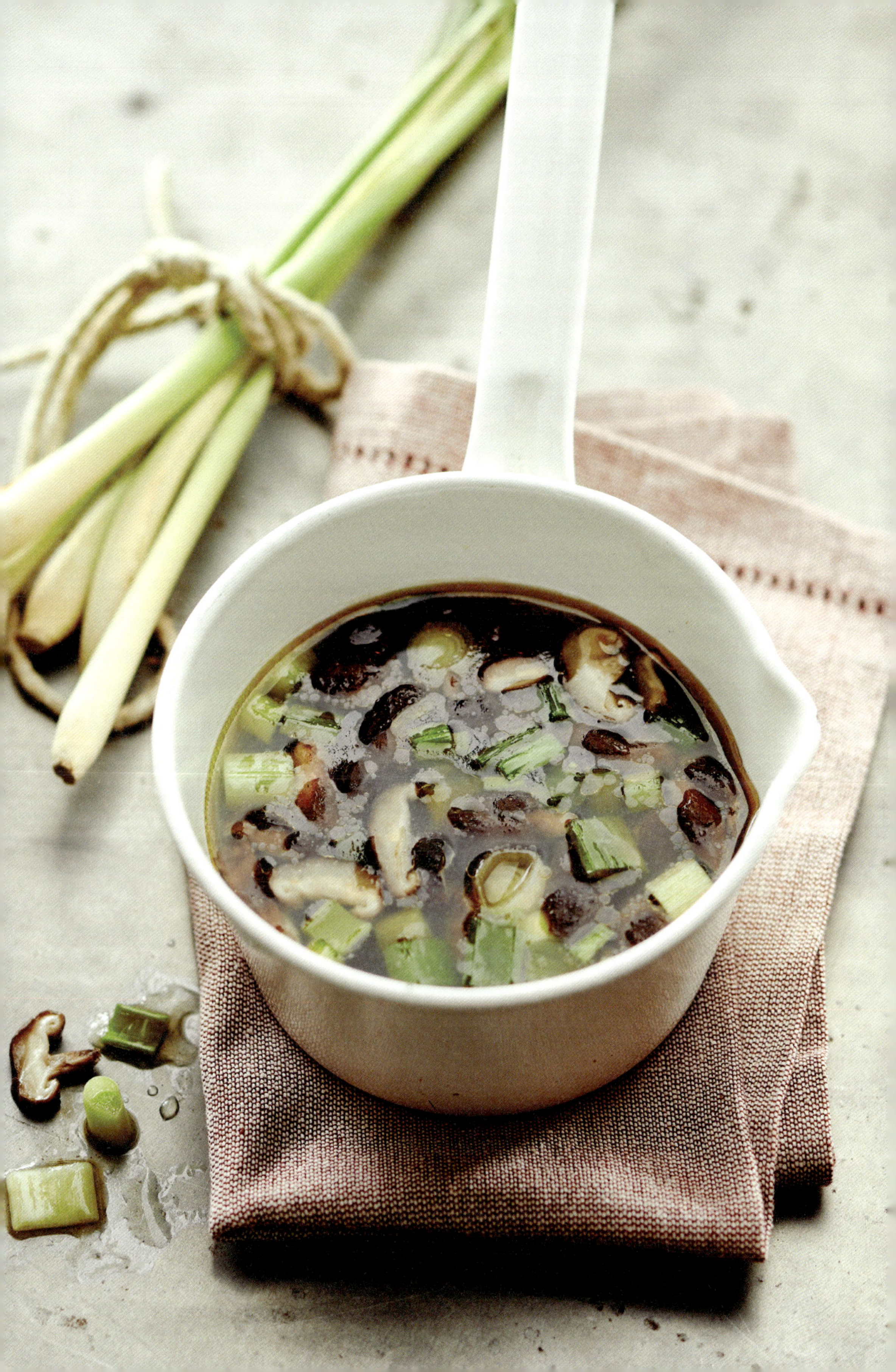

Knochenbrühe auf die Schnelle? Hier ist die Lösung!

Hausgemachte Suppen und Brühen sind in der Regel viel gesünder als gekaufte Versionen, die häufig MNG (Mononatriumglutamat) und andere Zusatzstoffe enthalten. An Tagen aber, wenn alles drunter und drüber geht, hat man vielleicht keine Zeit, eine Portion Knochenbrühe zu kochen. Zum Glück kann man heute dehydrierte Knochenbrühe kaufen, die den gleichen Nährwert wie flüssige Brühe besitzt und frei von Toxinen und Zusatzstoffen ist.

Ein großer Vorteil dehydrierter Knochenbrühe ist, dass man sie transportieren kann. Wenn man mit dem Flugzeug unterwegs ist, kann man problemlos eine Packung mit dehydrierter Brühe im Gepäck haben, ohne sich um das Einchecken einer Flüssigkeit Sorgen machen zu müssen. Heißes Wasser kann man in Hotels oder auf Flughäfen fast immer problemlos bekommen und mit einer Tasse Brühe als »Notmahlzeit« lassen sich einige Stunden bis zur nächsten vollständigen Mahlzeit gut überstehen. Einfach heißes Wasser zugießen, mischen und genießen.

Auch für den Fall, dass jemand plötzlich krank wird und Sie keine fertige Knochenbrühe im Kühlschrank haben, kann die dehydrierte Version den Tag retten.

Achten Sie beim Kauf von dehydrierter Knochenbrühe darauf, dass es sich um ein Bio-Produkt mit mineralisiertem Salz oder Meersalz (wenn überhaupt enthalten) handelt. Wenn in den Geschäften an Ihrem Wohnort kein hochwertiges Knochenbrühepulver im Glas angeboten wird, finden Sie es auf meiner Website drkellyannstore.com (auf Englisch). Außerdem dürfen Sie nicht vergessen, dass Sie Knochenbrühe wollen – nicht gewöhnliche Brühe oder Fond. Achten Sie auf das Wort »Knochen« auf dem Etikett.

19:00-UHR-ZWISCHENMAHLZEITEN FÜR DIE KURZFASTENTAGE

In Kapitel 2 habe ich zwei Optionen für die Kurzfastentage aufgezeigt. Wenn Ihnen Plan 1 am geeignetsten erscheint, trinken Sie einfach den ganzen Tag über Knochenbrühe. Wenn Sie sich stattdessen für Plan 2 entscheiden, ersetzen Sie die letzte Tasse Knochenbrühe um 19:00 Uhr durch eine Zwischenmahlzeit. Dies ist eine gute Wahl, wenn Sie an Kurzfastentagen sehr hungrig sind oder nicht besonders gut schlafen.

Wenn Sie Plan 2 wählen, sollten Sie sich für einfache nahrhafte Zwischenmahlzeiten entscheiden, die Folgendes enthalten:

- Eine ausgezeichnete Eiweißquelle, etwa so groß wie Ihre Handfläche
- Eine Portion stärkefreies Gemüse (siehe Kapitel 4), in der Größe eines Softballs oder größer
- 1 TL Olivenöl oder 1 Portion eines beliebigen Salatdressings oder eine der Saucen der Knochenbrühe-Diät (siehe Kapitel 7). Sie können auch 1 Portion einer der drei Salsas (Seite 244, Seite 249 und Seite 251) und die Santa-Fe-Sauce (Seite 250) verwenden.

Auf der Suche nach anderen Kollagenquellen?

Die zweitbeste Methode, seiner Ernährung mehr Anti-Falten-Power zu verleihen, ist Kollagen-Eiweiß von Tieren aus Weidehaltung. Neben Fleisch aus Weidehaltung und Eiern von freilaufenden Hühnern ist dies mein absoluter Favorit, wenn es um die Versorgung mit Eiweiß geht. Wenn Sie auf der Suche nach einem hochwertigen Eiweiß für Shakes und Snack-Riegel sind, könnte dieses hier die optimale Lösung sein. Wenn Sie Probleme mit Nahrungsmittelallergien hatten oder keine schnelle, gut verträgliche Eiweißquelle finden können, sind Sie hier goldrichtig. Ich habe keinen einzigen der auf dem Markt verfügbaren Eiweiß-Shakes oder -Riegel vertragen, bis ich Kollagen-Eiweiß entdeckt habe.

Kollagen-Eiweiß von grasgefütterten Tieren hat eine erstaunliche Wirkung. Es hat die gleichen Vorzüge wie das Kollagen in Knochenbrühe: Es heilt den Darm und die Gelenke und sorgt für eine glatte Haut. Da es in unserer Ernährung häufig an Kollagen mangelt, sollte man Knochenbrühe trinken, die reich an Kollagenbausteinen ist, und Kollagen in Form von Proteinpulver sowie Energieriegel mit Eiweiß als Hauptinhaltsstoff zu sich nehmen. Sie sollten sich allerdings vergewissern, dass es auf dem Etikett als enzymatisch hydrolisiertes Kollagen von Tieren aus Weidehaltung gekennzeichnet ist.

Weitere Informationen zu Kollagen und warum es als »flüssiges Gold« bezeichnet wird, finden Sie auf meiner Website bonebrothdietbook.com/resources (auf Englisch).

Dies hier sind 16 schnelle und einfache Zwischenmahlzeiten für Fastentage. Jede enthält eine Portion Eiweiß, eine Portion Gemüse und eine Portion Fett. Sie alle sind in wenigen Minuten zubereitet.

1. 85–115 Gramm Räucherlachs mit Tomatenscheiben und Kopfsalat, mit 1 TL Olivenöl oder 1 Portion Salatdressing* beträufelt

2. 85–115 Gramm gegarte Hähnchenbrust, gebratene Putenbrust oder ein ganzes Brathähnchen und gedünsteter Brokkoli, mit 1 TL Olivenöl oder Ghee beträufelt

3. 85–115 Gramm Puten- oder Hähnchenburger in große Kopfsalatblätter gewickelt, mit 1 TL zugelassener Mayonnaise*

4. 85–115 Gramm Rind- oder Bison-Burger mit einer Salsa Ihrer Wahl, plus ein kleiner Salat aus Kopfsalat und Tomaten mit 1 TL Salatdressing* oder 1 TL Olivenöl und Essig oder Zitronensaft

5. 85–115 Gramm in Streifen geschnittener Einfacher Schmorbraten (Seite 151) mit einer in Scheiben geschnittenen Tomate, mit 1 TL Olivenöl beträufelt

6. Rührei aus 2 Eiern mit 1 TL Ghee und sautiertem Spinat

7. 1 gebackenes Schottisches Ei (Seite 101) und Gurken- oder Tomatenscheiben, mit 1 TL Olivenöl beträufelt

---

* *Immer wenn hier von Salatdressing oder Mayonnaise die Rede ist, bezieht sich das auf Salatdressings und Mayonnaise der Knochenbrühe-Diät.*

8. 1 Portion Eierstichsuppe (Seite 180), 1 TL Olivenöl oder Ghee, eingerührt, nachdem die Suppe von der Kochplatte genommen wurde

9. 1 Scheibe Faschierter Putenbraten mit Gemüse (Seite 142) mit Ketchup (Seite 237), plus gedünsteter Blumenkohl mit 1 TL Ghee

10. 3–4 Scheiben Putenbrustaufschnitt, 1 TL zugelassene Mayonnaise* und 3–4 Spargelstangen für Röllchen

11. 100–150 g Blattgemüse und anderes Gemüse von der Gemüseliste der Knochenbrühe-Diät (Kapitel 4), garniert mit dem Inhalt einer kleinen Dose Thunfisch und mit Zitronen-Vinaigrette (Seite 228) oder 1 TL Olivenöl und Zitronensaft

12. 100–150 g Blattgemüse und anderes Gemüse von der Gemüseliste der Knochenbrühe-Diät, garniert mit einem in Scheiben geschnittenen hart gekochten Ei und Cremigem Avocado-Salatdressing (Seite 224)

13. 115–140 Gramm gebackener oder gegrillter Weißfisch, zum Beispiel Kabeljau, mit 1 TL Olivenöl oder Ghee beträufelt, plus Chinakohl mit Cremigem Ingwerdressing (Seite 205)

ANHÄNGERIN DER KNOCHENBRÜHE-DIÄT

Don und Cindy Fuller

Don: Cindy hat ungefähr drei bis vier Kilo abgenommen, ich etwas mehr als sechs Kilo. Aufgefallen ist mir vor allem, dass ich besser Luft bekomme. Ich weiß nicht, ob das Fett mir die Luft abgeschnitten hat, aber ich kann jetzt wieder besser atmen. Das ist mir fast sofort aufgefallen. Wenn wir in Florida sind, machen wir viele lange Strandspaziergänge, und ich war dann immer sehr schnell außer Atem. Als wir vor Kurzem wieder dort waren, hatte ich dieses Problem überhaupt nicht mehr.

Cindy: Wie nennst du es noch mal?

Don: Köstliche Knochenbrühe!

Cindy: Er hat drei Wochen lang unentwegt gesagt: »Köstliche Knochenbrühe!«

VORHER

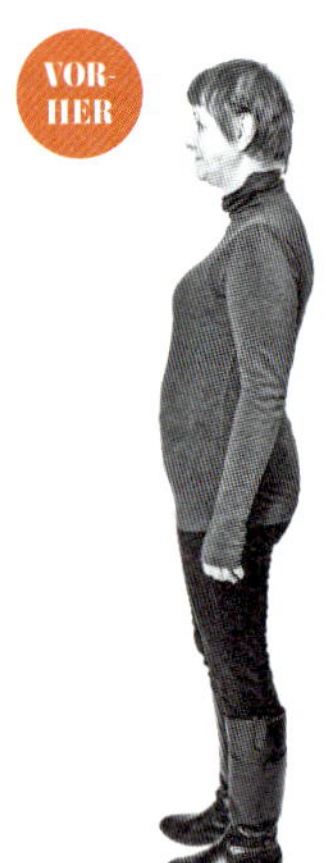

NACHHER

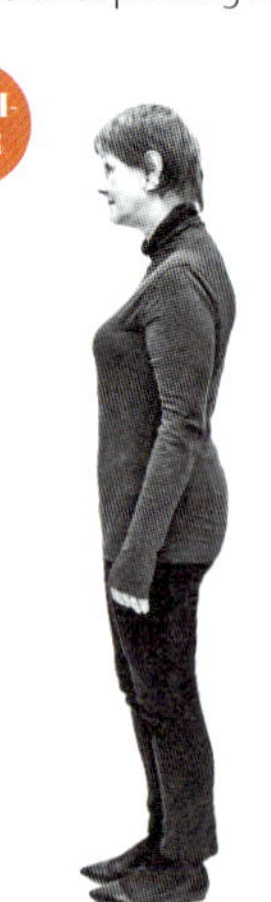

VORHER

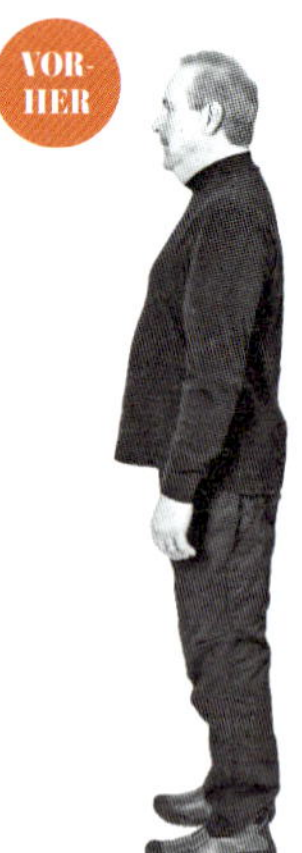

NACHHER

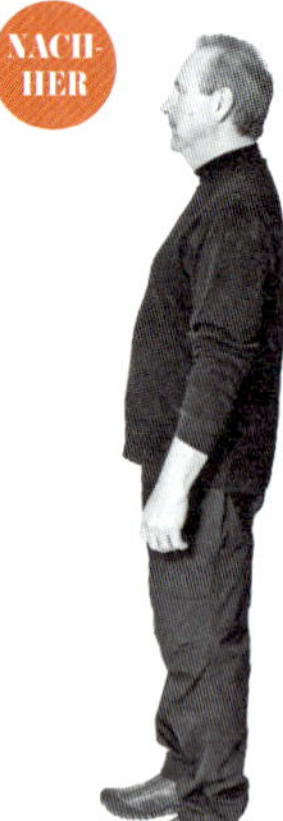

14. 6 große gekochte oder gedünstete Garnelen mit 60 ml Cocktailsauce (Seite 231), plus gedünstete grüne Bohnen mit 1 TL Olivenöl oder Ghee

15. 250 g übriggebliebenes Herzhaftes Puten-Chili (Seite 144) mit gedünstetem Spinat, mit 1 TL Olivenöl oder Ghee beträufelt

16. Ein in der Knochenbrühe-Diät zugelassener Shake (Seite 257). Weitere wissenswerte Informationen zu den von Dr. Petrucci zugelassenen Shakes finden Sie auf der Website bonebrothdietbook.com/resources (auf Englisch).

Heilung des Herzens

DR. JOEL KAHN, AUTOR VON *DEAD EXECS DON'T GET BONUSES*

drjoelkahn.com (auf Englisch)

Joel Kahn, ein Kardiologe und Spezialist auf dem Gebiet der Vorbeugung von Herzerkrankungen, ist Direktor des Wellness-Programms der Michigan Healthcare Professionals und weiß, dass unverfälschte Nahrung eine wirksame Medizin für das Herz ist. Er sagt dazu:

»In meiner Herzklinik predige ich wieder und wieder, dass Nahrung Medizin ist, dass Nahrung heilen und bewirken kann, dass sich chronische Krankheiten zurückbilden. Ich habe so viele eindrucksvolle Beispiele von Patienten miterlebt, die ihr Leben ganz neu ausgerichtet haben, indem sie westliche, industriell hergestellte und mit Toxinen belastete Nahrungsmittel von ihrem Speiseplan strichen und ihrem Körper die Möglichkeit der Heilung gaben, weil sie ihr Herz und ihre Arterien mit einer nährstoffdichten Vollwertnahrung versorgt haben.

Die Knochenbrühe-Diät ist ein Weg, den Körper zu heilen und wieder gesund und vital zu werden. Sich auf diese Herausforderung drei Wochen lang einzulassen, kann der erste Schritt in ein Leben sein, das sie schon immer wollten.

Zu viele Patienten haben mir berichtet, dass Dr. Petrucci ihnen ihre Gesundheit und Energie zurückgegeben hat, um ihre Fähigkeiten in irgendeiner Weise anzuzweifeln. Sie ist eine äußerst fähige Heilerin mit einem erstaunlichen Knochenbrühe-Programm. Wenn es von Dr. Petrucci empfohlen wird, können Sie darauf bauen, dass es nachweislich schon vielen Menschen geholfen hat.«

KAPITEL 6

FETTABBAUENDE GERICHTE UND SUPPEN FÜR DIE NICHTFASTENTAGE

Wenn Sie bis jetzt nur Ärzten begegnet sind, die Ihnen gesagt haben, dass Sie nichts Leckeres essen können, wenn Sie abnehmen wollen, haben Sie jetzt die Möglichkeit, ihnen allen zu beweisen, dass sie sich irren!

In den beiden folgenden Kapiteln werde ich Ihnen zeigen, dass eine Diät und leckeres Essen sich nicht widersprechen müssen. Es ist an der Zeit, Ihre Geschmacksknospen wieder an vormals verpönte Nahrungsmittel wie Rindfleisch, Eier, Avocados, geklärte Butter und Kokosöl zu gewöhnen – Nahrungsmittel, die Ihren Insulinspiegel senken, zur Rückbildung von Entzündungen beitragen, den Darm heilen, Körperfett verbrennen und die Haut um Jahre jünger aussehen lassen.

In diesem Kapitel werde ich zunächst Dutzende von sättigenden, leckeren Hauptspeisen sowie Suppen als Haupt- und Vorspeise vorstellen, mit denen Sie abnehmen und trotzdem in köstlichen Speisen schwelgen werden, die Sie für verwerflich gehalten haben. Im nächsten Kapitel finden Sie Rezepte für alles Mögliche, von Gemüsebeilagen über Shakes bis hin zu Desserts.

Anmerkung

In jedem Rezept sind die jeweiligen Portionsgrößen angegeben, um Ihnen die Planung zu erleichtern. Und in Kapitel 8 finden Sie neben einer praktischen Einkaufsliste Menüpläne für drei Wochen.

Da ich weiß, dass einige Leute sehr gerne kochen und andere nicht, findet man in diesen Kapiteln etwas für jeden Geschmack, einschließlich:

- Gourmet-Rezepten, die allen, die gerne kochen, viel Freude bereiten werden
- Einfachen Rezepten, die perfekt sind, wenn die Zeit knapp ist
- Einfachen Suppen als Hauptgericht
- Blitzschnellen Mahlzeiten, aus Resten zubereitet

- Tipps für Mahlzeiten ohne Kochen, die man im Supermarkt kaufen kann

Als Bonus finden Sie in diesem Kapitel sechs »Power-Suppen«-Rezepte für Suppen als Hauptgericht, die für zusätzliche Fettverbrennung, Faltenglättung und Stärkung sorgen. (Betrachten Sie diese Suppen als eine Art Kraftspender.)

Erinnerung

An den Nichtfastentagen können Sie 2 Tassen (à 250 ml) Knochenbrühe als Zwischenmahlzeit trinken.

Kreative können selbstverständlich auch eigene Gerichte zubereiten – befolgen Sie einfach die Anweisungen in Kapitel 4. Wenn Sie überhaupt nicht kochen möchten, sollten Sie hier weiterlesen.

KEINE LUST ZU KOCHEN? KEIN PROBLEM!

Ich habe diese Gerichte so konzipiert, dass sie selbst für Anfänger einfach nachzuvollziehen sind und Spaß machen. Es ist aber möglich, dass Sie zu viel zu tun haben oder dass Kochen einfach nicht Ihr Ding ist. Ist das der Fall, keine Sorge! Diese Diät kann trotzdem problemlos durchgeführt werden. Es folgen einige einfache Tipps, wie man auch ohne zu kochen (oder zumindest mit geringem Kochaufwand) gut essen kann.

Kaufen Sie vorgeschnittenes Gemüse und Salat an der Salatbar im Supermarkt. Wählen Sie möglichst einen Supermarkt, der größtenteils frische Zutaten verwendet. Lassen Sie den Hüttenkäse, das Obst aus der Dose und die Dressings in Flaschen links liegen und wählen Sie nur das frische Gemüse. Soll der Salat sofort verzehrt werden, geben Sie Öl und Essig oder Zitronensaft darüber. Verwenden Sie nicht mehr als 1 TL Olivenöl.

Sie können auch das vorgeschnittene Gemüse von der Salatbar verwenden, zum Beispiel Brokkoli, Blumenkohl, geraspelte Karotten, Pilze und Tomaten, und dann in der Obst- und Gemüseabteilung gewaschenen Kopfsalat, Spinat oder Kohl kaufen. Zu Hause dann einfach alles vermischen und fertig ist der Salat.

Vielleicht finden Sie auch vorgeschnittenes Gemüse, das mitsamt Plastikbeutel in der Mikrowelle erhitzt werden kann. Wenn eben möglich, sollte das Gemüse aber nicht in dem Beutel erhitzt werden. (Wer weiß schon, welche chemischen Stoffe in das Gemüse gelangen können?) Dünsten Sie es, wenn möglich, in einem Topf auf dem Herd.

Halten Sie in der Obst- und Gemüseabteilung nach Heidelbeeren Ausschau. Sie sind die beste Wahl, wenn es um Obst geht, und eine Handvoll zum Frühstück schmeckt immer gut.

Auch beim Gemüse ist es am besten, frisches Gemüse zu kaufen, das dann gedünstet oder gebraten wird. Wenn die Zeit knapp ist, kann man auch Tiefkühlware verwenden. Wichtig ist nur, dass es sich um Gemüse ohne Buttersauce handelt. Kaufen Sie viele Eier – sie sind eine hervorragende Proteinquelle und einfach zuzubereiten.

Kaufen Sie Räucherlachs (achten Sie darauf, dass er zucker-, dextrose- und nitritfrei ist und vorzugsweise nicht aus einer Zucht stammt). In Wasser oder Olivenöl eingelegter Thunfisch oder Lachs sind ebenfalls eine gute Wahl.

Fragen Sie die Verkäufer im Hähnchengrill, ob für die Brathähnchen irgendwelche Zusatzstoffe verwendet werden. Falls nicht, sind Sie hier goldrichtig. Wenn Sie ein Geschäft wählen, das auf gesundheitsbewusste Verbraucher

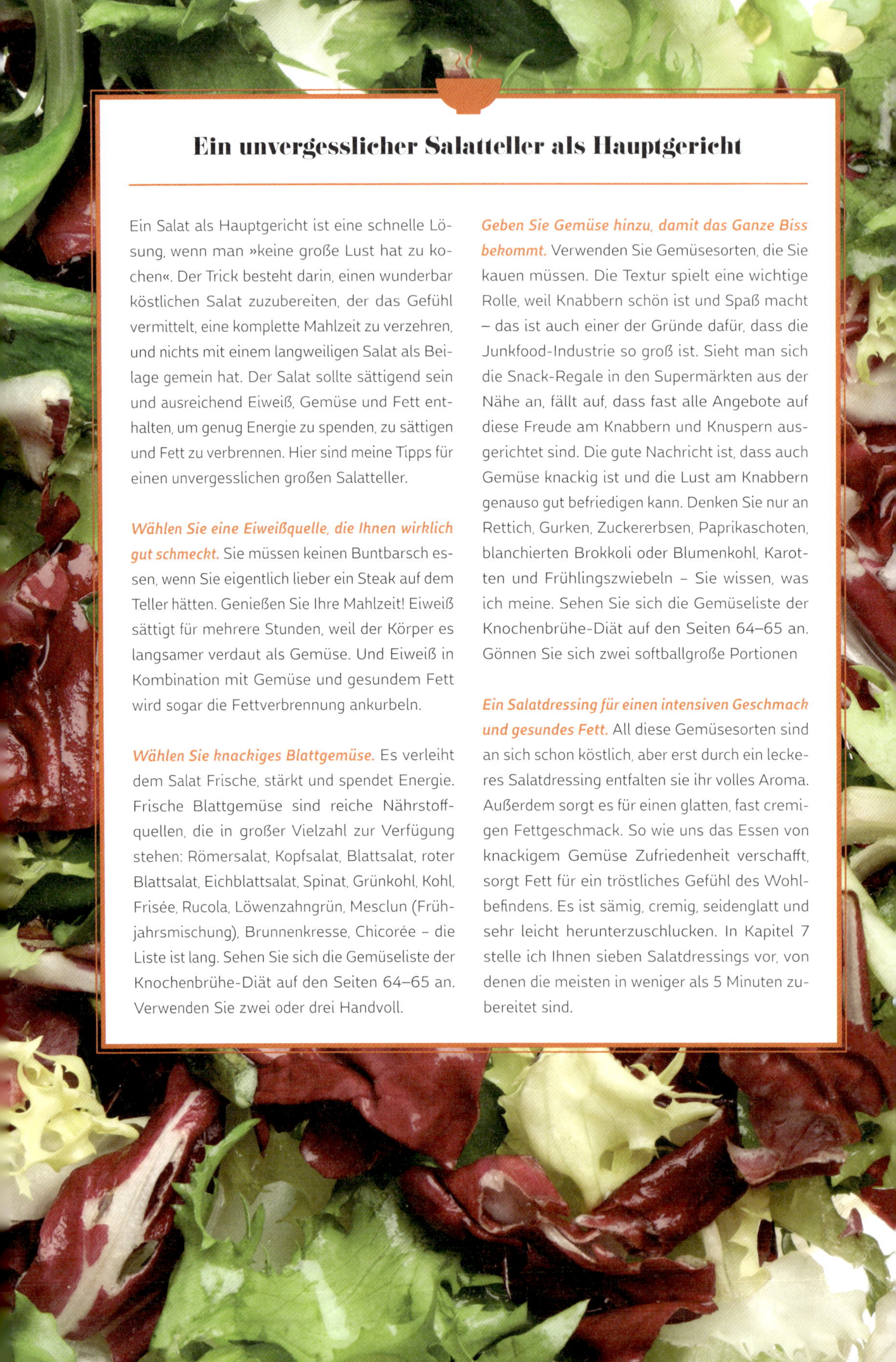

Ein unvergesslicher Salatteller als Hauptgericht

Ein Salat als Hauptgericht ist eine schnelle Lösung, wenn man »keine große Lust hat zu kochen«. Der Trick besteht darin, einen wunderbar köstlichen Salat zuzubereiten, der das Gefühl vermittelt, eine komplette Mahlzeit zu verzehren, und nichts mit einem langweiligen Salat als Beilage gemein hat. Der Salat sollte sättigend sein und ausreichend Eiweiß, Gemüse und Fett enthalten, um genug Energie zu spenden, zu sättigen und Fett zu verbrennen. Hier sind meine Tipps für einen unvergesslichen großen Salatteller.

Wählen Sie eine Eiweißquelle, die Ihnen wirklich gut schmeckt. Sie müssen keinen Buntbarsch essen, wenn Sie eigentlich lieber ein Steak auf dem Teller hätten. Genießen Sie Ihre Mahlzeit! Eiweiß sättigt für mehrere Stunden, weil der Körper es langsamer verdaut als Gemüse. Und Eiweiß in Kombination mit Gemüse und gesundem Fett wird sogar die Fettverbrennung ankurbeln.

Wählen Sie knackiges Blattgemüse. Es verleiht dem Salat Frische, stärkt und spendet Energie. Frische Blattgemüse sind reiche Nährstoffquellen, die in großer Vielzahl zur Verfügung stehen: Römersalat, Kopfsalat, Blattsalat, roter Blattsalat, Eichblattsalat, Spinat, Grünkohl, Kohl, Frisée, Rucola, Löwenzahngrün, Mesclun (Frühjahrsmischung), Brunnenkresse, Chicorée – die Liste ist lang. Sehen Sie sich die Gemüseliste der Knochenbrühe-Diät auf den Seiten 64–65 an. Verwenden Sie zwei oder drei Handvoll.

Geben Sie Gemüse hinzu, damit das Ganze Biss bekommt. Verwenden Sie Gemüsesorten, die Sie kauen müssen. Die Textur spielt eine wichtige Rolle, weil Knabbern schön ist und Spaß macht – das ist auch einer der Gründe dafür, dass die Junkfood-Industrie so groß ist. Sieht man sich die Snack-Regale in den Supermärkten aus der Nähe an, fällt auf, dass fast alle Angebote auf diese Freude am Knabbern und Knuspern ausgerichtet sind. Die gute Nachricht ist, dass auch Gemüse knackig ist und die Lust am Knabbern genauso gut befriedigen kann. Denken Sie nur an Rettich, Gurken, Zuckererbsen, Paprikaschoten, blanchierten Brokkoli oder Blumenkohl, Karotten und Frühlingszwiebeln – Sie wissen, was ich meine. Sehen Sie sich die Gemüseliste der Knochenbrühe-Diät auf den Seiten 64–65 an. Gönnen Sie sich zwei softballgroße Portionen

Ein Salatdressing für einen intensiven Geschmack und gesundes Fett. All diese Gemüsesorten sind an sich schon köstlich, aber erst durch ein leckeres Salatdressing entfalten sie ihr volles Aroma. Außerdem sorgt es für einen glatten, fast cremigen Fettgeschmack. So wie uns das Essen von knackigem Gemüse Zufriedenheit verschafft, sorgt Fett für ein tröstliches Gefühl des Wohlbefindens. Es ist sämig, cremig, seidenglatt und sehr leicht herunterzuschlucken. In Kapitel 7 stelle ich Ihnen sieben Salatdressings vor, von denen die meisten in weniger als 5 Minuten zubereitet sind.

ausgerichtet ist, haben Sie größere Chancen, Hähnchen ohne Zusatzstoffe zu finden.

Fragen Sie im Supermarkt nach zucker-, dextrose-, nitrit- und glutenfreiem Putenaufschnitt. Auch hier sollten Sie sich für Bio-Ware entscheiden.

Kaufen Sie hochwertiges natives Olivenöl extra und eine Essigsorte oder auch mehrere, die Ihnen gut schmecken. So können Sie problemlos und schnell ein Salatdressing zaubern. Achten Sie aber darauf, dass keine Zusatzstoffe enthalten sind. Balsam-, Weißwein- und Rotweinessig sind eine gute Wahl.

Seien Sie versichert, dass Sie in einem Restaurant essen und trotzdem Ihre Diät einhalten können. Wählen Sie möglichst ein Restaurant, das auf gesundheitsbewusste Gäste ausgerichtet ist. Bestellen Sie so präzise wie möglich, was Sie essen möchten. Sollte der Kellner Sie ansehen, als kämen Sie vom Mars, schenken Sie ihm einfach ein freundliches Lächeln. Bestellen Sie ungewürztes gegrilltes oder gebratenes Fleisch, Hähnchenfleisch oder Fisch. Keine Saucen. Keine Brötchen. Keine Hamburgerbrötchen. Bestellen Sie eine doppelte Portion stärkefreies Gemüse. Bestellen Sie einen Salat und bitten Sie um Öl und Essig oder Zitronen. Einfach!

Lesen Sie meinen Einkaufsführer auf meiner Website bonebrothdietbook.com/resources (auf Englisch).

KOCHEN SIE FÜR IHR LEBEN GERN? DIES SIND MEINE LIEBLINGSGERICHTE

Falls Sie gern kochen, ist dies hier die passende Ernährung für Sie, weil Sie köstliche, sättigende, unverfälschte Gerichte zubereiten können. In diesem Kapitel finden Sie Hauptgerichte, die von herzhaften Frühstücksgerichten bis zu Gourmet-Abendessen für Gäste reichen. (Und in Kapitel 7 gibt es dann köstliche Beilagen, Saucen, Desserts und kleine Extras, die dazu passen.) Sie sind also von morgens bis abends bestens versorgt. Guten Appetit! Und hier noch einmal der bereits in Kapitel 4 vorgestellte Menüplan, aus dem Sie jetzt Ihre Gerichte für die kommenden drei Wochen wählen können.

Die Herstellung geklärter Butter (Ghee)

Verwenden Sie geklärte Butter, wenn in den Rezepten in diesem Buch nach Butter verlangt wird. Hier finden Sie einige Infos darüber, was geklärte Butter eigentlich ist und wie man sie herstellt.

Werden die Milchfeststoffe aus der Butter entfernt, bleibt das als geklärte Butter bezeichnete Butterfett übrig. Geklärte Butter bleibt goldgelb und zersetzt sich nicht. Außerdem kann sie stärker erhitzt werden als ungeklärte Butter. (Deshalb schwören Köche auf geklärte Butter.) Während der Knochenbrühe-Diät ist es wichtig, die Butter zu klären, damit sie milchfrei ist.

Zur Herstellung von geklärter Butter die Butter behutsam erhitzen und die Milchfeststoffe abschöpfen, bis keine mehr an die Oberfläche steigen. Geklärte Butter kann 3 bis 6 Monate im Kühlschrank aufbewahrt werden.

Der Menüplan auf einen Blick

	FRÜHSTÜCK	MITTAGESSEN	ABENDESSEN	ZWISCHENMAHLZEIT
1. TAG	1 Portion Eiweiß 1 Portion Fett 1 Portion Obst	1 Portion Eiweiß 2 Portionen Gemüse 1 Portion Fett	1 Portion Eiweiß 2 Portionen Gemüse 1 Portion Fett	Knochenbrühe*
2. TAG	Kleine Schlucke Knochenbrühe Ebenfalls möglich sind: • Kaffee (nur schwarz)/Tee • Wasser	Kleine Schlucke Knochenbrühe Ebenfalls möglich sind: • Kaffee (nur schwarz)/Tee • Wasser	Kleine Schlucke Knochenbrühe Ebenfalls möglich sind: • Kaffee (nur schwarz)/Tee • Wasser	Knochenbrühe, wenn Sie sich für Plan 1 entschieden haben, oder um 19:00 Uhr eine Zwischenmahlzeit oder ein zugelassener Shake, wenn Sie Plan 2 befolgen
3. TAG	1 Portion Eiweiß 1 Portion Fett 1 Portion Obst	1 Portion Eiweiß 2 Portionen Gemüse 1 Portion Fett	1 Portion Eiweiß 2 Portionen Gemüse 1 Portion Fett	Knochenbrühe*
4. TAG	1 Portion Eiweiß 1 Portion Fett 1 Portion Obst	1 Portion Eiweiß 2 Portionen Gemüse 1 Portion Fett	1 Portion Eiweiß 2 Portionen Gemüse 1 Portion Fett	Knochenbrühe*
5. TAG	Kleine Schlucke Knochenbrühe Ebenfalls möglich sind: • Kaffee (nur schwarz)/Tee • Wasser	Kleine Schlucke Knochenbrühe Ebenfalls möglich sind: • Kaffee (nur schwarz)/Tee • Wasser	Kleine Schlucke Knochenbrühe Ebenfalls möglich sind: • Kaffee (nur schwarz)/Tee • Wasser	Knochenbrühe, wenn Sie sich für Plan 1 entschieden haben, oder um 19:00 Uhr eine Zwischenmahlzeit oder ein zugelassener Shake, wenn Sie Plan 2 befolgen
6. TAG	1 Portion Eiweiß 1 Portion Fett 1 Portion Obst	1 Portion Eiweiß 2 Portionen Gemüse 1 Portion Fett	1 Portion Eiweiß 2 Portionen Gemüse 1 Portion Fett	Knochenbrühe*
7. TAG	1 Portion Eiweiß 1 Portion Fett 1 Portion Obst	1 Portion Eiweiß 2 Portionen Gemüse 1 Portion Fett	1 Portion Eiweiß 2 Portionen Gemüse 1 Portion Fett	Knochenbrühe*

*Wenn Sie sich müde oder schwach fühlen oder mehr Energie brauchen, sind täglich bis zu 500 ml Knochenbrühe als Zwischenmahlzeit erlaubt.

Erinnerung

Anhand der in jedem Rezept angegebenen Portionsgrößen können die Portionen der einzelnen Zutaten problemlos bemessen werden.

Gebackene Schottische Eier

VORBEREITUNGSZEIT: 20 MINUTEN | GARZEIT: 25–30 MINUTEN | ERGIBT: 4 PORTIONEN

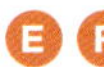

1 ½ TL Bell's Seasoning, getrocknete italienische Kräutermischung, Kräuter der Provence oder Ihre bevorzugten Kräuter

1 TL Sel gris oder rosafarbenes Himalaya-Salz

⅛–¼ TL frisch gemahlener schwarzer Pfeffer

1 Prise Cayennepfeffer (nach Belieben)

450 g Putenhackfleisch

4 Eier, hart gekocht und geschält

Den Backofen auf 190 °C vorheizen. 4 Mulden eines Muffinblechs mit Kokosöl einpinseln oder einsprühen.

Das Putenhackfleisch in eine große Schüssel geben und mit der Kräutermischung, dem Salz, dem schwarzen Pfeffer und dem Cayennepfeffer, falls verwendet, vermischen und in 4 gleich große Portionen teilen.

Ein großes Stück Frischhaltefolie auf die Arbeitsfläche legen. 1 Portion Fleisch in die Mitte geben und zu einem etwa 1,3 cm dicken Kreis flachdrücken.

1 Ei in die Mitte des Kreises geben, dann das Ei und das Fleisch mithilfe der Frischhaltefolie hochheben und das Ei mit dem Fleisch gleichmäßig umhüllen und zu einer Kugel formen. Darauf achten, dass das Ei vollständig eingeschlossen ist. Die Frischhaltefolie entfernen und das umhüllte Ei in eine vorbereitete Muffinmulde geben. Mit den restlichen 3 Eiern ebenso verfahren.

25–30 Minuten backen. Vor dem Servieren 5 Minuten abkühlen lassen. Warm oder kalt servieren.

So gelingen perfekt hart gekochte Eier

Die rohen Eier in einen mittelgroßen Topf geben und so viel Wasser zugeben, dass die Eier 5 cm hoch bedeckt sind.

1 EL Sel gris oder rosafarbenes Himalaya-Salz zugeben. Das Wasser in dem Topf auf hoher Stufe zum Kochen bringen.

Die Hitzezufuhr ausschalten, den Deckel auflegen und 13 Minuten stehen lassen.

Nach genau 13 Minuten die Eier aus dem Topf nehmen und in einer Schüssel mit Eiswasser kalt werden lassen.

Die Eierschalen vorsichtig aufschlagen und unter fließendem kaltem Wasser schälen.

ANMERKUNGEN

- Diese Eier schmecken ausgezeichnet mit Chilisauce.
- Die Schottischen Eier können im Voraus zubereitet und im Kühlschrank aufbewahrt werden.
- Symbolerklärungen:
  - E = 1 Portion Eiweiß
  - F = 1 Portion Fett
  - O = 1 Portion Obst
  - G = 1 Portion Gemüse

Spargel-Quiche mit Pilzen

VORBEREITUNGSZEIT: 15 MINUTEN | GARZEIT: 25–30 MINUTEN | ERGIBT: 4 PORTIONEN

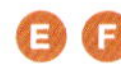

1 EL + 1 TL Kokosöl oder Ghee, zerlassen

700 g Spargel, in 2,5 cm große Stücke geschnitten

80 g Pilze, in Streifen geschnitten

½ Zwiebel, fein gehackt

8 Eier

1 EL + 1 TL Ghee, zerlassen

1 TL Dijonsenf

1 TL getrocknete italienische Kräutermischung, Kräuter der Provence oder eine Kräutermischung Ihrer Wahl

⅛ TL Knoblauchpulver

1 TL Sel gris oder rosafarbenes Himalaya-Salz

⅛–¼ TL frisch gemahlener schwarzer Pfeffer

Den Backofen auf 190 °C vorheizen. Eine Backform (23 cm × 23 cm) mit dem Öl oder Ghee einpinseln.

Den Spargel, die Pilze und die Zwiebel in die Backform geben. Die Eier mit dem Ghee, dem Senf, der italienischen Kräutermischung oder den Kräutern der Provence, dem Knoblauchpulver, dem Salz und dem Pfeffer verquirlen. Die Mischung über das Gemüse gießen. Das Gemüse mit einer Gabel gleichmäßig in der Eimischung verteilen.

25–30 Minuten backen. Mit einem Messer in die Mitte stechen – ist es beim Herausziehen sauber, ist die Quiche fertig. Die Quiche bläht sich beim Backen auf und fällt wieder in sich zusammen, wenn sie abkühlt. Vor dem Schneiden und Servieren 5 bis 10 Minuten abkühlen lassen.

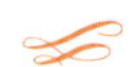

ANMERKUNGEN

- Nach Belieben mit Salsa, Pico de Gallo (Seite 244) oder Chilisauce servieren. Diese Quiche kann im Voraus zubereitet und im Kühlschrank aufbewahrt werden.

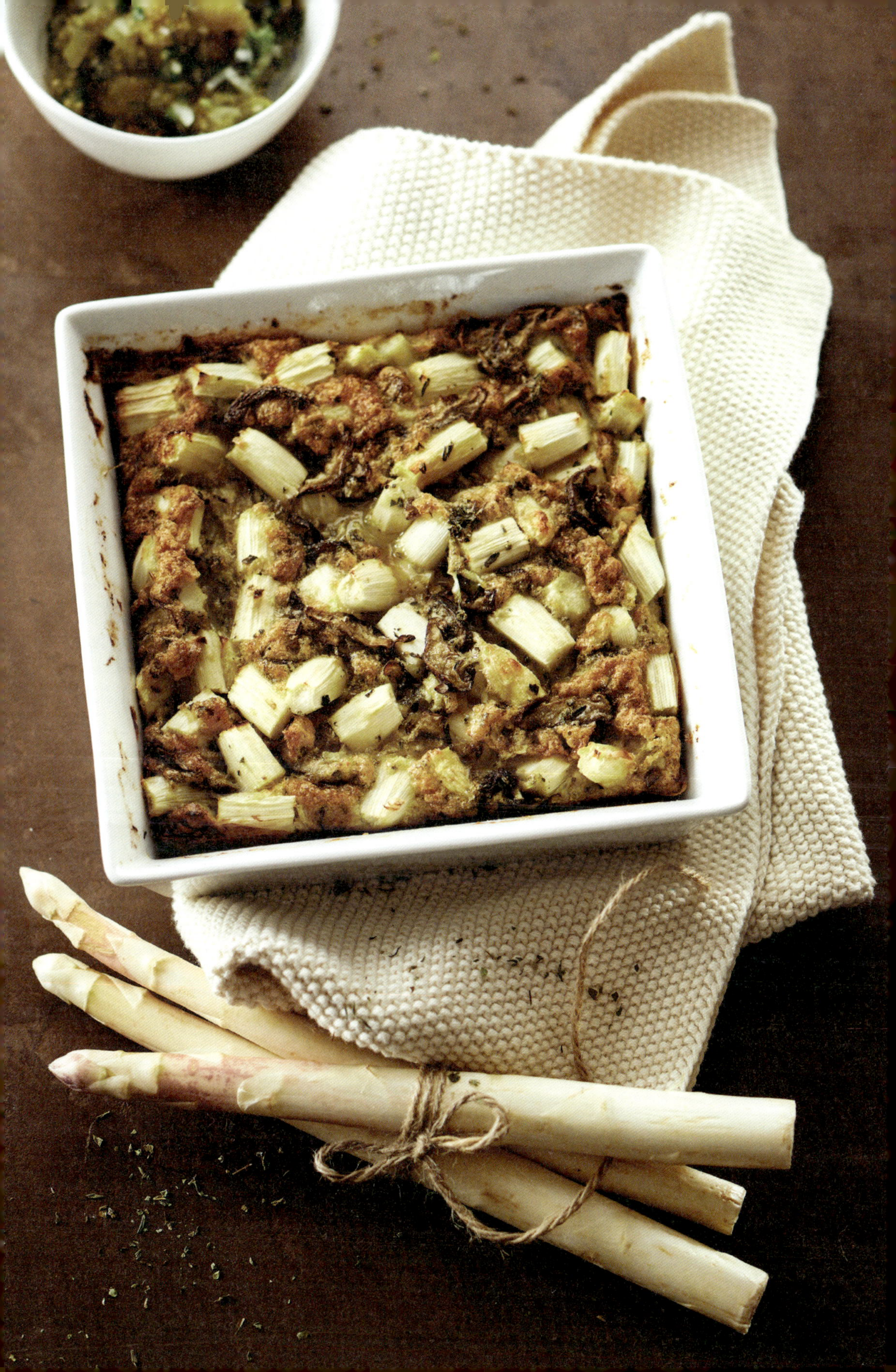

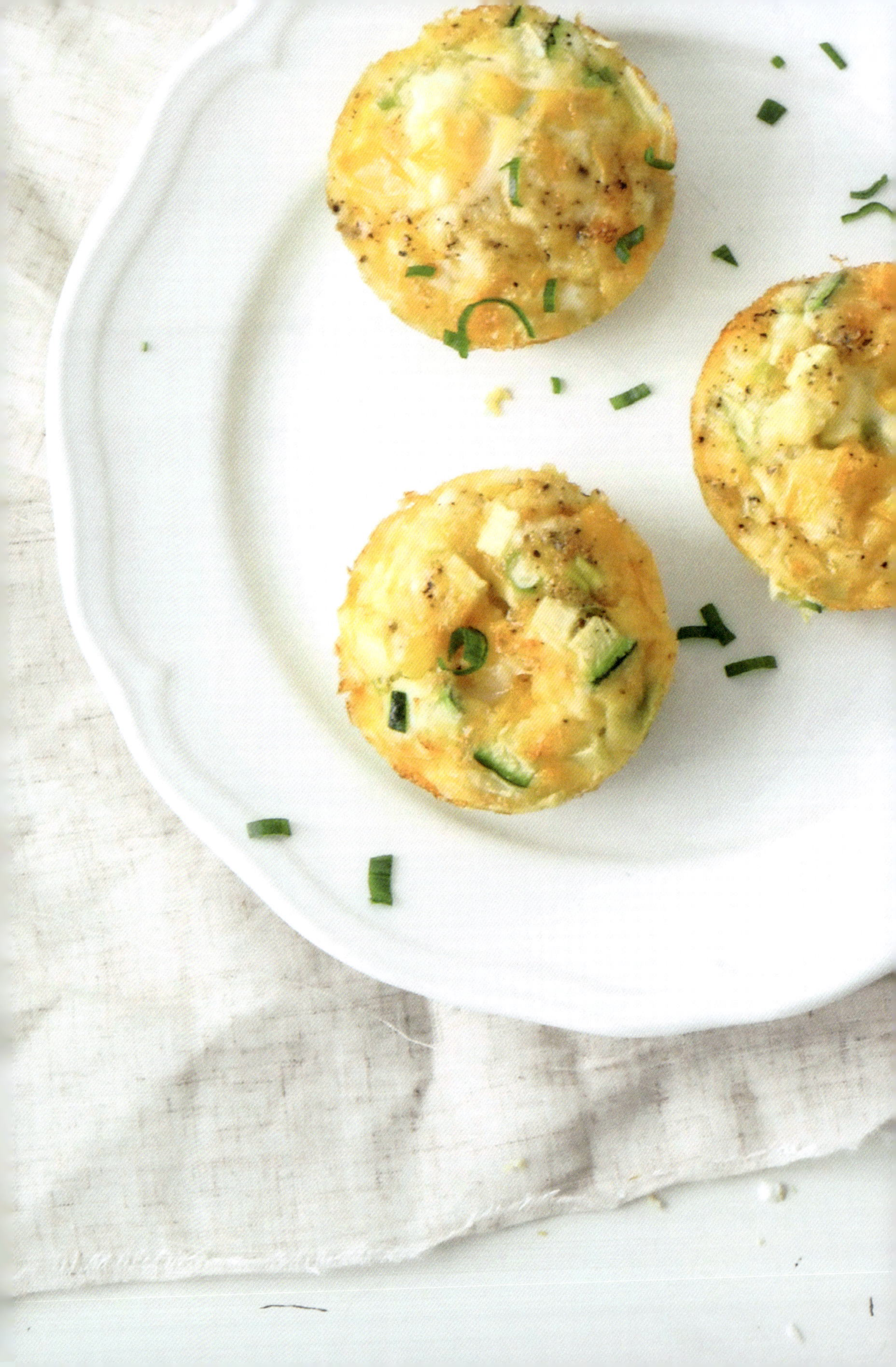

Gebackene Eierküchlein mit Spinat

VORBEREITUNGSZEIT: 5 MINUTEN | GARZEIT: 20–25 MINUTEN | ERGIBT: 4 PORTIONEN

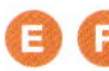

1 EL + 1 TL Kokosöl, zerlassen

2 Frühlingszwiebeln, der weiße und der grüne Teil, klein geschnitten

2 Handvoll frischer Baby-Spinat, gehackt (etwa 60 g)

8 Eier

½ TL Sel gris oder rosafarbenes Himalaya-Salz

⅛ TL frisch gemahlener schwarzer Pfeffer

⅛ TL frisch geriebene Muskatnuss (nach Belieben)

Den Backofen auf 180 °C vorheizen. 8 Mulden eines Muffinblechs mit dem Öl einpinseln.

Die Frühlingszwiebeln und den Spinat gleichmäßig auf die Mulden verteilen. Die Größe der Mulden wird vermutlich für die Menge des Spinats nicht ausreichen, bis die Eier hinzugefügt werden. In jede Mulde 1 Ei aufschlagen. Salz, Pfeffer und, falls verwendet, eine Prise Muskatnuss darüber streuen. Oder, wenn Rührei bevorzugt wird, die Eier mit Salz, Pfeffer und Muskatnuss, falls verwendet, in einer Schüssel verquirlen und in die Mulden gießen.

Rührei etwa 20 Minuten oder Eier mit weichem Eigelb etwa 23–25 Minuten im Backofen backen. Aus dem Muffinblech nehmen und servieren.

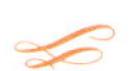

ANMERKUNGEN

- Muskatnuss verleiht Eiern und Spinat ein ganz besonderes Aroma.
- Chilisauce oder eine der Salsas der Knochenbrühe-Diät (Seite 244, Seite 249 und Seite 251) dazu reichen.
- Diese Küchlein können im Voraus zubereitet und im Kühlschrank aufbewahrt werden.

VARIATIONEN

- Eine Handvoll in Scheiben geschnittene Pilze zugeben.
- 225 g mageres Rinderhackfleisch anbraten, gut abtropfen lassen und vor dem Backen auf die Mulden verteilen.
- Für ein leicht rauchiges Aroma eine Prise geräuchertes Paprikapulver in jede Mulde streuen.
- Eine Prise Ihrer Lieblingskräuter oder Knoblauchpulver zugeben.
- Für mehr Schärfe einen Schuss Chilisauce oder Cayennepfeffer zugeben.

Frühstückspfanne mit Rindfleisch, Eiern und Pilzen

VORBEREITUNGSZEIT: 15 MINUTEN | GARZEIT: 15 MINUTEN | ERGIBT: 4 PORTIONEN

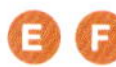

Kokosöl

1 Zwiebel, fein gehackt

280–350 g Pilze, in Streifen geschnitten

450 g mageres Rinder-, Rinderfilet- oder Bisonhackfleisch

1 Prise Knoblauchsalz

1 TL fein gehackter frischer oder ⅓–½ TL getrockneter Thymian oder Majoran

2 TL Coconut Aminos (Würzsauce)

1 TL Sel gris oder rosafarbenes Himalaya-Salz

¼ TL frisch gemahlener schwarzer Pfeffer

4 Eier

Eine Pfanne großzügig mit Kokosöl einpinseln oder einsprühen.

Die Zwiebel und die Pilze auf mittlerer bis hoher Stufe anbräunen. Das Rinderhack, das Knoblauchsalz, den Thymian oder Majoran, das Coconut Aminos, das Salz und den Pfeffer zugeben und alles 8–10 Minuten garen, bis das Fleisch nicht mehr rosafarben ist.

Mit den nach Wahl zubereiteten Eiern servieren oder die Eier verquirlen und in einer eingefetteten Pfanne auf mittlerer Stufe unter Rühren mit einem Pfannenwender garen.

ANMERKUNGEN

- Dieses Gericht kann im Voraus zubereitet und im Kühlschrank aufbewahrt werden. Die Eier erst zubereiten oder hinzufügen, wenn die Fleischmischung wieder aufgewärmt wird.

Eier-Muffins mit Salsiccia

VORBEREITUNGSZEIT: 10 MINUTEN | GARZEIT: 20 MINUTEN | ERGIBT: 4 PORTIONEN

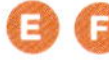

2 TL Kokosöl oder Ghee, zerlassen

½ kleine Zwiebel, fein gehackt

225 g Puten- oder Hähnchenhackfleisch

1 TL getrocknete italienische Kräutermischung

½ TL Sel gris oder rosafarbenes Himalaya-Salz

⅛–¼ TL frisch gemahlener schwarzer Pfeffer

8 Eier

2 Flaschentomaten, entkernt und gewürfelt

Den Backofen auf 180 °C vorheizen. Eine Pfanne und 8 Mulden eines Muffinblechs mit dem Öl oder Ghee einpinseln.

Die Pfanne auf mittlerer Stufe erhitzen. Die Zwiebel 3–5 Minuten anschwitzen, bis sie weich ist. Das Puten- oder Hähnchenhack, die italienische Kräutermischung, das Salz und den Pfeffer zugeben und alles etwa 10 Minuten garen, bis das Fleisch nicht mehr rosafarben ist.

Die Eier in einer mittelgroßen Schüssel verquirlen. Die Putenfleischmischung und die Tomaten gleichmäßig auf die vorbereiteten Muffinmulden verteilen. Die verquirlten Eier in die Mulden gießen und im Backofen etwa 20 Minuten backen, bis die Eier fest sind.

ANMERKUNGEN

- Diese Muffins können im Voraus zubereitet und im Kühlschrank aufbewahrt werden.

VARIATION

- Für ein wenig Schärfe einen Schuss Chilisauce oder etwas Cayennepfeffer in die Putenfleischmischung geben.

Eier-Tomaten-Pfanne

VORBEREITUNGSZEIT: 10 MINUTEN | GARZEIT: 15 MINUTEN | ERGIBT: 4 PORTIONEN

1 EL + 1 TL Kokosöl oder Ghee

1 Zwiebel, fein gehackt

1 grüne oder rote Paprikaschote, fein gehackt

1 Dose (à 800 g) Pizzatomaten

2 EL Tomatenmark

¼ TL Balsamessig

1 TL getrocknete italienische Kräutermischung, Kräuter der Provence oder Ihre bevorzugte Kräutermischung

1 Prise Knoblauchpulver

¾ TL Sel gris oder rosafarbenes Himalaya-Salz

⅛–¼ TL frisch gemahlener schwarzer Pfeffer

8 Eier

Das Öl oder das Ghee in einer Pfanne* (25 cm Durchmesser) auf mittlerer Stufe erhitzen. Die Zwiebel und die Paprika in das heiße Öl geben und etwa 5 Minuten weich garen.

Die Tomaten, das Tomatenmark, den Essig, die Kräutermischung, das Knoblauchpulver, das Salz und den schwarzen Pfeffer zugeben und weitergaren, bis die Mischung Blasen wirft. Sie muss heiß genug sein, um die Eier darin zu pochieren. Die Eier so in die Tomatenmischung aufschlagen, dass ein wenig von dem Eigelb noch zu sehen ist. Einen Deckel leicht geöffnet auf die Pfanne legen. Die Mischung etwa 5 Minuten brodeln lassen, bis das Eiweiß gestockt und das Eigelb noch etwas flüssig ist. Die Mischung weitergaren, falls Sie weiches Eigelb nicht mögen.

Sofort servieren.

ANMERKUNGEN

- Nach Belieben mit roten Paprikaflocken oder Chilisauce servieren.
- Die Tomatenmischung kann im Voraus zubereitet und im Kühlschrank aufbewahrt werden. Die Eier erst kurz vor dem Verzehr in die heiße Mischung geben.

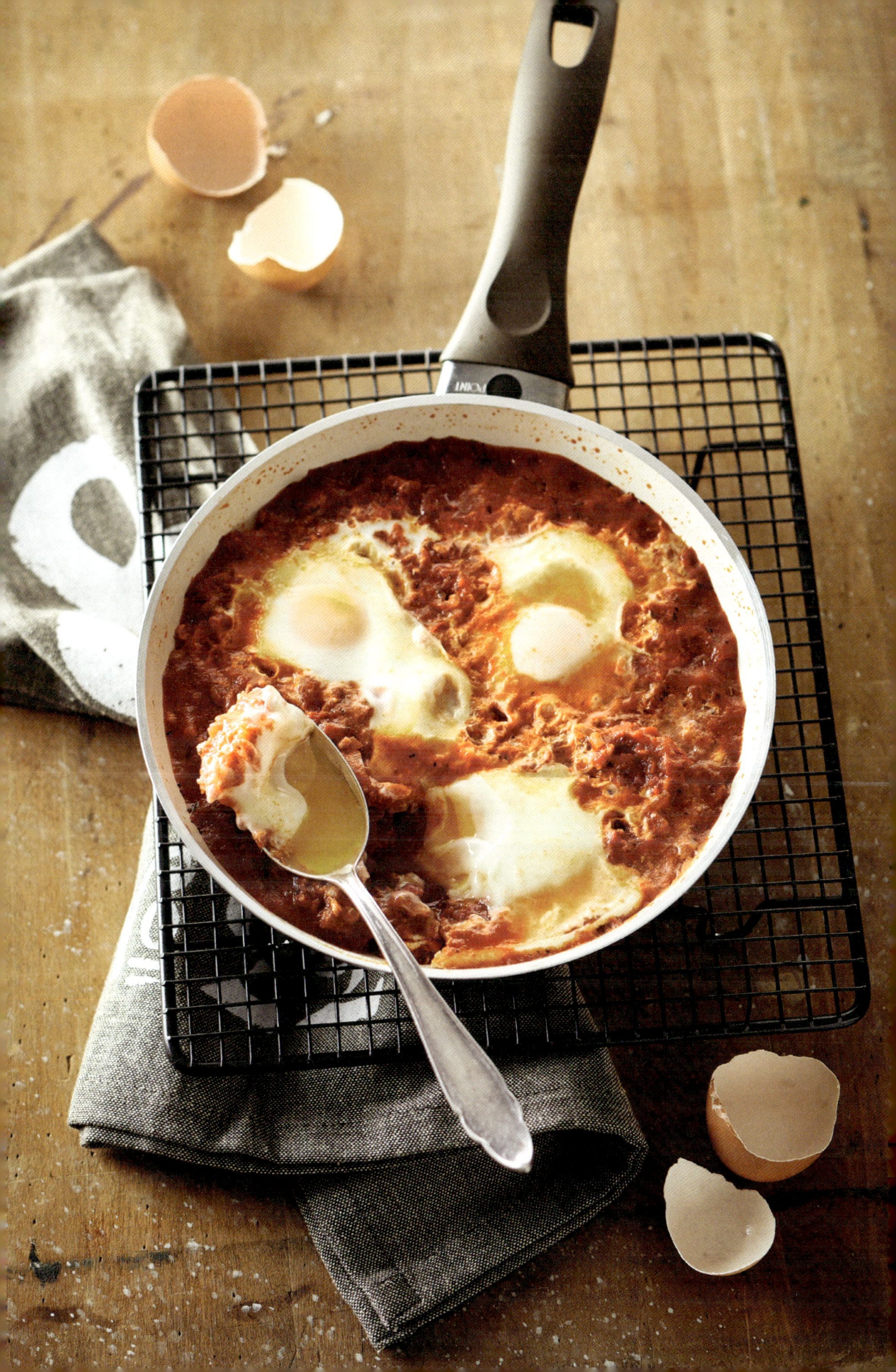

Chili-Omelette

VORBEREITUNGSZEIT: 5 MINUTEN | GARZEIT: 10 MINUTEN | ERGIBT: 4 PORTIONEN

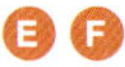

8 Eier

½ TL Sel gris oder rosafarbenes Himalaya-Salz

⅛ TL frisch gemahlener schwarzer Pfeffer

500 g Herzhaftes Puten-Chili (Seite 144), erhitzt

1 Avocado, entkernt und in Streifen geschnitten oder gewürfelt

250 ml Salsa oder Pico de Gallo (Seite 244)

Die Eier in einer mittelgroßen Schüssel verquirlen und mit Salz und Pfeffer würzen.

Eine beschichtete Pfanne (Durchmesser 25 cm) mit Kokosöl einpinseln oder einsprühen. Die Pfanne auf mittlerer Stufe erhitzen. Ein Viertel der Eimischung (2 verquirlte Eier) in die heiße Pfanne gießen, durch Schwenken der Pfanne gleichmäßig verteilen und 3–5 Minuten backen, bis die Eier gar sind. Aus der Pfanne auf einen Teller gleiten lassen. Mit der restlichen Eimischung wiederholen. Das Chili und die Avocado darauf verteilen. Mit der Salsa oder Pico de Gallo servieren.

VARIATIONEN

- Mit frischen Limettenspalten, gehackten Zwiebeln und grob gehacktem Koriandergrün garnieren. Für ein wenig Schärfe Chilisauce zugeben.

Schweinefleisch mit Eiern

VORBEREITUNGSZEIT: 10 MINUTEN | GARZEIT: 10 MINUTEN | ERGIBT: 4 PORTIONEN

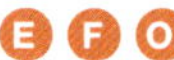

- Kokosöl
- 1 Zwiebel, fein gehackt
- 1 rote Paprikaschote, fein gehackt
- 2 kleine Äpfel, fein gehackt
- 450 g gegarte Schweinelende, gewürfelt (Reste des Schweinefiletbratens in Balsamico, Seite 157)
- 1 Prise Knoblauchpulver
- ½ TL Sel gris oder rosafarbenes Himalaya-Salz
- ⅛ TL gemahlener Zimt (nach Belieben)
- 4 Eier

Eine Pfanne mit Kokosöl einpinseln oder einsprühen. Die Zwiebel, die Paprikaschote und die Äpfel auf mittlerer bis hoher Stufe etwa 5 Minuten weich garen. Das Schweinefleisch, das Knoblauchpulver, das Salz und den Zimt (falls verwendet) zugeben und etwa 5 Minuten erhitzen.

Inzwischen die Eier pochieren oder braten. Das Schweinefleisch auf Teller geben und jede Portion mit einem Ei garnieren.

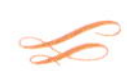

ANMERKUNGEN

- Nach Belieben mit Chilisauce servieren.
- Wer rauchige Aromen schätzt, gibt geräuchertes Paprikapulver hinzu.
- Die Fleisch-Gemüse-Mischung kann im Voraus zubereitet und im Kühlschrank aufbewahrt werden. Die Eier erst kurz vor dem Verzehr zubereiten.

Puten-Apfel-Frittata

VORBEREITUNGSZEIT: 10 MINUTEN | GARZEIT: 30 MINUTEN | ERGIBT: 4 PORTIONEN

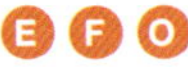

- 2 TL Kokosöl oder Ghee
- ½ Zwiebel, fein gehackt
- 450 g Putenhackfleisch
- 1 ½ TL Bell's Seasoning, getrocknete italienische Kräutermischung, Kräuter der Provence oder Ihre bevorzugten Kräuter
- 2 Äpfel, in kleine Würfel geschnitten
- 8 Eier
- 1 Prise Knoblauchpulver
- 1–1 ½ TL Sel gris oder rosafarbenes Himalaya-Salz
- ¼ TL frisch gemahlener schwarzer Pfeffer
- ⅛–¼ TL gemahlener Zimt

Ein Ofenrost in die Mitte des Backofens schieben. Den Backofen auf 180 °C vorheizen.

Das Öl oder Ghee in einem ofenfesten Topf, zum Beispiel einem gusseisernen Bräter, auf mittlerer bis hoher Stufe zerlassen. Die Zwiebel 3–5 Minuten darin anschwitzen, bis sie weich ist. Das Putenhack und die Kräuter zugeben und etwa 10 Minuten anbräunen. Die Äpfel zugeben.

Die Eier mit dem Knoblauchpulver, dem Salz, dem Pfeffer und dem Zimt in einer großen Schüssel verquirlen. Die Eimischung in den Topf geben und alles mit einer Gabel gleichmäßig vermischen. 1–2 Minuten weitergaren, bis die Eier fest werden.

Den Topf in den Ofen schieben und ohne Deckel 20–30 Minuten backen, bis die Mitte aufgegangen ist, die Frittata sich gesetzt hat und ein in die Mitte gestochenes Messer sauber herauskommt. In Stücke schneiden und servieren.

ANMERKUNGEN

- Falls Sie keinen ofenfesten Topf haben, alle Zutaten in eine Backform geben und offen 20–30 Minuten im Backofen backen.
- Dieses Gericht kann im Voraus zubereitet und im Kühlschrank aufbewahrt werden.

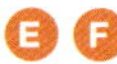

Räucherlachs mit Eiern

VORBEREITUNGSZEIT: 5 MINUTEN | ERGIBT: 4 PORTIONEN

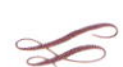

350 g Räucherlachs (möglichst zucker-, dextrose-, nitrit- und glutenfrei)

4 hart gekochte Eier, in Scheiben geschnitten

2 große Tomaten, in Scheiben geschnitten

½ Salatgurke, in Scheiben geschnitten

1 rote Zwiebel, in Ringe geschnitten

1 Zitrone, in Scheiben geschnitten (nach Belieben)

Den Lachs in feine Streifen schneiden. Die Eier, die Tomaten, die Gurkenscheiben, die Zwiebeln und den Lachs auf einer Servierplatte anrichten und, falls verwendet, Zitronenscheiben dazu reichen.

VARIATION

- Für dieses Gericht kann auch gebratener Lachs, in Wasser eingelegter Lachs aus der Dose oder in Wasser eingelegter Thunfisch aus der Dose verwendet werden.

Herzhaftes Frühstück mit Rührei

VORBEREITUNGSZEIT: 10 MINUTEN | GARZEIT: 15 MINUTEN | ERGIBT: 4 PORTIONEN

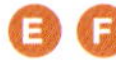

- 1 EL + 1 TL Ghee oder Kokosöl
- 2 kleine oder 1 große Paprikaschote, beliebige Farbe, fein gehackt
- ½ Zwiebel, fein gehackt
- 2 Romatomaten, entkernt und fein gehackt
- 8 Eier
- 2 EL Koriandergrün, grob gehackt
- 1 TL Sel gris oder rosafarbenes Himalaya-Salz
- ⅛ TL frisch gemahlener schwarzer Pfeffer
- 1 Prise Cayennepfeffer
- ⅛ TL gemahlener Kreuzkümmel (nach Belieben)
- 1 Prise Knoblauchpulver (nach Belieben)

Das Ghee oder Öl in einer Pfanne auf mittlerer bis hoher Stufe zerlassen. Die Paprika und die Zwiebel zugeben und 4–5 Minuten anbraten, bis das Gemüse weich ist. Die Tomaten zugeben und etwa 2 Minuten mitgaren.

Die Eier, das Koriandergrün, das Salz, den schwarzen Pfeffer, den Cayennepfeffer und den Kreuzkümmel sowie das Knoblauchpulver, falls verwendet, in einer mittelgroßen Schüssel verquirlen und über das Gemüse in der Pfanne gießen. Mit einem Pfannenwender vermischen, bis die Eier nach Ihrem Geschmack gar sind.

ANMERKUNGEN

- Die Santa-Fe-Sauce (Seite 250) oder eine beliebige Salsa der Knochenbrühe-Diät (Seite 244, Seite 249 und Seite 251) dazu reichen.
- Dieses Gericht kann im Voraus zubereitet und im Kühlschrank aufbewahrt werden.

Gemüse-Frittata

VORBEREITUNGSZEIT: 15 MINUTEN | GARZEIT: 30 MINUTEN | ERGIBT: 4 PORTIONEN

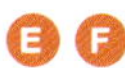

- 1 EL + 1 TL Kokosöl oder Ghee
- 4 Romatomaten, entkernt und fein gehackt
- 200 g Brokkoliröschen, in kleine Röschen gebrochen oder grob gehackt
- 4 Frühlingszwiebeln, der weiße und der grüne Teil, in Streifen geschnitten
- 12 Eier
- 1–2 TL getrocknete italienische Kräutermischung, Kräuter der Provence oder Ihre bevorzugte Kräutermischung
- 1 Prise Knoblauchpulver
- 1–1 ½ TL Sel gris oder rosafarbenes Himalaya-Salz
- ¼ TL frisch gemahlener schwarzer Pfeffer

Ein Ofenrost in die Mitte des Backofens schieben. Den Backofen auf 180 °C vorheizen.

Das Öl oder Ghee in einem ofenfesten Topf (30 cm Durchmesser oder größer), zum Beispiel einem gusseisernen Bräter, auf mittlerer bis hoher Stufe zerlassen. Die Tomaten, den Brokkoli und die Frühlingszwiebeln zugeben und 5–10 Minuten garen, bis das Gemüse weich ist.

Die Eier mit der Kräutermischung, dem Knoblauchpulver sowie dem Salz und dem Pfeffer in einer mittelgroßen Schüssel verquirlen. Die Eimischung zu dem Gemüse in den Topf geben und alles mit einer Gabel gleichmäßig vermischen. 1–2 Minuten weitergaren, bis die Eier fest werden.

Den Topf in den Ofen schieben und ohne Deckel 20–30 Minuten backen, bis die Mitte aufgegangen ist, die Frittata sich gesetzt hat und ein in die Mitte gestochenes Messer sauber herauskommt. In Stücke schneiden und servieren.

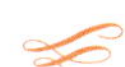

ANMERKUNGEN

- Falls Sie keinen ofenfesten Topf haben, alle Zutaten in eine Backform geben und wie eine Quiche im Backofen backen.
- Für diese Frittata kann jede Kombination von Gemüse verwendet werden, aber diese hier gehört zu meinen Lieblingsvarianten.
- Dieses Gericht kann im Voraus zubereitet und im Kühlschrank aufbewahrt werden.

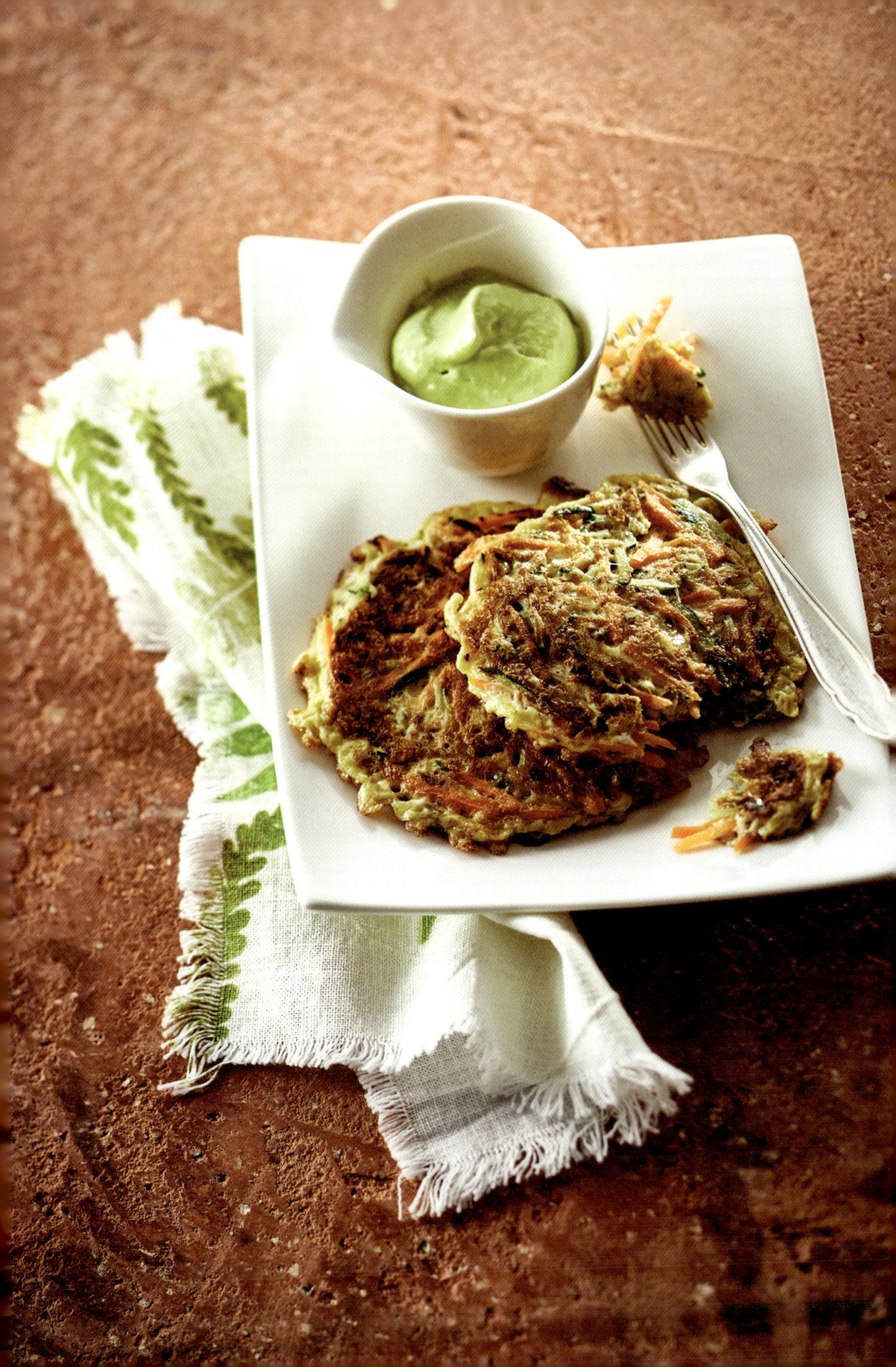

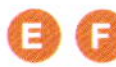

Zucchini-Frühstückspfannkuchen

VORBEREITUNGSZEIT: 10 MINUTEN | GARZEIT: 6 MINUTEN | ERGIBT: 4 PORTIONEN

E F

- 1 EL + 1 TL Kokosöl oder Ghee
- 8 Eier
- 1 Zucchini, gerieben und gut abgetropft
- 2 große Karotten, geraspelt
- ½ Zwiebel, geraspelt
- 1 Knoblauchzehe, fein zerkleinert, oder 1 Prise Knoblauchpulver
- 1 TL getrockneter Thymian
- 1 TL Sel gris oder rosa farbenes Himalaya-Salz
- ⅛ TL frisch gemahlener schwarzer Pfeffer, zum Abschmecken
- ⅛ TL frisch geriebene Muskatnuss (nach Belieben)

Das Öl oder das Ghee in einer beschichteten Pfanne auf mittlerer bis hoher Stufe erhitzen.

Die Eier in einer großen Schüssel verquirlen. Die Zucchini, die Karotten, die Zwiebel, den Knoblauch, den Thymian, das Salz, den Pfeffer und die Muskatnuss, falls verwendet, zugeben. Den Teig mit einem Löffel in die heiße Pfanne geben, Pfannkuchen (10 cm Durchmesser) formen und leicht mit dem Rücken eines Pfannenwenders flach drücken. Die Hitzezufuhr auf eine mittlere Stufe reduzieren und die Pfannkuchen 2–3 Minuten ausbacken. Die Pfannkuchen wenden und weitere 2–3 Minuten backen.

Die Pfannkuchen aus der Pfanne nehmen und auf Küchenpapier abtropfen lassen. Heiß oder kalt servieren.

ANMERKUNGEN

- Da Zucchini viel Wasser enthalten, ist es wichtig, sie gut abtropfen zu lassen, weil die Pfannkuchen dann viel besser schmecken. Die geraspelten Zucchini in ein feines Sieb geben und mit einem sauberen Geschirrtuch oder Küchenpapier nach unten drücken, bis keine Flüssigkeit mehr austritt. Man kann die Zucchini auch in ein sauberes Geschirrtuch oder ein Seihtuch geben und dann ausdrücken.
- Diese Pfannkuchen schmecken ausgezeichnet mit dem Cremigen Avocado-Salatdressing (Seite 224).
- Sie können im Voraus zubereitet und im Kühlschrank aufbewahrt werden.

Zerstörung zweier Mythen

Wenn ich anderen die Knochenbrühe-Diät erläutere, werden mir häufig zwei Fragen gestellt, auf die ich hier näher eingehe.

1. Ist es nicht ungesund, so viele Eier wie bei dieser Diät vorgegeben zu essen?

Ganz und gar nicht! Einer der schlimmsten Ratschläge, den »Experten« uns je gegeben haben, war der, uns auf den Verzehr von einem oder zwei Eiern in der Woche zu beschränken. Dieser völlig unangebrachte Ratschlag basierte auf der Vorstellung, Eier würden den Cholesterinspiegel beträchtlich erhöhen, was sich aber als Mythos herausgestellt hat. Ein Mythos mit negativen Folgen, der Generationen von Menschen eines der erstaunlichsten Superfoods auf dem Planeten vorenthalten hat.

Glücklicherweise haben staatliche Stellen vor Kurzem ihre Meinung geändert, nachdem sie sämtliche Belege geprüft hatten, und der Eier-Hysterie wurde offiziell ein Ende gesetzt. Gemäß der neuesten Ernährungsempfehlungen für Amerika »ist Cholesterin kein Naturstoff, der bei übermäßigem Verzehr Anlass zur Sorge gibt.«[1] Das bedeutet: Eier sind völlig in Ordnung.

2. Und was ist mit dem gesättigten Fett in rotem Fleisch? Ist das nicht schädlich für mein Herz-Kreislauf-System?

Hierbei handelt es sich um einen weiteren Mythos, der von den Forschern gerade widerlegt wird. Im Rahmen einer im Jahr 2014[2] veröffentlichten Metastudie analysierten Forscher die Ergebnisse von mehr als 70 Studien und konnten keine Hinweise auf eine Verbindung zwischen gesättigtem Fett und Herz-Kreislauf-Erkrankungen finden. Sie schlussfolgerten: »Aktuelle Erkenntnisse liefern keine eindeutigen Belege für die Befürwortung von Leitlinien für kardiovaskuläre Erkrankungen, die einen hohen Verzehr mehrfach ungesättigter Fettsäuren und einen geringen Verzehr vollständig gesättigter Fette empfehlen.«

Ebenfalls im Jahr 2014[3] verglichen Forscher im Rahmen einer gesonderten Studie mit 148 männlichen und weiblichen Teilnehmern eine kohlenhydratarme mit einer fettarmen Ernährung. Die Probanden mit kohlenhydratarmer Ernährung bezogen durchschnittlich etwa 13 Prozent ihrer Kalorien aus gesättigtem Fett – das ist mehr als die doppelte Menge dessen, was von der *American Heart Association* empfohlen wird. Die Forscher stellten fest: »Die kohlenhydratarme Ernährung war in Bezug auf die Gewichtsreduktion und die *Senkung des kardiovaskulären Risikofaktors* effektiver als die fettarme Ernährung. Ich empfehle Ihnen jetzt nicht, so viel gesättigtes Fett wie möglich zu verzehren. (Genau genommen macht der Verzehr von zu viel gesättigtem Fett natürlich Ihren Plan, Pfunde zu verlieren, zunichte.) Aber wenn Sie die Richtlinien für die angegebenen Portionsgrößen befolgen, wird Ihre Ernährung rundum gesund sein.

Einige dieser Gerichte können ohne weitere Beilagen auf den Tisch kommen, während andere gut zu den Gemüsebeilagen und Saucen in Kapitel 7 oder zu einem großen Salat passen.

Hähnchenbrust mit Orangen-Rosmarin-Sauce

VORBEREITUNGSZEIT: 10 MINUTEN | GARZEIT: 15 MINUTEN | ERGIBT: 8 PORTIONEN

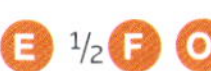

- 1 kg Hähnchenbrustfilet (etwa 4 große Hälften oder 6 mittelgroße Hälften), auf eine Dicke von etwa 1,2 cm flach geklopft und in 10 cm große Stücke oder Schnitzel geschnitten
- 1–1 ½ TL Sel gris oder rosafarbenes Himalaya-Salz
- ¼ TL frisch gemahlener schwarzer Pfeffer
- 1 TL Kokosöl oder Ghee
- 250 ml frisch gepresster Orangensaft (etwa 2 große Orangen)
- 1 TL frischer Rosmarin oder ½ TL getrockneter, sehr fein gehackt
- 1 TL Dijonsenf
- 1 EL Ghee

Das Fleisch mit Küchenpapier trocken tupfen und auf beiden Seiten leicht mit Salz und Pfeffer würzen. Eine große beschichtete Pfanne großzügig mit dem Öl oder Ghee einpinseln oder einsprühen.

Die Pfanne auf mittlerer bis hoher Stufe erhitzen. Die Hähnchenteile mit großzügigem Abstand in die Pfanne legen. Eventuell muss portionsweise gebraten werden.

Von jeder Seite unter einmaligem Wenden etwa 3 Minuten braten, bis die Hähnchenteile goldbraun sind und der Fleischsaft klar austritt. Aus der Pfanne nehmen und beiseitestellen.

Den Orangensaft mit dem Rosmarin und dem Senf in einer kleinen Schüssel vermischen. Die Mischung in die heiße Pfanne gießen und auf 125 ml eindicken lassen. Die Pfanne schräg halten und das Ghee einquirlen, bis es geschmolzen ist.

Die Sauce aus der Pfanne mit einem Löffel auf die Hähnchenbrust geben und servieren.

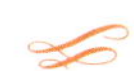

ANMERKUNGEN

- Dieses Gericht kann im Voraus zubereitet und im Kühlschrank aufbewahrt werden.

Cremiges Hähnchen-Curry

VORBEREITUNGSZEIT: 20 MINUTEN | GARZEIT: 4–6 STUNDEN | ERGIBT: 4 PORTIONEN

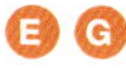

- 2 Süßkartoffeln oder Yamswurzeln, geschält und in 5 cm große Würfel geschnitten
- 450 g Hähnchenbrustfilet
- 1 Dose (à 400 g) Pizzatomaten
- 60 g Tomatenmark
- 125 ml Hühnerknochenbrühe (Seite 81)
- 1 süße Zwiebel, fein gehackt
- 2 gelbe oder rote Paprikaschoten, fein gehackt
- 2 Knoblauchzehen, fein zerkleinert
- 2 TL Chilipulver
- 2 TL gemahlener Kreuzkümmel
- 1 TL Currypulver
- 3/4 TL Sel gris oder rosafarbenes Himalaya-Salz
- 1/8 TL frisch gemahlener schwarzer Pfeffer
- 180 ml Vollfett-Kokosmilch aus der Dose

Die Süßkartoffeln oder Yamswurzeln, das Hähnchenfleisch, die Tomaten, das Tomatenmark, die Brühe, die Zwiebel, die Paprika, den Knoblauch, das Chilipulver, den Kreuzkümmel, das Currypulver, das Salz und den schwarzen Pfeffer in einem Schongarer auf niedriger Stufe 6 Stunden oder auf hoher Stufe 4 Stunden garen. Vor dem Servieren das Hähnchenfleisch mit einer Gabel zerkleinern, die Kokosmilch einrühren und alles erneut erwärmen.

ANMERKUNGEN

- Dieses Curry schmeckt auch am nächsten Tag noch ausgezeichnet. Die Menge der Zutaten kann problemlos verdoppelt werden. In diesem Fall sollte allerdings die Menge der Kräuter und Gewürze nicht verdoppelt, sondern nur die 1,5-fache Menge der Kräuter, Gewürze, des Salzes und schwarzen Pfeffers verwendet werden. Alle anderen Zutaten können verdoppelt werden.

VARIATIONEN

- Herzhafter wird dieses Gericht mit einer Kombination aus hellem und dunklem Fleisch.
- Geben Sie, wenn Sie auf hoher Stufe kochen, 30 Minuten vor Ende der Garzeit, oder wenn sie auf niedriger Stufe kochen, 45 Minuten vor Ende der Garzeit, 180 bis 360 g Blumenkohl oder Brokkoliröschen dazu.
- Das Curry auf Blumenkohlreis (Seite 198) anrichten und mit grob gehacktem Koriander garnieren.

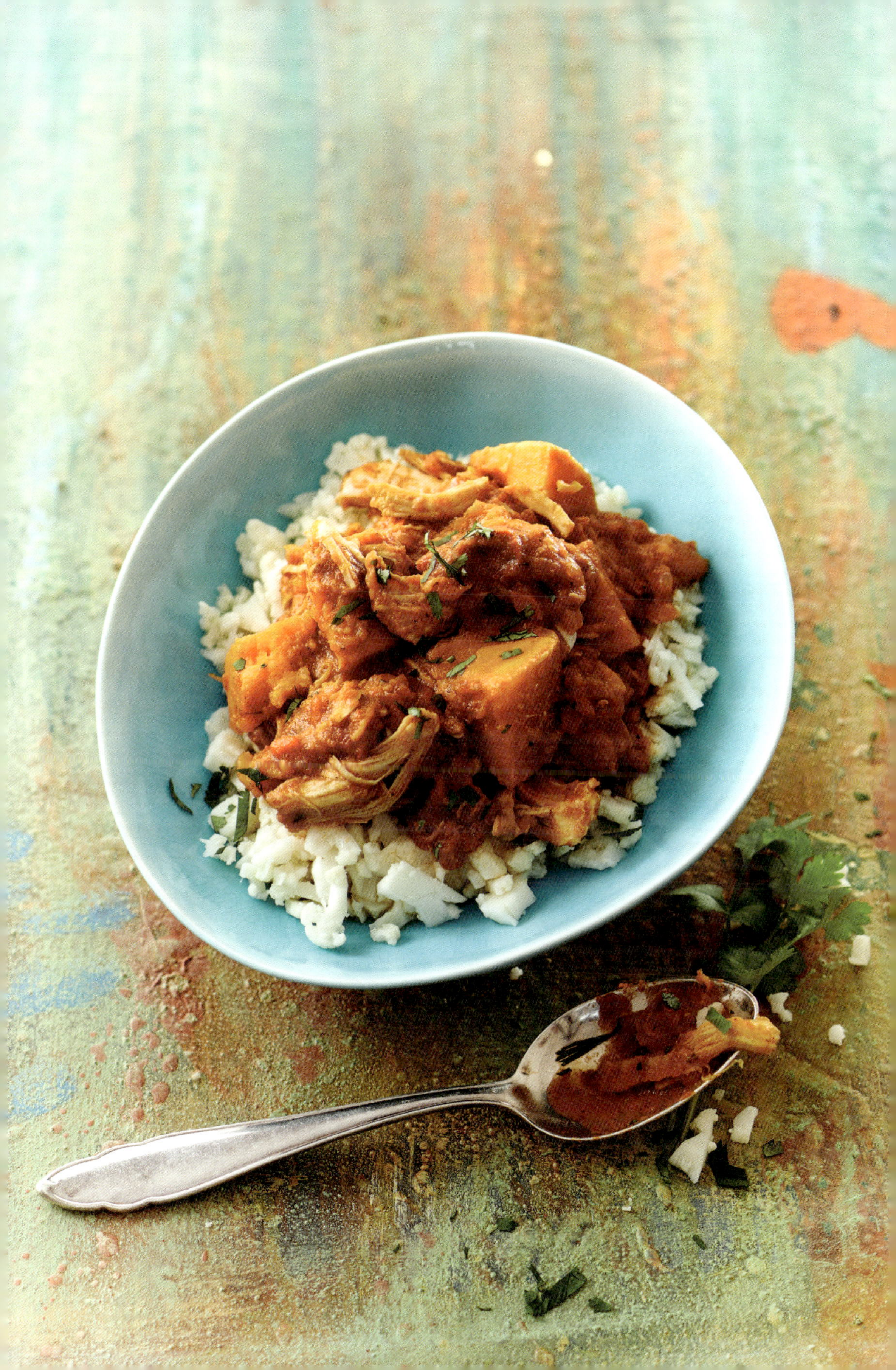

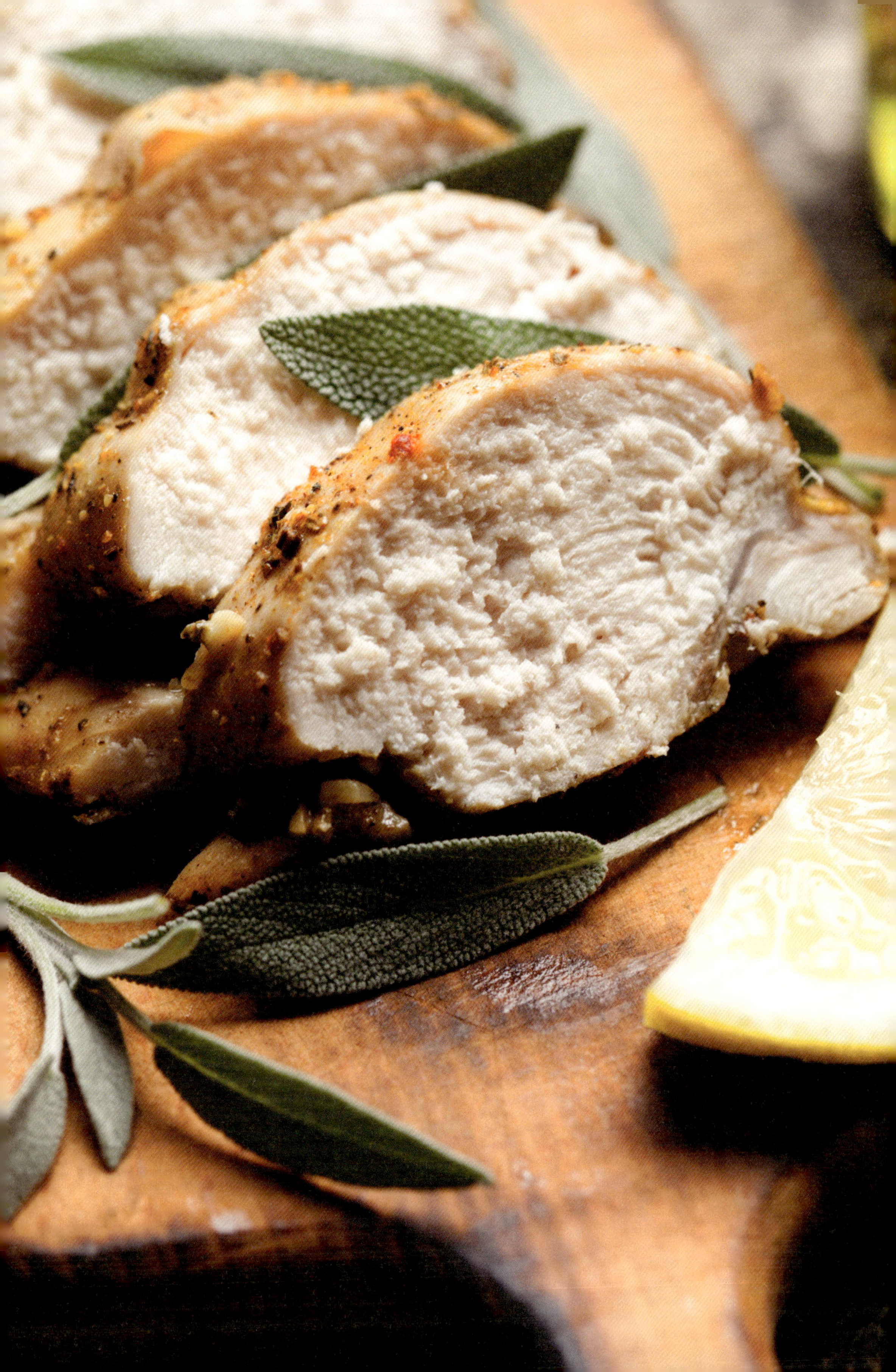

Einfache gebackene Hähnchenbrustfilets

VORBEREITUNGSZEIT: 5 MINUTEN | GARZEIT: 40 MINUTEN | ERGIBT: 4 PORTIONEN

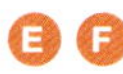

4 TL Ghee oder Kokosöl, aufgeteilt

4 handtellergroße Hähnchenbrustfilets (insgesamt etwa 450 g)

Sel gris oder rosafarbenes Himalaya-Salz

frisch gemahlener schwarzer Pfeffer

1/8–1/4 TL Knoblauchpulver (nach Belieben)

Kräuter und Gewürze nach Belieben

Ein Ofenrost in die Mitte des Backofens schieben. Den Backofen auf 200 °C vorheizen. Backpapier so zurechtschneiden, dass es flach genau in eine ofenfeste Backform passt, dabei darauf achten, dass es den Boden der Backform bis zum Rand ausfüllt.

Den Boden der Backform mit etwa 2 TL Ghee oder Kokosöl einpinseln. 1 Seite des Backpapiers mit etwa 1 TL Ghee bestreichen.

Das Hähnchenfleisch mit Küchenpapier trocken tupfen und das restliche Ghee auf dem Hähnchenfleisch verteilen. Mit dem Salz, dem Pfeffer und dem Knoblauchpulver (falls verwendet) und nach Belieben mit Kräutern würzen. Die Hähnchenbrustfilets mit etwas Abstand in die vorbereitete Backform legen.

Das Backpapier mit der mit Ghee bestrichenen Seite nach unten auf die Filets legen und nach unten drücken. Das Backpapier sollte das Fleisch vollständig bedecken und bis zu den Rändern der Backform reichen.

30 bis 40 Minuten im Backofen garen, bis ein in die dickste Stelle eingestochenes Bratenthermometer 74 °C anzeigt und der austretende Fleischsaft klar ist.

ANMERKUNGEN

- Diese Garmethode nennt man trockenes Garen, weil keine zusätzliche Flüssigkeit zum Garen des Hähnchenfleischs benötigt wird. Das trockene Garen ist eine hervorragende Garmethode für mageres Fleisch, weil es dann schön saftig bleibt. Für ein optimales Ergebnis sollte man die Anweisungen Schritt für Schritt befolgen. Verwenden Sie keine Alufolie, sondern nur Backpapier.
- Zusätzlich zu Ihren bevorzugten Kräutern und Gewürzen können Sie auch Zitronenscheiben zugeben, um dem Hähnchenfleisch mehr Aroma zu verleihen.
- Dieses Rezept kann an jede Anzahl von Hähnchenbrustfilets angepasst werden. Rechnen Sie 1 TL Fett für jedes Filet und geben Sie nicht zu viele Filets in die Backform.

Einfaches Brathähnchen

VORBEREITUNGSZEIT: 10 MINUTEN | GARZEIT: ABHÄNGIG VOM GEWICHT
ERGIBT: ABHÄNGIG VOM GEWICHT DES HÄHNCHENS

 (für eine handtellergroße Portion ohne Haut oder Knochen)

- 1 EL frische Zitronenschale
- 1 EL frische Rosmarinblätter plus 2 oder 3 Stängel für die Bauchhöhle (nach Belieben)
- 1 TL frischer Thymian (nach Belieben)
- 1 Knoblauchzehe, fein zerkleinert
- ½ TL Sel gris oder rosafarbenes Himalaya-Salz
- ¼ TL frisch gemahlener schwarzer Pfeffer
- 1 ganzes Brathähnchen
- 1 Zitrone, in Scheiben geschnitten
- Ghee oder Kokosöl

Ein Ofenrost in die Mitte des Backofens schieben. Den Backofen auf 230 °C vorheizen.

Die Zitronenschale, 1 EL Rosmarinblätter, den Thymian (falls verwendet), den Knoblauch, das Salz und den Pfeffer in einer kleinen Schüssel vermischen. Vorsichtig die Haut im Bereich der Brust, der Beine und Schenkel lösen und die Kräutermischung unter die Haut reiben. Die Rosmarinstängel (falls verwendet) und die Zitronenscheiben in die Bauchhöhle schieben. Das Hähnchen leicht mit Ghee oder Kokosöl einreiben oder einsprühen.

10–15 Minuten bei 230 °C im Backofen rösten, dann die Hitzezufuhr auf 180 °C reduzieren und etwa 20 Minuten pro 450 g Gewicht weiterrösten oder bis ein in die Brust eingestochenes Bratenthermometer 82 °C anzeigt und der austretende Fleischsaft klar ist.

Aus dem Ofen nehmen, mit Alufolie abdecken und vor dem Tranchieren 10–15 Minuten ruhen lassen.

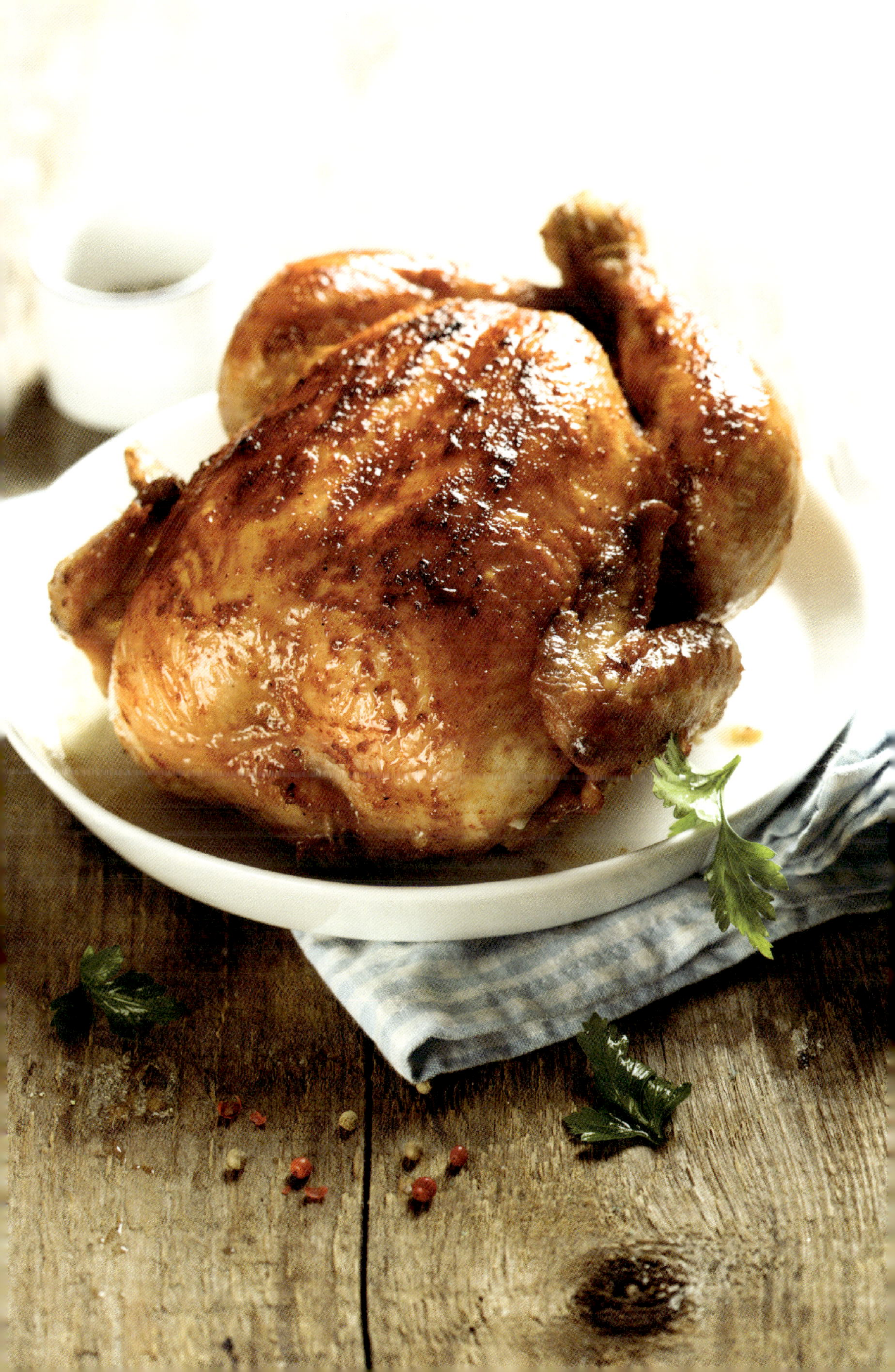

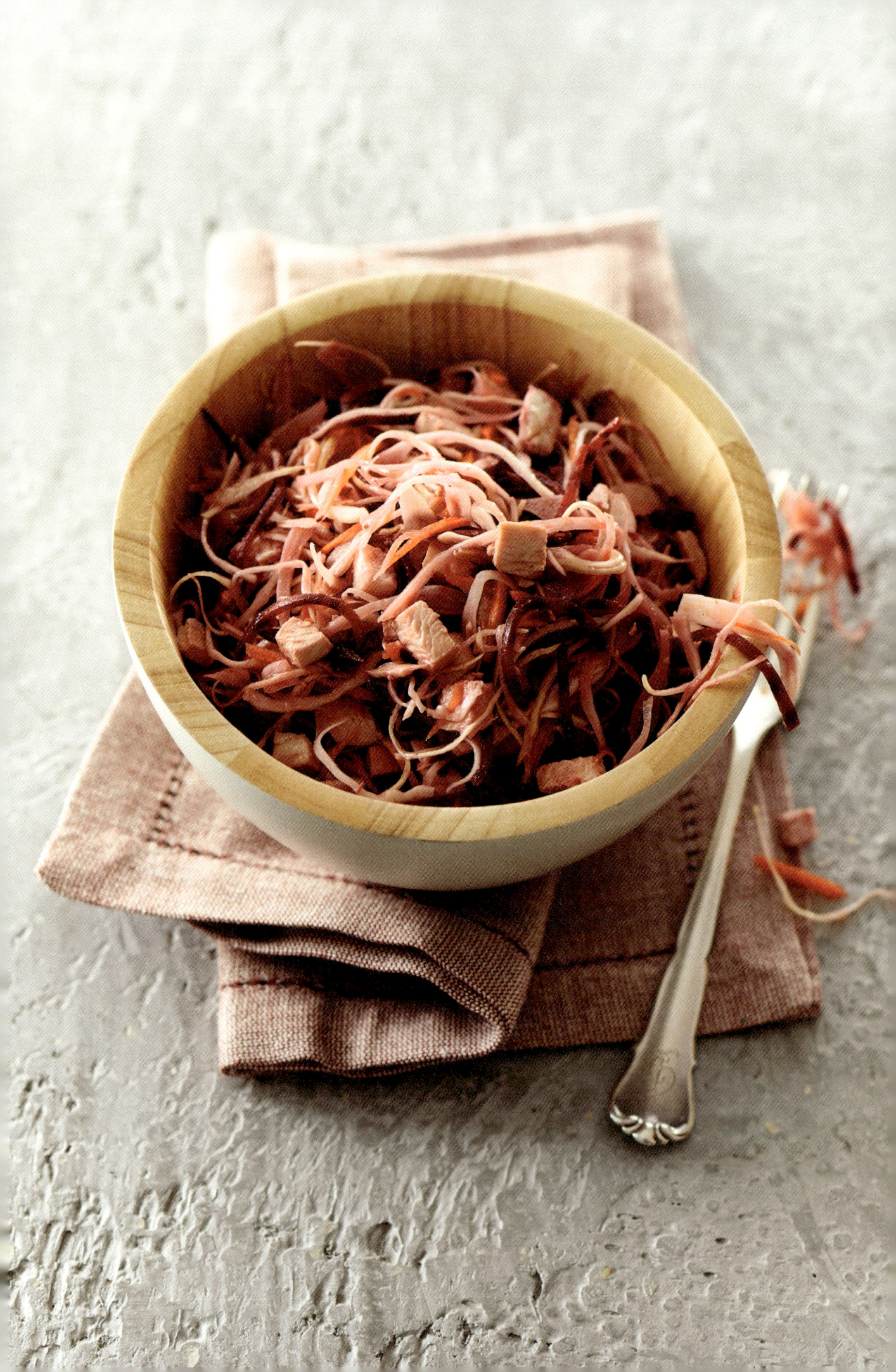

Hähnchenfleischsalat mit Balsamico-Dressing

VORBEREITUNGSZEIT: 10 MINUTEN | ERGIBT: 4 PORTIONEN

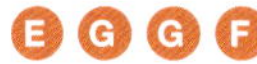

- 4 gegarte Hähnchenbrustfilets (à 100–140 g), in Würfel geschnitten (übrig gebliebenes Hähnchen- oder Putenfleisch verwenden)
- 2 mittelgroße Karotten, geraspelt
- 1 mittelgroße Rote Bete, geraspelt
- 400 g Rot- oder Weißkohl, fein geraspelt (1/4 großer bis 1/2 kleiner Kohlkopf oder 1 1/2–2 Beutel fertig geraspelter Kohl)
- 2 EL + 2 TL Balsamico-Vinaigrette (Seite 223), Ihr bevorzugtes Knochenbrühe-Diät-Dressing (Seite 221–Seite 230) oder 1 TL Olivenöl pro Person + Balsamessig

Das Hähnchenfleisch, die Karotten, die Rote Bete, den Kohl und das Dressing in einer großen Schüssel vermischen. Alternativ das klein geschnittene Hähnchenfleisch in das Dressing geben und vor dem Vermischen mit dem Gemüse mindestens 15 Minuten ziehen lassen. Mit Salz und Pfeffer abschmecken. Gekühlt servieren.

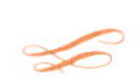

ANMERKUNGEN

- Ein klein geschnittener Apfel der Sorte Granny Smith gibt dem Salat einen leicht säuerlichen Kick. Man darf jedoch nicht vergessen, den Apfel dann in den Tagesplan einzubeziehen.

Schnelle Hähnchenpfanne

VORBEREITUNGSZEIT: 20 MINUTEN | GARZEIT: 15 MINUTEN | ERGIBT: 4 PORTIONEN

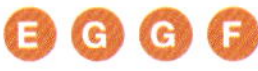

MARINADE

1 EL Kokosöl, zerlassen

3 TL frisch gepresster Limettensaft

60 ml + 2 EL frisch Coconut Aminos (Würzsauce), aufgeteilt

2 EL fein gehackter frischer Ingwer

2–3 Knoblauchzehen, fein zerkleinert

1 TL gemahlener Kreuzkümmel

½ Jalapeño-Chilischote, die Samen entfernt und gehackt (bei der Verarbeitung Einmal-Handschuhe tragen)

2 EL Koriandergrün, fein gehackt

¼ TL Paprikapulver

¼ TL frisch gemahlener weißer Pfeffer

KURZGEBRATENES

1 TL Kokosöl, zerlassen, oder Kokosöl-Spray

4 Hähnchenbrustfilets (à 100–140 g), in 1,2 cm breite Streifen geschnitten

1 Kopf Brokkoli, in Röschen gebrochen oder geschnitten (verwenden Sie die Stiele nur, wenn sie geschält sind)

1 kleiner Kopf Pak Choi oder 3–4 Mini-Pak-Choi

1 rote Paprikaschote, in Streifen geschnitten

230 g Zuckererbsen

6 Frühlingszwiebeln, die weißen und die grünen Teile, in etwa 1 cm große Stücke geschnitten

220–280 g Pilze

1 Dose (à 230 g) Wasserkastanien, abgetropft

4 EL frisches Basilikum

4 EL frisches Koriandergrün

Für die Marinade das Öl, den Limettensaft, 60 ml der Coconut Aminos, den Ingwer, den Knoblauch, den Kreuzkümmel, die Jalapeño, das Koriandergrün, das Paprikapulver und den weißen Pfeffer in einer mittelgroßen Schüssel vermischen. Diese Marinade halbieren. Eine Hälfte sollte etwa 60 ml betragen. Die eine Hälfte für das Hähnchenfleisch beiseitestellen.

Die restlichen 2 EL Coconut Aminos in die andere Hälfte der Marinade rühren und in den Kühlschrank stellen. (Diese Marinade wird kurz vor dem Verzehr benötigt.)

Das Hähnchenfleisch in eine nichtmetallische Schüssel oder in einen großen wiederverschließbaren Gefrierbeutel geben. Die beiseitegestellte Marinade dazugießen. Alles gut vermengen, die Schüssel abdecken oder den Beutel verschließen und im Kühlschrank 1–2 Stunden ziehen lassen.

Für das Kurzgebratene eine große Pfanne oder einen Wok auf hoher Stufe erhitzen. Mit dem Öl einpinseln oder einsprühen. Vor dem Garen jeder weiteren Portion die Pfanne oder den Wok erneut mit Öl einpinseln oder einsprühen.

Einen Fleischstreifen in die Pfanne geben, um zu prüfen, ob sie heiß genug ist. Er sollte sofort anfangen zu brutzeln. Falls nicht, noch einige Zeit warten. Die Hälfte des Hähnchenfleischs in die heiße Pfanne geben, mit einer Zange oder einem Holzlöffel hin- und herbewegen und 3–4 Minuten anbraten, bis es leicht gebräunt ist. Aus der Pfanne nehmen und beiseitestellen. Mit den restlichen Hähnchenstreifen ebenso verfahren.

Nun den Brokkoli in die heiße Pfanne oder den Wok geben und 2–3 Minuten garen, bis er weich, aber noch knackig ist, dann aus der Pfanne nehmen. Mit dem Pak Choi und der Paprikaschote ebenso verfahren. Etwa 1–2 Minuten garen, bis sie weich, aber noch knackig sind. Die Zuckererbsen und die Frühlingszwiebeln, dann die Pilze auf die gleiche Weise garen. Die Wasserkastanien zugeben und etwa 1 Minute erwärmen. Das Hähnchenfleisch mit dem Gemüse vermischen und alles mit der zurückbehaltenen Coconut-Aminos-Marinade vermengen. Mit Basilikum und Koriandergrün garnieren.

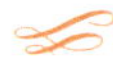

ANMERKUNGEN

- Hier können Sie die Gemüsesorten ganz nach Geschmack frei wählen. Achten Sie nur darauf, dass es Gemüse ist, das knackig bleibt.
- Wenn Sie dieses Gericht für 1 bis 2 Personen in einer ausreichend großen Pfanne zubereiten, können Sie zuerst das gesamte Fleisch und dann das gesamte Gemüse auf einmal braten.
- Das Geheimnis eines guten kurzgebratenen Pfannengerichts ist das Braten auf sehr hoher Stufe und die Tatsache, dass die Pfanne oder der Wok nicht überfüllt sein dürfen. Lassen Sie sich von den Anweisungen nicht einschüchtern. Sie klingen vielleicht schwierig, aber in Wirklichkeit tun Sie nichts anderes als in kleinen Portionen in einer sehr heißen Pfanne zu braten, sodass das Fleisch und das Gemüse sautiert (nicht gedünstet) wird und knackig bleibt.
- Es lohnt sich, die Zutaten zu verdoppeln, um eine zweite Portion auf Vorrat zu haben. Das Gemüse ist dann zwar nicht mehr ganz so knackig wie frisch zubereitet, aber immer noch lecker.
- Dazu Blumenkohlreis (Seite 198) reichen.
- Dieses Gericht kann im Voraus zubereitet und im Kühlschrank aufbewahrt werden.

VARIATION

- Bereiten Sie dieses Gericht mit 450 g magerem Rindfleisch oder 48 bis 52 mittelgroßen bis großen geschälten und entdarmten Garnelen zu. Die Garzeit für das Rindfleisch sollte ungefähr so lang sein wie für Hähnchenfleisch. Garnelen sind in ungefähr 2 Minuten gar, man sollte sie nur so lange braten, bis sie undurchsichtig werden. Rindfleisch kann sogar über Nacht mariniert werden. Hähnchenfleisch und Garnelen nehmen die Marinade in 1–2 Stunden auf.

Schmorhähnchen mit Lauch und Pilzen

VORBEREITUNGSZEIT: 15 MINUTEN | GARZEIT: 25 MINUTEN | ERGIBT: 4 PORTIONEN

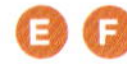

1 EL + 1 TL Ghee

4 ausgebeinte Hähnchenschenkel ohne Haut, das Fett entfernt

1 TL Sel gris oder rosafarbenes Himalaya-Salz

⅛–¼ TL frisch gemahlener schwarzer Pfeffer

4 Lauchstangen, nur der weiße Teil, in Ringe geschnitten

220–280 g Pilze, in Streifen geschnitten

1–2 Knoblauchzehen, fein zerkleinert

125 ml Hühnerknochenbrühe (Seite 81), mehr nach Bedarf

Eine große Pfanne mit 1 TL Ghee einpinseln oder einsprühen. Das Hähnchenfleisch mit ½ TL Salz und dem Pfeffer würzen und auf mittlerer bis hoher Stufe von jeder Seite 3 bis 4 Minuten bräunen. Aus der Pfanne nehmen und beiseitestellen.

Den Lauch, die Pilze und den restlichen 1 EL Ghee in die heiße Pfanne geben und etwa 5 Minuten garen, bis das Gemüse leicht gebräunt ist. Mit dem restlichen ½ TL Salz würzen.

Den Knoblauch einrühren und das Hähnchenfleisch auf das Gemüse geben. Die Brühe zugießen, den Deckel auflegen und die Hitze auf eine mittlere oder mittlere bis niedrige Stufe reduzieren. Etwa 25 Minuten köcheln lassen, bis ein in die dickste Stelle eines Schenkels eingestochenes Bratenthermometer 74 °C anzeigt.

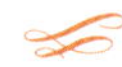

ANMERKUNGEN

- Dies ist ein leicht zuzubereitendes und köstliches Gericht, das Sie gern gemeinsam mit Freunden genießen werden. Vielleicht möchten Sie auch die Zutatenmenge verdoppeln, um eventuelle Reste für ein anderes Gericht zu verwenden.
- Es schmeckt ausgezeichnet zu den Blumenkohl-»Kartoffeln« mit Knoblauch (Seite 199) oder dem Blumenkohlreis (Seite 198).
- Dieses Gericht kann im Voraus zubereitet und im Kühlschrank aufbewahrt werden.

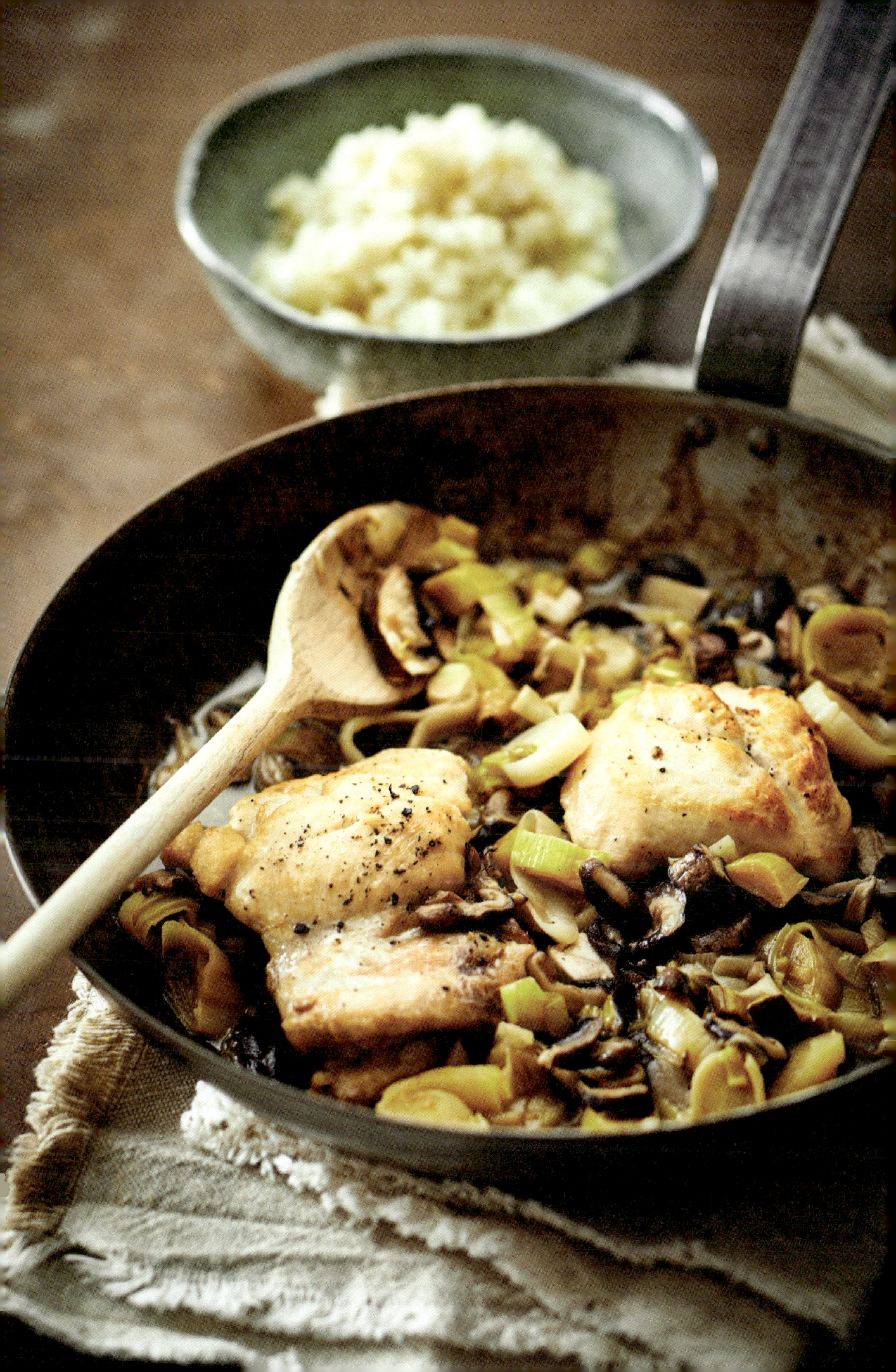

Hähnchenfleischsalat mit Biss

VORBEREITUNGSZEIT: 10 MINUTEN | ERGIBT: 4 PORTIONEN

  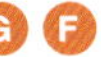

4 gegarte Hähnchenbrustfilets (à 100–140 g), in Würfel geschnitten (übrig gebliebene Hähnchen- oder Putenbrust verwenden)

4 Stangen Staudensellerie, fein gehackt

1 rote oder gelbe Paprikaschote, fein gehackt

1 Karotte, in 0,3 cm große Stücke geschnitten oder geraspelt

1 kleine rote Zwiebel, fein gehackt (nach Belieben)

1 kleine Yambohnenwurzel, geschält und fein gehackt (nach Belieben)

2 EL + 2 TL Balsamico-Vinaigrette (Seite 223) oder eines der Knochenbrühe-Diät-Dressings (Seite 221–Seite 230) oder 1 TL Olivenöl pro Person + Essig oder Zitronensaft

Sel gris oder rosafarbenes Himalaya-Salz

frisch gemahlener schwarzer Pfeffer

1 großer oder 2 kleine Köpfe Romanasalat, klein geschnitten

Das Hähnchenfleisch, den Sellerie, die Paprikaschote, die Karotte, die Zwiebel (falls verwendet) und die Yambohnenwurzel (falls verwendet) in einer großen Schüssel vermischen. Mit dem Dressing vermengen und mit Salz und Pfeffer würzen. Auf einem Salatbett servieren.

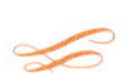

ANMERKUNGEN

- Yambohnenwurzel sorgt bei Salaten für den richtigen Biss. Ich denke, dass Ihnen diese saftige Wurzel, sollten Sie sie noch nicht probiert haben, gut schmecken wird. Die Yambohne hat ihren Ursprung in Mexiko, wo sie Jicama genannt wird.
- Dieses Gericht kann im Voraus zubereitet und im Kühlschrank aufbewahrt werden.

VARIATION

- Ich mag diesen Salat auch sehr gern auch mit Estragon und französischer Vinaigrette.

Orangen-Rosmarin-Hähnchensalat

VORBEREITUNGSZEIT: 10 MINUTEN | ERGIBT: 4 PORTIONEN

4 gegarte Hähnchenbrustfilets (à 100–140 g), in 1,2 cm breite Streifen geschnitten (hier können Sie übrig gebliebene Hähnchenbrust mit Orange-Rosmarin-Sauce, Seite 119, verwenden, siehe Anmerkung)

150 g Zuckererbsen

½ Salatgurke, in Scheiben geschnitten

½ kleine rote Zwiebel, in Ringe geschnitten

2 EL + 2 TL Orangen-Vinaigrette (Seite 230), 4 EL (60 ml) Cremiges Orangen-Dressing (Seite 230), ein Dressing Ihrer Wahl der Knochenbrühe-Diät (Seite 221–Seite 230) oder 1 TL Olivenöl pro Person + Essig oder Zitronensaft

etwa 250 g Blattsalat Ihrer Wahl

Das Hähnchenfleisch, die Erbsen, die Gurke und die Zwiebel in einer mittelgroßen Schüssel mit dem Dressing vermischen. Auf einem Salatbett servieren.

ANMERKUNG

- Halbieren Sie die Menge des Salatdressings, wenn Sie übrig gebliebenes Fleisch der Hähnchenbrust mit Orange-Rosmarin-Sauce verwenden, weil in dem Hähnchengericht bereits Fett enthalten ist.

VARIATION

- Für eine fruchtigere Variante eine Handvoll frische Heidelbeeren zugeben oder für mehr Biss eine Handvoll Rettich.

Zucchininudeln mit Fleischbrät aus der Pfanne

VORBEREITUNGSZEIT: 15 MINUTEN | GARZEIT: 15 MINUTEN | ERGIBT: 4 PORTIONEN

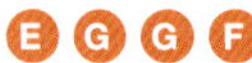

1 EL Kokosöl oder Ghee

½ Zwiebel, fein gehackt

6–8 Romatomaten, entkernt und fein gehackt

2 Knoblauchzehen, fein zerkleinert

450 g Puten- oder Hähnchenhackfleisch

2 TL getrocknete italienische Kräutermischung

1 TL Sel gris oder rosafarbenes Himalaya-Salz

¼ TL frisch gemahlener schwarzer Pfeffer

⅛ TL rote Paprikaflocken (nach Belieben)

Zucchininudeln (Seite 211)

4–6 frische Basilikumblätter, in feine Streifen geschnitten oder grob gehackt

Das Öl oder das Ghee in einer großen Pfanne auf mittlerer bis hoher Stufe erhitzen. Die Zwiebel und die Tomaten darin etwa 8 Minuten weich garen. Den Knoblauch, das Putenfleisch, die italienische Kräutermischung, das Salz, den schwarzen Pfeffer und die roten Paprikaflocken (falls verwendet) zugeben und etwa 10 Minuten garen, bis das Fleisch nicht mehr rosafarben ist. Auf den vorbereiteten Zucchininudeln servieren und mit dem Basilikum garnieren.

ANMERKUNGEN

- Für die feinen Streifen der Basilikumblätter kann die *Chiffonade*-Technik zum Einsatz kommen. Hierfür die Basilikumblätter übereinanderlegen, dann von der Längsseite her dicht aufrollen und die Rolle in Streifen schneiden, sodass sehr feine Streifen entstehen.
- Nach Belieben mit zusätzlichen roten Paprikaflocken servieren.

Würziges Puten- oder Hähnchenbrät

VORBEREITUNGSZEIT: 5 MINUTEN | GARZEIT: 10 MINUTEN | ERGIBT: 4 PORTIONEN

Kokosöl

560 g Puten- oder Hähnchenhackfleisch

1 ½ TL Bell's Seasoning oder eine Mischung Ihrer bevorzugten Kräuter

1 Prise Knoblauchpulver oder 1 Knoblauchzehe, fein zerkleinert

1 TL Sel gris oder rosafarbenes Himalaya-Salz

⅛–¼ TL frisch gemahlener schwarzer Pfeffer

Eine Pfanne mit Kokosöl einpinseln oder einsprühen. Das Puten- oder Hähnchenhack, die italienische Kräutermischung, den Knoblauch, das Salz und den Pfeffer zugeben und etwa 10 Minuten braten, bis das Fleisch nicht mehr rosafarben ist. Alternativ die Zutaten in einer Schüssel mischen, aus der Mischung 4 Frikadellen formen und diese dann von jeder Seite etwa 5 Minuten braten oder grillen, bis ein in die Mitte eingestochenes Bratenthermometer 74 °C anzeigt und das Fleisch nicht mehr rosafarben ist.

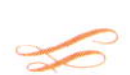

ANMERKUNG

- Puten- oder Hähnchenbrät schmeckt für sich allein genommen schon sehr lecker, ist aber auch Bestandteil mehrerer Gerichte in diesem Kapitel.

Puten- oder Hähnchenbrät mit italienischen Kräutern

VORBEREITUNGSZEIT: 5 MINUTEN | GARZEIT: 10 MINUTEN | ERGIBT: 4 PORTIONEN

Kokosöl

560 g Puten- oder Hähnchenhackfleisch

1 ½ TL getrocknete italienische Kräutermischung (salz-, zucker-, dextrose- und glutenfrei)

1 Prise Knoblauchpulver oder 1 Knoblauchzehe, fein zerkleinert

1 Prise Fenchelsamen (nach Belieben)

⅛ TL rote Paprikaflocken (nach Belieben)

1 TL Sel gris oder rosafarbenes Himalaya-Salz

⅛–¼ TL frisch gemahlener schwarzer Pfeffer

Eine Pfanne mit Kokosöl einpinseln oder einsprühen. Das Puten- oder Hähnchenhack, die italienische Kräutermischung, das Knoblauchpulver, die Fenchelsamen, die roten Paprikaflocken (falls verwendet), das Salz und den schwarzen Pfeffer zugeben und auf mittlerer bis hoher Stufe etwa 10 Minuten braten, bis das Fleisch nicht mehr rosafarben ist. Alternativ die Zutaten in einer Schüssel mischen, aus der Mischung 4 Frikadellen formen und diese dann von jeder Seite etwa 5 Minuten braten oder grillen, bis ein in die Mitte eingestochenes Bratenthermometer 74 °C anzeigt und das Fleisch nicht mehr rosafarben ist.

Puten- oder Hähnchen-Chorizo

VORBEREITUNGSZEIT: 5 MINUTEN | GARZEIT: 10 MINUTEN | ERGIBT: 4 PORTIONEN

- Kokosöl
- 560 g Puten- oder Hähnchenhackfleisch
- 2 EL Apfelessig
- 1–2 EL gemahlene getrocknete Chilischoten (Ancho, California oder New Mexico, kein Chilipulver)
- ½ EL Sel gris oder rosafarbenes Himalaya-Salz
- 1 TL Knoblauchpulver
- 1 TL Zwiebelpulver
- ½ TL gemahlener Kreuzkümmel
- ½ TL getrockneter Oregano
- ¼ TL gemahlener Zimt
- ⅛–¼ TL frisch gemahlener schwarzer Pfeffer

Eine Pfanne mit Kokosöl einpinseln oder einsprühen. Das Puten- oder Hähnchenhack, den Essig, die gemahlenen Chilischoten, das Salz, das Knoblauchpulver, das Zwiebelpulver, den Kreuzkümmel, den Oregano, den Zimt und den Pfeffer zugeben und auf mittlerer bis hoher Stufe etwa 10 Minuten braten, bis das Fleisch nicht mehr rosafarben ist. Alternativ die Zutaten in einer Schüssel mischen, aus der Mischung 4 Frikadellen formen und diese dann von jeder Seite etwa 5 Minuten braten oder grillen, bis ein in die Mitte eingestochenes Bratenthermometer 74 °C anzeigt und das Fleisch nicht mehr rosafarben ist.

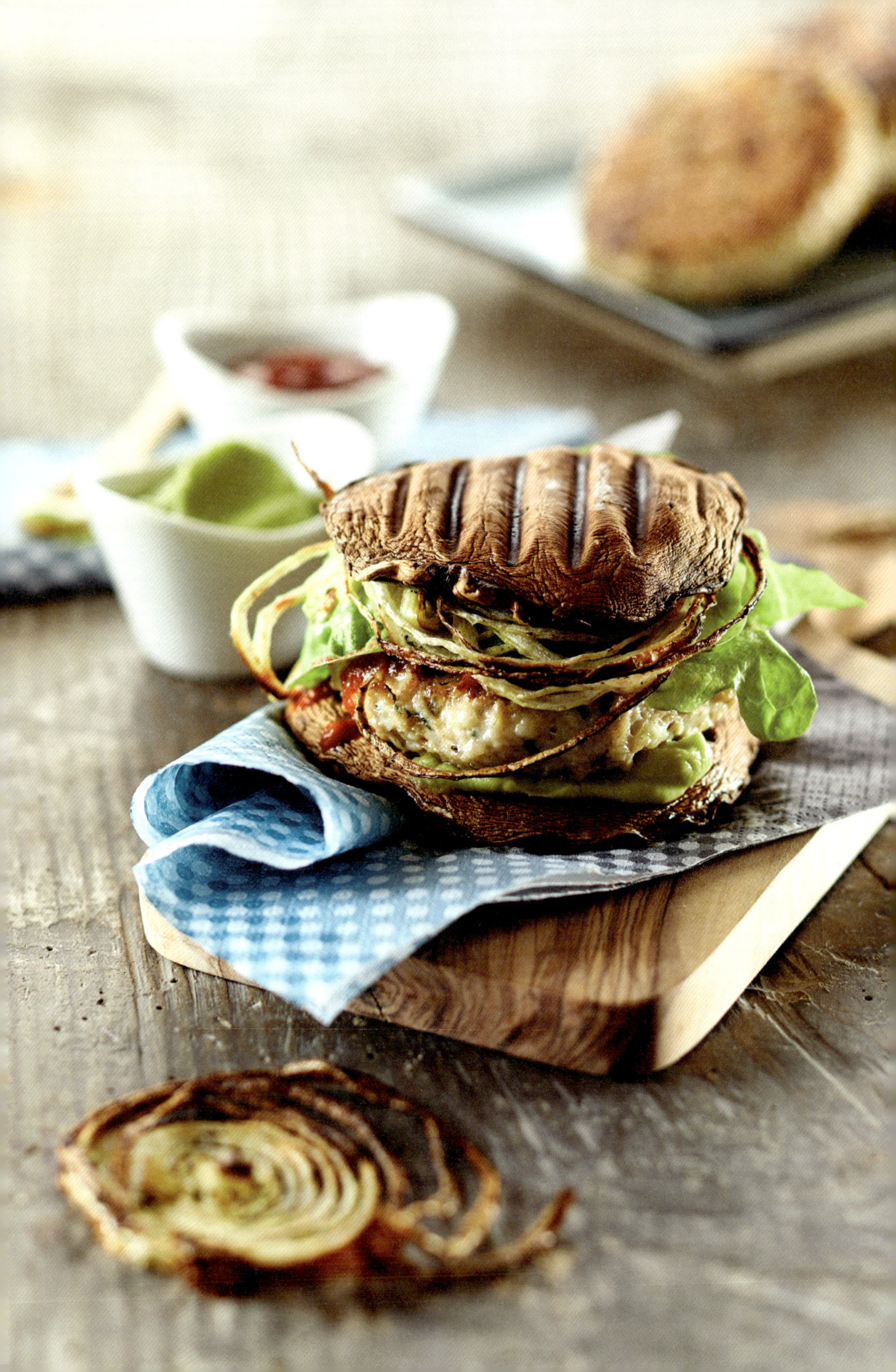

Schnelle Puten-Burger

VORBEREITUNGSZEIT: 10 MINUTEN | GARZEIT: 15 MINUTEN | ERGIBT: 4 PORTIONEN

Kokosöl

450–560 g mageres Putenhackfleisch

40 g Zwiebeln, fein gehackt

½ TL Knoblauchpulver

1 TL Dijonsenf

2–3 EL grob gehackte glatte Petersilie oder frischer Koriander (nach Belieben)

½ TL Sel gris oder rosafarbenes Himalaya-Salz

⅛–¼ TL frisch gemahlener schwarzer Pfeffer

Eine Pfanne oder eine Grillpfanne mit Kokosöl einpinseln oder einsprühen.

Das Putenfleisch, die Zwiebel, das Knoblauchpulver, den Senf, die Petersilie oder den Koriander, das Salz und den Pfeffer in einer mittelgroßen Schüssel vermischen. Aus der Mischung 4 Pattys formen. Die Pfanne oder Grillpfanne auf mittlerer bis hoher Stufe erhitzen. Die Pattys von jeder Seite 5 bis 6 Minuten braten oder grillen (je nach Dicke), bis ein in die dickste Stelle des Pattys eingestochenes Bratenthermometer 74 °C anzeigt und das Fleisch nicht mehr rosafarben ist.

ANMERKUNGEN

- Da Pattys weich bleiben, solange sie nicht gut durchgegart sind, sollten sie nur einmal vorsichtig gewendet werden. Diese Pattys schmecken ebenfalls ausgezeichnet, wenn sie auf einem Außengrill zubereitet werden. Den Grill gründlich reinigen und die Pattys vor dem Grillen mit Kokosöl einpinseln.
- Als Topping schmecken dazu die Cremige Avocadosauce (Seite 224), das Ketchup (Seite 237), die Hausgemachte Mayonnaise (Seite 232) oder auch die Gerösteten süßen Zwiebeln (Seite 208). Oder auf den Gerösteten Portobellopilzen als »Burgerbrötchen« (Seite 209) servieren.
- Die Pattys können im Voraus zubereitet und im Kühlschrank aufbewahrt werden.

Einfache geröstete Putenbrust

VORBEREITUNGSZEIT: 10 MINUTEN | GARZEIT: ABHÄNGIG VOM GEWICHT
ERGIBT: ABHÄNGIG VOM GEWICHT

 (für eine handtellergroße Portion ohne Haut oder Knochen) 

1,6–1,8 kg Putenbrust, mit Knochen und Haut

1 EL + 1 TL Ghee, zerlassen

2 TL frische Thymianblätter oder 1 TL getrockneter Thymian

1 Knoblauchzehe, fein zerkleinert

½ TL Sel gris oder rosafarbenes Himalaya-Salz

¼ TL frisch gemahlener schwarzer Pfeffer

Ein Ofenrost in das untere Drittel des Backofens schieben. Den Backofen auf 230 °C vorheizen.

Das Putenfleisch unter fließendem kaltem Wasser abspülen und mit Küchenpapier trocken tupfen. Das Ghee, den Thymian, den Knoblauch, das Salz und den Pfeffer in einer kleinen Schüssel verrühren. Vorsichtig die Haut im Bereich der Brust lösen und etwa ¾ der Gheemischung unter die Haut reiben. Die Haut auseinanderziehen, um so viel wie möglich von der Brust zu bedecken. Die restliche Gheemischung auf die Haut reiben.

Die Putenbrust in einer flachen Ofenform auf den Rost im Backofen schieben, die Hitzezufuhr auf 180 °C reduzieren und bei einer Putenbrust von 1,6–1,8 kg etwa 1 ½–2 Stunden garen. Nach 1 Stunde prüfen, ob die Haut zu stark bräunt. Ist dies der Fall, die Putenbrust mit Alufolie abdecken. Nach 1 ½ Stunden erstmals prüfen, ob die Putenbrust gar ist. Die Putenbrust ist fertig, wenn ein in die dickste Stelle eingestochenes Bratenthermometer 76 °C anzeigt und der austretende Fleischsaft klar ist.

Die Putenbrust aus dem Ofen nehmen und vor dem Zerlegen in der Ofenform auf dem Rost und mit Folie abgedeckt 20 Minuten ruhen lassen. Auf diese Weise können sich die Fleischsäfte besser verteilen und das Fleisch kann etwas fester werden.

ANMERKUNG

- Eine Portion sollte die Größe eines handtellergroßen Stücks Putenfleisch ohne Knochen haben (etwa 85–115 g für eine Frau und 115–140 g für einen Mann).

Orientalische Fleischklößchen

VORBEREITUNGSZEIT: 25 MINUTEN | GARZEIT: 40 MINUTEN | ERGIBT: 4 PORTIONEN

- 560 g Putenhackfleisch
- 1 Ei
- ½ Zwiebel, fein gehackt
- 2 EL gehacktes frisches Koriandergrün
- 1 Knoblauchzehe, fein zerkleinert
- 1 TL gemahlener Kreuzkümmel
- ¼ TL Paprikapulver
- ¼ TL gemahlener Zimt
- ½ TL gemahlener Koriander (nach Belieben)
- ½ TL Sel gris oder rosafarbenes Himalaya-Salz
- ¼ TL frisch gemahlener schwarzer Pfeffer

Den Backofen auf 220 °C vorheizen. Ein Backblech mit Backpapier auslegen.

Das Putenfleisch, das Ei, die Zwiebel, das Koriandergrün, den Knoblauch, den Kreuzkümmel, das Paprikapulver, den Zimt, den gemahlenen Koriander, das Salz und den Pfeffer in einer großen Schüssel vermischen. Aus der Mischung 16 golfballgroße Fleischklößchen formen und auf das vorbereitete Backblech legen.

10 Minuten bei 220 °C im Backofen backen. Die Hitzezufuhr auf 180 °C reduzieren und weitere 15 bis 20 Minuten garen, bis ein in die Mitte eingestochenes Bratenthermometer 74 °C anzeigt und das Fleisch nicht mehr rosafarben ist.

ANMERKUNGEN

- Die Fleischklößchen können im Voraus zubereitet und im Kühlschrank aufbewahrt werden.
- Mit Geröstetem Gemüse, Geröstetem Spargel mit Zitrone (Seite 202) oder einem großen bunten Gartensalat mit einem Dressing der Knochenbrühe-Diät (Seite 221–Seite 230) servieren.

VARIATION

- Dieses Gericht kann auch mit Lammfleisch zubereitet werden.

Faschierter Putenbraten mit Gemüse

VORBEREITUNGSZEIT: 10 MINUTEN | GARZEIT: 50–55 MINUTEN | ERGIBT: 4 PORTIONEN

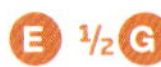

- 1 süße Zwiebel, in große Stücke geschnitten
- 2 Stangen Staudensellerie, in große Stücke geschnitten
- 2 Karotten, in große Stücke geschnitten
- 1 kleine grüne Paprikaschote, Samen und Scheidewände entfernt und in Stücke geschnitten
- 230 g Pilze
- 1 Handvoll frische Petersilie
- 600 g Putenhackfleisch
- 1 Ei
- 1 TL gemahlener Salbei
- ½ TL gemahlener Thymian
- ½ TL Knoblauchpulver
- 1 ½ TL Sel gris oder rosafarbenes Himalaya-Salz
- ½ TL frisch gemahlener schwarzer Pfeffer
- Kokosöl

Den Backofen auf 180 °C vorheizen.

Die Zwiebel, den Sellerie und die Karotten in die Küchenmaschine geben und einige Male jeweils 1 Sekunde lang den Intervallschalter betätigen, bis das Gemüse fein zerkleinert ist. In eine große Schüssel geben. Jetzt die Paprika, die Pilze und die Petersilie in die Küchenmaschine geben und einige Male jeweils 1 Sekunde lang den Intervallschalter betätigen, bis sie klein gewürfelt sind. Zu dem anderen Gemüse in die Schüssel geben.

Das Putenfleisch, das Ei, den Salbei, den Thymian, das Knoblauchpulver, das Salz und den Pfeffer hinzufügen und alles gründlich vermengen. Aus der Mischung einen Brotlaib formen und auf ein Backblech legen. Mit Kokosöl einpinseln oder einsprühen. 50 bis 55 Minuten im Backofen garen, bis ein in die Mitte eingestochenes Bratenthermometer 74 °C anzeigt und das Fleisch nicht mehr rosafarben ist. Vor dem Aufschneiden 10 Minuten ruhen lassen.

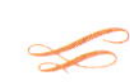

ANMERKUNGEN

- Das Gemüse kann natürlich auch von Hand zerkleinert werden, aber mit der Küchenmaschine geht es sehr viel schneller.
- Mit Gerösteter Paprikasauce (Seite 247) servieren.
- Die Menge der Zutaten für dieses Rezept kann problemlos verdoppelt werden. Der Braten kann im Voraus zubereitet und im Kühlschrank aufbewahrt werden.

VARIATIONEN

- Dieser faschierte Braten kann auch kalt mit Ketchup (Seite 237) oder mit einem Salatblatt als Wrap serviert werden.

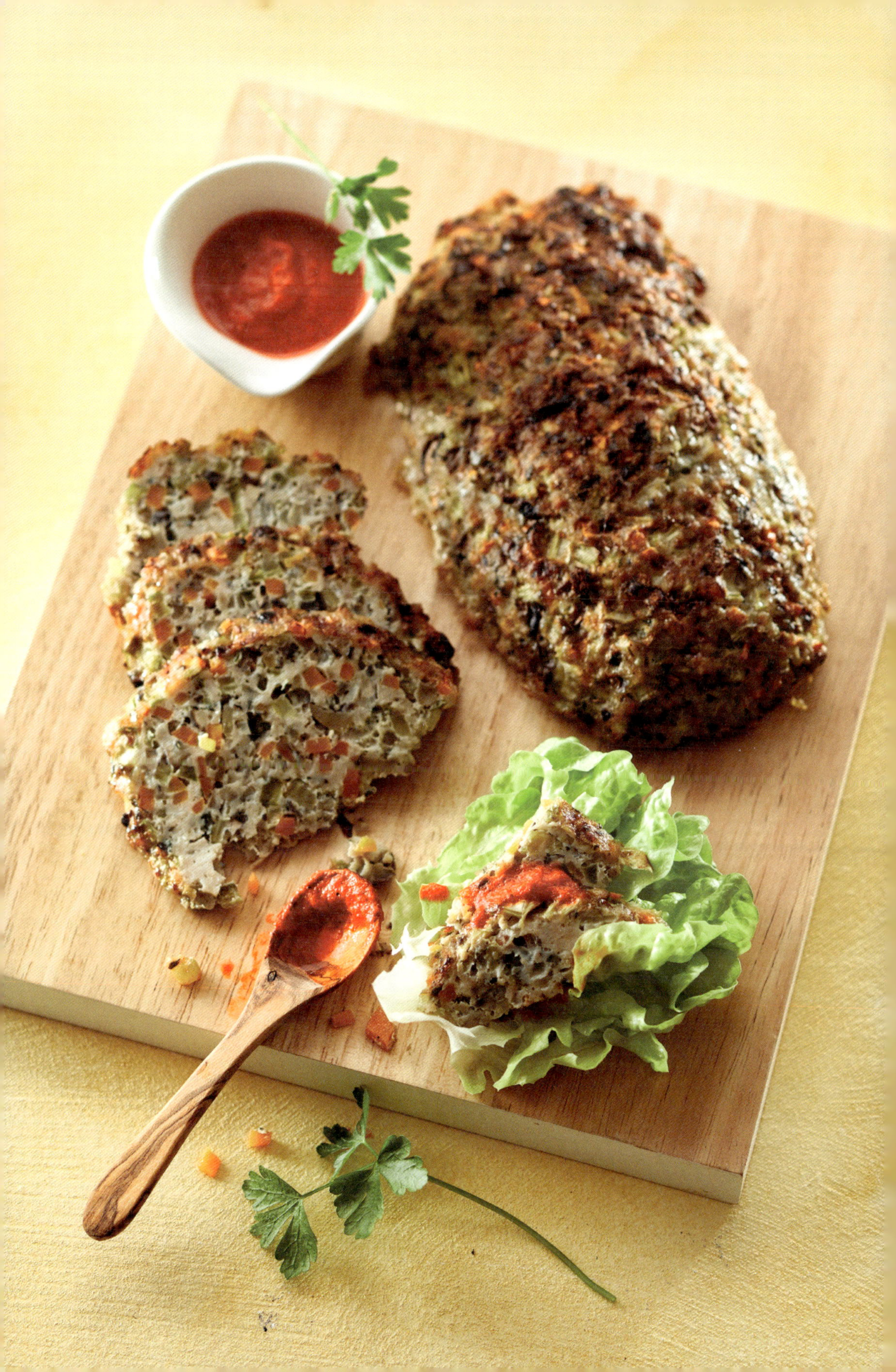

Herzhaftes Puten-Chili

VORBEREITUNGSZEIT: 15 MINUTEN | GARZEIT: 60 MINUTEN
ERGIBT: ETWA 8 PORTIONEN À 375 G (ETWA 3 KG)

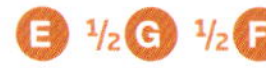

1 EL + 1 TL Kokosöl

1 rote Paprikaschote, fein gehackt

1 grüne Paprikaschote, fein gehackt

1 kleine Jalapeño-Chilischote, die Samen entfernt und fein gehackt (nach Belieben; bei der Verarbeitung Einmal-Handschuhe tragen)

3 Knoblauchzehen, fein zerkleinert, oder ½ TL Knoblauchpulver

1 große süße Zwiebel, fein gehackt

1 kg Putenhackfleisch

2–3 EL Chilipulver

1 EL geräuchertes Paprikapulver

2 TL gemahlener Kreuzkümmel

1 Dose (à 800 g) Pizzatomaten, abgetropft

1 Dose (à 170 g) Tomatenmark

250 ml Hühnerknochenbrühe (Seite 81) oder Rinderknochenbrühe (Seite 82)

1 ½ TL Sel gris oder rosafarbenes Himalaya-Salz

¼ TL frisch gemahlener schwarzer Pfeffer

Das Öl in einem großen Topf auf mittlerer bis hoher Stufe erhitzen. Die Paprikaschoten, die Jalapeño (falls verwendet), den Knoblauch und die Zwiebel zugeben. Die Hitzezufuhr auf eine mittlere bis niedrige Stufe reduzieren und etwa 10 Minuten garen, bis das Gemüse weich ist. Das Putenfleisch, das Chilipulver, das Paprikapulver und den Kreuzkümmel zugeben und behutsam verrühren, damit das Fleisch nicht zu krümelig wird. Den Deckel auflegen und etwa 10 Minuten garen, bis das Fleisch nicht mehr rosafarben ist. Die Tomaten, das Tomatenmark, die Brühe und Salz und Pfeffer zugeben und alles verrühren. Den Deckel auflegen und zum Köcheln bringen. Die Hitzezufuhr auf eine niedrige Stufe reduzieren und bei leicht geöffnetem Deckel unter gelegentlichem Umrühren mindestens 1 Stunde köcheln lassen.

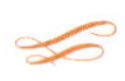

ANMERKUNGEN

- Dieses Gericht kann im Voraus zubereitet und im Kühlschrank oder Gefrierschrank aufbewahrt werden. Die Menge der Zutaten wurde verdoppelt, um Kochzeit zu sparen.
- Sie können dieses Chili auch in einem Schongarer garen. Alles vermischen und etwa 4 Stunden auf hoher Stufe oder 6 Stunden auf niedriger Stufe garen.
- Nach Geschmack mit Limettenscheiben, gehackten Zwiebeln, grob gehacktem Koriandergrün und Chilisauce (nach Belieben) servieren.

Grünkohlsalat mit Putenfleisch

VORBEREITUNGSZEIT: 10 MINUTEN | ERGIBT: 4 PORTIONEN

230 g frischer, dreifach gewaschener junger Grünkohl (Baby Kale) oder gemischter Kohl

½ Salatgurke, in Scheiben geschnitten

450 g Zuckererbsen

4 Frühlingszwiebeln, der weiße und der grüne Teil, in Ringe geschnitten

1 Dose (à 230 g) Wasserkastanien, abgetropft

4 EL (60 ml) Cremiges Orangen-Dressing (Seite 230), 2 EL + 2 TL Orangen-Vinaigrette (Seite 230),
1 Portion eines Dressings der Knochenbrühe-Diät Ihrer Wahl (Seite 221–Seite 230) oder 1 TL Olivenöl pro Person + Essig oder Zitronensaft

450 g Putenbrust (zucker-, dextrose-, nitrit- und glutenfrei), in Scheiben geschnitten (übrig gebliebener Putenbraten oder Putenbratenaufschnitt)

Den Kohl, die Gurke, die Erbsen, die Frühlingszwiebeln und die Wasserkastanien in einer großen Schüssel mit dem Dressing vermischen. Den Salat auf einem Teller anrichten und das Putenfleisch darauf geben.

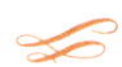

ANMERKUNG

- Für Salate verwende ich lieber jungen Grünkohl, weil er zarter ist als der gewöhnliche Grünkohl. Wenn Sie gewöhnlichen Grünkohl verwenden, sollten Sie ihn in sehr feine Streifen geschnitten in eine große Schüssel geben und mit den Händen etwa 2 Minuten durchkneten, um einige der Fasern aufzubrechen.

Mexikanisches Putenfleisch auf Salatbett

VORBEREITUNGSZEIT: 5 MINUTEN | ERGIBT: 4 PORTIONEN

1,5 kg Herzhaftes Puten-Chili (Seite 144) (375 g pro Person)

1 großer oder 2 kleine Köpfe Romanasalat, in mundgerechte Stücke gezupft oder geschnitten (etwa 400 g)

1 kleine Paprikaschote, in feine Streifen geschnitten

1 kleine Yambohnenwurzel, geschält und in feine Streifen geschnitten (nach Belieben)

1 kleine rote Zwiebel, in feine Ringe geschnitten

2 EL frisch gepresster Limettensaft

1 Avocado, Kern entfernt, geschält und geviertelt

Sel gris oder rosafarbenes Himalaya-Salz

frisch gemahlener schwarzer Pfeffer

Limettenspalten (nach Belieben)

Das Chili in einem kleinen Topf erhitzen. Den Salat, die Paprikaschote, die Yambohnenwurzel und die Zwiebel in einer Schüssel mit dem Limettensaft vermischen. Auf jede Salatportion 375 g Chili und 1 Avocadoviertel geben. Mit Salz und Pfeffer würzen. Mit den Limettenspalten, falls verwendet, garnieren.

ANMERKUNG

- Chilisauce oder eine der Salsas (Seite 244, Seite 249 und Seite 251) dazu reichen.

Asiatische Putenfleisch-Burger

VORBEREITUNGSZEIT: 10 MINUTEN | GARZEIT: 12 MINUTEN | ERGIBT: 8 PORTIONEN

- Kokosöl
- 900 g mageres Putenhackfleisch
- 4 Frühlingszwiebeln, der weiße und der grüne Teil, in feine Ringe geschnitten
- 2 Tl geriebener frischer Ingwer
- 1 kleine Jalapeño-Chilischote, die Samen entfernt und fein gehackt (bei der Verarbeitung Einmal-Handschuhe tragen)
- 1 ½ TL Sel gris oder rosafarbenes Himalaya-Salz
- ⅛–¼ TL frisch gemahlener schwarzer Pfeffer
- 1 Prise Cayennepfeffer
- geröstetes Sesamöl (nach Belieben, aber lecker)

Eine Pfanne mit Kokosöl einpinseln oder einsprühen.

Das Putenfleisch, die Frühlingszwiebeln, den Ingwer, die Jalapeño, das Salz, den schwarzen Pfeffer und den Cayennepfeffer in einer großen Schüssel vermischen und aus der Mischung Pattys formen. Die Pfanne auf mittlerer bis hoher Stufe erhitzen. Die Pattys von jeder Seite 5 bis 6 Minuten braten (je nach Dicke), bis ein in die dickste Stelle des Pattys eingestochenes Bratenthermometer 74 °C anzeigt und das Fleisch nicht mehr rosafarben ist. Die Pattys mit einigen Tropfen geröstetem Sesamöl, falls verwendet, bestreichen.

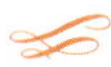

ANMERKUNGEN

- Da Pattys weich bleiben, solange sie nicht gut durchgegart sind, sollten sie nur einmal vorsichtig gewendet werden.
- Diese Pattys schmecken auch ausgezeichnet vom Grill. Den Grill gründlich reinigen und die Pattys vor dem Grillen mit Kokosöl einpinseln.
- Mit Zitronigem Gurkensalat (Seite 205) oder Chinakohl mit Cremigem Ingwerdressing (Seite 205) servieren.
- Diese Pattys können im Voraus zubereitet und im Kühlschrank aufbewahrt werden.

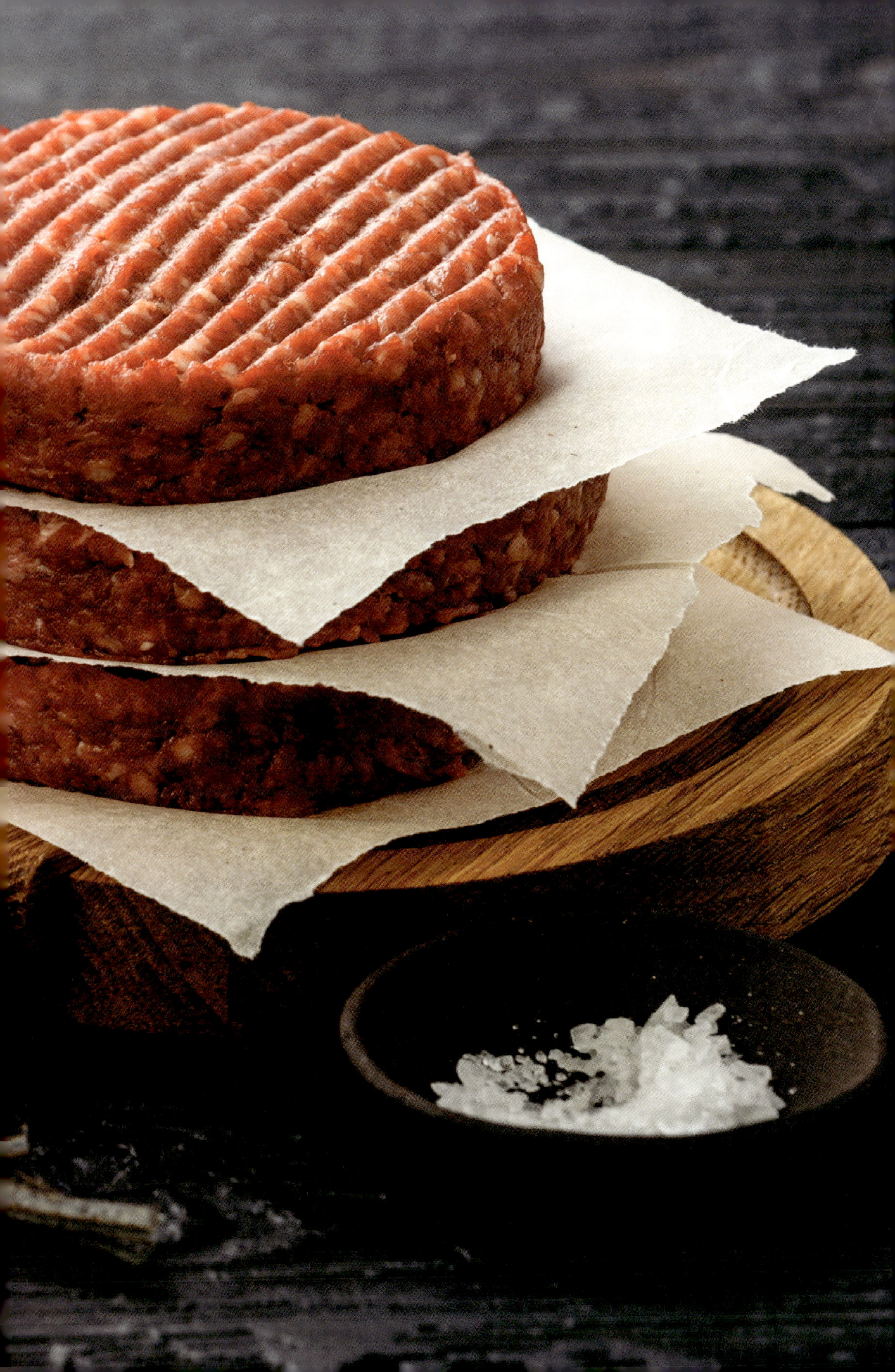

Schnelle Rind- oder Bison-Burger

VORBEREITUNGSZEIT: 5 MINUTEN | GARZEIT: 10 MINUTEN | ERGIBT: 4 PORTIONEN

Kokosöl

450 g mageres Rinder-, Rinderfilet- oder Bison-hackfleisch

40 g fein gehackte Zwiebeln (nach Belieben)

½ TL Knoblauchpulver

½ TL Sel gris oder rosafarbenes Himalaya-Salz

⅛–¼ TL frisch gemahlener schwarzer Pfeffer

Eine Pfanne oder eine Grillpfanne mit Kokosöl einpinseln oder einsprühen.

Das Rindfleisch, die Zwiebel (falls verwendet), das Knoblauchpulver, das Salz und den Pfeffer in einer Schüssel vermischen. Aus der Mischung 4 Pattys formen. Die Pfanne oder Grillpfanne auf mittlerer bis hoher Stufe erhitzen. Die Pattys von jeder Seite 5 bis 4 Minuten braten (je nach Dicke), bis ein in die dickste Stelle des Pattys eingestochenes Bratenthermometer 74 °C anzeigt und das Fleisch nicht mehr rosafarben ist.

ANMERKUNGEN

- Diese Pattys schmecken auch ausgezeichnet vom Grill. Den Grill gründlich reinigen und die Pattys vor dem Grillen mit Kokosöl einpinseln.
- Als Topping schmecken dazu die Cremige Avocadosauce (Seite 224), das Ketchup (Seite 237), die Hausgemachte Mayonnaise (Seite 232) oder auch die Gerösteten süßen Zwiebeln (Seite 208). Oder auf den Gerösteten Portobellopilzen als »Burgerbrötchen« (Seite 209) servieren.
- Diese Pattys können im Voraus zubereitet und im Kühlschrank aufbewahrt werden.

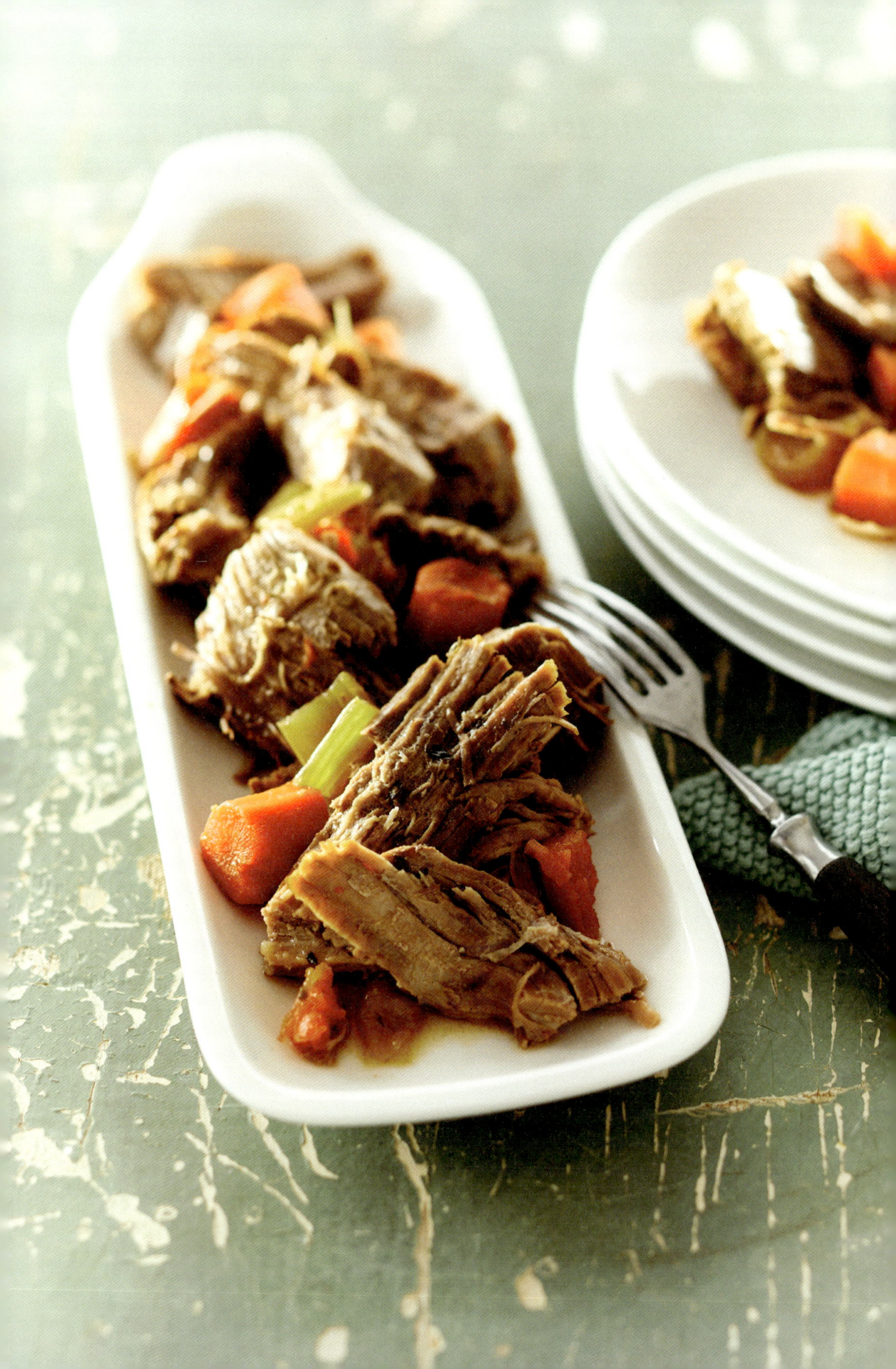

Einfacher Schmorbraten

VORBEREITUNGSZEIT: 15 MINUTEN | GARZEIT: 3–8 STUNDEN (JE NACH GARMETHODE)
ERGIBT: 6 ODER MEHR PORTIONEN

E (für eine handtellergroße Portion)

- Kokosöl
- 1,2–1,4 kg Rinderbraten (siehe Anmerkungen)
- 1 TL Sel gris oder rosafarbenes Himalaya-Salz
- ½ TL frisch gemahlener schwarzer Pfeffer
- 2 Knoblauchzehen, zerdrückt
- 1 Lorbeerblatt
- 2–3 Stängel frischer Thymian oder ¼ TL getrockneter
- 1 Stängel frischer Rosmarin oder ¼ TL getrockneter (nach Belieben)
- 1 Zwiebel, in Spalten geschnitten
- 2 Karotten, in 5 cm große Stücke geschnitten
- 2 Stangen Staudensellerie, in 5 cm große Stücke geschnitten
- 250 ml Rinderknochenbrühe (Seite 82)

Eine große Pfanne mit Kokosöl einpinseln oder einsprühen und auf mittlerer bis hoher Stufe erhitzen. Das Fleisch in der heißen Pfanne 4 bis 7 Minuten anbraten, bis es rundherum schön gebräunt ist.

Im Schongarer: Alle Zutaten in den Schongarer geben, den Deckel auflegen und auf niedriger Stufe 6 bis 8 Stunden garen.

Im Backofen: Den Backofen auf 150 °C vorheizen. Alle Zutaten in einen ofenfesten Feuertopf oder Bratentopf geben, den Deckel auflegen und einen 1,4 kg schweren Braten 3 Stunden oder länger und einen 1,8 bis 2,3 kg schweren Braten 4 Stunden oder länger im Backofen schmoren, bis er gabelzart ist.

Die Temperatur auf 90 °C reduzieren. Das Fleisch aus dem Topf nehmen, mit einer Gabel auseinanderziehen, zurück in den Topf geben und mit dem Bratensaft bedecken. Den Topf für etwa 20 Minuten zurück in den Backofen stellen. Das Lorbeerblatt vor dem Servieren herausnehmen und wegwerfen.

ANMERKUNG

- Das magerste Teilstück vom Rind ist das Filet. Weitere Teilstücke sind Nackenbraten, Brustspitze und Roastbeef. Da die Teilstücke, die für Schmorbraten verwendet werden, in der Regel härter sind als andere, sollten sie bei niedriger Temperatur gegart werden, damit die Fasern aufbrechen können und das Fleisch zart wird.

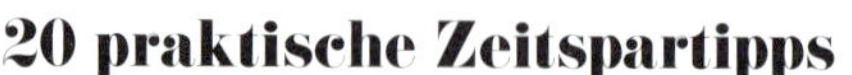

20 praktische Zeitspartipps

LEANNE ELY, ERNÄHRUNGSBERATERIN UND BESTSELLERAUTORIN VON *SIMPLY PALEO: STEINZEITKOST – SCHNELL, EINFACH, GESUND*

SavingDinner.com (auf Englisch)

Leanne ist die Top-Expertin, wenn es darum geht, gesunde Mahlzeiten im Handumdrehen auf den Tisch zu bringen. Es folgen einige ihrer besten Tricks, der Küche schnell den Rücken kehren zu können.

1. BEREITEN SIE IHRE EIGENEN MISCHUNGEN ZU.
Anstatt die einzelnen Gewürze bei jeder Mahlzeit neu abzumessen, können Sie Ihre eigenen Mischungen im Voraus herstellen und müssen dann jedes Mal nur eine Portion abmessen. Zum Beispiel unsere Italienische Gewürzmischung.

Italienische Gewürzmischung

(ERGIBT ETWA 50 G)

10 EL getrockneter Oregano
4 EL getrocknetes Basilikum
1 EL getrockneter Majoran
1 EL Knoblauchpulver

Den Oregano, das Basilikum, den Majoran und das Knoblauchpulver in einer kleinen Schüssel vermischen. In einen kleinen wiederverschließbaren Gefrierbeutel geben, den Beutel verschließen und mit »Italienische Kräutermischung« sowie dem Datum beschriften. Für 500 ml Sauce jeweils 1 EL verwenden.

Auch andere Kräutermischungen, zum Beispiel für die Tex-Mex-Küche, indische Gerichte oder Hühnersuppe, können im Voraus zubereitet werden. Das Mischen der Kräuter nimmt nur einige Minuten in Anspruch, spart aber viel Zeit bei der Zubereitung der Gerichte.

2. NUTZEN SIE IHREN EIERSCHNEIDER.
Mit einem einfachen Eierschneider lassen sich weiche Nahrungsmittel wie Pilze oder Erdbeeren schnell und problemlos schneiden.

3. STELLEN SIE BRÜHWÜRFEL HER.
Ein Muffinblech ist perfekt geeignet, um übrig gebliebene Brühe portionsweise einzufrieren. Diese tiefgekühlten Brühwürfel können dann in verschließbaren Gefrierbeuteln für eine spätere Verwendung aufbewahrt werden.

4. DER TRICHTERTRICK
Zum Umfüllen trockener Zutaten schneidet man einfach eine passende Öffnung in den unteren Rand einer Kaffeefiltertüte, anstatt lange nach einem Trichter zu suchen.

5. BRATHÄHNCHEN
Die Preise für fertige Brathähnchen am Grillstand im Kaufhaus oder im Grill an der Ecke sind nicht besonders hoch. Wenn der Preis stimmt, kaufe ich in der Regel zwei Brathähnchen, verwende das Fleisch für das Abendessen und friere die Reste dann portionsweise ein. Eine gute Lösung für eine schnelle Mahlzeit.

6. ZITRONENSCHALE UND -SAFT
Steht etwas Zeit zur Verfügung, die Schale einiger Zitronen auf einmal abreiben und für eine spätere Verwendung einfrieren. Auch den Saft auspressen und einfrieren. Wird er innerhalb einiger Tage aufgebraucht, kann er auch im Kühlschrank aufbewahrt werden. Soll er allerdings länger halten, ist es vermutlich besser, ihn einzufrieren.

7. DIE ZUBEREITUNG VON KRÄUTERÖL.

Frische Kräuter mit Olivenöl oder geklärter Butter in Eiswürfelbehältern einfrieren. Wenn dann etwas mit Kräutern und Öl kurz angebraten werden soll, einfach einen Würfel in die Pfanne geben.

8. DIE VERARBEITUNG VON INGWER.

Das Reiben von frischem Ingwer kann sehr mühsam sein, deshalb schäle ich gern mehrere Ingwerwurzeln auf einmal und gebe diese dann in die Küchenmaschine. Da man in der Regel für ein Gericht einen oder mehrere Esslöffel benötigt, sollte man den Ingwer portionsweise in Wachspapier oder Eiswürfelbehältern einfrieren. Die Portionen dann in Gefrierbeuteln im Gefrierschrank aufbewahren.

9. SMOOTHIES AUF VORRAT ZUBEREITEN.

Warum sollte man nicht den einen Smoothie, den man ganz besonders mag, für die ganze Woche zubereiten? Man benötigt lediglich sieben Gefrierbeutel und die Zutaten für sieben Smoothies. Die Beeren, das Blattgemüse, das Proteinpulver usw. in einen Gefrierbeutel geben und einfrieren. Für die Zubereitung einfach den Inhalt eines Beutels mit der Flüssigkeit in den Mixer geben und fertig ist der Smoothie.

10. VERWENDEN SIE EINE KÜCHENSCHERE.

Es geht sehr viel schneller, Kräuter mit einer Schere als mit einem Messer zu schneiden. Eine Küchenschere kann man für alle möglichen Schneidearbeiten verwenden. Für das Schneiden von Fleisch sollte man allerdings eine separate Schere parat haben.

11. DAS SCHNELLE ERWÄRMEN VON EIERN.

Sollen Eier schnell auf Zimmertemperatur erwärmt werden, gibt man sie einfach in eine Schüssel mit warmem Wasser.

12. DAS ÖL ZUERST ABMESSEN.

Werden in einem Rezept Öl und leicht klebrige Zutaten benötigt, misst man zuerst das Öl ab, damit die restlichen Zutaten dann leichter aus dem Messbecher gleiten.

13. TOMATENMARK EINFRIEREN.

Für die meisten Gerichte, die mit Tomatenmark zubereitet werden, benötigt man höchstens 1 Esslöffel. Anstatt den Rest in der Dose wegzuwerfen, das Tomatenmark in 1-EL-Portionen auf Wachspapier oder in einem Eiswürfelbehälter einfrieren. Die gefrorenen Tomatenmarkstücke dann in einen Gefrierbeutel geben und bei Bedarf verwenden.

14. BACON RÖSTEN.

Gerösteter Bacon schmeckt umwerfend gut! Den Bacon einfach auf ein mit Backpapier ausgelegtes Backblech geben, schwarzen Pfeffer darüber streuen und bei 180 °C im Backofen rösten. Der Bacon ist in ungefähr 10–15 Minuten fertig. In dieser Zeit kann man gut andere Dinge erledigen, anstatt die Pfanne im Auge zu behalten.

15. WAFFELEISEN NICHT NUR FÜR WAFFELN.

In einem Waffeleisen kann man auch Omelettes backen.

16. EIER SORGFÄLTIG TRENNEN.

Wenn man mehrere Eier trennt, reicht schon ein Tropfen Eigelb im Eiweiß aus, um alle Pläne zu ruinieren. Ich trenne Eier einzeln und nacheinander in ein Auflaufförmchen, bevor ich das Eiweiß in eine größere Schüssel gebe. Auf diese Weise muss ich nicht das gesamte Eiweiß wegwerfen, wenn ich ein wenig Eigelb darin entdecke. Wenn es Ihnen nicht besonders gut gelingt, die Eier mithilfe ihrer Schalen zu trennen, nehmen Sie einfach Ihre Finger. Das Eiweiß gleitet durch die Finger, während das Eigelb auf der Handfläche liegen bleibt.

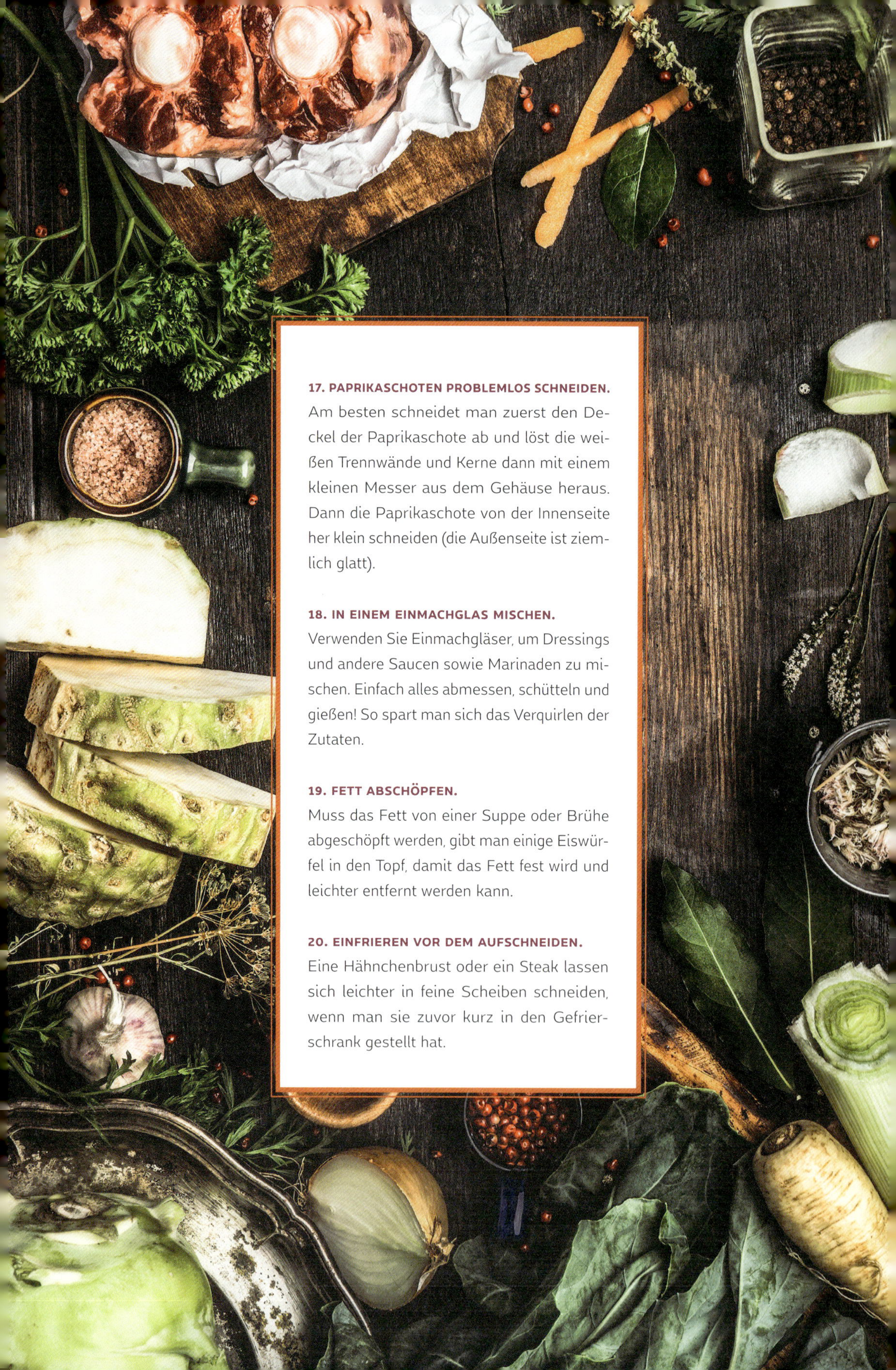

17. PAPRIKASCHOTEN PROBLEMLOS SCHNEIDEN.
Am besten schneidet man zuerst den Deckel der Paprikaschote ab und löst die weißen Trennwände und Kerne dann mit einem kleinen Messer aus dem Gehäuse heraus. Dann die Paprikaschote von der Innenseite her klein schneiden (die Außenseite ist ziemlich glatt).

18. IN EINEM EINMACHGLAS MISCHEN.
Verwenden Sie Einmachgläser, um Dressings und andere Saucen sowie Marinaden zu mischen. Einfach alles abmessen, schütteln und gießen! So spart man sich das Verquirlen der Zutaten.

19. FETT ABSCHÖPFEN.
Muss das Fett von einer Suppe oder Brühe abgeschöpft werden, gibt man einige Eiswürfel in den Topf, damit das Fett fest wird und leichter entfernt werden kann.

20. EINFRIEREN VOR DEM AUFSCHNEIDEN.
Eine Hähnchenbrust oder ein Steak lassen sich leichter in feine Scheiben schneiden, wenn man sie zuvor kurz in den Gefrierschrank gestellt hat.

Mexikanisches Rindfleisch-Fajita

VORBEREITUNGSZEIT: 15 MINUTEN | GARZEIT: 15 MINUTEN | ERGIBT: 8 PORTIONEN

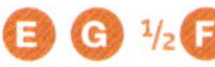

- 160–250 ml frisch gepresster Orangensaft
- 80 ml Apfelessig
- 2 Knoblauchzehen, fein zerkleinert, oder 1 ½ TL Knoblauchpulver
- 1 ½ TL getrockneter Oregano
- 1 TL Sel gris oder rosafarbenes Himalaya-Salz
- ¾ TL gemahlener Kreuzkümmel
- ½ TL frisch gemahlener schwarzer Pfeffer
- 900 g mageres Rindfleisch, in 1,2 cm breite Streifen geschnitten (gut geeignet sind Kronfleisch, Flankensteak, Oberschale oder Lende vom Rind; siehe Anmerkungen)
- 1 EL + 1 TL Kokosöl
- 4 rote Paprikaschoten, in Streifen geschnitten
- 4 gelbe oder orangefarbene Paprikaschoten, in Streifen geschnitten
- 2 Zwiebeln, in Ringe geschnitten

Den Orangensaft, den Essig, den Knoblauch, den Oregano, das Salz, den Kreuzkümmel und den schwarzen Pfeffer in einer mittelgroßen Schüssel oder einem verschließbaren Gefrierbeutel vermischen. Das Rindfleisch zugeben und mindestens 2 Stunden im Kühlschrank ziehen lassen. (Für ein intensiveres Aroma über Nacht marinieren.)

Eine beschichtete Pfanne mit Kokosöl einpinseln oder einsprühen und auf mittlerer bis hoher Stufe erhitzen. Die Paprika und die Zwiebeln darin weich, aber noch bissfest garen. Aus der Pfanne nehmen und beiseitestellen. Je nach Größe der Pfanne muss hier eventuell portionsweise gebraten werden. (Die Pfanne zwischen den jeweiligen Gemüse- oder Fleischportionen neu mit Öl einsprühen oder einpinseln.)

Das Fleisch abtropfen lassen. Die Marinade wegwerfen. In derselben Pfanne das Rindfleisch bis zur gewünschten Bräunung etwa 4–6 Minuten braten. Da die Pfanne nicht mit Fleisch überladen werden sollte, damit es schnell und gleichmäßig garen kann, muss hier eventuell portionsweise gebraten werden. Das Gemüse zurück in die Pfanne geben und erhitzen.

ANMERKUNGEN

- Bei Verwendung von Oberschale sollte das Fleisch über Nacht mariniert werden, damit es schön zart wird.
- Da dieses Fajita-Gericht besonders lecker ist, wird hier die doppelte Menge zubereitet, damit man am nächsten Tag auch ein Mittagessen parat hat.
- Mit den Blumenkohl-»Kartoffeln« mit Knoblauch (Seite 199) oder dem Blumenkohlreis (Seite 198) servieren.
- Dieses Gericht kann im Voraus zubereitet und im Kühlschrank aufbewahrt werden.

VARIATIONEN

- Das Rindfleisch zimmerwarm in Salatblättern anrichten. Kopf- oder Römersalat sind hier sehr gut geeignet.
- Für eine Hähnchen-Fajitamischung Hähnchenfleisch verwenden. Das Hähnchenfleisch 1–2 Stunden marinieren.

Rind- oder Bison-Burger auf griechische Art

VORBEREITUNGSZEIT: 15 MINUTEN | GARZEIT: 10 MINUTEN | ERGIBT: 8 PORTIONEN

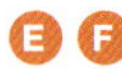

900 g Filethackfleisch, mageres Rinder- oder Bisonhackfleisch, wenn möglich von grasgefütterten Tieren aus Weidehaltung

2–3 Knoblauchzehen, fein zerkleinert

½ Zwiebel, fein gehackt

1 TL getrockneter Majoran

1 TL getrockneter Oregano

2 EL gehackte frische glatte Petersilie

75 g Kalamata-Oliven, entsteint und gehackt

1 Glas (à 280 g) geröstete rote Paprika, gut abgetropft, mit Küchenpapier trocken getupft und klein geschnitten

1 Ei

1 TL Sel gris oder rosafarbenes Himalaya-Salz

½ TL frisch gemahlener schwarzer Pfeffer

Das Fleisch, den Knoblauch, die Zwiebel, den Majoran, den Oregano, die Petersilie, die Oliven, die Paprika, das Ei, das Salz und den Pfeffer in einer großen Schüssel vermischen. Aus der Mischung 8 Pattys mit leicht dickerem Rand formen. (Die Mitte der Pattys bläht sich während des Bratens auf. Formt man sie mit einem dickeren Außenrand, garen sie gleichmäßig.)

Eine Grillpfanne oder einen Grillrost mit Kokosöl einsprühen oder einpinseln und auf hoher Stufe erhitzen. Die Pattys in die heiße Pfanne oder auf das heiße Rost geben und unter einmaligem Wenden von jeder Seite 4–5 Minuten braten oder grillen, bis ein in die Mitte eingestochenes Bratenthermometer 71 °C anzeigt und das Fleisch nicht mehr rosafarben ist.

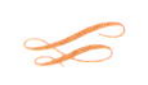

ANMERKUNG

- Diese Pattys müssen nicht unbedingt in einer Grillpfanne oder auf dem Grill gegart werden, sie können auch in einer Pfanne gebraten oder im Backofen gegrillt werden. Die Garzeit sollte ungefähr gleich sein.

VARIATION

- Man kann für diese Pattys auch die Gerösteten Portobellopilze als »Burgerbrötchen« (Seite 209) verwenden oder sie in Salatblättern servieren.

Schweinefiletbraten in Balsamico

VORBEREITUNGSZEIT: 10 MINUTEN | GARZEIT: 45–60 MINUTEN
ERGIBT: ABHÄNGIG VOM GEWICHT DES BRATENS
E (für eine handtellergroße Portion, gegart 85–115 Gramm)

1,1–1,4 kg Schweinelende

4–6 Knoblauchzehen, fein zerkleinert

60 ml Balsamessig

1 EL Dijonsenf

½ TL Sel gris oder rosafarbenes Himalaya-Salz

½ TL frisch gemahlener schwarzer Pfeffer

2 EL frischer Rosmarin, Thymian oder Estragon (die Blätter von den Stängeln zupfen und fein hacken) oder 2 TL getrockneter

Das Schweinefleisch mit Küchenpapier trocken tupfen. Den Knoblauch, den Essig, den Senf, das Salz, den Pfeffer und die Kräuter in einer kleinen Schüssel oder in der Küchenmaschine vermischen und das Filetstück rundherum damit einreiben. Oder das Filet und die Knoblauchmischung in einen wiederverschließbaren Gefrierbeutel geben und gut schütteln, um das Fleisch gleichmäßig mit der Marinade zu bedecken. Das Fleisch in der Marinade 15–20 Minuten bei Zimmertemperatur ziehen lassen oder zudecken und mehrere Stunden oder über Nacht im Kühlschrank ziehen lassen.

Den Backofen auf 180 °C vorheizen.

Eine große Pfanne großzügig mit Kokosöl einpinseln oder einsprühen und auf mittlerer bis hoher Stufe erhitzen. Das Fleisch in der heißen Pfanne von jeder Seite 3–4 Minuten anbraten, bis es schön gebräunt ist. In einen Bratentopf geben und 45 bis 60 Minuten schmoren, bis ein in die Mitte eingestochenes Bratenthermometer 63 °C anzeigt und der Fleischsaft klar heraustritt. Vor dem Aufschneiden 5 Minuten ruhen lassen.

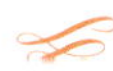

ANMERKUNGEN

- Schweinefilet ist sehr leicht zuzubereiten und Reste lassen sich gut weiterverarbeiten. Auch das Schweinefleisch mit Eiern (Seite 111) wird aus Resten zubereitet.
- Wenn der Backofen einmal heiß ist, kann man sehr gut auch gleich das Gemüse rösten. Siehe »Das Rösten und Sautieren von Gemüse« (Seite 200) in Kapitel 7.

Schweinefilet mit Äpfeln und Zwiebeln

VORBEREITUNGSZEIT: 15 MINUTEN | GARZEIT: 20 MINUTEN | ERGIBT: 4 PORTIONEN

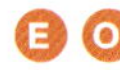

- 1 TL Knoblauchpulver
- 1 TL getrockneter Majoran
- 1 TL gemahlener Kreuzkümmel
- 1 TL gemahlener Koriander
- 1 TL getrockneter Thymian
- ½ TL Sel gris oder rosafarbenes Himalaya-Salz
- ¼ TL frisch gemahlener schwarzer Pfeffer
- 1 großes Schweinefilet (etwa 500 g)
- Kokosöl
- 1 große süße Zwiebel, in Ringe geschnitten
- 2 Äpfel (Granny Smith), geschält, Kerngehäuse entfernt und in Scheiben geschnitten
- 1 Prise gemahlener Zimt

Den Backofen auf 220 °C vorheizen.

Das Knoblauchpulver, den Majoran, den Kreuzkümmel, den Koriander, den Thymian, das Salz und den Pfeffer in einer kleinen Schüssel sorgfältig für eine trockene Beize vermischen. Die Mischung auf das Schweinefilet streuen und in das Fleisch reiben, sodass es rundherum bedeckt ist.

Eine große beschichtete Pfanne mit Kokosöl einpinseln oder einsprühen und auf mittlerer bis hoher Stufe erhitzen. Das Fleisch in der heißen Pfanne 5 bis 8 Minuten anbraten, bis es rundherum schön gebräunt ist. Das Fleisch in einen Bratentopf geben und 15 bis 20 Minuten schmoren, bis ein in die Mitte eingestochenes Bratenthermometer 63 °C anzeigt und der Fleischsaft klar heraustritt.

In der Zwischenzeit die Zwiebel und die Äpfel in die heiße Pfanne geben, in der das Fleisch angebraten wurde, und auf mittlerer Stufe etwa 5 Minuten goldgelb garen. Von der Kochstelle nehmen und mit Salz, Pfeffer und Zimt würzen.

Das gegarte Fleisch auf eine Servierplatte legen und mit Alufolie abdecken. Vor dem Aufschneiden 5 Minuten ruhen lassen. Das Schweinefleisch in 1,2 cm breite Scheiben schneiden. Mit den Äpfeln und der Zwiebel servieren.

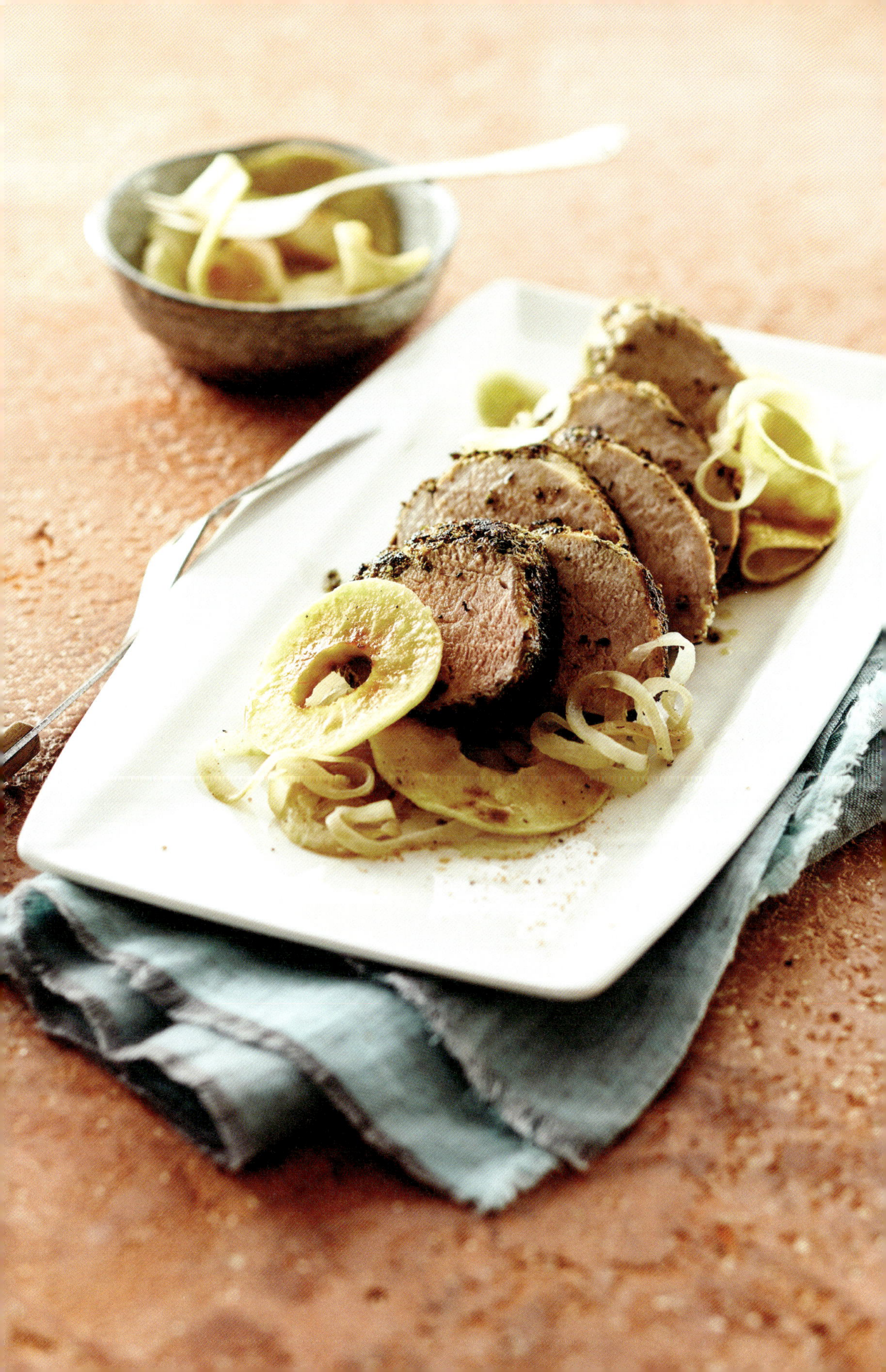

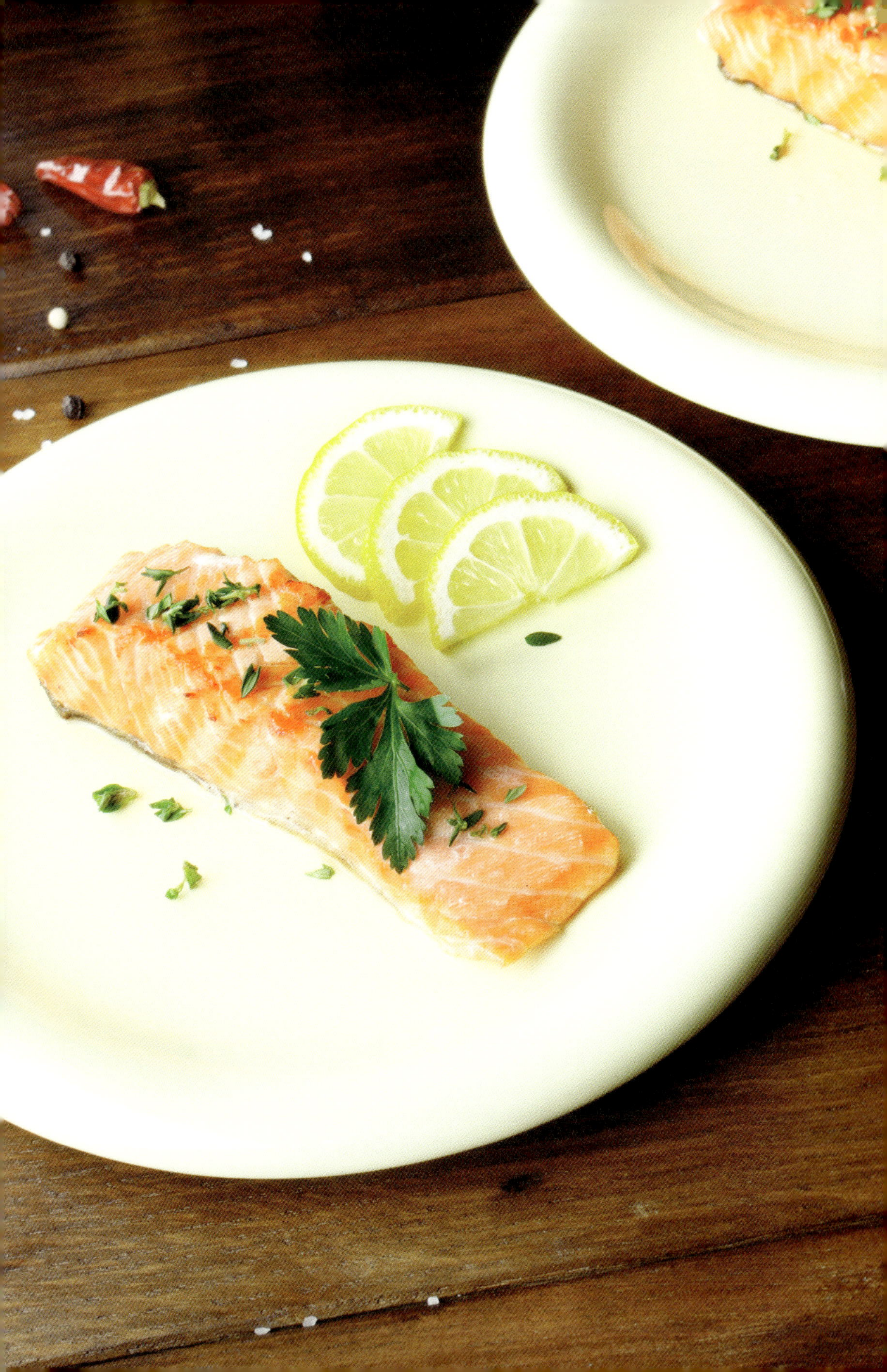

Gebackener Lachs mit Gremolata

VORBEREITUNGSZEIT: 5 MINUTEN | GARZEIT: 20 MINUTEN | ERGIBT: 4 PORTIONEN

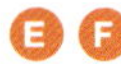

450 g Lachsfilet

1 EL + 1 TL Kokosöl oder Ghee, zerlassen

Sel gris oder rosafarbenes Himalaya-Salz

frisch gemahlener schwarzer Pfeffer

80–125 ml frisch gepresster Zitronensaft

4 EL gehackte frische glatte Petersilie

Den Backofen auf 220 °C vorheizen. Ein Backblech mit Backpapier auslegen.

Den Lachs auf beiden Seiten mit dem Öl oder Ghee bestreichen und, falls eine Haut vorhanden ist, mit der Hautseite nach unten auf das Backblech legen.

Das Filet leicht mit Salz und Pfeffer würzen, mit dem Zitronensaft beträufeln und die Petersilie darüber streuen. 20–25 Minuten im Backofen garen, bis der Fisch undurchsichtig ist.

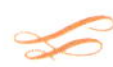

ANMERKUNGEN

- Ist der Fisch perfekt gegart, lässt er sich leicht mit einer Gabel zerteilen und das Innere ist undurchsichtig. Halbgarer Fisch lässt sich nicht zerteilen und das Innere ist durchsichtig.
- Will man testen, ob der Fisch gar ist, sticht man mit einer Gabel im 45-Grad-Winkel in die dickste Stelle des Fischs und zieht etwas von dem Fisch behutsam nach oben. Wenn er leicht zerfällt und das Innere undurchsichtig ist, ist er gar. Zerfällt er bei der Gabelprobe nicht und/oder ist das Innere noch durchsichtig, muss er weitergegart werden, bis er fertig ist. Beachten Sie, dass Fisch schnell gar wird. 1 bis 3 Minuten können schon viel bewirken.

Gebratene Jakobsmuscheln

VORBEREITUNGSZEIT: 15 MINUTEN | GARZEIT: 15 MINUTEN | ERGIBT: 4 PORTIONEN

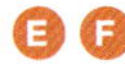

- 450 g Jakobsmuscheln
- 1 EL + 1 TL Ghee oder Kokosöl (siehe Anmerkung)
- Sel gris oder rosafarbenes Himalaya-Salz
- frisch gemahlener schwarzer Pfeffer
- 1 sehr kleine Knoblauchzehe, fein zerkleinert (etwa ¼ TL)
- gehackte frische Petersilie, zum Garnieren (nach Belieben)
- Zitronenspalten, zum Garnieren (nach Belieben)

Die Jakobsmuscheln sorgfältig waschen. Mit Küchenpapier gründlich trocken tupfen. Ein zweites Mal abtupfen. Die Jakobsmuscheln sollten so trocken wie möglich sein, damit sie gebraten, nicht gedünstet werden.

Eine große beschichtete Pfanne auf mittlerer bis hoher Stufe 1–2 Minuten erhitzen. Das Öl oder das Ghee zugeben und sehr heiß werden lassen. Die Jakobsmuscheln mit etwas Abstand in einer Lage in die Pfanne geben. Wenn Sie für 4 Personen kochen, die Jakobsmuscheln in zwei Portionen garen. Ist die Pfanne überfüllt, gelingt das Anbraten weniger gut. Mit Salz und Pfeffer würzen und 2–4 Minuten ungestört braten, bis eine Seite schön gebräunt und knusprig ist. Die Jakobsmuscheln nicht in der Pfanne hin- und herbewegen. Nur an einer Seite leicht anheben, um die Farbe zu prüfen. Die Jakobsmuscheln mit einer Zange wenden und weitere 2–4 Minuten braten, bis die zweite Seite ebenfalls schön gebräunt ist und die Jakobsmuscheln auf Fingerdruck fast fest sind. Innen sollten sie noch leicht glasig sein, weil die Jakobsmuscheln weitergaren, nachdem man sie von der Kochstelle genommen hat. Die Jakobsmuscheln mit einer Zange auf Teller geben, das Ghee oder Öl in der Pfanne belassen.

Den Knoblauch in die heiße Pfanne geben, die Hitzezufuhr auf eine mittlere bis niedrige Stufe reduzieren und 1–2 Minuten weich garen. Die Knoblauchmischung über die Jakobsmuscheln auf den Tellern geben. Mit Petersilie garnieren und, falls verwendet, mit den Zitronenspalten servieren.

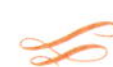

ANMERKUNG

- Für ein besonders intensives Aroma Ghee verwenden. Da Ghee keine Milchfeststoffe enthält, kann es stark erhitzt werden.

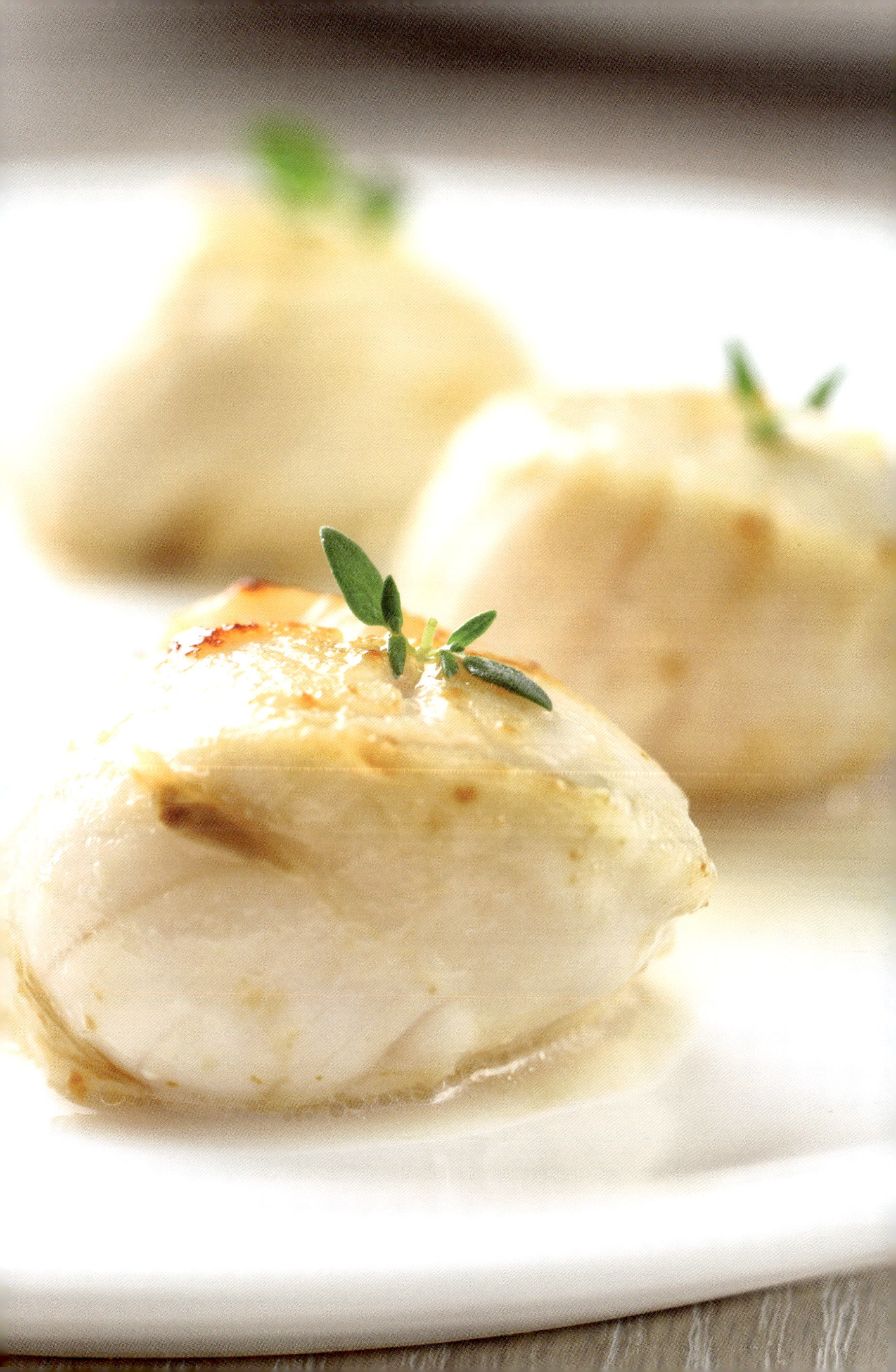

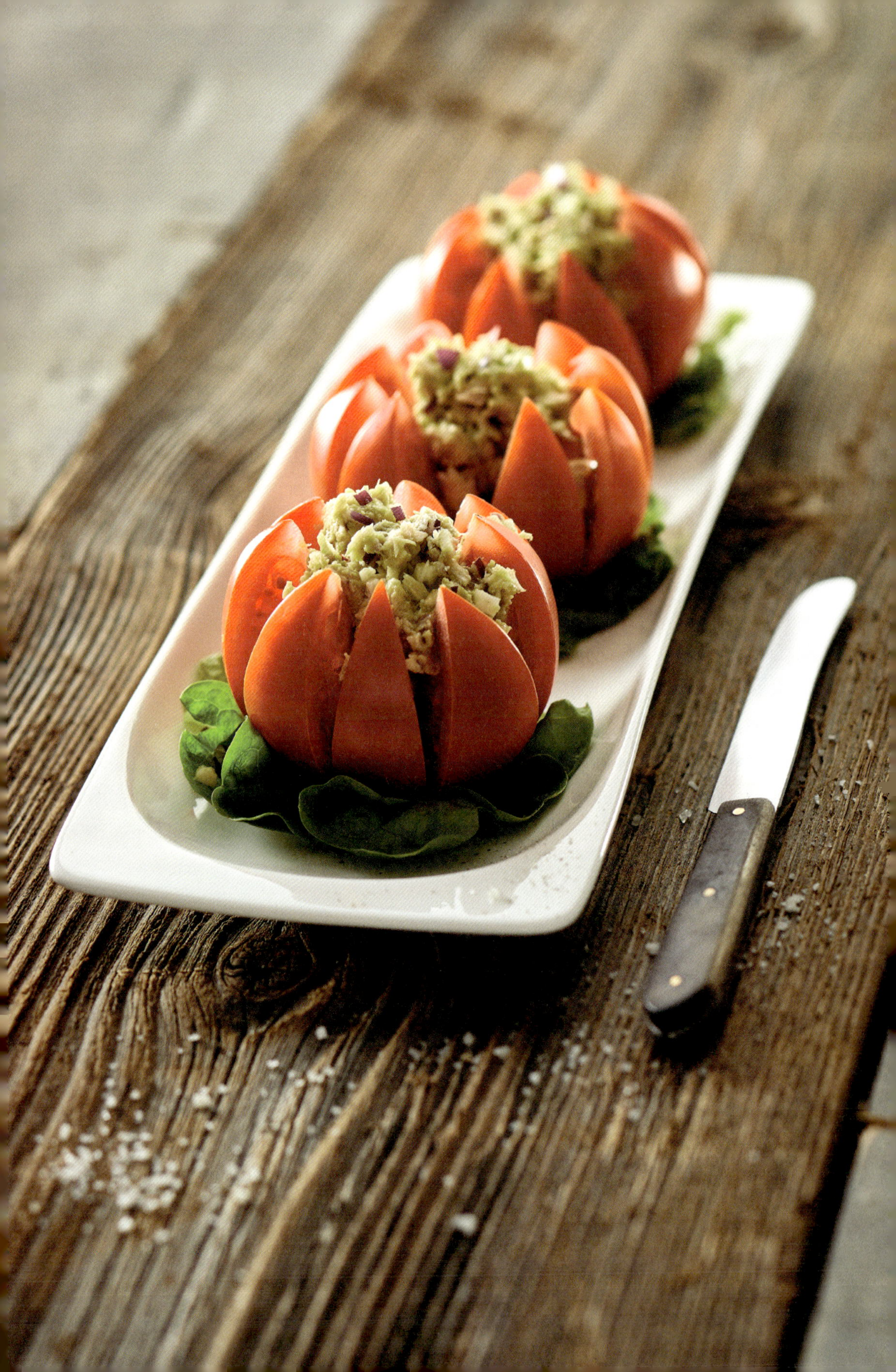

Tomaten mit Thunfischfüllung

VORBEREITUNGSZEIT: 10 MINUTEN | ERGIBT: 4 PORTIONEN

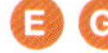

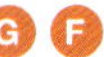

4 Dosen (à 115–140 g) weißer Thunfisch oder Thunfischstücke in Wasser eingelegt, gut abgetropft

35 g fein gehackter Stangensellerie

40 g fein gehackte rote Zwiebeln

80 ml Cremiger Avocadodip als Sauce oder Salatdressing (Seite 224)

4 große Tomaten

240–480 g Blattsalat Ihrer Wahl

Sel gris oder rosafarbenes Himalaya-Salz

frisch gemahlener schwarzer Pfeffer

Den Thunfisch in einer mittelgroßen Schüssel mit einer Gabel zerteilen, dann den Sellerie, die Zwiebel sowie das Dressing zugeben und alles sorgfältig vermischen. Jede Tomate in 8 Spalten schneiden, aber nicht ganz durchschneiden, auf ein Salatbett geben und die Spalten vorsichtig auseinanderdrücken. Die Tomaten mit der Thunfischmischung füllen. Mit Salz und Pfeffer würzen.

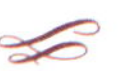

VARIATION

- 120 g fein gehackte geröstete rote Paprikaschoten zugeben.

Pikante Lachsfrikadellen

VORBEREITUNGSZEIT: 15 MINUTEN | GARZEIT: 10 MINUTEN | ERGIBT: 4 PORTIONEN

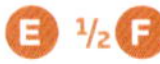

- 1 Packung (420 g) Rotlachs oder etwas weniger als 450 g gegarter Lachs, in kleine Stücke zerteilt
- 40 g fein gehackte rote Zwiebeln
- 25 g fein gehackter Stangensellerie
- 2 EL grob gehackte Petersilie
- 2 TL Kokosöl, zerlassen
- 1 Ei + 1 Eigelb, leicht verquirlt
- 1 TL Paprikapulver
- ½ TL Senfpulver
- ¼ TL frisch gemahlener schwarzer Pfeffer
- ⅛ TL Cayennepfeffer
- 1 Zitrone, in Spalten geschnitten

Eine beschichtete Pfanne mit Kokosöl einpinseln oder einsprühen. Den Lachs, die Zwiebel, den Sellerie, die Petersilie, das Öl, das Ei und das Eigelb, das Paprikapulver, das Senfpulver, den schwarzen Pfeffer und den Cayennepfeffer in einer mittelgroßen Schüssel gründlich vermischen. Aus der Mischung 4 Frikadellen formen. Die Pfanne auf mittlerer bis hoher Stufe erhitzen und die Frikadellen von jeder Seite 4–5 Minuten leicht bräunen. Mit den Zitronenspalten servieren.

ANMERKUNGEN

- Dazu Chinakohl mit Cremigem Ingwerdressing (Seite 205) reichen.
- Diese Frikadellen können im Voraus zubereitet und im Kühlschrank aufbewahrt werden.

Immer in Eile? Diese superschnellen Gerichte sind in wenigen Minuten fertig. Die meisten von ihnen werden mit Resten von Hauptgerichten zubereitet.

Blitzschneller Putenbraten E G G F Übrig gebliebenen Faschierten Putenbraten mit Gemüse (Seite 142) in 1 oder 2 Kopfsalatblätter geben und Ketchup (Seite 237) darüber geben.

Blitzschnelle Pikante Lachsfrikadelle E G G F Eine übrig gebliebene Pikante Lachsfrikadelle (Seite 166) in 2 oder mehr große Kopfsalatblätter geben. Mit ½ Avocado und einem der Dressings aus der Knochenbrühe-Diät (Seite 221–Seite 230) garnieren. Außerdem passen dazu der Cremige Avocadodip als Sauce oder Salatdressing (Seite 224), Chinakohl mit Cremigem Ingwerdressing (Seite 205) oder der Zitronige Gurkensalat (Seite 205). Zitronenspalten für den Lachs und 1 oder 2 Handvoll knackiges Gemüse runden das Ganze ab.

Blitzschneller Avocado-Ei-Salat E F O 2 oder 3 hart gekochte Eier halbieren. Das Eigelb mit einem Löffel herauslösen, in eine kleine Schüssel geben und mit der Cremigen Avocado-Sauce oder Salatdressing (Seite 224) oder Avocado vermischen und zurück in die Eihälften füllen. Nach Belieben etwas Paprikapulver, Salz und Pfeffer darüber streuen. Als Beilage 1 Handvoll Beeren dazugeben.

Blitzschnelle Eier mit Lachs E F O 1 oder 2 Eier verquirlen und in der Pfanne stocken lassen. Wenn sie fast fertig sind, mit einer handtellergroßen Portion Räucherlachs (zucker-, nitrit-, dextrosefrei) vermengen. Dazu passen einige Beeren.

Blitzschnelles Hähnchen à la carte E G G F Die Grundlage sind einige übrig gebliebene Stücke Hähnchenfleisch. Dazu passen nach Belieben ½ Avocado, 80 ml Cremiger Avocadodip als Sauce oder Salatdressing (Seite 224), 1 TL Hausgemachte Mayonnaise (Seite 232), 60 ml Geröstete Paprikasauce (Seite 247) oder 60 ml Pesto (Seite 243). 2 Handvoll frisches, knackiges Gemüse als Rohkost zugeben.

Blitzschnelle Eierflockensuppe E G G F 750 ml Hühnerknochenbrühe (Seite 81) zum Köcheln bringen. 2 oder 3 Eier mit ½ TL Sel gris oder pinkfarbenem Himalaya-Salz in einer Schüssel verquirlen. Die Eier unter ständigem Rühren mit dem Schneebesen langsam in die Brühe einlaufen lassen. Frischen jungen Spinat und (nach Belieben) einige Tropfen Chili-Öl einrühren. Zum Schluss mit ½ klein geschnittenen Avocado garnieren.

Blitzschnelles herzhaftes Puten-Chili E G G F 250–375 g Herzhaftes Puten-Chili (Seite 144) auf 2 oder 3 Handvoll vorbereiteten Kopfsalat oder Kohl geben. Optional: Bevor man das Chili darauf gibt, etwas Limettensaft über den Kopfsalat oder Kohl träufeln. Blitzschneller Instant-Salat E G G F 2 oder 3 Handvoll dreimal gewaschenes Blattgemüse Ihrer Wahl mit 1 Handvoll Kirschtomaten kombinieren und als Eiweiß dazu:

- 1 Hähnchenbrust
- 1 Puten- oder Rindfleisch-Burger
- 120 g Putenbratenscheiben (zucker-, dextrose- und glutenfrei)
- 140–170 g Thunfisch oder Lachs in Wasser eingelegt
- 140 g Räucherlachs (zucker-, dextrose- und glutenfrei)
- 2–3 hart gekochte Eier
- 1 Portion eines der Knochenbrühe-Diät-Dressings (Seite 221–Seite 230) oder 1 TL Olivenöl und (nach Belieben) Essig oder Zitronensaft dazugeben.

Alternativ: 1 Portion Eiweiß auf ein Salatblatt geben und darauf dann Avocado, eines der Knochenbrühe-Diät-Dressings oder 1 TL Olivenöl und (nach Belieben)

Essig oder Zitronensaft geben. Das Salatblatt zu einem Wrap aufrollen.
Eines der Gemüse von der Gemüseliste der Knochenbrühe-Diät (Kapitel 4) kann ebenfalls in das Salatblatt gegeben werden.

Blitzschnelle Knochenbrühe-Suppe E G G F 750 ml Knochenbrühe zum Köcheln bringen. Dann 1 Portion übrig gebliebenes Fleisch, 2 oder 3 Handvoll frischen Spinat oder andere Gemüsereste sowie 1 TL Ghee dazugeben. (Anmerkung: Diese Suppe kann im Voraus zubereitet werden. Sie schmeckt besonders gut mit übrig gebliebenem geröstetem Gemüse.)

Blitzschnelle geröstete Putenbrust E G G F 1 Portion der Einfachen gerösteten Putenbrust (Seite 140) mit 2 oder 3 Handvoll vorbereitetem Kopfsalat oder Krautsalat und 1 Handvoll Kirsch- oder Cocktail-Tomaten (oder 1 großen, in Scheiben geschnittenen Tomate) oder 2 Handvoll frischem, knackigem Gemüse als Rohkostzutat vermischen. Eine Portion Ihres bevorzugten Knochenbrühe-Salatdressings (Seite 221–Seite 230) oder ½ Avocado daraufgeben. (Anmerkung: Das Cremige Ingwerdressing auf Seite 226 schmeckt ausgezeichnet zu Krautsalat.)

Blitzschneller Thunfisch oder Lachs E G G F Den Inhalt einer Dose (140–170 g) Thunfisch oder Lachs in Wasser eingelegt mit 2 oder 3 Handvoll vorbereitetem Kopfsalat oder Krautsalat und 1 Handvoll Kirsch- oder Cocktail-Tomaten (oder 1 großen, in Scheiben geschnittenen Tomate) oder 2 Handvoll frischem knackigem Gemüse als Rohkostzutat vermischen. Eine Portion Ihres bevorzugten Knochenbrühe-Salatdressings (Seite 221–Seite 230) oder ½ Avocado oder 1 TL Hausgemachte Mayonnaise (Seite 232) darauf geben.

Blitzschnelle Burger E G G F Einen übrig gebliebenen Burgerpatty auf 2 oder mehr große Kopfsalatblätter geben. Eine Scheibe einer großen süßen Zwiebel, Ketchup (Seite 237) und/oder Dijonsenf und ½ Avocado darauf geben. Mit Ihrem bevorzugten Salatdressing oder -sauce der Knochenbrühe-Diät beträufeln oder das Dressing als Dip für 2 Handvoll frisches, knackiges Gemüse verwenden. (Anmerkung: Rindfleischpattys schmecken auch mit der Cremigen Chimichurri-Sauce auf Seite 246 ausgezeichnet. 60 ml Chimichurri-Sauce entsprechen ½ Fettportion.

Blitzschnelle Rindfleisch-Fajitamischung in Salatwraps E G F Die Hälfte des Rezepts für Mexikanische Rindfleisch-Fajitamischung (Seite 155), übrig geblieben von einer früheren Mahlzeit, auf 8–12 Salatblätter, zum Beispiel Blattsalat, roter Blattsalat oder Kopfsalat geben. Darauf eine halbe, in Scheiben geschnittene Avocado geben und wie einen Burrito aufrollen. (Anmerkung: Zu dieser Rindfleisch-Fajitamischung schmeckt jede der Salsas aus Kapitel 7. Übrig gebliebene Fajitamischung kann vor der Zusammenstellung der Wraps nach Belieben aufgewärmt werden.)

Weitere blitzschnelle Mahlzeiten aus Resten:
Puten-Apfel-Frittata (Seite 112)
Gebackene Eierküchlein mit Spinat (Seite 105)
Eier-Muffins mit Salsiccia (Seite 107)

Tipps, wie man blitzschnelle Mahlzeiten so einfach wie möglich zubereitet:

- Laufen Sie nicht noch schnell in den nächsten Supermarkt. Sorgen Sie dafür, dass immer ein großer Vorrat an magerem Fleisch und frischem Gemüse im Kühlschrank ist.
- Kaufen Sie vorgewaschenes und vorgeschnittenes Gemüse oder bereiten Sie es selbst im Voraus zu und bewahren Sie es gebrauchsfertig in Behältern oder Gefrierbeuteln im Kühlschrank auf.
- Thunfisch, Lachs und Räucherlachs sollten immer im Vorratsschrank sein.
- Bereiten Sie Ihre bevorzugten Salatdressings nach den Rezepten in diesem Buch zu und bewahren Sie sie in kleinen, fest verschlossenen Gläsern im Kühlschrank auf.
- Sorgen Sie für einen Vorrat an Beeren im Gefrierschrank sowie an Äpfeln und Avocados.
- Bewahren Sie Reste portionsweise in Frischhalteboxen auf, sodass sie jederzeit verfügbar sind.
- Sorgen Sie für einen Vorrat an naturbelassenem Putenbrustaufschnitt, der zucker-, dextrose, nitrit- und glutenfrei ist.
- Sorgen Sie dafür, dass hart gekochte Eier im Kühlschrank sind.

- Sie sollten jedes Mal, wenn Sie etwas kochen, eine Extraportion für den Kühl- oder Gefrierschrank zubereiten, vor allem, wenn es sich um Burgerpattys, Hackbraten, einzelne Hähnchenfleischstücke oder Chili handelt. Die einzelnen Portionen in Frischhaltedosen füllen.
- Rösten oder braten Sie ein ganzes Hähnchen oder eine Putenbrust und/oder backen, braten oder grillen Sie 6 oder mehr Hähnchenbrustfilets mindestens einmal wöchentlich.
- Sorgen Sie für einen Vorrat an frischen Eiern.
- Sorgen Sie für 1 oder 2 Yamswurzeln oder Süßkartoffeln im Vorratsschrank.
- Halten Sie Ghee oder Butter von grasgefütterten Kühen, Kokosöl und Olivenöl vorrätig.
- Verwenden Sie Ihre Knochenbrühe für einen großen Topf Suppe mit Fleisch, Geflügel oder Fisch und Meeresfrüchten und viel Gemüse.

Garmethoden: Eine kleine Einführung

Ist Kochen Neuland für Sie? Für alle Newcomer in Sachen Küche und Kochen gibt es hier einige schnelle Tipps, wie sie zu Profis avancieren können. Garmethoden lassen sich in zwei Grundkategorien unterteilen: trockene Hitze und feuchte Hitze. Zu den trockenen Garmethoden gehören das Backen, das Rösten, das Grillen und das Sautieren oder (kurze) Braten. (Und das Frittieren – aber nicht bei dieser Diät.) Das Sautieren fällt in die »trockene« Kategorie, weil Fett anstelle einer Flüssigkeit verwendet wird.

Beim trockenen Garen wird die Hitze – zum Beispiel die heiße Luft im Backofen oder die Hitze einer Pfanne auf dem Herd – direkt auf die Speisen übertragen. Da Gemüse wenig bis überhaupt kein Fett enthält, gibt man typischerweise ein wenig Fett hinzu, wenn es mit trockener Hitze gegart werden soll.

Bei diesen drei Garverfahren kommt trockene Hitze zum Einsatz:

- **AUF DEM HERD:** Zum Sautieren oder kurzen Braten gibt man etwas Fett in die Pfanne, erhitzt dieses dann (gewöhnlich auf mittlerer bis hoher Stufe) auf eine ziemlich hohe Temperatur und gibt das Fleisch oder Gemüse in die Pfanne. Dank der starken Hitze wird das Gemüse schnell gar. Dies ist eine einfache und schnelle Garmethode.
- **IM BACKOFEN:** Das Rösten von Fleisch im Backofen ist eine gängige Garmethode. Da das Fleisch an sich bereits Fett enthält, muss normalerweise kein weiteres Fett hinzugefügt werden. Auch Gemüse kann mit etwas Fett vermischt bei hohen Temperaturen ohne zusätzliche Flüssigkeit geröstet werden. Achten Sie darauf, das Gemüse gleichmäßig auf dem Backblech zu verteilen. Ist das Backblech überfüllt und liegt das Gemüse übereinander, wird es gedünstet, nicht geröstet.
- **RÖSTEN SIE DAS GEMÜSE BEI EINER HOHEN TEMPERATUR:** zwischen 200 und 230 °C.
- **AUF DEM GRILL:** Auch das Grillen ist eine fantastische Methode, um Fleisch zu garen. Wenn Sie gerne grillen: Auf geht's! Sie können auch Gemüse grillen, wenn die Stücke groß genug sind, sodass sie nicht durch das Rost fallen. Stecken Sie kleinere Stücke auf Spieße. Sie können auch einen Grillkorb verwenden. Auch hier ist ein wenig Fett hilfreich.

Für feuchte Garverfahren benötigt man eine Flüssigkeit, ob es nun Wasser, Brühe oder Wein ist. Bei feuchten Garmethoden ist die Temperatur niedriger als beim trockenen Garen, weil Wasser nur bis zu seinem Siedepunkt von 100 °C erhitzt werden kann.

Zu den Garmethoden mit feuchter Hitze gehören das Dämpfen und das Dünsten – ich werden auf die drei Verfahren des Dämpfens und Dünstens später eingehen – sowie das Kochen, das Pochieren und das Schmoren. Beim Schmoren wird das Gargut zunächst kurz im Topf auf dem Herd angebraten, dann gibt man eine Flüssigkeit hinzu, legt den Deckel auf den Topf und lässt das Ganze leise köcheln.

Das Schmoren eignet sich zum Garen zäherer Fleischpartien, zum Beispiel eines Rinderschwanzstücks. Das Bindegewebe oder Kollagen wird zu Gelatine umgewandelt, wodurch das Fleisch mürber und die Kochflüssigkeit eingedickt wird. Das Schmoren ist auch eine gute Garmethode für faseriges Gemüse wie Grünkohl und Blattkohl.

Schongarer sind Kochtöpfe, in denen mit feuchter Hitze bei sehr niedrigen Temperaturen gegart wird. Das Fleisch wird in der Regel in einem Topf oder einer Pfanne auf dem Herd versiegelt und dann in den Schongarer gegeben, wo es sehr langsam in Wasser oder Brühe gegart wird. Die Vorgehensweise, das Fleisch zuerst kurz anzubraten und dann im Schongarer fertig zu garen, ähnelt der Vorgehensweise beim Schmoren.

Kokos-Hühnersuppe mit Curry

VORBEREITUNGSZEIT: 15 MINUTEN | GARZEIT: 30 MINUTEN

ERGIBT: 8 PORTIONEN À 250–375 ML*

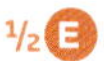 Spuren von stärkehaltigem Gemüse

- 2–2,5 l Hühnerknochenbrühe (Seite 81), aufgeteilt
- 1 Zwiebel, gehackt
- 1 ½ EL fein gehackter frischer Ingwer
- 2 Knoblauchzehen, fein zerkleinert
- 450 g gegartes Hähnchenfleisch, fein zerkleinert
- 300 g Butternusskürbis, entkernt und klein geschnitten
- 4 EL fein gehacktes frisches Koriandergrün
- 330 ml Kokosmilch
- 3 EL Tomatenmark
- 1½ TL Currypulver
- ½ TL gemahlener Koriander
- ¼ TL Cayennepfeffer
- ¼ TL frisch geriebene Muskatnuss
- 1 Prise Fenchelsamen (nach Belieben)
- Sel gris oder rosafarbenes Himalaya-Salz
- frisch gemahlener schwarzer Pfeffer

125 ml der Brühe in einem großen Topf auf mittlerer Stufe erhitzen. Die Zwiebel, den Ingwer und den Knoblauch zugeben und garen, bis die Zwiebel weich ist. Das Hähnchenfleisch, den Kürbis und das Koriandergrün einrühren. 1 l der Brühe, die Kokosmilch, das Tomatenmark, das Currypulver, den gemahlenen Koriander, den Cayennepfeffer, die Muskatnuss und die Fenchelsamen (falls verwendet) zugeben. Alles zum Kochen bringen, dann sofort die Hitzezufuhr auf eine niedrige Stufe reduzieren und 20–30 Minuten köcheln lassen, bis der Kürbis weich ist.

Den Topf von der Kochstelle nehmen. Mit einem Stabmixer oder portionsweise in einem Standmixer oder in einer Küchenmaschine sehr glatt pürieren. Zurück in den Topf geben. So viel von den restlichen 875–1.375 ml Brühe zugeben, bis die gewünschte Konsistenz erreicht ist, und 5–10 Minuten köcheln lassen. Mit Salz und Pfeffer würzen.

* Die Größe der Portionen kann je nach Menge der verwendeten Brühe variieren.

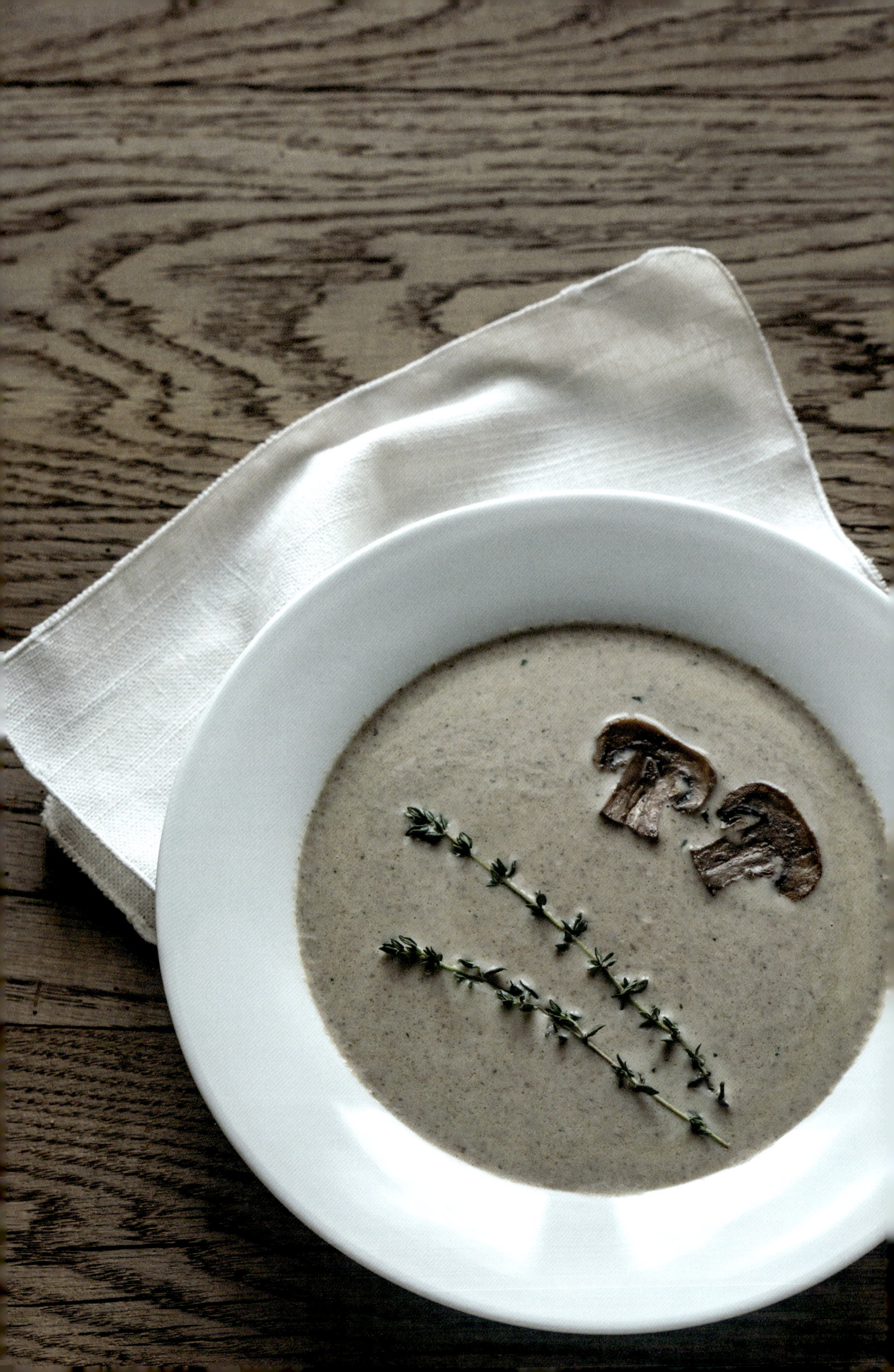

Waldpilzcremesuppe

VORBEREITUNGSZEIT: 10 MINUTEN | GARZEIT: 45 MINUTEN
ERGIBT: 8 PORTIONEN À 250 ML

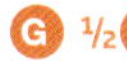

- 2 TL Ghee
- 160 g fein gehackte gelbe Zwiebeln
- 75 g fein gehackter Stangensellerie
- ¼ TL Cayennepfeffer
- 1 große Knoblauchzehe
- 175 g Shiitakepilze, geputzt
- 255 g Steinchampignons, geputzt, aufgeteilt
- 175 g weiße Champignons, geputzt
- 2 TL frischer Thymian oder 1 TL getrockneter
- 1 TL Sel gris oder rosafarbenes Himalaya-Salz
- ½ TL frisch gemahlener schwarzer Pfeffer
- 1,5 l Hühnerknochenbrühe (Seite 81) oder Rinderknochenbrühe (Seite 82)
- 170 ml Kokosmilch

Das Ghee in einem großen Topf auf mittlerer bis hoher Stufe erhitzen. Die Zwiebel, den Sellerie und den Cayennepfeffer zugeben und unter häufigem Umrühren etwa 4 Minuten garen, bis das Gemüse weich ist. Den Knoblauch zugeben und weitere 30 Sekunden garen. Die Shiitakepilze, 175 g der Steinchampignons, die weißen Champignons, den Thymian, das Salz und den schwarzen Pfeffer zugeben. Unter Rühren 7–10 Minuten weitergaren, bis die Pilze ihren Saft abgeben und anfangen zu bräunen.

Die Brühe zugießen, alles zum Kochen bringen, die Hitzezufuhr sofort auf eine mittlere bis niedrige Stufe reduzieren und ohne Deckel unter gelegentlichem Umrühren etwa 15 Minuten köcheln lassen, bis die Pilze weich sind.

Den Topf von der Kochstelle nehmen. Die Kokosmilch und die restlichen 80 g Steinchampignons zugeben. Mit einem Stabmixer oder portionsweise in einem Standmixer oder in einer Küchenmaschine pürieren. Zurück in den Topf geben und 10 Minuten köcheln lassen. Abschmecken und servieren.

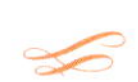

ANMERKUNG

- Shiitakepilze, falls nicht verfügbar, durch zusätzliche Steinchampignons ersetzen.

Zitronige Hühnersuppe nach griechischer Art

VORBEREITUNGSZEIT: 15 MINUTEN | GARZEIT: 30 MINUTEN
ERGIBT: 8 PORTIONEN À 375 ML

- Kokosöl
- 3 Knoblauchzehen, fein zerkleinert
- 1 große Zwiebel, gehackt
- 2 Karotten, klein geschnitten
- 2 Lauchstangen, nur der weiße Teil, klein geschnitten
- 1 EL gehackte frische Petersilie
- 1 TL frischer Thymian oder ½ TL getrockneter
- 1 TL Zitronenschale
- 1 Lorbeerblatt
- 2,25 l Hühnerknochenbrühe (Seite 81)
- 450 g gegartes Hähnchenfleisch, zerkleinert
- 4 Eier
- 125 ml frisch gepresster Zitronensaft
- 1 TL Sel gris oder rosafarbenes Himalaya-Salz
- ¼ TL frisch gemahlener schwarzer Pfeffer

Eine große, schwere Pfanne mit Kokosöl einpinseln oder einsprühen. Den Knoblauch, die Zwiebel, die Karotten und den Lauch zugeben und auf mittlerer bis hoher Stufe kochen, bis das Gemüse weich wird und anfängt zu bräunen. Die Petersilie, den Thymian, die Zitronenschale und das Lorbeerblatt zugeben und 1–2 Minuten weitergaren. Die Brühe zugießen, alles zum Kochen bringen, die Hitze sofort auf eine mittlere bis niedrige Stufe reduzieren und ohne Deckel 20–25 Minuten köcheln lassen. Das Hähnchenfleisch zugeben. Die Hitzezufuhr auf die niedrigste Stufe reduzieren und 5 Minuten weitergaren. Das Lorbeerblatt herausnehmen und wegwerfen.

Die Eier mit einem Schneebesen in einer kleinen Schüssel schaumig schlagen, dann den Zitronensaft unterquirlen. 250 ml heiße Brühe aus der Suppe schöpfen, die Brühe leicht abkühlen lassen, dann zunächst 125 ml der Brühe in die Eimischung quirlen, alles sorgfältig vermischen und die restlichen 125 ml Brühe unterquirlen.

Diese Mischung mit dem Schneebesen in die Suppe rühren (darauf achten, dass die Temperatur sehr niedrig ist) und die Suppe behutsam erneut erhitzen. Mit Salz und Pfeffer würzen. Die Suppe darf nicht kochen, nachdem die Eimischung hinzugefügt wurde. Diese Suppe kann nicht eingefroren werden und muss behutsam aufgewärmt werden, damit die Eier in der Brühe nicht gerinnen. Sie hält sich im Kühlschrank einige Tage, schmeckt aber frisch zubereitet am besten.

Herzhafte Rindfleisch-Gemüse-Suppe

VORBEREITUNGSZEIT: 20 MINUTEN | GARZEIT: 30 MINUTEN
ERGIBT: 8 PORTIONEN À 375 ML

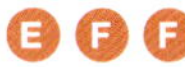

- Kokosöl
- 900 g mageres Rindfleisch (Gulasch, Oberschale, Flankensteak oder Lende), in kleine Würfel geschnitten
- 1 große Zwiebel, fein gehackt
- 50 g fein gehackter Stangensellerie
- 1,25 l Rinderknochenbrühe (Seite 82)
- 1 Dose (à 800 g) Pizzatomaten
- 130 g Karotten, geschält und fein zerkleinert
- 100 g grüne Bohnen, geputzt und gedrittelt
- 125 g Pastinaken, geschält und fein zerkleinert
- 4 EL gehackte frische glatte Petersilie
- 2 Lorbeerblätter
- 1 TL frischer Thymian oder ½ TL getrockneter
- 1 TL Sel gris oder rosafarbenes Himalaya-Salz
- ½ TL frisch gemahlener schwarzer Pfeffer

Einen großen Topf mit Kokosöl einpinseln oder einsprühen. Auf mittlerer bis hoher Stufe erhitzen, das Rindfleisch zugeben und unter gelegentlichem Umrühren rundherum bräunen.

Die Zwiebel und den Sellerie zugeben und weich garen.

Die Brühe, die Tomaten, die Karotten, die grünen Bohnen und die Pastinaken zugeben und zum Kochen bringen. Sofort die Hitzezufuhr auf eine mittlere bis niedrige Stufe reduzieren, die Petersilie, die Lorbeerblätter, den Thymian, das Salz und den Pfeffer zugeben und alles 30 Minuten köcheln lassen. Die Lorbeerblätter vor dem Servieren herausnehmen und wegwerfen.

Hühnersuppe mit Kräutern

VORBEREITUNGSZEIT: 20 MINUTEN | GARZEIT: 45 MINUTEN
ERGIBT: 8 PORTIONEN À 375 ML

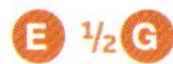

- Kokosöl
- 450 g entbeinte Hähnchenbrust oder -schenkel ohne Haut, in 1,2 cm große Stücke geschnitten
- 450 g Puten- oder Hähnchenbrät mit italienischen Kräutern (Seite 136)
- 1 gelbe Zwiebel, gehackt
- 1 rote Paprikaschote, gehackt
- 1 Stange Staudensellerie, gehackt
- 3 Knoblauchzehen, fein zerkleinert
- 3 l Hühnerknochenbrühe (Seite 81)
- 2 EL Tomatenmark
- 1 TL fein gehackter frischer Oregano oder ½ TL getrockneter
- ½ TL fein gehackter frischer Rosmarin oder ¼ TL getrockneter
- ½ TL fein gehackter frischer Thymian oder ¼ TL getrockneter
- 1 TL Sel gris oder rosafarbenes Himalaya-Salz
- ¼ TL frisch gemahlener schwarzer Pfeffer
- 100 g frischer Baby-Spinat

Einen großen Topf auf mittlerer bis hoher Stufe erhitzen. Leicht mit Kokosöl einpinseln oder einsprühen und das Hähnchenfleisch sowie das Brät etwa 8 bis 10 Minuten bräunen.

Die Zwiebel, die Paprika, den Sellerie und den Knoblauch zugeben und alles garen, bis das Gemüse weich ist.

Die Brühe, das Tomatenmark, den Oregano, den Rosmarin, den Thymian, das Salz und den schwarzen Pfeffer zufügen und alles zum Kochen bringen. Sofort die Hitze reduzieren, den Deckel auflegen und auf mittlerer bis niedriger Stufe 30 Minuten köcheln lassen.

Den Spinat zufügen und weitere 5 bis 10 Minuten köcheln lassen, bis der Spinat weich ist.

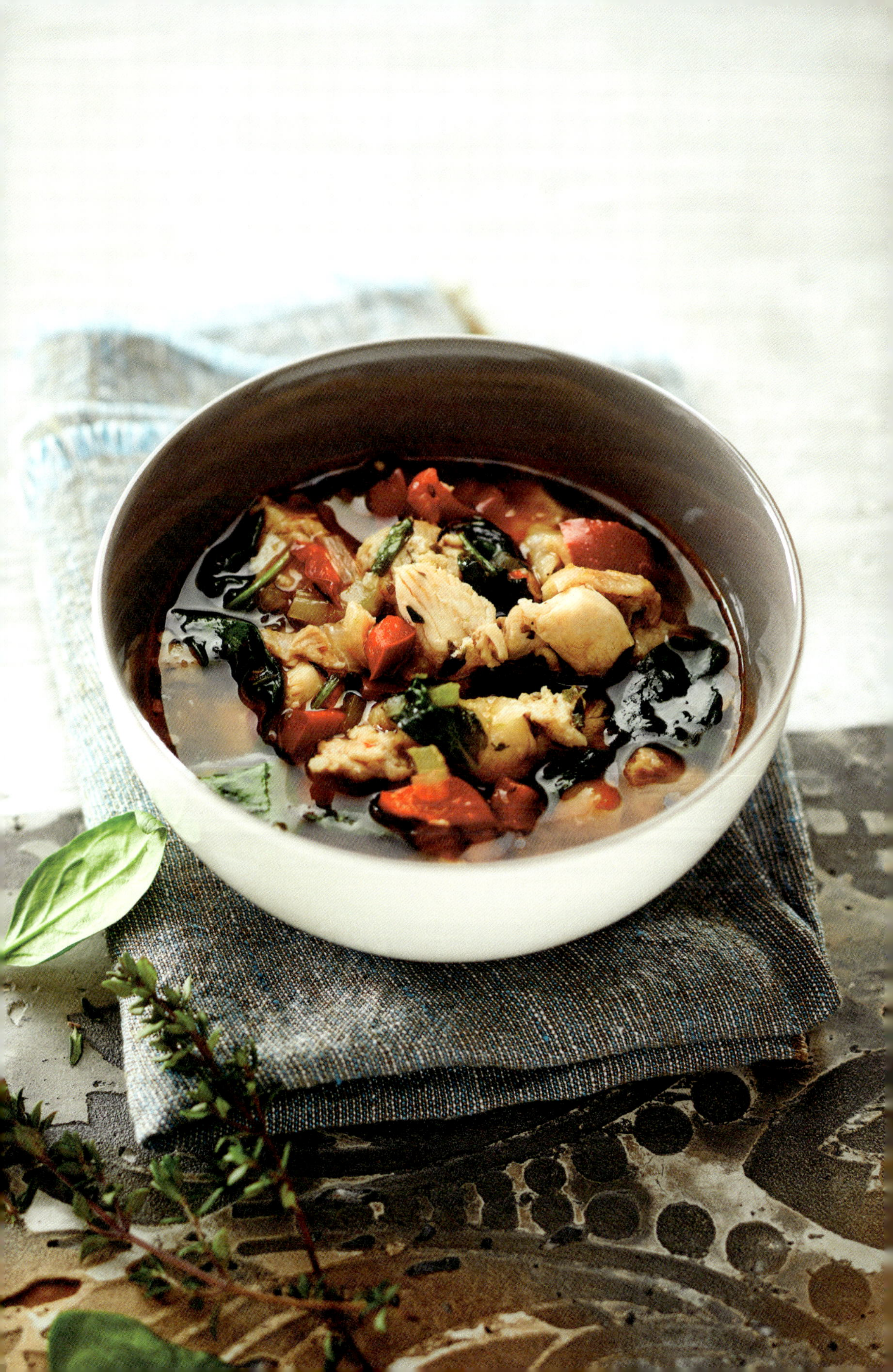

Italienische Hochzeitssuppe

VORBEREITUNGSZEIT: 20 MINUTEN | GARZEIT: 40 MINUTEN
ERGIBT: 8 PORTIONEN À 375 ML

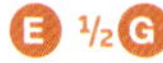

FLEISCHKLÖSSCHEN

900 g Putenhackfleisch

2 EL fein gehackte Zwiebel

2 EL fein gehackte Petersilie

40 g fein gehackte rote Paprikaschote

1 EL italienische Kräutermischung (Rosmarin, Oregano, Salbei, Ingwer und Majoran) oder Kräuter Ihrer Wahl

1 TL Sel gris oder rosafarbenes Himalaya-Salz

½ TL Knoblauchpulver oder 2 Knoblauchzehen, fein zerkleinert

¼ TL frisch gemahlener schwarzer Pfeffer

1 Prise–⅛ TL gemahlene Fenchelsamen (nach Belieben)

1 Prise–⅛ TL zerdrückte rote Paprikaflocken (nach Belieben)

SUPPE

3 l Hühnerknochenbrühe (Seite 81)

450 g Frisée (krause Endivie), grob zerkleinert (ersatzweise Eskariol)

1 TL Sel gris oder rosafarbenes Himalaya-Salz

¼ TL frisch gemahlener schwarzer Pfeffer

2 Eier

Den Backofen auf 180 °C vorheizen. Ein Backblech mit Backpapier auslegen.

Für die Fleischbällchen: Das Putenfleisch mit der Zwiebel, der Petersilie, der Paprikaschote, der italienischen Kräutermischung oder den Kräutern, dem Salz, dem Knoblauch und dem schwarzen Pfeffer vermischen. Falls verwendet, die Fenchelsamen und die Paprikaflocken zugeben. Alles sorgfältig vermischen. Aus der Mischung kleine Klößchen in der Größe einer großen Murmel formen. In einer einzigen Lage auf das vorbereitete Backblech geben und 15–20 Minuten backen, bis sie nicht mehr rosafarben sind. Beiseitestellen.

Für die Suppe: Die Brühe in einem großen Topf auf mittlerer bis hoher Stufe zum Kochen bringen. Sofort die Hitzezufuhr auf eine mittlere Stufe reduzieren und die Fleischklößchen zugeben. Den Frisée, das Salz und den Pfeffer zugeben. 5–8 Minuten köcheln lassen, bis der Frisée weich ist.

Die Eier in einer mittelgroßen Schüssel verquirlen. Die Eier langsam unter Rühren mit kreisenden Bewegungen in die Suppe einlaufen lassen, dann etwa 1 Minute behutsam mit einer Gabel zu feinen Fäden auseinanderziehen.

Portugiesische Kohlsuppe mit Süßkartoffeln

VORBEREITUNGSZEIT: 25 MINUTEN | GARZEIT: 35 MINUTEN

ERGIBT: 8 PORTIONEN À 375 ML

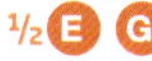

- 1 EL + 1 TL Kokosöl
- 450 g Puten- oder Hähnchen-Chorizo (Seite 137)
- 1 Zwiebel, fein gehackt
- 2 Knoblauchzehen, fein zerkleinert
- 3 l Hühnerknochenbrühe (Seite 81)
- 1 Bund frischer Grünkohl, gewaschen, die Stängel entfernt und in 1,2 cm breite Streifen geschnitten (etwa 130 g)
- 1 TL Sel gris oder rosafarbenes Himalaya-Salz
- ¼ TL frisch gemahlener schwarzer Pfeffer
- 2 Süßkartoffeln, in 1,2 cm große Würfel geschnitten (etwa 450 g oder weniger)

Einen großen Topf auf mittlerer bis hoher Stufe erhitzen. Das Öl, die Chorizomischung, die Zwiebel und den Knoblauch zugeben. 8–10 Minuten anbraten, dabei die Chorizomischung zerbröseln.

Die Brühe, den Kohl und Salz und Pfeffer zugeben, den Deckel auflegen und etwa 5 Minuten garen, bis der Kohl weich wird.

Die Süßkartoffeln zugeben und mit Deckel 20–30 Minuten köcheln lassen, bis die Süßkartoffeln weich sind.

ANMERKUNG

- Da der Kohl und die Süßkartoffeln während des Garens sehr viel Flüssigkeit aufnehmen, eventuell noch etwas Brühe nachgießen.

Eierstichsuppe

VORBEREITUNGSZEIT: 15 MINUTEN | GARZEIT: 15 MINUTEN | ERGIBT: 4 PORTIONEN

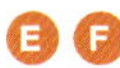

3 l Hühnerknochenbrühe (Seite 81)

200 g oder mehr frischer Baby-Spinat

8 Eier

1 TL Sel gris oder rosafarbenes Himalaya-Salz

1/8 TL frisch gemahlener weißer Pfeffer

2–3 Frühlingszwiebeln, der weiße und der grüne Teil, fein zerkleinert

1 EL Ghee

4–6 Tropfen Chili-Öl (nach Belieben, siehe Anmerkungen)

Die Brühe in einem großen Topf auf mittlerer bis hoher Stufe zum Köcheln bringen. Die Hitzezufuhr auf eine mittlere Stufe reduzieren, den Spinat zugeben und 1–2 Minuten weitergaren.

Die Eier in einer mittelgroßen Schüssel mit dem Salz und Pfeffer verquirlen. Die Eier unter ständigem Rühren mit dem Schneebesen sehr langsam in die Brühe einlaufen lassen.

Den Topf von der Kochstelle nehmen und die Frühlingszwiebeln, das Ghee und das Chili-Öl, falls verwendet, einrühren.

Den Deckel auflegen und 1 bis 2 Minuten warten, bis die Eier sich gesetzt haben.

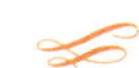

ANMERKUNGEN

- Bei der Verwendung von Chili-Öl darauf achten, dass es nur Olivenöl, Chilischoten und Gewürze enthält.
- Sie können auch einige Tropfen Coconut Aminos (Würzsauce) zugeben, wenn Sie den Geschmack von Sojasauce mögen. Die Suppe kann im Voraus zubereitet und im Kühlschrank aufbewahrt werden.

Feurige Hühnersuppe

VORBEREITUNGSZEIT: 15 MINUTEN | GARZEIT: 60 MINUTEN
ERGIBT: 8 PORTIONEN À 375 ML

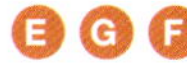

- 1 EL + 1 TL Kokosöl
- 900 g Hähnchenbrustfilet, klein geschnitten
- 200 g Karotten, geschält und in Scheiben geschnitten
- 150 g Stangensellerie, fein gehackt
- 225 g Zwiebeln, fein gehackt
- 1 kleine Jalapeño-Chilischote, die Samen entfernt und fein gehackt (bei der Verarbeitung Einmal-Handschuhe tragen)
- 4 Knoblauchzehen, fein zerkleinert
- 1 TL Chilipulver
- 1 TL gemahlener Kreuzkümmel
- 1 TL Sel gris oder rosafarbenes Himalaya-Salz
- ½ TL frisch gemahlener schwarzer Pfeffer
- ¼ TL Cayennepfeffer
- ¼ TL getrockneter Oregano
- 2 l Hühnerknochenbrühe (Seite 81)
- 1 Dose (à 400 g) Pizzatomaten

Das Öl in einem großen Topf auf mittlerer bis hoher Stufe erhitzen. Das Hähnchenfleisch in das heiße Öl geben und etwa 8 Minuten anbraten, bis es nicht mehr rosafarben ist und der Fleischsaft klar heraustritt.

Die Karotten, den Sellerie, die Zwiebeln, die Jalapeño und den Knoblauch zugeben und etwa 5 Minuten köcheln lassen. Dann das Chilipulver, den Kreuzkümmel, das Salz, den schwarzen Pfeffer, den Cayennepfeffer und den Oregano zugeben und alles sorgfältig verrühren.

Die Brühe und die Tomaten zugeben und zum Kochen bringen, dann die Hitze sofort auf eine mittlere bis niedrige Stufe reduzieren und etwa 1 Stunde köcheln lassen.

ANMERKUNG

- Mit einer klein geschnittenen Avocado und 3 EL gehacktem Koriandergrün garniert servieren.

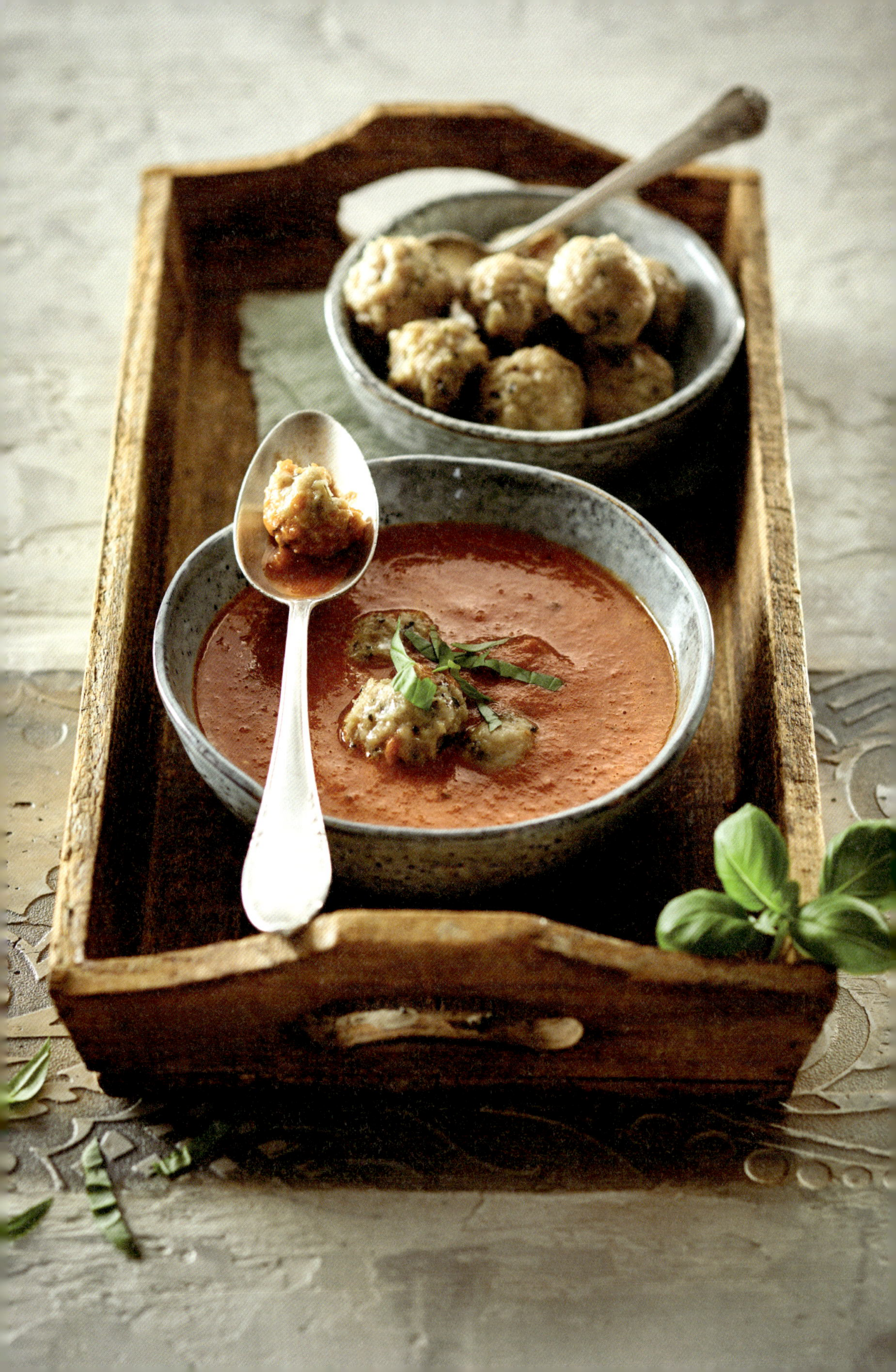

Tomaten-Basilikum-Suppe mit italienischem Fleischbrät

VORBEREITUNGSZEIT: 30 MINUTEN | GARZEIT: 30 MINUTEN
ERGIBT: 8 PORTIONEN À 375 ML

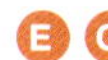  ½ 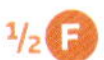

900 g Puten- oder Hähnchenbrät mit italienischen Kräutern (Seite 136)

Kokosöl

5 Karotten, geschält und fein zerkleinert

1 große Zwiebel, fein gehackt

2 Dosen (à 800 g) passierte Tomaten

(am besten San-Marzano-Tomaten – siehe Anmerkung)

1 l Hühnerknochenbrühe (Seite 81)

4 EL gehacktes frisches Basilikum

250 ml Kokosmilch

1 TL Sel gris oder rosafarbenes Himalaya-Salz

½ TL frisch gemahlener schwarzer Pfeffer

2 EL frisches Basilikum, in Chiffonade (feine Streifen) geschnitten

Den Backofen auf 180 °C vorheizen. Ein Backblech mit Backpapier auslegen.

Das Brät nach den Anweisungen auf Seite 136 vorbereiten, die Menge der italienischen Kräutermischung jedoch um 1 EL erhöhen. Aus dem Brät kleine Klößchen etwa in der Größe einer großen Murmel formen und in einer Lage auf das vorbereitete Backblech legen. 20 bis 25 Minuten im Backofen garen, bis das Fleisch zart und nicht mehr rosafarben ist.

Während die Fleischklößchen im Backofen sind, einen großen Topf leicht mit Kokosöl einpinseln oder einsprühen. Die Karotten und die Zwiebel darin auf mittlerer Stufe etwa 10 Minuten weich garen. Die passierten Tomaten, die Brühe und das gehackte Basilikum zugeben. Aufkochen, die Hitze sofort auf eine mittlere bis niedrige Stufe reduzieren und ohne Deckel 20 Minuten köcheln lassen.

Den Topf von der Kochstelle nehmen. Mit einem Stabmixer oder portionsweise in einem Standmixer oder in einer Küchenmaschine pürieren. Die Suppe zurück in den Topf geben. Die Kokosmilch und die Fleischklößchen zugeben und auf mittlerer Stufe erhitzen, bis alles vollständig erwärmt ist. Mit Salz und Pfeffer würzen. Warm mit den Basilikumstreifen garniert servieren.

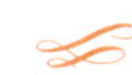

ANMERKUNG

- San-Marzano-Tomaten, auch Flaschentomaten genannt, sind länglicher und fleischiger als Romatomaten und haben weniger Samen. Außerdem haben sie ein intensiveres, süßeres Aroma und sind weniger säurehaltig. Flaschentomaten in Dosen sind in den meisten Supermärkten erhältlich.

Toskanische Fischsuppe mit Meeresfrüchten

VORBEREITUNGSZEIT: 20 MINUTEN | GARZEIT: 60 MINUTEN
ERGIBT: 8 PORTIONEN À 430–500 ML BRÜHE + FISCH UND MEERESFRÜCHTE AUF DIE PORTIONEN AUFGETEILT

1 EL + 1 TL Ghee

1 kleine Zwiebel, fein gehackt

1 große Lauchstange, nur der weiße Teil, in feine Ringe geschnitten

1 kleine grüne Paprikaschote, fein gehackt

2 Karotten, fein gehackt

3 Knoblauchzehen, fein zerkleinert

2 l Fischknochenbrühe (Seite 85)

1 Dose (à 800 g) Pizzatomaten

2 TL frischer Oregano oder 1 TL getrockneter

2 TL frisches Basilikum oder 1 TL getrocknetes

1 TL frischer Thymian oder ½ TL getrockneter

1 Lorbeerblatt

1 Prise Cayennepfeffer (nach Belieben)

675 g junge Venusmuscheln oder Grünschalenmuscheln (8 Muscheln ergeben etwa 115 g Fleisch)

450 g Weißfisch mit festem Fleisch (Heilbutt, Kabeljau, Red Snapper), in 2,5 cm große Würfel geschnitten

230 g große Garnelen, geschält und entdarmt (6–8 Garnelen)

115 g Jakobsmuscheln (6–8 Muscheln)

115 g Langusten oder Krabbenfleisch (ein Langustenschwanz à 170 g ergibt etwa 115 g Fleisch)

3 EL fein gehackte frische Petersilie

1 TL Sel gris oder rosafarbenes Himalaya-Salz

½ TL frisch gemahlener schwarzer Pfeffer

Das Ghee in einem großen Topf auf mittlerer Stufe erhitzen. Die Zwiebel, den Lauch und die Paprikaschote zugeben und etwa 5 Minuten weich garen. Die Karotten und den Knoblauch zugeben und weitere 3 Minuten garen.

Die Brühe, die Tomaten, den Oregano, das Basilikum, den Thymian, das Lorbeerblatt und, falls verwendet, den Cayennepfeffer einrühren und zum Kochen bringen. Die Hitze sofort auf eine mittlere bis niedrige Stufe reduzieren, den Deckel auflegen und 30–40 Minuten köcheln lassen.

Die Venusmuscheln zugeben, den Deckel auflegen und etwa 10 Minuten köcheln lassen, bis die Muscheln beginnen sich zu öffnen. Vorsichtig den Fisch, die Garnelen, die Jakobsmuscheln, die Languste und die Petersilie zugeben. (Sie können einen ganzen Langustenschwanz in die Suppe geben und das Fleisch erst dann aus der Schale lösen, wenn es gar ist, und in 2,5 cm Stücke schneiden, oder vor dem Garen aus der Schale lösen und klein schneiden.)

Den Deckel auflegen und 5–10 Minuten köcheln lassen, bis der Fisch sich mit einer Gabel leicht zerteilen lässt und die Garnelen undurchsichtig werden. Das Lorbeerblatt vor dem Servieren herausnehmen und wegwerfen.

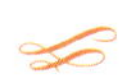

ANMERKUNG

- Die hier vorgeschlagene Kombination aus Fisch und Meeresfrüchten kann nach Belieben verändert werden. Planen Sie etwa 140 g Fisch und Meeresfrüchte (ohne Schalen) pro Person ein.

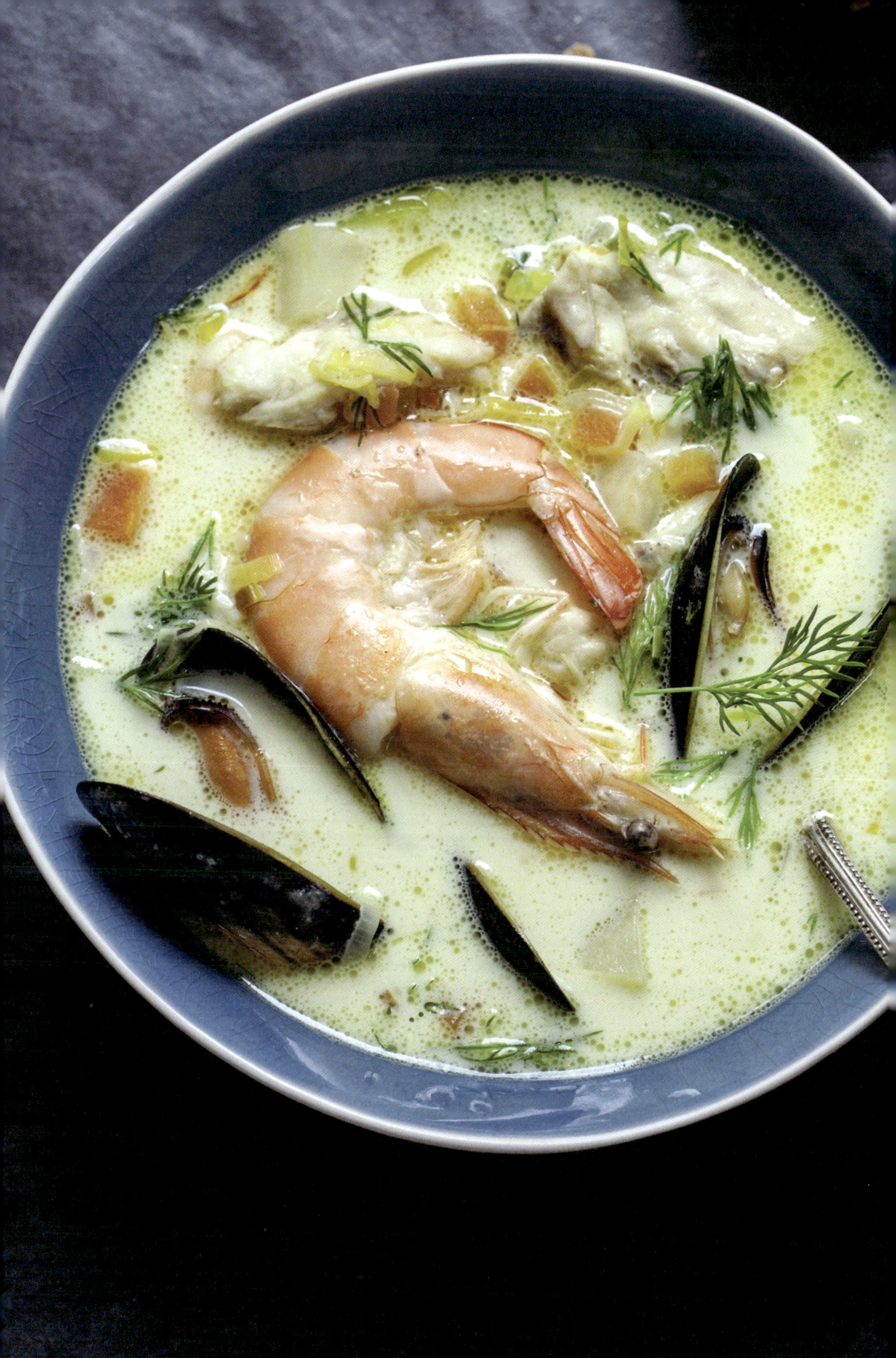

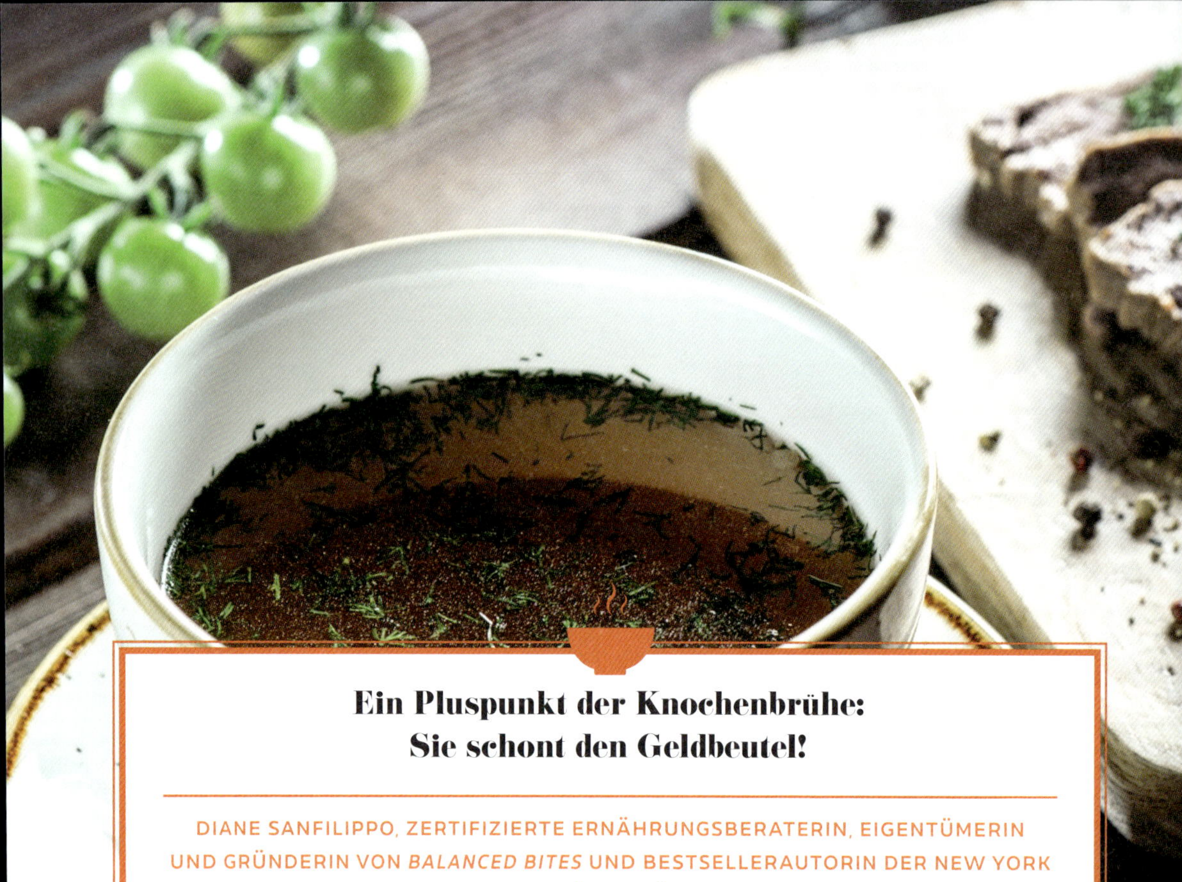

Ein Pluspunkt der Knochenbrühe: Sie schont den Geldbeutel!

DIANE SANFILIPPO, ZERTIFIZIERTE ERNÄHRUNGSBERATERIN, EIGENTÜMERIN UND GRÜNDERIN VON *BALANCED BITES* UND BESTSELLERAUTORIN DER NEW YORK TIMES VON *DAS GROSSE BUCH DER PALÄO-ERNÄHRUNG* UND *21-TAGE-ZUCKER-DETOX: RAUS AUS DER ZUCKERFALLE*.

balancedbites.com (auf Englisch)

Meine Freundin Diane Sanfilippo verweist noch auf einen weiteren großen Pluspunkt, den Knochenbrühe als Teil der Ernährung mit sich bringt: In einer Zeit, in der die Kosten für Nahrungsmittel immer weiter ansteigen, ist Knochenbrühe eine preiswertes Nahrungsmittel (das sogar kostenlos sein kann).

»Während Knochenbrühe viele erstaunliche gesundheitsfördernde Eigenschaften besitzt, wird häufig übersehen, dass es eine erhebliche Kostenersparnis mit sich bringt, sie zu Hause zuzubereiten. So kann Knochenbrühe aus Zutaten gekocht werden, die man ansonsten vielleicht als Abfall einstufen würde: Knochenreste von verzehrtem Fleisch. Natürlich kann Knochenbrühe auch aus gerösteten und dann in Wasser gekochten Fleischknochen zubereitet werden. Das Ganze ergibt dann eine geschmacksintensive Suppe oder Grundlage für einen Eintopf, aber Knochen, die bereits Teil einer anderen Mahlzeit waren, sind ebenfalls perfekt geeignet.

Die beste Methode, Brühe aus Zutaten zuzubereiten, die man ansonsten wegwerfen würde, ist das Aufbewahren von Knochen (und sogar Gemüseresten wie Karottenendstücken, Sellerieblättern und Zwiebelstücken) im Gefrierschrank. Knochen können in wiederverschließbaren Gefrierbeuteln oder anderen Behältern eingefroren werden, bis eine Menge von insgesamt etwa 3,7 kg erreicht ist. Befolgen Sie einfach die einzelnen Rezepte in diesem Buch oder verwenden Sie die Knochen, die Sie vorrätig haben. Die Überreste von Chickenwings oder die Karkasse eines ganzen Brathähnchens bilden perfekte Grundlagen für zukünftige Brühen.«

Sie bauen bereits jede Menge Fett ab und Ihre Haut wird immer glatter. Aber wenn Sie noch einige Stufen auf der Erfolgsleiter erklimmen möchten, sollten Sie diese Power-Suppen ausprobieren! Ich habe sie für spezifische Gesundheits- und Fitnessaspekte entwickelt. Die Suppen mit Fleischeinlage geben wunderbare Hauptgerichte ab, während sich die fleischlosen Suppen gut als Vorspeise eignen.

Shiitakepilzsuppe – mit Heilwirkung

VORBEREITUNGSZEIT: 15 MINUTEN | GARZEIT: 30 MINUTEN

ERGIBT: 8 PORTIONEN À 250 ML

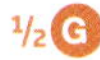

30 g getrocknete Shiitakepilze

20 g Wakame (Braunalgen)

750 ml sehr warmer aufgebrühter grüner Tee

1 weiße Zwiebel, geviertelt und in feine Ringe geschnitten

3 Knoblauchzehen, gehackt

2 EL fein gehackter frischer Ingwer

1 TL fein gehackte frische Kurkuma oder ½ TL gemahlene

1 Liter Hühnerknochenbrühe (Seite 81)

1 EL Dulseflocken

1 EL Coconut Aminos (Würzsauce)

½ EL Kokosessig oder Weißweinessig

200 g in feine Streifen geschnittener Chinakohl

25 g Frühlingszwiebeln, der weiße und der grüne Teil, in Ringe geschnitten

Die Pilze und die Braunalgen abspülen und in einer kleinen Schüssel 15–20 Minuten in dem Tee weich werden lassen.

Inzwischen 2 EL der Einweichflüssigkeit in einem großen Topf erhitzen. Die Zwiebel, den Knoblauch, den Ingwer und die Kurkuma zugeben und weich garen.

Die Brühe und die Algen zugeben.

Die Stiele der Pilze abschneiden und wegwerfen. Die Pilzköpfe in feine Streifen schneiden. Die Pilze, die Wakame-Braunalgen und die Einweichflüssigkeit in den Topf geben und auf hoher Stufe zum Kochen bringen und sofort die Hitzezufuhr auf eine mittlere Stufe reduzieren. Die Coconut Aminos, den Essig und den Chinakohl zugeben und etwa 10 Minuten köcheln lassen.

Mit Frühlingszwiebeln garniert servieren.

ANMERKUNG

- Diese Suppe hat ein würzig-holziges Aroma und den typischen Geschmack von Shiitakepilzen. Die Meeresalgen in der Suppe schmecken zwar ausgezeichnet, aber Wakame-Braunalgen haben eine leicht glibberige Konsistenz, die für Sie vielleicht ungewohnt ist. Man kann die Braunalgen auch weglassen und nur die Dulseflocken verwenden.

Marys sauer-scharfe Suppe – gegen Cellulite

VORBEREITUNGSZEIT: 30 MINUTEN | GARZEIT: 15 MINUTEN
ERGIBT: 8 PORTIONEN À 500 ML MIT 250 G GEMÜSE UND 250 ML BRÜHE

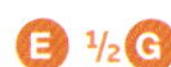

1 große Karotte, geschält und gerieben

1 Dose (à 230 g) Bambussprossen, abgetropft

250 g Zuckererbsen, in Streifen geschnitten

1 kleine oder ½ große rote Paprikaschote, in Streifen geschnitten

2 Köpfe Mini-Pak-Choi, in feine Streifen geschnitten oder geraspelt

2 l Hühnerknochenbrühe (Seite 81)

6 oder mehr Scheiben frischer Ingwer

6 Knoblauchzehen, gehackt

1–2 Jalapeño-Chilischoten, die Samen entfernt und gehackt (bei der Verarbeitung Einmal-Handschuhe tragen)

900 g gegartes Hähnchenfleisch, zerkleinert

280 g Steinchampignons, in Drittel geschnitten

60 ml Kokosessig oder Weißweinessig

60 ml Coconut Aminos (Gewürzsauce)

½ TL Salz

¼ TL frisch gemahlener weißer Pfeffer

8 Frühlingszwiebeln, der weiße und der grüne Teil, in feine Ringe geschnitten

8 EL gehacktes frisches Koriandergrün

geröstetes Sesamöl oder scharfes Chili-Öl (nach Belieben)

Die Karotte, die Bambussprossen, die Zuckererbsen, die Paprika und den Pak Choi in einer großen Schüssel vermischen. Beiseitestellen.

Die Brühe in einen großen Topf auf hoher Stufe geben. Den Ingwer, den Knoblauch und die Jalapeño zugeben und alles zum Kochen bringen. Die Hitze sofort reduzieren und 10 Minuten köcheln lassen.

Das Hähnchenfleisch, die Pilze, den Essig, die Coconut Aminos, das Salz und den Pfeffer zugeben und 5 Minuten köcheln lassen.

Eine Portion Gemüse in jede Suppenschale geben und die Brühe mit einer Kelle über das Gemüse geben, damit es schön knackig bleibt.

Jede Suppenschale mit Frühlingszwiebeln, Koriander und jeweils 1 oder 2 Tropfen Sesamöl oder scharfem Chili-Öl, falls verwendet, garnieren.

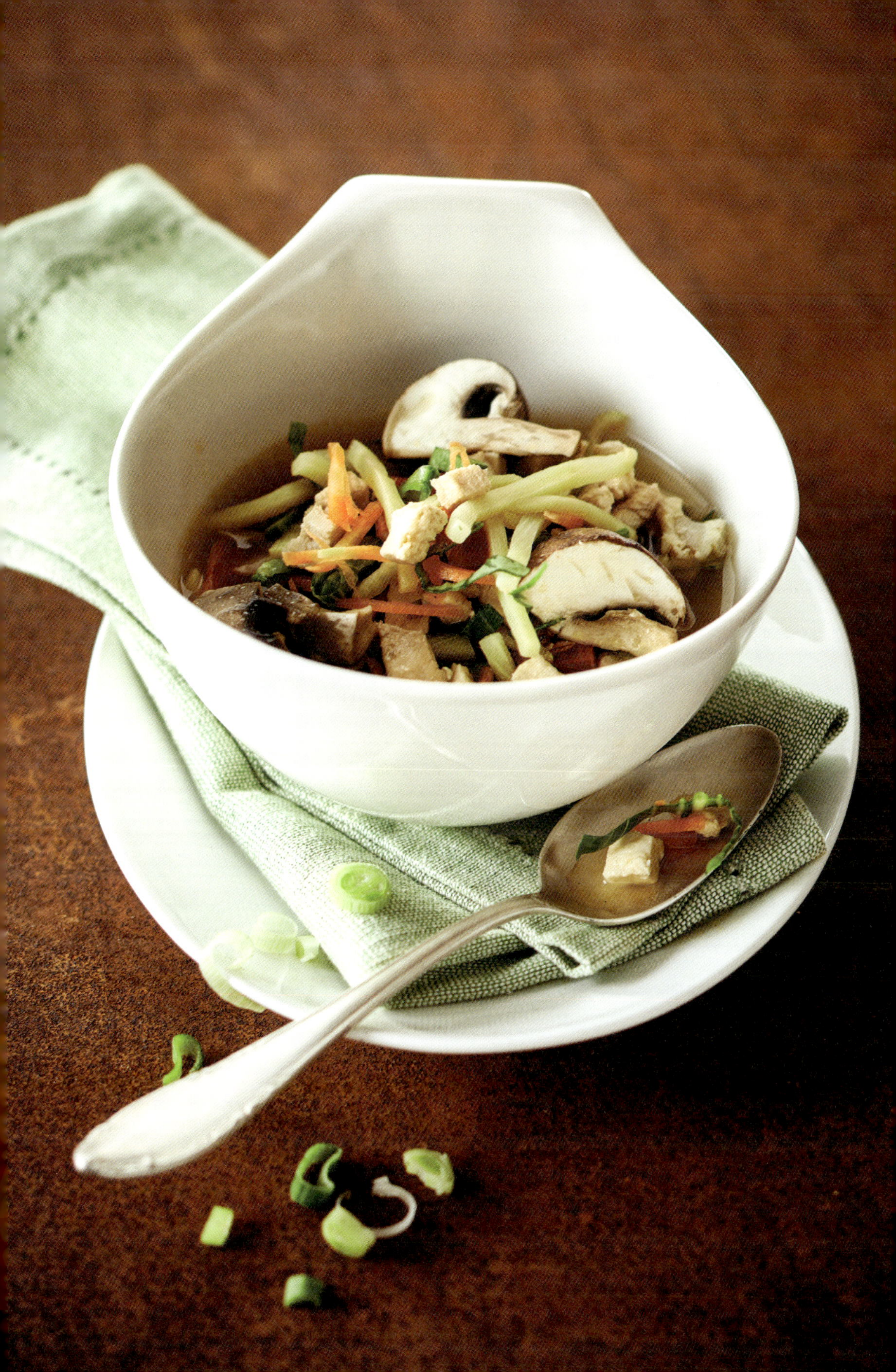

Paprikasuppe – Gesundheit für die Hormone

VORBEREITUNGSZEIT: 25 MINUTEN | GARZEIT: 30 MINUTEN
ERGIBT: 8 PORTIONEN À 250 ML

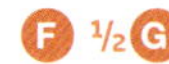

1 EL + 2 TL Ghee

6 rote Paprikaschoten, Samen und Scheidewände entfernt, fein zerkleinert

2 Karotten, geschält und klein geschnitten

1 große Zwiebel, gehackt

2 Stangen Staudensellerie, klein geschnitten

4 Knoblauchzehen, fein zerkleinert

1,5 l Hühnerknochenbrühe (Seite 81)

2 EL frischer Thymian, gehackt, oder 1 TL getrockneter

1 TL fein gehackte frische Kurkuma oder ½ TL gemahlene

1 Prise Cayennepfeffer

1 Prise rote Paprikaflocken

1 TL Sel gris oder rosafarbenes Himalaya-Salz

½ TL frisch gemahlener schwarzer Pfeffer

2 ½ mittelgroße Avocados, geschält und Kern entfernt

Das Ghee in einem großen Topf auf mittlerer bis hoher Stufe erhitzen. Die Paprika, die Karotten, die Zwiebel, den Sellerie und den Knoblauch einrühren und etwa 10 Minuten unter gelegentlichem Umrühren garen.

Die Brühe, den Thymian, die Kurkuma, den Cayennepfeffer, die roten Paprikaflocken, das Salz und den schwarzen Pfeffer zugeben und zum Kochen bringen. Die Hitzezufuhr sofort reduzieren, den Deckel auflegen und etwa 15 Minuten köcheln lassen, bis das Gemüse sehr weich ist.

Den Topf von der Kochstelle nehmen und 30 Minuten abkühlen lassen.

Die Avocados in die Suppe geben. Mit einem Stabmixer oder portionsweise in einem Standmixer oder in einer Küchenmaschine sehr glatt pürieren.

Die Suppe dann zurück in den Topf geben und vor dem Verzehr 5–10 Minuten köcheln lassen.

Brunnenkressesuppe – zur Gewichtsreduktion

VORBEREITUNGSZEIT: 5 MINUTEN | GARZEIT: 5–10 MINUTEN
ERGIBT: 8 PORTIONEN À 250 ML

Keine. Wie jede andere Knochenbrühe verwenden. Das Blattgemüse ist unerheblich.

2 l Hühnerknochen- oder Putenknochenbrühe (Seite 81 oder Seite 84)

1 Stück (2,5 cm) frischer Ingwer, geschält und fein gehackt

2 Knoblauchzehen, gehackt

1 TL fein gehackte frische Kurkuma oder ½ TL gemahlene

1 Prise Kardamom

1 Prise Cayennepfeffer

1 Prise gemahlener Kreuzkümmel

Sel gris oder rosafarbenes Himalaya-Salz

80 g frischer Baby-Spinat

80 g frische Brunnenkresse, klein geschnitten

4 EL frische Petersilie, gehackt

2–3 Frühlingszwiebeln, der weiße und der grüne Teil, fein zerkleinert (nach Belieben)

1–2 Tropfen Chili-Öl (siehe Anmerkungen) oder Sesamöl aus gerösteten Sesamsamen (nach Belieben)

Die Brühe, den Ingwer, den Knoblauch, die Kurkuma, den Kardamom, den Cayennepfeffer, den Kreuzkümmel und das Salz in einen großen Topf auf mittlerer bis hoher Stufe geben und zum Kochen bringen.

Die Hitze sofort auf eine mittlere bis niedrige Stufe reduzieren und 10–25 Minuten köcheln lassen.

Den Spinat, die Brunnenkresse, die Petersilie und die Frühlingszwiebeln zugeben.

Den Topf von der Kochstelle nehmen und mit dem Chili-Öl, falls verwendet, servieren.

ANMERKUNGEN

- Bei der Verwendung von Chili-Öl darauf achten, dass es nur Olivenöl, Chilischoten und Gewürze enthält.
- Sie können auch einige Tropfen Coconut Aminos (Würzsauce) zugeben, wenn Sie den Geschmack von Sojasauce mögen.

VARIATIONEN

- 160 g gegartes, klein geschnittenes Hähnchenfleisch zugeben. Das ergibt ¼ Eiweiß pro Portion.
- 6 Eier zugeben. Die Eier in einer mittelgroßen Schüssel verquirlen. Nach dem Hinzufügen des Spinats, der Brunnenkresse und der Frühlingszwiebeln die Eier unter ständigem Rühren mit dem Schneebesen in einem sehr langsamen, gleichmäßigen Strahl in die Suppe einlaufen lassen. Den Topf von der Kochstelle nehmen und die Frühlingszwiebeln und das Chili-Öl einrühren. Den Deckel auflegen und 1–2 Minuten ruhen lassen, bis sich die Eier gesetzt haben. Das ergibt etwas weniger als ½ Portion Eiweiß pro Portion.

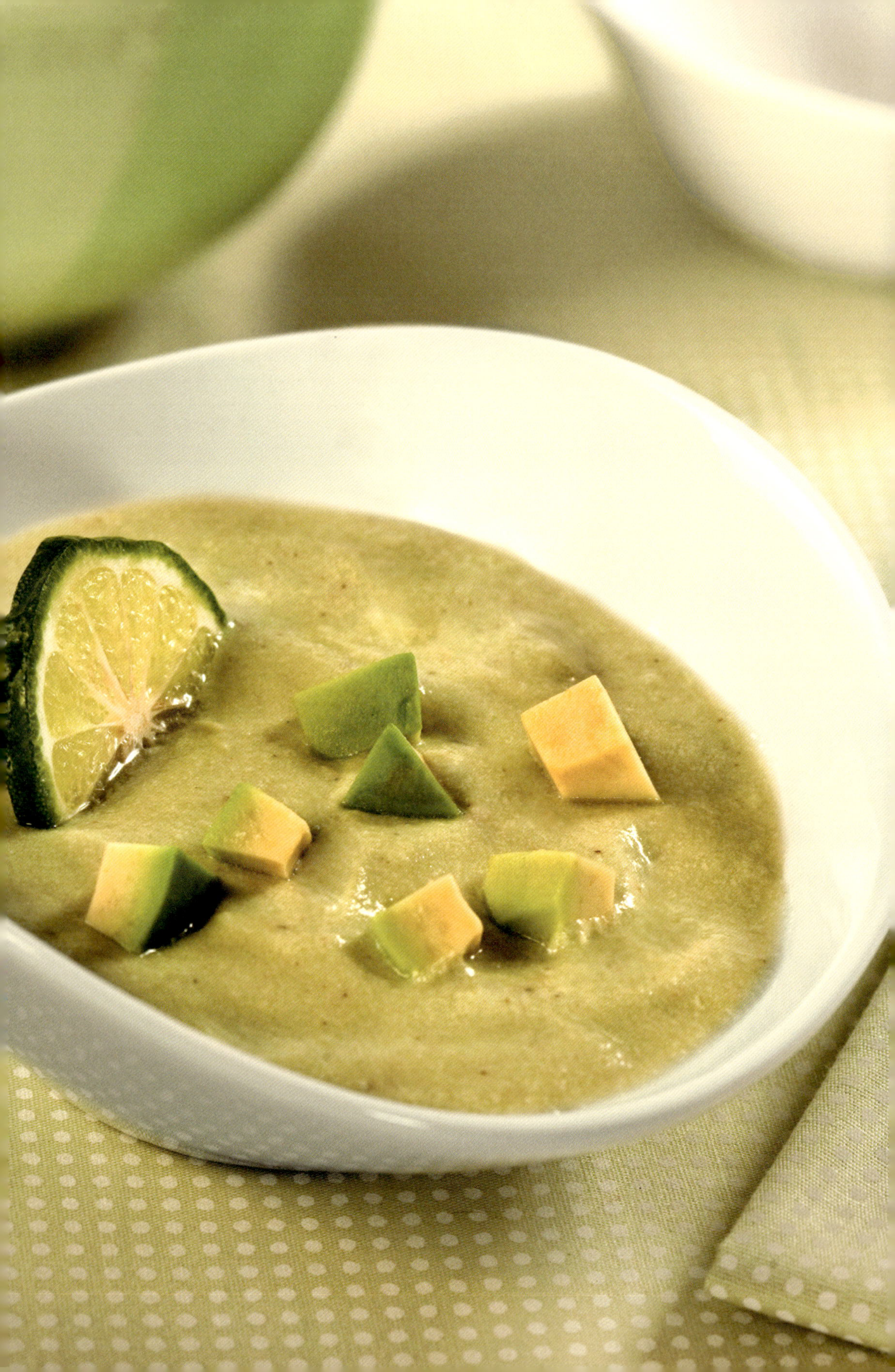

Kalte Avocado-Kürbis-Cremesuppe – für eine gesunde Haut

VORBEREITUNGSZEIT: 15 MINUTEN | ERGIBT: 10 PORTIONEN À 250 ML

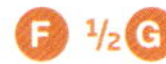

- 2 l Hühnerknochenbrühe (Seite 81), aufgeteilt
- 250 ml aufgebrühter grüner Tee
- 4–5 feste, reife Avocados (à 170–190 g), geschält, Kerne entfernt und klein geschnitten (etwa 450 g)
- 1 Dose (à 425 g) Kürbismus
- 125 ml Kokosmilch
- 60 ml frisch gepresster Limettensaft (etwa 3 Limetten)
- 1 kleine Jalapeño-Chilischote, die Samen entfernt und gehackt (bei der Verarbeitung Einmal-Handschuhe tragen)
- 4 Frühlingszwiebeln, der weiße und der grüne Teil, klein geschnitten
- 2 EL gehacktes Koriandergrün
- 1 Knoblauchzehe, gehackt
- ½–1 TL gemahlene getrocknete Chilischoten (Ancho, California oder New Mexico, kein Chilipulver)
- ½–1 TL gemahlener Kreuzkümmel
- 1 TL Sel gris oder rosafarbenes Himalaya-Salz
- ¼ TL frisch gemahlener schwarzer Pfeffer
- 1 rote Paprikaschote, fein gehackt

1 l der Brühe und den Tee mit den Avocados, dem Kürbis, der Kokosmilch, dem Limettensaft, der Jalapeño, den Frühlingszwiebeln, dem Koriandergrün, dem Knoblauch, den getrockneten Chilischoten, dem Kreuzkümmel, dem Salz und dem schwarzen Pfeffer in eine Küchenmaschine oder in einen Standmixer geben und glatt und cremig pürieren. In eine große Schüssel geben.

Für eine homogene Konsistenz schrittweise den restlichen 1 l Brühe einrühren. Abschmecken und gegebenenfalls nachwürzen.

Zudecken und in den Kühlschrank stellen, damit die Aromen sich verbinden können. Vor dem Servieren erneut mit dem Schneebesen durchrühren.

Weitere Brühe kann in kleinen Mengen zugegeben werden, bis die gewünschte Konsistenz erreicht ist.

In Suppenschalen servieren und mit etwas gehackter Paprika garnieren.

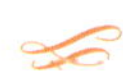

ANMERKUNG

- Die Suppe wird kalt serviert. Kein Kochen erforderlich!

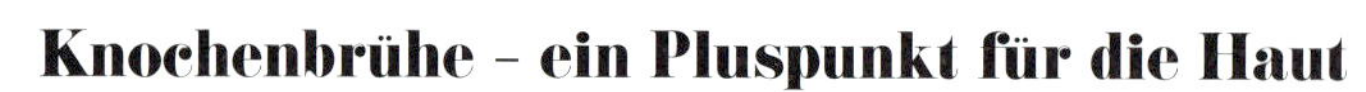

Knochenbrühe – ein Pluspunkt für die Haut

Mein absoluter Favorit unter den Pluspunkten von Knochenbrühe ist die Tatsache, dass sie die Haut frisch, gesund und geschmeidig werden lässt. Wenn Sie jemals mir oder einem der vielen Tausend meiner Patienten begegnen würden, würden Sie dem lebenden Beweis gegenüberstehen.

Es ist einfach unglaublich, wie der Verzehr von Knochenbrühe die Haut verjüngen kann. Sie sorgt dafür, dass die Spuren von Jahren verschwinden und man wieder sexy aussieht.

Ist Ihnen aufgefallen, dass Ihre Haut mit zunehmender »Reife« (oder, wie ich es lieber ausdrücke »Entwicklung«) dünner wird und an Spannkraft verliert? Eiweiß, gesundes Fett, Mineralstoffe und Kollagen sind die Bestandteile der Knochenbrühe, die für eine wunderbar glatte Haut ohne Falten oder Furchen sorgen.

Kurz gesagt, Füllstoffe und Botox sind nicht die einzigen Möglichkeiten, körperliche Unzulänglichkeiten in Angriff zu nehmen. Die Nährstoffe in Knochenbrühe können das körpereigene Kollagen auffüllen.

Was mit Botox nicht behandelt werden kann, sind die Falten, die durch den Kollagenverlust in der Haut im Laufe der Jahre entstanden sind. Botox zielt darauf ab, die Muskeln in den Problemzonen einzufrieren, es füllt aber nicht das Kollagen auf, das die Haut so glatt und jung aussehen lässt.

Fazit: Ob Sie jetzt die Entscheidung treffen, sich einen Füllstoff unter die Haut spritzen zu lassen oder nicht, die einzige Methode, die Haut dauerhaft zu glätten und zu festigen, ist das Auffüllen mit körpereigenem Kollagen. Und Knochenbrühe ist hierfür die beste »Medizin«.

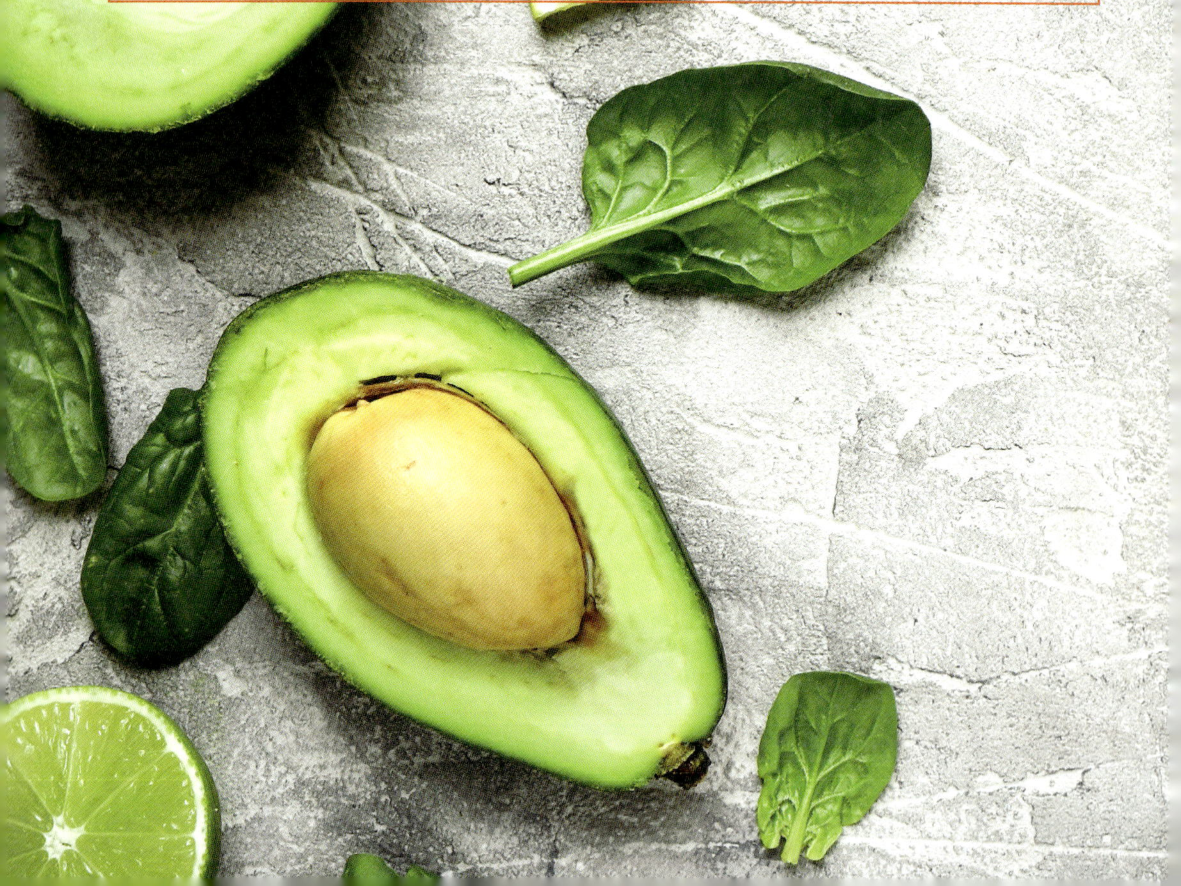

Fünf fabelhafte Nahrungsmittel für die Haut

DR. TREVOR CATES, ÄRZTIN FÜR NATURHEILKUNDE
drtrevorcates.com (auf Englisch)

Dr. Trevor Cates ist die erste Frau, die als Ärztin für Naturheilkunde im Staat Kalifornien zugelassen wurde. Sie wurde von dem ehemaligen Gouverneur Arnold Schwarzenegger in den Beirat des kalifornischen Bureau of Naturopathic Medicine berufen. Dr. Cates, die auch als »Spa Dr.« bekannt ist, empfängt ihre Patienten in weltbekannten Spas sowie in ihrer Privatpraxis in Park City, Utah, und gilt als Spezialistin für Anti-Aging, hormonelles Gleichgewicht und eine strahlende Haut. Sie betreibt den Podcast *The Spa Dr. Secrets to Smart, Sexy, and Strong* und den Webcast *Glowing Skin Summit*, und sie ist die Autorin des Buchs *Glowing Skin from Within*. Sie sagt zu Superfoods für die Haut Folgendes:

»Wenn Ihre Haut trocken, verfärbt oder schlaff ist – oder schlimmer noch, wenn Sie an Akne, Ekzemen, Rosazea oder vorzeitiger Faltenbildung leiden – ist das ein Zeichen dafür, dass in Ihrem Körper etwas aus dem Gleichgewicht geraten ist. Die Ursache dieses Ungleichgewichts liegt häufig in einer mangelhaften Ernährung.

Immer mehr Forschungsergebnisse widerlegen die Behauptung, die Qualität unserer Haut habe nichts mit unserer Ernährung zu tun. Wir wissen zum Beispiel, dass der Verzehr von Nahrungsmitteln mit einem hohen glykämischen Index (wie Pastagerichte und Brot) dazu führen, dass der Glukosewert und der Insulinspiegel steigen. Darüber hinaus zeigt die Forschung, dass ein hoher Insulinspiegel die Talgproduktion und die androgene Aktivität, die eine Rolle bei der Entwicklung von Akne spielen, stimuliert. Umgekehrt gibt es viele Nährstoffe und Nahrungsmittel, die die Haut von innen nach außen mit Nahrung versorgen.

Dies sind fünf meiner bevorzugten Nahrungsmittel für eine strahlende Haut.

1. AVOCADO

Avocados enthalten einfach ungesättigte Fette und Antioxidantien. Da Antioxidantien dazu beitragen, den oxidativen Schaden, der das Altern der Haut beschleunigt, zu beheben, und gute Fette unsere Zellen mit Nahrung versorgen, sind beide unerlässlich für die optimale Gesundheit der Haut.

2. WILDLACHS

Wildlachs ist reich an Omega-3-Fettsäuren, die eine entzündungshemmende Wirkung besitzen. Diese Fette sind ausschlaggebend für die Gesundheit unserer Haut, weil viele Hautprobleme auf Entzündungen zurückzuführen sind. Für die Rosatönung des Fleisches sorgt das Pigment Astaxanthin, das dazu beiträgt, die Haut vor Sonnenschäden zu schützen.

3. KOKOSNUSS

Kokosnuss enthält Laurinsäure, die starke immunstärkende und antimikrobielle Eigenschaften besitzt und aus diesem Grund auch gut für die Haut ist. Das Wasser, die Milch, das Fleisch und das Öl der Kokosnuss – sie alle sind gut für Sie und Ihre Gesundheit! Kokosnuss ist außerdem nicht nur ein ideales Nahrungsmittel, sondern kann auch als feuchtigkeitsspendendes und glättendes Pflegemittel für die Haut verwendet werden.

4. KOHL

Kohl gehört zur Familie der Kreuzblütengewächse, die dafür bekannt sind, die Entgiftung der Leber zu fördern (Diindolylmethan und Indol-3-Carbinol). Diese Gemüse haben einen höheren krebsbekämpfenden phytochemischen Gehalt als jede andere Gemüsefamilie.

5. KNOCHENBRÜHE

Knochenbrühe ist reich an Kollagenbausteinen, die unerlässlich sind, wenn man die Haut gesund erhalten und eine vorzeitige Alterung vermeiden möchte. Achten Sie darauf, ein gutes Rezept zur Hand zu haben und verwenden Sie möglichst Knochen von Tieren aus biologischer Haltung.«

Lauchsuppe mit Lachs – für ein gesundes Gehirn

VORBEREITUNGSZEIT: 20 MINUTEN | GARZEIT: 20 MINUTEN

ERGIBT: 8 PORTIONEN À 375 ML (3 L)

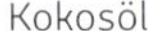

Kokosöl

½ gelbe Zwiebel, fein gehackt

1 Karotte, geschält und fein zerkleinert

1 Stange Staudensellerie, fein gehackt

½ grüne Paprikaschote, fein gehackt

2 Lauchstangen, nur der weiße Teil, in feine Ringe geschnitten

2 Knoblauchzehen, fein zerkleinert

1,5 l Fischknochenbrühe (Seite 85) oder Hühnerknochenbrühe (Seite 81)

2 EL Tomatenmark

¼ TL Cayennepfeffer

1 TL Sel gris oder rosafarbenes Himalaya-Salz

¼ TL frisch gemahlener schwarzer Pfeffer

1–2 TL Adobo-Sauce aus einer Dose Chipotle-Chilischoten in Adobo-Sauce

900 g frischer Lachs, in 1,2 cm große Würfel geschnitten

140 g frischer Baby-Spinat, in 1,2 cm feine Streifen geschnitten

660 ml Kokosmilch

2 EL frischer Dill, fein gehackt (nach Belieben)

1 Zitrone, in Spalten geschnitten (nach Belieben)

Einen großen Topf mit Kokosöl einpinseln oder einsprühen und auf mittlerer bis hoher Stufe erhitzen.

Die Zwiebel, die Karotte, den Sellerie, die Paprikaschote, den Lauch und den Knoblauch darin weich garen.

Die Brühe, das Tomatenmark, den Cayennepfeffer, das Salz und den Pfeffer zugeben.

Dann zunächst ½ TL der Adobo-Sauce zugeben und die Brühe abschmecken. Dann jeweils einen weiteren ½ TL der Sauce zugeben und abschmecken, bis das gewünschte Aroma erreicht ist. Aufkochen, sofort die Hitzezufuhr reduzieren und den Lachs zugeben. Behutsam verrühren und 5 Minuten köcheln lassen.

Vorsichtig den Spinat und die Kokosmilch unterheben und 5–10 Minuten köcheln lassen.

Mit etwas Dill und einer Zitronenspalte, falls verwendet, garnieren und servieren.

KAPITEL 7

KÖSTLICHE BEILAGEN, SAUCEN UND EXTRAS FÜR DIE NICHTFASTENTAGE

Nachdem ich Ihnen nun Dutzende von Rezepten für Hauptgerichte und Suppen vorgestellt habe, ist es an der Zeit, Sie mit den Nebendarstellern bekannt zu machen. In diesem Kapitel geht es um Rezepte für leckere Gemüsebeilagen, Saucen, Salatdressings, Shakes und Desserts sowie Rezepte für Gerichte mit Gelatine, die Ihre Ernährung mit zusätzlicher Power für eine glatte Haut aufpeppen.

Bei der Planung, welche Beilagen und Extras zu Ihren Hauptgerichten passen könnten, dürfen Sie auf keinen Fall vergessen, auch viel kohlenhydratarmes Gemüse einzuplanen. Es ist sättigend, reich an entzündungshemmenden Nährstoffen und unterstützt die Heilung des Darms. (Und außerdem schmeckt es auch noch ausgesprochen gut.) Nehmen Sie sich vor, Ihren Teller bei jeder Mahlzeit zusätzlich damit aufzufüllen. Und hier noch ein Tipp: Wenn der Zuckerdämon versucht, Sie vom Weg abzubringen, sollten Sie sich die Shakes und Obstdesserts am Ende dieses Kapitels ansehen. Sie stillen den Heißhunger auf Süßes, ohne dass man Schuldgefühle haben müsste.

Und jetzt geht es weiter zu den Rezepten. Sie sollten sich alle Gerichte anschauen: Vom sensationellen Blumenkohlreis über mein tolles Cremiges Avocado-Salatdressing bis hin zu den Süßen Schwarzkirsch-Fruchtgummis. (Fruchtgummis bei einer echten Diät? Und ob! Guten Appetit!)

Erinnerung

Anhand der in jedem Rezept angegebenen Portionsgrößen können Sie die einzelnen Portionen für jede Person problemlos berechnen.

Blumenkohlreis

VORBEREITUNGSZEIT: 10 MINUTEN | GARZEIT: 10 MINUTEN | ERGIBT: 4 PORTIONEN

- 1 großer Blumenkohl
- Kokosöl
- ½ Zwiebel, fein gehackt
- 1 Knoblauchzehe, fein zerkleinert
- Sel gris oder rosafarbenes Himalaya-Salz
- frisch gemahlener schwarzer Pfeffer

Den Blumenkohl in Röschen brechen und die Stiele abschneiden. Die Röschen in eine Küchenmaschine oder in einen Standmixer geben und den Intervallschalter 10- bis 15-mal 1 Sekunde lang betätigen, bis die Konsistenz des Blumenkohls an Reis erinnert. Je nach Größe des Blumenkohls muss hier eventuell portionsweise gearbeitet werden.

Eine beschichtete Pfanne mit Kokosöl einsprühen und auf mittlerer Stufe erhitzen. Die Zwiebel und den Knoblauch in das heiße Öl geben und etwa 7 Minuten garen, bis die Zwiebel glasig ist.

Den Blumenkohl zugeben und in 5–7 Minuten weich garen. Mit Salz und Pfeffer würzen.

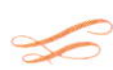

ANMERKUNG

- Dieses Gericht kann im Voraus zubereitet und im Kühlschrank aufbewahrt werden.

Blumenkohl-»Kartoffeln« mit Knoblauch

VORBEREITUNGSZEIT: 15 MINUTEN | GARZEIT: 12 MINUTEN | ERGIBT: 4 PORTIONEN

- 1 großer Blumenkohl, in Röschen gebrochen oder geschnitten
- 2 geröstete Knoblauchzehen
- 60 ml Mandel- oder Kokosmilch, zuckerfrei (siehe Anmerkungen)
- ¼ TL Sel gris oder rosafarbenes Himalaya-Salz
- ⅛ TL frisch gemahlener schwarzer Pfeffer
- 2 EL gehackte frische Petersilie (nach Belieben)

Den Blumenkohl in einem Topf 10–12 Minuten weich dünsten und gut abtropfen lassen. Zurück in den Topf geben, den Knoblauch, die Mandel- oder Kokosmilch, das Salz und den Pfeffer zugeben.

Mit einem Kartoffelstampfer zerdrücken oder in einer Küchenmaschine pürieren. Mit der Petersilie, falls verwendet, garnieren.

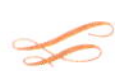

ANMERKUNGEN

- Wenn Sie Kokosmilch verwenden, sollten Sie nach Kokosmilch in Kartons, nicht in Dosen Ausschau halten.
- Dieses Gericht kann im Voraus zubereitet und im Kühlschrank aufbewahrt werden.

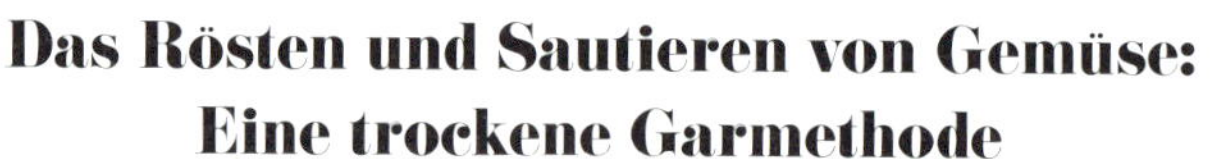

Das Rösten und Sautieren von Gemüse: Eine trockene Garmethode

Geröstetes und sautiertes Gemüse ist für sich genommen eine leckere Beilage, schmeckt aber mit Eiern auch sehr gut zum Frühstück oder als Zutat zu einem Salat. Sie können jedes Ihrer bevorzugten Gemüse von der Gemüseliste der Knochenbrühe-Diät rösten oder sautieren.

Denken Sie daran, dass weichere Gemüsesorten, zum Beispiel Pilze, geröstet oder sautiert viel schneller gar werden als festes Gemüse wie beispielsweise Brokkoli. Wenn Sie verschiedene Gemüsesorten zusammen rösten, können Sie das weichere Gemüse nach den ersten 10 Minuten unterheben. Auch beim Sautieren können die Gemüsesorten, die ähnlich fest sind, zusammen gegart werden, und das weichere Gemüse dann nach wenigen Minuten hinzugegeben werden. Man kann sie auch getrennt sautieren, aber das ist nicht wirklich erforderlich.

Wenn Sie Gemüse rösten oder sautieren, sollten Sie gleich eine große Portion zubereiten, um einen Vorrat für mehrere Tage zu haben. In Kombination mit Fleisch, Fisch, Meeresfrüchten oder Geflügel kann man mit Gemüse leckere schnelle Mahlzeiten zaubern.

Für das Rösten oder Sautieren werden folgende Zutaten benötigt:

- Ein beliebiges Gemüse von der Gemüseliste der Knochenbrühe-Diät
- 1–2 TL Kokosöl, zerlassen, oder Kokosöl-Spray
- Sel gris oder rosafarbenes Himalaya-Salz und frisch gemahlener schwarzer Pfeffer, zum Abschmecken
- getrocknete oder frische Kräuter Ihrer Wahl (nach Belieben)

Hier ein Beispiel:

- 1–2 TL Kokosöl, zerlassen, oder Kokosöl-Spray
- 1 große süße Zwiebel, in Ringe oder Spalten geschnitten
- 1 Paprikaschote, beliebige Farbe, in Streifen oder Spalten geschnitten
- 1 Bund Spargel, in 5 cm große Stücke geschnitten
- 1 Zucchini, in Scheiben geschnitten
- 1 TL Knoblauchpulver
- ½ TL Sel gris oder rosafarbenes Himalaya-Salz
- ¼ TL frisch gemahlener schwarzer Pfeffer
- 2 oder mehr TL getrocknete oder frische Kräuter Ihrer Wahl (nach Belieben)

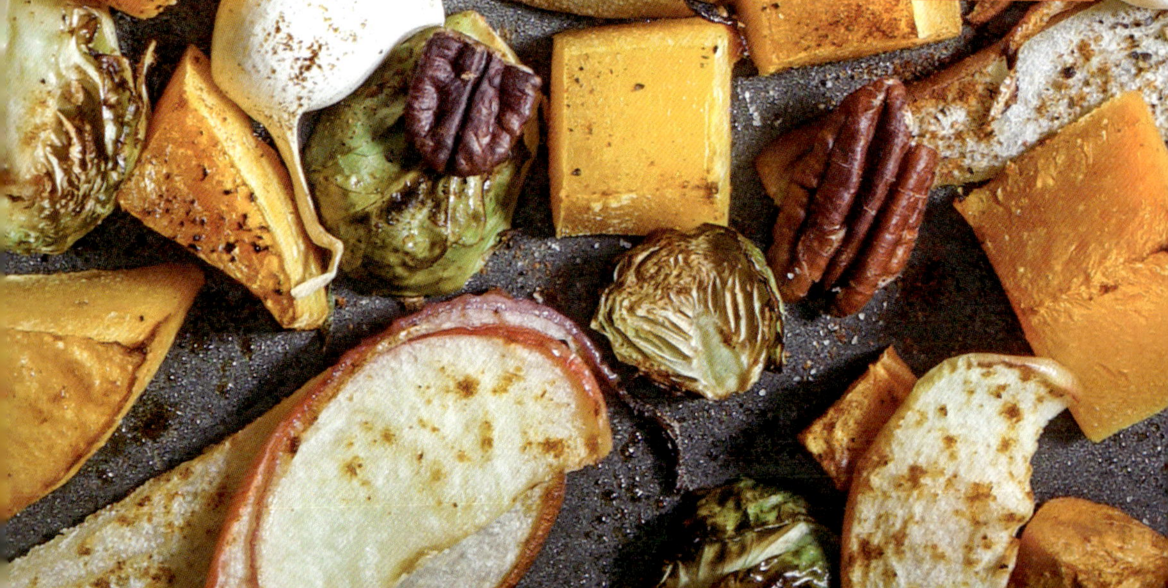

ANLEITUNG ZUM RÖSTEN

Den Backofen auf 220 °C vorheizen. Je nachdem, wie viel Gemüse Sie rösten möchten, ein oder mehrere Backbleche mit Backpapier auslegen. Man kann die Backbleche auch leicht mit Kokosöl einsprühen.

Das Gemüse mit den Gewürzen und Kräutern in einer großen Schüssel vermischen. 1–2 TL zerlassenes Kokosöl zugeben und alles gut vermengen. Das Gemüse gleichmäßig in einer Lage auf dem Backblech verteilen und 10–15 Minuten im Backofen rösten. Geben Sie nicht zu viel Gemüse auf ein Blech, da es sonst gedünstet, nicht geröstet wird.

Das Gemüse aus dem Backofen nehmen und mit einer Zange oder einem Pfannenwender vermengen. Zurück in den Backofen schieben und weitere 10–20 Minuten backen, bis es die gewünschte Garstufe erreicht hat.

ANLEITUNG ZUM SAUTIEREN

Eine Pfanne auf mittlerer bis hoher Stufe erhitzen. Kokosöl in die Pfanne geben und etwa 1 Minute warten, bis es heiß ist. Das Gemüse zugeben und vermengen. Darauf achten, die Pfanne nicht zu überfüllen, weil das Gemüse wegen seines hohen Wassergehalts sonst gedünstet wird. Es ist eine gute Idee, die Pfanne beim Sautieren von Gemüse im Auge zu behalten, weil Gemüse schnell gar wird. Das Gemüse mit einer Zange wenden, damit es gleichmäßig gart. Aus der Pfanne nehmen, wenn die gewünschte Garstufe erreicht ist.

EIN HINWEIS ZU DEN PORTIONEN

Das Berechnen der Portionen von sautiertem oder geröstetem Gemüse ist nicht schwer. Eine Handvoll stärkefreies Gemüse, etwa so groß wie ein Softball, ist 1 Portion Gemüse. Ein Teelöffel Kokosöl oder Ghee entspricht 1 Portion Fett.

Wenn Sie Gemüse für 4 Personen rösten und ungefähr 8 Handvoll Gemüse und 4 TL Kokosöl (1 EL + 1 TL = 4 TL) verwenden, ergibt das 2 Portionen Gemüse und 1 Portion Fett pro Person. Einfach!

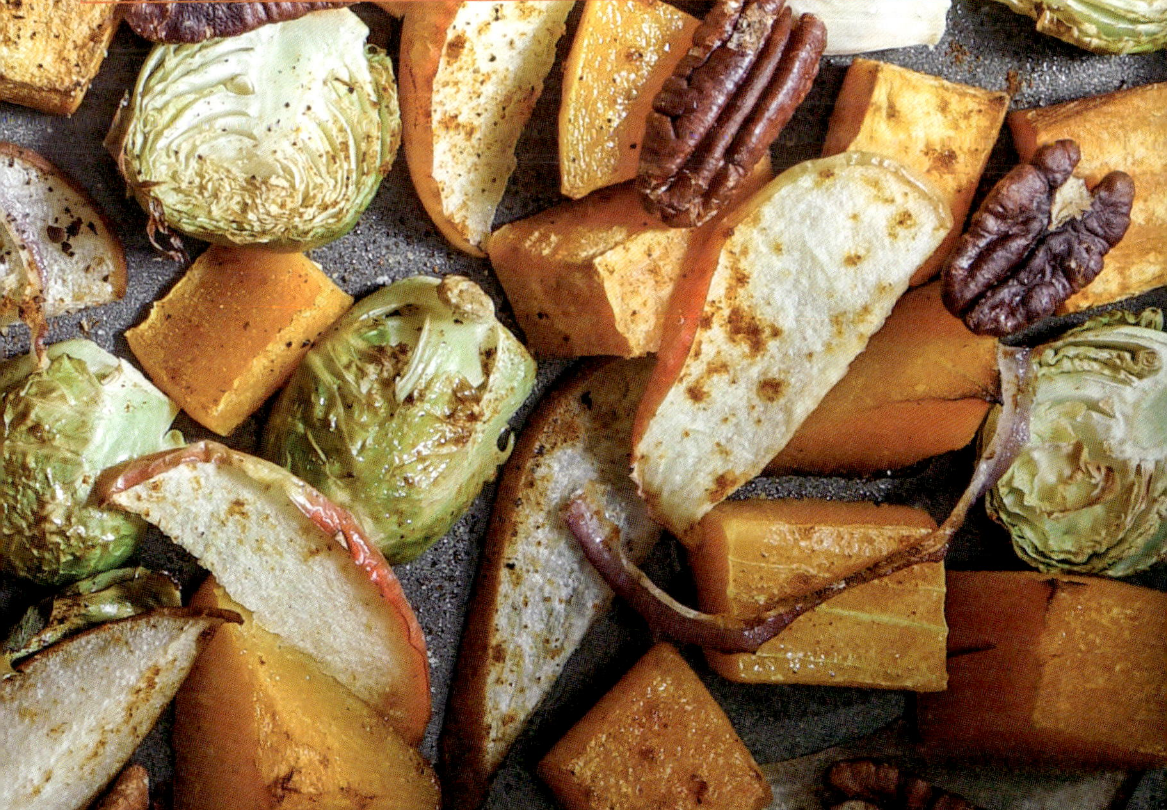

Gerösteter Spargel mit Zitrone

VORBEREITUNGSZEIT: 5 MINUTEN | GARZEIT: 20 MINUTEN | ERGIBT: 4 PORTIONEN

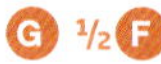

450 g oder mehr Spargel, geschält und die holzigen Enden abgeschnitten

1 Knoblauchzehe, fein zerkleinert

2–3 TL Zitronenschale

2 TL Kokosöl, zerlassen

Sel gris oder rosafarbenes Himalaya-Salz

frisch gemahlener schwarzer Pfeffer

250 ml Zitronensaft (nach Belieben)

Den Backofen auf 220 °C vorheizen. Ein Backblech mit Backpapier auslegen.

Den Spargel in einer Lage auf das vorbereitete Backblech geben. Den Knoblauch und die Zitronenschale darüber streuen, dann mit dem Öl beträufeln und mit Salz und Pfeffer würzen. Etwa 15–20 Minuten backen.

Den Spargel aus dem Backofen nehmen und, falls verwendet, mit dem Zitronensaft beträufeln.

ANMERKUNG

- Dieses Rezept kann perfekt verdoppelt werden. Es ist einfach und schnell zuzubereiten und die Reste schmecken ausgezeichnet zu Eiern oder in einem Salat.

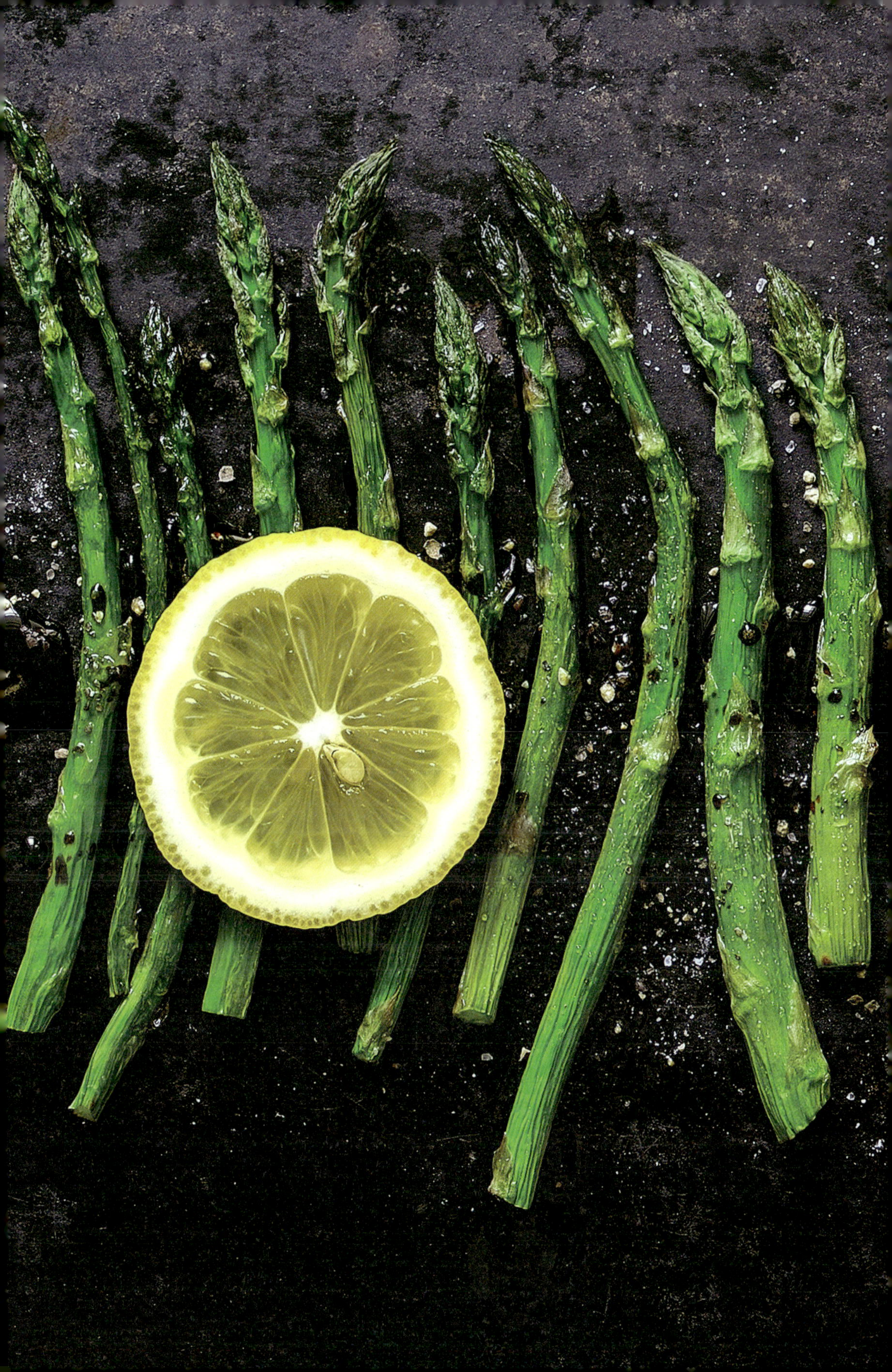

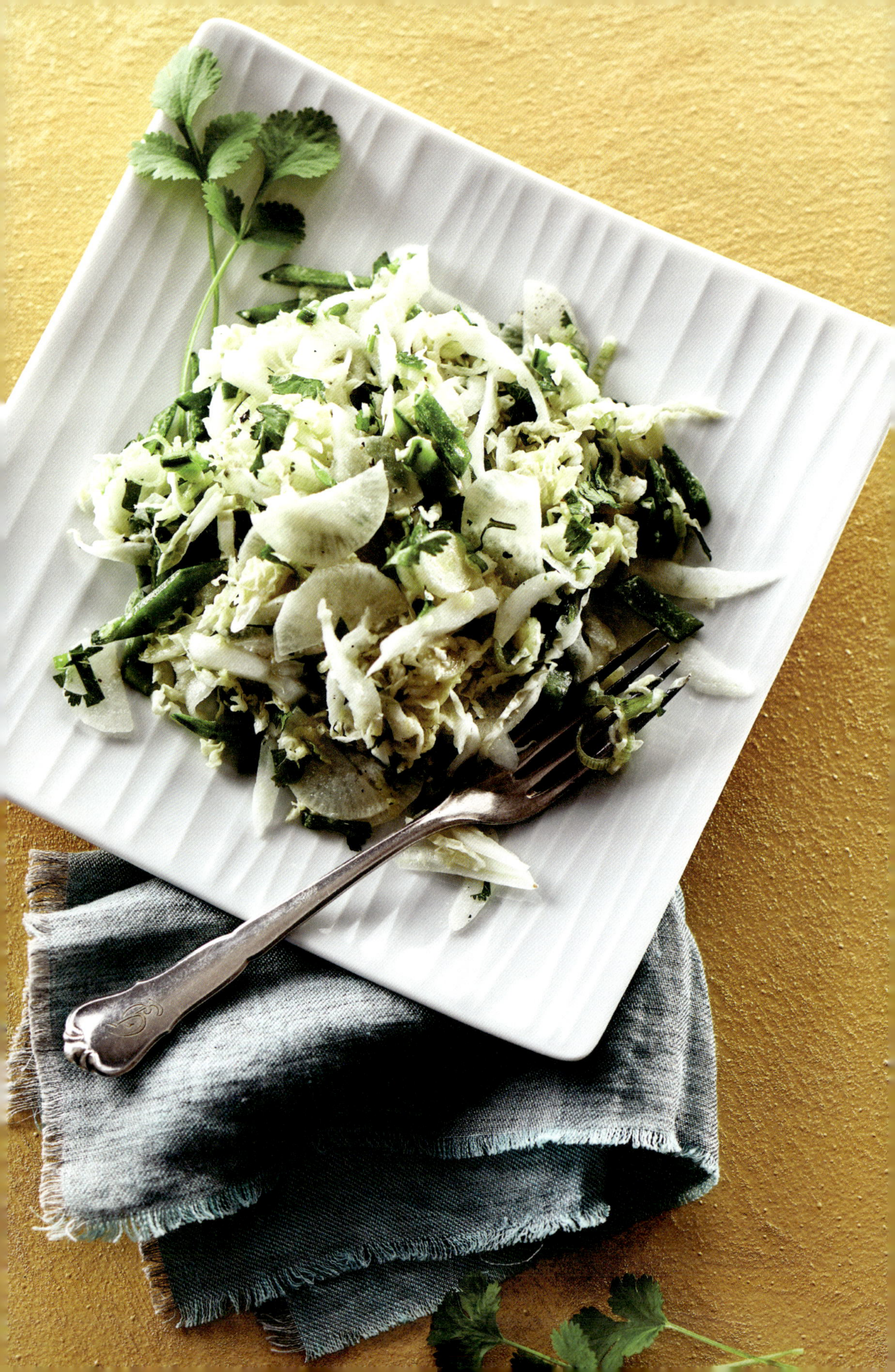

Chinakohl mit cremigem Ingwerdressing

VORBEREITUNGSZEIT: 10 MINUTEN | ERGIBT: 4 PORTIONEN À 90–120 G

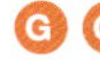

- 400 g Chinakohl (etwa 1 Kopf), geraspelt
- 1 große Handvoll Zuckererbsen, die Fäden entfernt und diagonal in feine Streifen geschnitten (etwa 250 g)
- 4 Frühlingszwiebeln, der weiße und der grüne Teil, in Ringe geschnitten
- 70 g Radieschen, in feine Scheiben geschnitten
- 15–25 g Koriander, grob gehackt (nach Belieben)
- 108 ml (7 EL + 1 TL) Cremiges Ingwerdressing (Seite 226)
- Sel gris oder rosafarbenes Himalaya-Salz
- frisch gemahlener schwarzer Pfeffer

Den Chinakohl, die Zuckererbsen, die Frühlingszwiebeln, die Radieschen, das Koriandergrün und das Dressing in einer großen Schüssel vermengen. Mit Salz und Pfeffer würzen. Bis zum Verzehr im Kühlschrank aufbewahren.

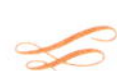

ANMERKUNG

- Dieser Salat schmeckt besonders gut, wenn die Aromen Zeit haben, sich zu verbinden. Im Kühlschrank verliert der Salat an Volumen, weil der Kohl die Flüssigkeit absorbiert.

Zitroniger Gurkensalat

VORBEREITUNGSZEIT: 5 MINUTEN | ERGIBT: 4 PORTIONEN

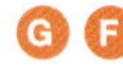

- 1 große Schlangengurke oder 2 Gartengurken, in feine Scheiben geschnitten
- ½ rote Zwiebel, in feine Ringe geschnitten
- 2 EL grob gehackte frische Minzeblätter oder Koriandergrün
- ⅛ TL Sel gris oder rosafarbenes Himalaya-Salz
- 2 EL + 2 TL Zitronen-Vinaigrette (Seite 228), 3 EL Cremiges Zitronen-Dressing (Seite 228) oder 1 EL + 1 TL Olivenöl und 1 TL Zitronen- oder Limettensaft

Die Gurken, die Zwiebel, die Minze oder das Koriandergrün, das Salz und das Dressing in einer großen Schüssel vermengen.

Gerösteter Curry-Blumenkohl

VORBEREITUNGSZEIT: 10 MINUTEN | GARZEIT: 35 MINUTEN | ERGIBT: 8 PORTIONEN

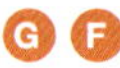

- 1 EL + 1 TL Kokosöl, zerlassen
- 60 ml frisch gepresster Orangensaft
- 1 TL Orangenschale
- ½ TL gemahlener Koriander
- ½ TL gemahlener Kreuzkümmel
- 2 TL Currypulver
- 1 EL ungarisches (scharfes) Paprikapulver
- 1 TL Sel gris oder rosafarbenes Himalaya-Salz
- ¼ TL frisch gemahlener schwarzer Pfeffer
- 800 g Blumenkohlröschen (von etwa 1,2 kg Blumenkohl)
- 1 große Zwiebel, in Ringe geschnitten
- Koriandergrün zum Garnieren (nach Belieben)

Den Backofen auf 230 °C vorheizen. Zwei Backbleche mit Backpapier auslegen.

Das Öl, den Orangensaft, die Orangenschale, den Koriander, den Kreuzkümmel, das Currypulver, das Paprikapulver, das Salz und den Pfeffer in einer großen Schüssel oder einem wiederverschließbaren Gefrierbeutel vermischen. Den Blumenkohl und die Zwiebel in die Schüssel geben und alles sorgfältig vermengen oder den Blumenkohl und die Zwiebel in den Gefrierbeutel mit der Marinade geben und gut schütteln, um die Gewürze und Kräuter zu verteilen.

Das Gemüse in einer Lage auf die vorbereiteten Backbleche geben. Unter gelegentlichem Wenden etwa 35 Minuten im Backofen rösten, bis der Blumenkohl weich ist, oder länger, wenn er weicher werden soll.

Mit dem Koriandergrün, falls verwendet, garnieren. Warm oder zimmerwarm servieren.

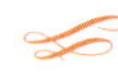

ANMERKUNG

- Die Gewürze entwickeln ein intensiveres Aroma, wenn man sie zuvor in einer kleinen heißen Pfanne ohne Fett 3–5 Minuten auf niedriger Stufe röstet, bis sie anfangen zu duften. Dann dem Gericht hinzufügen.

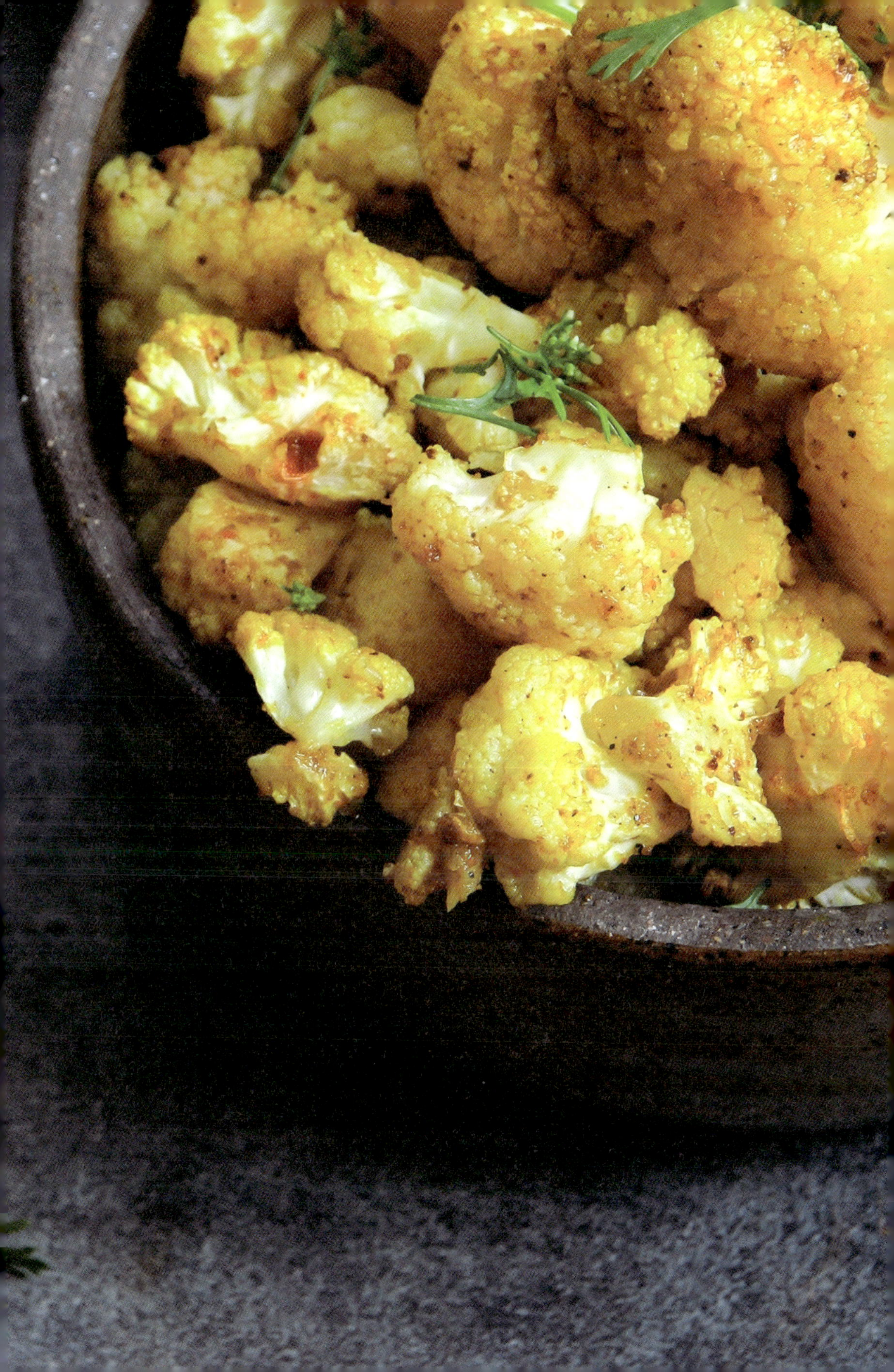

Geröstete süße Zwiebeln

VORBEREITUNGSZEIT: 10 MINUTEN | GARZEIT: 45–60 MINUTEN | ERGIBT: 4 PORTIONEN

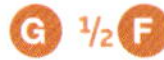

3–4 große süße Zwiebeln, in sehr feine Ringe geschnitten

Sel gris oder rosafarbenes Himalaya-Salz

frisch gemahlener schwarzer Pfeffer

2 TL Kokosöl oder Ghee, zerlassen

Den Backofen auf 180 °C vorheizen. Zwei Backbleche mit Backpapier auslegen.

Die Zwiebelringe gleichmäßig verteilt auf die vorbereiteten Backbleche geben. Darauf achten, die Backbleche nicht zu überfüllen. Die Zwiebelringe sollen geröstet und gebräunt werden, nicht gedünstet. Salz und Pfeffer darüber streuen. Mit dem Öl oder Ghee einpinseln oder einsprühen.

20–25 Minuten im Backofen backen. Die Zwiebeln nach der Hälfte der Garzeit wenden, wenn die Oberseite goldbraun ist.

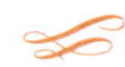

ANMERKUNG

- Diese Zwiebelringe können gut in den Backofen geschoben werden, wenn Fleisch geröstet wird. Versuchen Sie Vidalia-Zwiebeln zu bekommen. Sie sind unglaublich lecker.

Geröstete Portobellopilze als »Burgerbrötchen«

VORBEREITUNGSZEIT: 5 MINUTEN | GARZEIT: 10 MINUTEN | ERGIBT: 4 PORTIONEN

4 Portobellopilze

Den Backofen auf 180 °C vorheizen. Ein Backblech mit Backpapier auslegen.

Die Köpfe der Pilze behutsam reinigen. Die Stiele abbrechen und für eine andere Verwendung aufbewahren. Die Lamellen auf der Unterseite der Pilzköpfe vorsichtig mit einem Löffel herauslösen. Die Köpfe auf das vorbereitete Backblech geben und von jeder Seite 5–7 Minuten backen, bis sie weich sind.

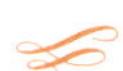

ANMERKUNG

- Alternativ können die Pilzköpfe auch gegrillt werden. Vor dem Grillen mit Kokosöl einsprühen.

Ratatouille

VORBEREITUNGSZEIT: 15 MINUTEN | GARZEIT: 45 MINUTEN
ERGIBT: 8 ODER MEHR PORTIONEN À 220 G

- 2 TL Kokosöl
- ½ große gelbe Zwiebel, fein gehackt
- 1 Dose (à 800 g) Pizzatomaten
- 1 Dose (à 170 g) Tomatenmark
- 1 Aubergine, fein zerkleinert
- 2 Zucchini, fein zerkleinert
- 230 g Pilze, gedrittelt
- 2–3 Knoblauchzehen, fein zerkleinert
- 1 EL Balsamessig
- 1 TL frischer Thymian oder ½ TL getrockneter
- 1 TL Sel gris oder rosafarbenes Himalaya-Salz
- ¼ TL frisch gemahlener schwarzer Pfeffer
- 8 EL frisches Basilikum, in Chiffonade (feine Streifen) geschnitten
- 2 EL gehackte frische Petersilie

Das Öl in einer großen Pfanne oder in einem großen Topf auf mittlerer bis hoher Stufe erhitzen.

Die Zwiebel darin weich schwitzen. Die Tomaten, das Tomatenmark, die Aubergine, die Zucchini, die Pilze, den Knoblauch, den Essig, den Thymian, das Salz und den Pfeffer zugeben.

Die Hitzezufuhr reduzieren und alles etwa 45 Minuten köcheln lassen. Von der Kochstelle nehmen, das Basilikum und die Petersilie einrühren und mit Salz und Pfeffer abschmecken.

ANMERKUNGEN

- Das Gemüse sollte in etwa 2,5 cm große Stücke geschnitten werden.
- Können die Aromen sich über Nacht verbinden, schmeckt die Ratatouille sogar noch besser. Heiß, zimmerwarm oder kalt servieren.

Zucchininudeln

VORBEREITUNGSZEIT: 5 MINUTEN | GARZEIT: 5 MINUTEN
ERGIBT: 8 PORTIONEN À 200 G

4–6 Zucchini

Kokosölspray oder eine kleine Menge Kokosöl

Sel gris oder rosafarbenes Himalaya-Salz

frisch gemahlener schwarzer Pfeffer

Die Zucchini mit einem Gemüseschäler in lange, breite, feine Streifen schneiden (siehe Anmerkung). Eine beschichtete Pfanne auf mittlerer bis hoher Stufe erhitzen, dann mit Öl einpinseln oder einsprühen.

Die Zucchini in der heißen Pfanne 2–3 Minuten erhitzen, bis sie gerade eben weich sind. Je nach Größe der Pfanne kann dies ein bis zwei Minuten oder auch länger in Anspruch nehmen, aber die Pfanne sollte möglichst nicht überfüllt werden. Die Zucchini müssen sehr schnell gegart werden, damit sie nicht zu weich werden.

Die Zucchini mit einer Zange aus der Pfanne nehmen, damit keine Flüssigkeit aus der Pfanne auf die Teller gelangt. Mit Salz und Pfeffer würzen. Mit Ihrer Lieblingssauce oder Ghee sofort servieren.

ANMERKUNG

- Die Zucchini nicht in Spaghettiform schneiden, sondern mit einem Gemüseschäler lange, breite Streifen abschälen. Hierfür das obere und das untere Ende abschneiden und senkrecht von oben nach unten schneiden. Da die Zucchininudeln fein werden sollen, darf der Druck auf den Gemüseschäler nicht zu kräftig sein. Üben Sie etwa so viel Druck aus wie beim Schälen einer Karotte.

VARIATIONEN

- Diese Nudeln wurden nahezu ohne Fett zubereitet. Sie können auch mit 1 EL + 1 TL (für 4 Portionen) Kokosöl oder Ghee und nach Belieben mit 1 bis 2 fein zerkleinerten Knoblauchzehen und Kräutern Ihrer Wahl zubereitet werden. Bei dieser Variante erhält man pro Person 1 Portion Fett.

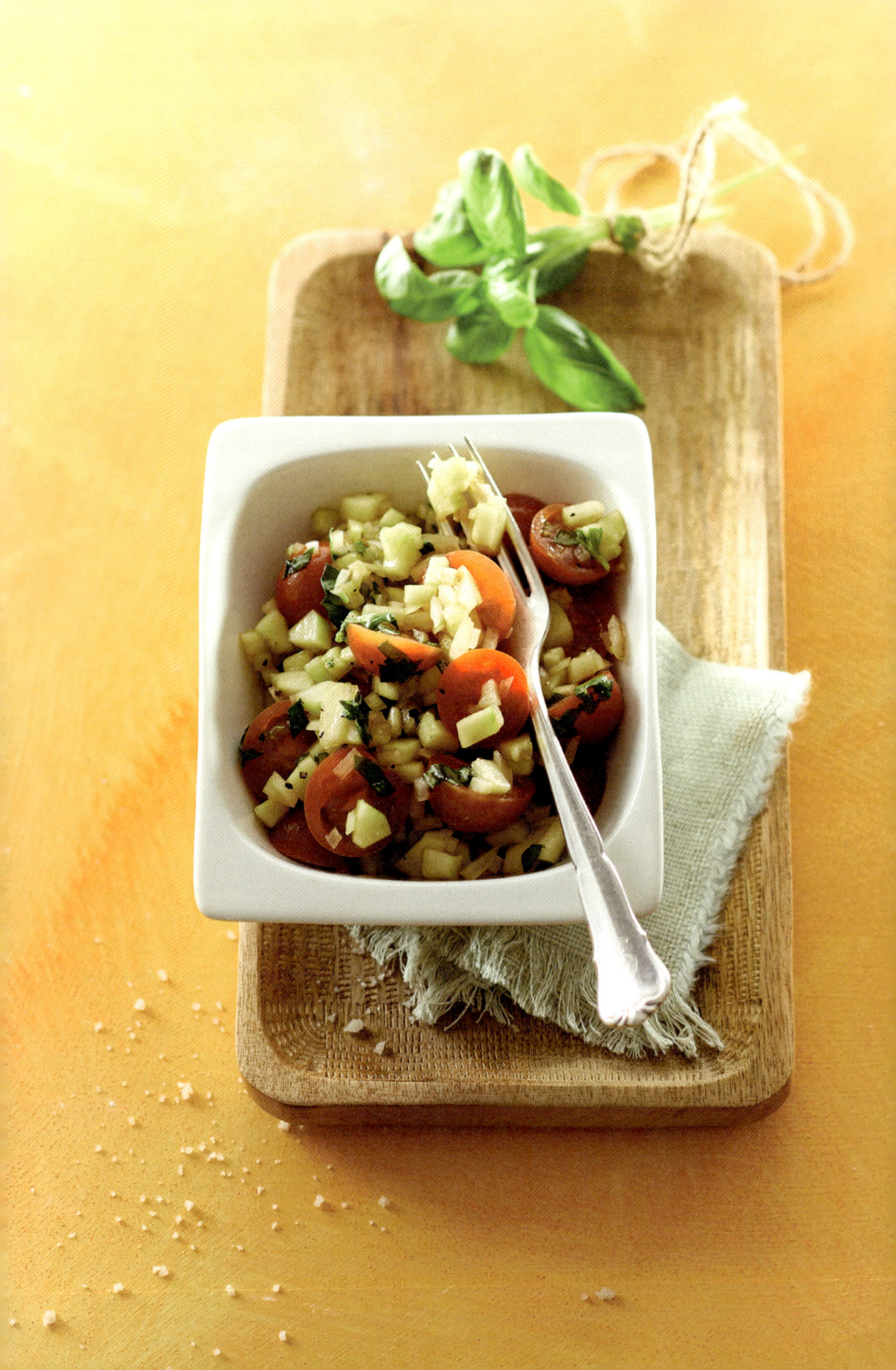

Mediterraner Bauernsalat

VORBEREITUNGSZEIT: 10 MINUTEN | ERGIBT: 4 PORTIONEN

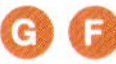

300 g Kirsch- oder Cocktailtomaten, halbiert, oder 2 Heirloom-Tomaten, in Spalten geschnitten

1 Gurke, geschält, Samen entfernt und fein zerkleinert

½ Zwiebel, fein gehackt

2–3 EL grob gehackte Basilikumblätter

½ TL Sel gris oder rosafarbenes Himalaya-Salz

⅛ TL frisch gemahlener schwarzer Pfeffer

1 EL + 1 TL Olivenöl

2 TL Rotweinessig

Die Tomaten, die Gurke, die Zwiebel und das Basilikum in einer großen Schüssel vermischen. Mit Salz und Pfeffer würzen. Öl und Essig darüberträufeln und alles behutsam vermengen.

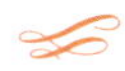

ANMERKUNG

- Dieser Salat schmeckt sogar noch besser, wenn er einige Zeit ziehen kann. Es ist also nur gut, wenn er einige Stunden im Voraus zubereitet wird. Er schmeckt auch am nächsten Tag noch hervorragend und eignet sich wunderbar als Grundlage für ein Mittagessen. 1 handtellergroßes Stück gebratene Hähnchenbrust pro Person fein zerkleinern und zu dem Salat geben.

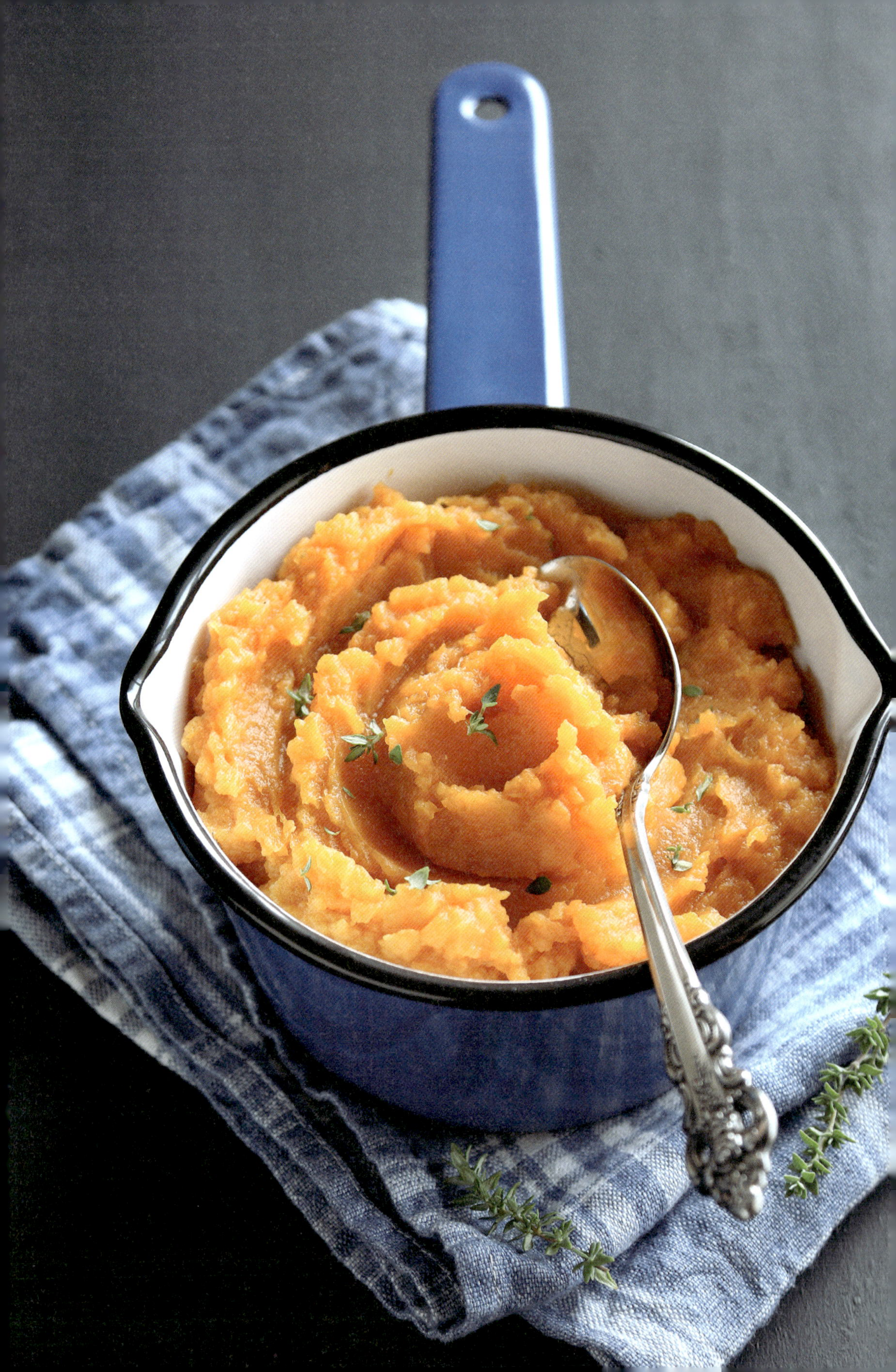

Erinnerung

Essen Sie stärkehaltiges Gemüse nur nach körperlicher Betätigung oder wenn Sie sich schwach und müde fühlen und wissen, dass der Grund nicht die Low-Carb-Grippe ist (siehe »Tipps zur Problembehandlung« in Kapitel 4)

Gebackene Süßkartoffeln

VORBEREITUNGSZEIT: 3 MINUTEN | GARZEIT: 45 MINUTEN | ERGIBT: 4 PORTIONEN

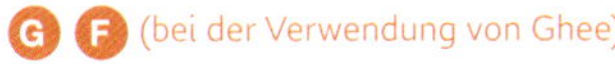

- 4 Süßkartoffeln
- Sel gris oder rosafarbenes Himalaya-Salz
- frisch gemahlener schwarzer Pfeffer
- 4 TL Ghee (nach Belieben)
- Zimt und/oder Muskatnuss (nach Belieben)

Den Backofen auf 200 °C vorheizen. Ein Backblech mit Backpapier auslegen.

Die Süßkartoffeln mehrere Male mit einer Gabel einstechen und auf das vorbereitete Backblech legen. Etwa 45 Minuten backen, bis sie sehr weich sind. Aus dem Ofen nehmen, die Oberseite jeder Kartoffel einschneiden, mit Salz und Pfeffer würzen und, falls verwendet, Ghee und Zimt oder Muskatnus darauf geben.

Die Kartoffeln können auch geschält und zerdrückt und dann als Süßkartoffelpüree serviert werden. Werden die Kartoffeln gebacken, bis ihr Inneres weich und cremig ist, können sie mit einer Gabel zerdrückt werden, ansonsten verwendet man einen Kartoffelstampfer.

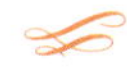

ANMERKUNGEN

- Die Kartoffeln können gut in den Backofen geschoben werden, wenn Fleisch geröstet wird.
- Obwohl das Garen im Backofen besser ist, kann auch die Mikrowelle zum Einsatz kommen, wenn man wenig Zeit hat. Die Süßkartoffeln mehrere Male mit einer Gabel einstechen, auf einen mikrowellengeeigneten Teller geben und 5–10 Minuten in der Mikrowelle garen. Da jede Mikrowelle Speisen anders erhitzt, die Kartoffeln nach 5 Minuten prüfen und dann jeweils 1 Minute weitergaren.

VARIATION

- Für mexikanische Süßkartoffeln Pico de Gallo (Seite 244) darauf geben.

Gerösteter Winterkürbis

VORBEREITUNGSZEIT: 10 MINUTEN | GARZEIT: 35 MINUTEN
ERGIBT: 4 ODER MEHR PORTIONEN À 220 G

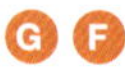

- 1 Butternuss- oder Eichelkürbis
- 4 TL Kokosöl, zerlassen, oder Kokosöl-Spray
- Sel gris oder rosafarbenes Himalaya-Salz
- frisch gemahlener schwarzer Pfeffer
- Zimt und/oder Muskatnuss (nach Belieben)

Den Backofen auf 220 °C vorheizen. Ein Backblech mit Backpapier auslegen.

Den Kürbis vorsichtig halbieren. Die Kürbiskerne herauslösen und wegwerfen. Den Kürbis mit einem Gemüseschäler schälen, mit der Schnittseite nach unten auf ein Schneidebrett legen und in 2,5 cm große Würfel schneiden. Den Kürbis mit dem Öl in einer großen Schüssel oder einem wiederverschließbaren Gefrierbeutel vermischen. Mit Salz und Pfeffer würzen. Falls verwendet, Zimt oder Muskatnuss darüber streuen.

Den Kürbis in einer Lage auf das vorbereitete Backblech geben und 15–20 Minuten rösten. Die Kürbisstücke mit einer Zange oder einem Pfannenwender wenden und 15 Minuten weiterrösten, bis das Fruchtfleisch weich ist.

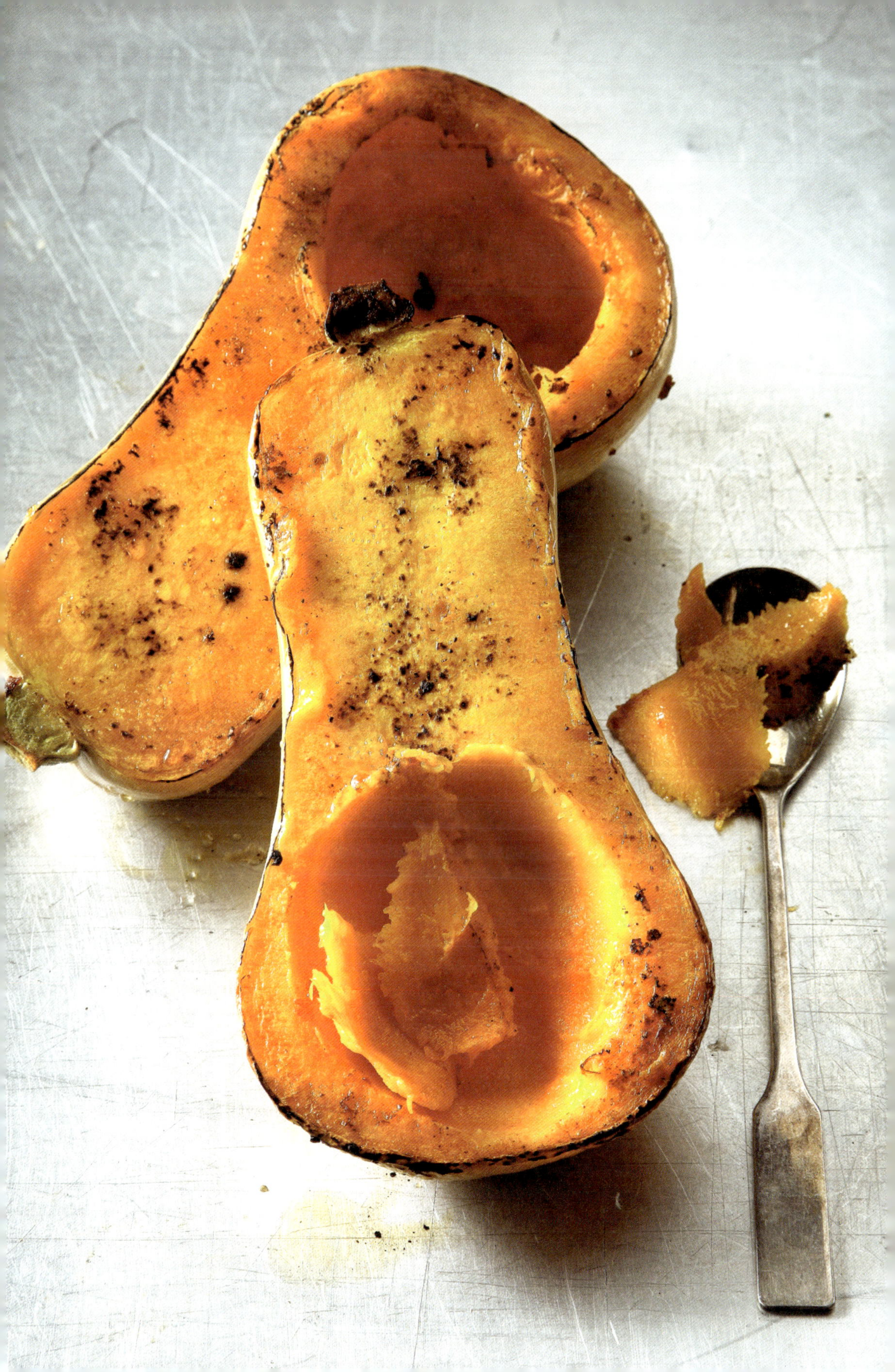

Gedünsteter Winterkürbis aus dem Backofen

VORBEREITUNGSZEIT: 3 MINUTEN | GARZEIT: 1 STUNDE
ERGIBT: 4 ODER MEHR PORTIONEN À 220 G

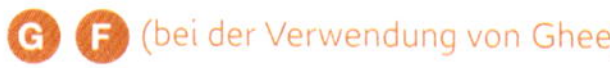

- 1 Butternuss- oder Eichelkürbis
- Sel gris oder rosafarbenes Himalaya-Salz
- frisch gemahlener schwarzer Pfeffer
- 4 TL Ghee (nach Belieben)
- Zimt und/oder Muskatnuss (nach Belieben)

Den Backofen auf 180 °C vorheizen.

Den Kürbis vorsichtig halbieren. Die Kürbiskerne herauslösen und wegwerfen. Den Kürbis mit der Schnittfläche nach unten in eine flache Auflaufform geben. Die Form 1,3 bis 1,8 cm hoch mit Wasser auffüllen und dicht mit Alufolie verschließen.

Etwa 1 Stunde backen. Das Fruchtfleisch sollte sehr zart sein. Das Fruchtfleisch aus dem Kürbis herausschaben und servieren. Es ähnelt in der Konsistenz sehr feuchtem Kartoffelpüree. Mit Salz und Pfeffer würzen. Falls verwendet, Ghee und Gewürze darauf geben.

ANMERKUNG

- Der Kürbis kann gut in den Backofen geschoben werden, wenn Fleisch geröstet wird.

Drei Garmethoden für Gemüse

Gedämpftes oder gedünstetes Gemüse ist auch ohne elektrischen Dampfgarer schnell und unkompliziert zuzubereiten. Hier sind drei schnelle Gartechniken für Gemüse.

Das Dämpfen auf dem Herd: Das Gemüse für das Dämpfen vorbereiten. Einen Dämpfeinsatz oder ein Metallsieb mit Deckel auf einen Topf stellen. Den Topf 1,2 bis 2,5 cm hoch mit Wasser füllen. Darauf achten, dass der Dämpfeinsatz oder das Sieb das Wasser nicht berühren und mit dem Topf abschließen. Sobald das Wasser kocht, das Gemüse in den Dämpfeinsatz oder in das Sieb geben, den Deckel auflegen und die Hitzezufuhr reduzieren.
Da das Dämpfen weniger Zeit in Anspruch nimmt als man vermutet, sollte man den Topf im Auge behalten. Das Gemüse soll noch bissfest sein und nicht zu Mus verkochen. Wenn das Gemüse gar ist, den Topf von der Kochstelle nehmen und das Gemüse zum Abkühlen in einer Lage auf ein Tablett oder Backblech legen. Es gart noch einige Minuten nach. Wenn es schön knackig und leuchtend grün bleiben soll, das Gemüse kurz in ein Eiswasserbad tauchen, um den Garprozess sofort zu stoppen. Mit Salz abschmecken.

Das Dünsten im Backofen: Den Backofen auf 180 °C vorheizen. Das Gemüse in eine Auflaufform oder in einen backofenfesten Feuertopf geben und den Topf 1,2 cm hoch mit Knochenbrühe (vorzugsweise) oder Wasser füllen. Dicht mit Alufolie oder dem Topfdeckel verschließen. Den Garprozess erstmals nach 5 Minuten, dann alle paar Minuten prüfen. (Wird das Gemüse in Brühe gedünstet, gibt es viele Vitamine und Mineralstoffe an die Brühe ab. Die Brühe also auf keinen Fall weggießen, sondern trinken!) Wird das Gemüse nicht sofort serviert, lässt man es in einer Lage auf einem Tablett oder Backblech abkühlen. Es gart noch einige Minuten nach, nachdem man es aus dem Backofen genommen hat. Mit Salz abschmecken.

Das Dünsten in der Mikrowelle: Dies ist eine praktische Alternative, wenn man in Eile ist oder nur eine kleine Menge garen möchte. Das Gemüse in eine mikrowellengeeignete Schüssel geben und die Schüssel dann 1,2 cm hoch oder niedriger mit Wasser oder Brühe füllen. Mit Frischhaltefolie abdecken und ein Loch in die Folie stechen, damit etwas von dem Dampf entweichen kann (oder eine Ecke der Schüssel unbedeckt lassen). Falls die Schüssel einen Deckel hat, diesen teilweise auflegen. Ein Blattgemüse wie Spinat 30 Sekunden und ein festes Gemüse wie Brokkoli 1 Minute garen. In kurzen Zeitabständen weitergaren, bis das Gemüse die gewünschte Garstufe erreicht hat. Wie oben beschrieben abkühlen lassen oder sofort servieren, mit Salz abschmecken.

Tipp: Wenn Sie mehrere Gemüsesorten gleichzeitig dünsten möchten, sollten Sie darauf achten, dass sie die gleiche Festigkeit haben. Blumenkohl und Brokkoli lassen sich gut zusammen dünsten, aber Brokkoli und Spargel nicht, weil der Spargel schneller gar wird als der Brokkoli.

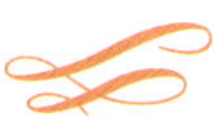

Süß und würzig geröstete Süßkartoffeln

VORBEREITUNGSZEIT: 20 MINUTEN | GARZEIT: 30 MINUTEN | ERGIBT: 4 PORTIONEN

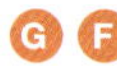

- 4 Süßkartoffeln, geschält und in 2,5 cm große Würfel geschnitten
- 2 rote, orangefarbene oder gelbe Paprikaschoten oder eine beliebige Kombination, in 3,7 cm große Würfel geschnitten
- 1 rote Zwiebel, in Spalten geschnitten
- 1 EL + 1 TL Kokosöl, zerlassen
- 1/4 TL gemahlener Ingwer
- 1/4 TL gemahlener Kreuzkümmel
- 1/4 TL gemahlener Koriander
- 1/4 TL Paprikapulver
- 1/4 TL gemahlener Zimt
- 1/8 TL frisch geriebene Muskatnuss
- 1/2 TL Sel gris oder rosafarbenes Himalaya-Salz
- 1/4 TL frisch gemahlener schwarzer Pfeffer
- 1 Prise Cayennepfeffer

Den Backofen auf 220 °C vorheizen. Zwei Backbleche mit Backpapier auslegen.

Die Süßkartoffeln, die Paprikaschoten und die Zwiebel mit dem Öl, dem Ingwer, dem Kreuzkümmel, dem Koriander, dem Paprikapulver, dem Zimt, der Muskatnuss, dem Salz, dem Pfeffer und dem Cayennepfeffer in einer großen Schüssel oder in einem wiederverschließbaren Gefrierbeutel vermischen oder schütteln, bis das Gemüse rundherum mit dem Öl und den Gewürzen überzogen ist.

Die Mischung in einer Lage auf die vorbereiteten Backbleche geben und 25–30 Minuten rösten. Die Kartoffeln nicht übereinanderschichten. Sie sollen geröstet, nicht gedünstet werden.

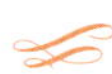

ANMERKUNG

- Wenn Sie nicht alle Gewürze vorrätig haben, nehmen Sie einfach nur die, die Sie zur Hand haben. Die Gewürze müssen nicht genau abgemessen werden. Verwenden Sie, was Ihnen schmeckt.

Würzige Limetten-Vinaigrette

VORBEREITUNGSZEIT: 5 MINUTEN | ERGIBT: 24 PORTIONEN À 2 EL (250 ML)

- 125 ml natives Olivenöl extra
- 60 ml + 2 EL frisch gepresster Limettensaft
- 2 EL Wasser
- ½ TL Limettenschale
- ½ TL gemahlener Kreuzkümmel
- 2 EL grob gehacktes Koriandergrün
- 1 Knoblauchzehe, zerdrückt
- 1 Prise Cayennepfeffer
- 1 Schuss Chilisauce (falls Sie es würzig mögen, auch mehr)
- ⅛ TL Sel gris oder rosafarbenes Himalaya-Salz

In einer Schüssel oder einem Einmachglas mit fest schließendem Deckel das Öl, den Limettensaft, das Wasser, die Limettenschale, den Kreuzkümmel, das Koriandergrün, den Knoblauch, den Cayennepfeffer, die Chilisauce und das Salz verquirlen oder das Einmachglas schütteln. Vor dem Verzehr den Knoblauch herausnehmen und wegwerfen. Im Kühlschrank aufbewahren.

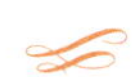

ANMERKUNGEN

- Dieses Dressing enthält viele Aromen, die in Mexiko und dem Südwesten der USA beheimatet sind. Es sorgt für einen wunderbar würzigen Krautsalat, schmeckt gut zu einem Salat mit gegrilltem Hähnchenfleisch und kann auch als Marinade verwendet werden. Hähnchenfleisch, Fisch oder Garnelen 2 Stunden, Rindfleisch über Nacht marinieren.
- Der Knoblauch wird zerdrückt, damit das Dressing zwar das Aroma annimmt, aber keine Knoblauchstückchen enthält. Vor dem Verzehr den Knoblauch aus dem Dressing nehmen.
- Das Dressing wird am besten im Voraus zubereitet und im Kühlschrank aufbewahrt, damit die Aromen sich verbinden können.

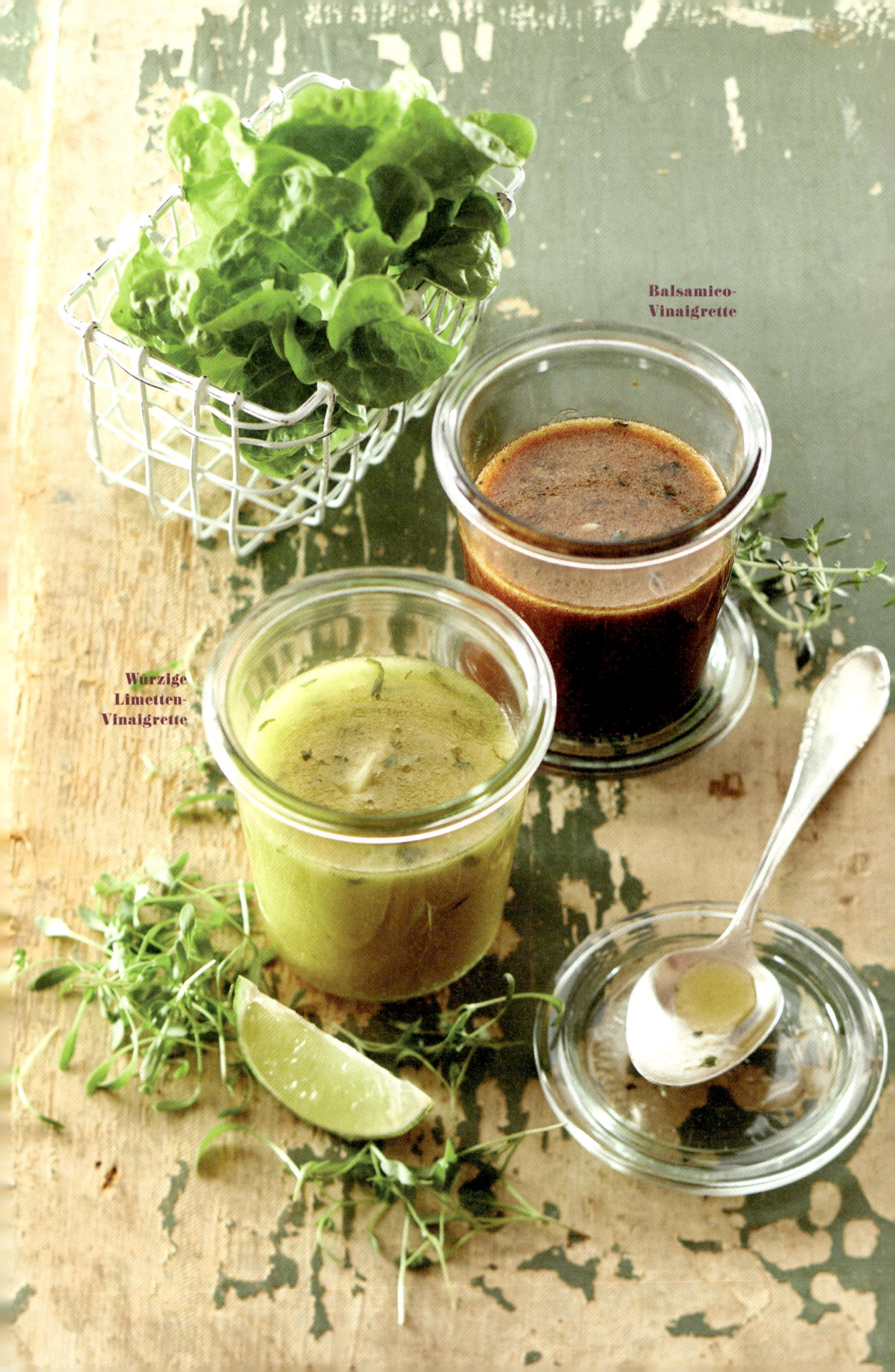
Balsamico-
Vinaigrette
Würzige
Limetten-
Vinaigrette

Balsamico-Vinaigrette

VORBEREITUNGSZEIT: 5 MINUTEN | ERGIBT: 24 PORTIONEN À 2 EL (250 ML)

- 125 ml natives Olivenöl extra
- 125 ml TL Balsamessig
- 1 TL Senfpulver
- ½ EL sehr fein gehackter frischer Thymian oder ¾–1 TL getrockneter
- 1 Knoblauchzehe, zerdrückt
- ⅛ TL Sel gris oder rosafarbenes Himalaya-Salz

In einer Schüssel oder einem Einmachglas mit fest schließendem Deckel das Öl, den Essig, den Senf, den Thymian, den Knoblauch und das Salz verquirlen oder das Einmachglas schütteln. Im Kühlschrank aufbewahren. Vor dem Verzehr den Knoblauch aus der Vinaigrette nehmen.

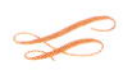

ANMERKUNGEN

- Der Knoblauch wird zerdrückt, damit das Dressing zwar das Aroma annimmt, aber keine Knoblauchstückchen enthält.
- Diese Vinaigrette wird am besten im Voraus zubereitet und im Kühlschrank aufbewahrt, damit die Aromen sich verbinden können.

VARIATIONEN

- Ich mag frische Kräuter in Salatdressings, deshalb verwende ich sie großzügig. Man kann sie nach Geschmack durch andere Kräuter ersetzen.

Cremiger Avocadodip als Sauce oder Salatdressing mit 3 Variationen

VORBEREITUNGSZEIT: 5 MINUTEN | ERGIBT: ETWA 4 PORTIONEN À 80 ML (ETWA 320 ML)

2 Avocados (à 170–200 g)

1 kleine Knoblauchzehe

1 ½–2 EL frischer Limetten- oder Zitronensaft

½–1 TL Sel gris oder rosafarbenes Himalaya-Salz

1 Prise frisch gemahlener schwarzer Pfeffer

80–180 ml Wasser

Die Avocados halbieren, den Kern entfernen und das Fruchtfleisch mit einem Löffel aus der Schale lösen. Das Fruchtfleisch, den Knoblauch, den Limetten- oder Zitronensaft, das Salz und den Pfeffer in einem Standmixer oder in einer Küchenmaschine glatt pürieren, dabei den Püriervorgang einige Male unterbrechen, um die Mischung mit einem Spatel von der Schüsselwand nach unten zu schieben. Nach und nach Wasser zugeben, bis die gewünschte Konsistenz erreicht ist.

Die Sauce hält sich in einem luftdicht verschlossenen Behälter im Kühlschrank bis zu 7 Tage. Die unten aufgeführten Variationen können als cremiges Salatdressing oder als Sauce für Gemüse, Fleisch, Geflügel oder Fisch und Meeresfrüchte verwendet werden.

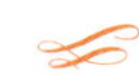

ANMERKUNG

- Ein Viertel der Rezeptmenge, etwa 80 ml, entspricht 1 Portion Fett. Da die Größe der Avocados sowie die Menge des von Ihnen hinzugefügten Wassers variieren, können Sie die Sauce oder das Dressing während der Zubereitung abmessen, um die genaue Portionsgröße zu kennen.

VARIATIONEN

- ***Avocado-Limetten-Chipotle-Dip als Sauce oder cremiges Dressing:*** Etwa ¼ TL Chipotlepulver, ¼ TL gemahlenen Kreuzkümmel und 1 Prise Cayennepfeffer zugeben. Optional 1–2 TL Koriandergrün und/oder ½ TL frische Limettenschale zugeben.
- ***Avocadodip mit frischen Kräutern als Sauce oder cremiges Dressing:*** Geben Sie eine Mischung Ihrer gehackten frischen Lieblingskräuter hinzu, beispielsweise Thymian, Basilikum, Dill, Schnittlauch, Majoran, Petersilie oder Koriandergrün. Ich mag zu Avocados am liebsten Koriandergrün.
- ***Rauchig-scharfer Avocadodip als Sauce oder cremiges Dressing:*** Geben Sie ½ TL oder mehr in Adobo-Sauce eingelegte Chipotle-Chilischoten hinzu. Geräuchertes Paprikapulver gibt dem Ganzen eine rauchigere Note.

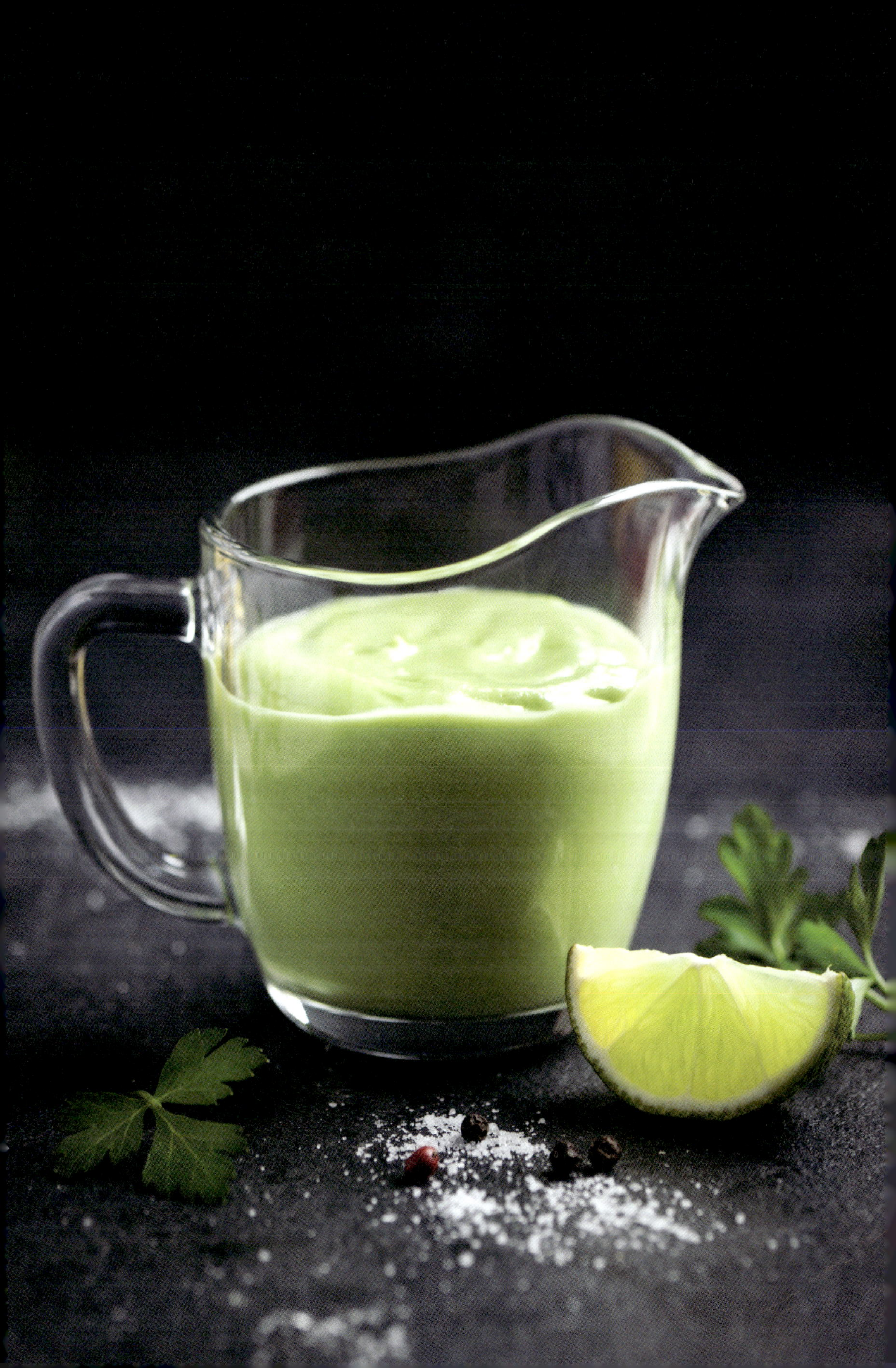

Cremiges Ingwerdressing

VORBEREITUNGSZEIT: 5 MINUTEN | ERGIBT: 10 PORTIONEN À 5 TL (250 ML)

180 ml Vollfett-Kokosmilch

1 ½ EL Coconut Aminos (Würzsauce)

2 EL Weißweinessig

2 TL geriebener oder fein gehackter frischer Ingwer

1–2 Knoblauchzehen, fein zerkleinert

2 Prisen Cayennepfeffer (etwas weniger als ⅛ TL)

In einer Schüssel oder in einem Einmachglas mit fest schließendem Deckel die Milch, die Coconut Aminos (Würzsauce), den Essig, den Ingwer, den Knoblauch und den Cayennepfeffer verquirlen oder das Einmachglas schütteln. Im Kühlschrank aufbewahren. Vor dem Verzehr den Knoblauch herausnehmen und wegwerfen.

ANMERKUNGEN

- Verwenden Sie nur frischen Ingwer.
- Der Knoblauch wird zerdrückt, damit das Dressing zwar das Aroma annimmt, aber keine Knoblauchstückchen enthält.
- Der Dip wird am besten im Voraus zubereitet und im Kühlschrank aufbewahrt, damit die Aromen sich verbinden können.

VARIATIONEN

- Falls Kaffirlimettenblätter verfügbar sind, geben 1 oder 2 Blätter diesem Dressing ein wunderbares Thai-Aroma. Vor dem Verzehr die Blätter herausnehmen und wegwerfen.
- Dieses Dressing passt nicht nur gut zu Salaten, sondern schmeckt auch zu Geflügel und Fisch ausgezeichnet. Gibt man es auf geraspelten Kohl, hat man im Handumdrehen einen leckeren Krautsalat. Es wird auch für den Chinakohl mit cremigem Ingwerdressing (Seite 205) verwendet.

Französische Vinaigrette

VORBEREITUNGSZEIT: 5 MINUTEN | ERGIBT: 24 PORTIONEN À 2 TL (250 ML)

125 ml natives Olivenöl extra

80 ml Rotweinessig

2 EL Wasser

1 ½ TL Dijonsenf

1 EL fein gehackte Schalotten

⅛ TL Sel gris oder rosafarbenes Himalaya-Salz

In einer Schüssel oder in einem Einmachglas mit fest schließendem Deckel das Öl, den Essig, das Wasser, den Senf, die Schalotten und das Salz verquirlen oder schütteln. Im Kühlschrank aufbewahren.

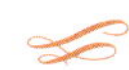

ANMERKUNGEN

- Diese Vinaigrette wird am besten im Voraus zubereitet und im Kühlschrank aufbewahrt, damit die Aromen sich verbinden können.
- Man kann nach Geschmack auch Kräuter hinzufügen.

Zitronen-Vinaigrette oder Cremiges Zitronen-Dressing

VORBEREITUNGSZEIT: 5 MINUTEN | ERGIBT: FÜR DIE VINAGRETTE 24 PORTIONEN À 2 EL ODER FÜR DAS CREMIGE DRESSING 16 PORTIONEN À 1 EL (250 ML)

VINAIGRETTE

125 ml natives Olivenöl extra

60 ml + 2 EL frisch gepresster Zitronensaft

2 EL Wasser

½ TL Zitronenschale

½ TL fein gehackter frischer Thymian oder ⅛ TL getrockneter (nach Belieben)

1 Knoblauchzehe, zerdrückt

⅛ TL Sel gris oder rosafarbenes Himalaya-Salz

CREMIGES DRESSING

125 ml Zitronen-Vinaigrette

125 ml Vollfett-Kokosmilch

Für die Vinaigrette: In einer Schüssel oder in einem Einmachglas mit fest schließendem Deckel das Öl, den Zitronensaft, das Wasser, die Zitronenschale, den Thymian (falls verwendet), den Knoblauch und das Salz verquirlen oder das Einmachglas schütteln. Im Kühlschrank aufbewahren. Vor dem Verzehr den Knoblauch herausnehmen und wegwerfen.

Für das cremige Dressing: Die Vinaigrette und die Kokosmilch in einer Schüssel verquirlen oder in einem Standmixer mixen.

ANMERKUNGEN

- Diese Vinaigrette ist eine vorzügliche Marinade für Hähnchenfleisch, Fisch oder Garnelen. Vor dem Garen 2 Stunden in der Vinaigrette ziehen lassen.
- Die Vinaigrette oder das Dressing werden am besten im Voraus zubereitet und im Kühlschrank aufbewahrt, damit die Aromen sich verbinden können.

VARIATION

- Man kann die Kräuter nach Geschmack durch andere ersetzen.

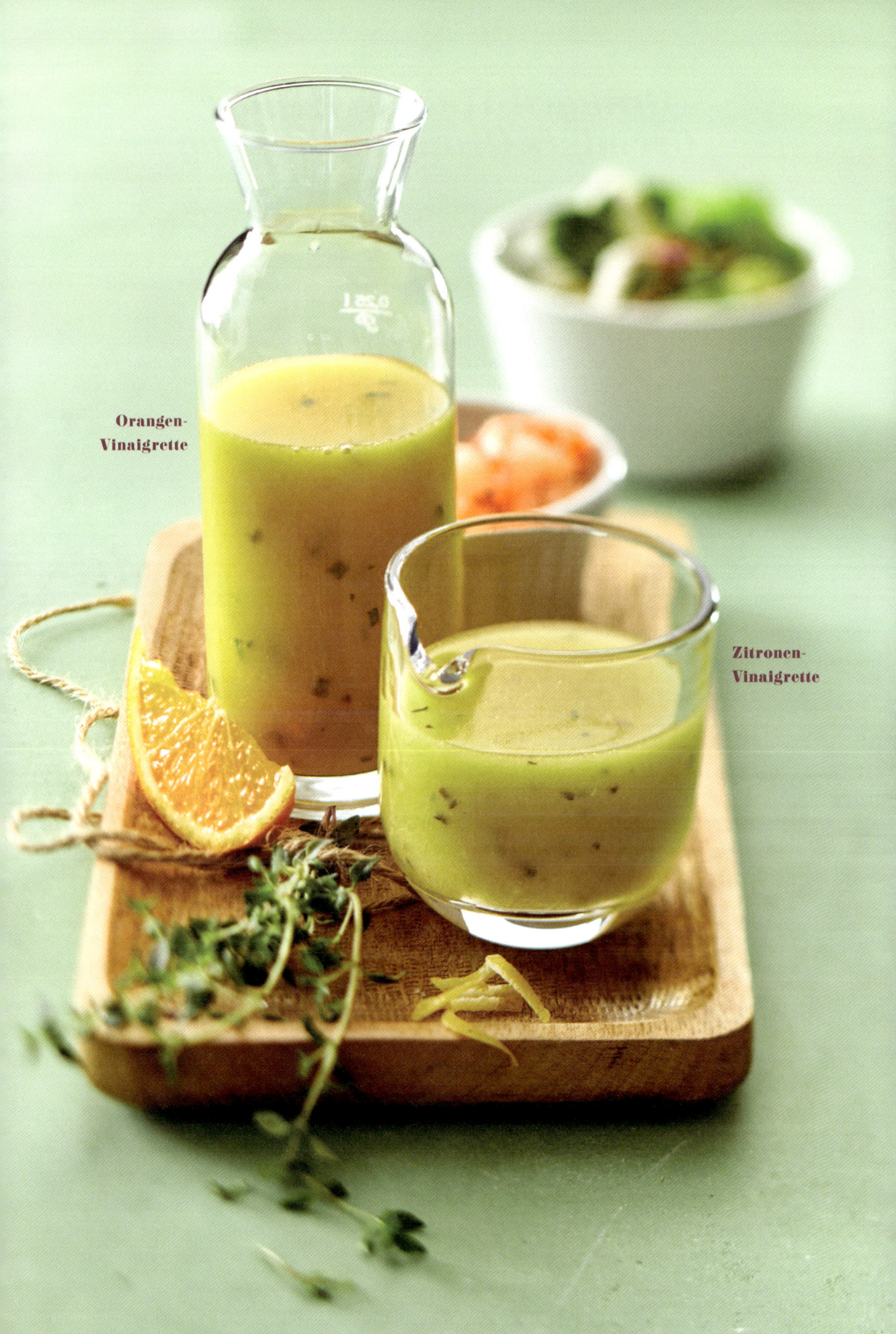
Orangen-
Vinaigrette
Zitronen-
Vinaigrette

Orangen-Vinaigrette oder Cremiges Orangen-Dressing

VORBEREITUNGSZEIT: 5 MINUTEN | ERGIBT: FÜR DIE VINAGRETTE 24 PORTIONEN À 2 EL ODER FÜR DAS CREMIGE DRESSING 16 PORTIONEN À 1 EL (250 ML)

VINAIGRETTE

125 ml natives Olivenöl extra

125 ml frisch gepresster Orangensaft

1 EL Rot- oder Weißweinessig

½ TL Orangenschale

½ TL fein gehackter frischer Estragon oder ⅛–¼ TL getrockneter

1 Knoblauchzehe, zerdrückt

⅛ TL Sel gris oder rosafarbenes Himalaya-Salz

CREMIGES DRESSING

125 ml Orangen-Vinaigrette

125 ml Vollfett-Kokosmilch

Für die Vinaigrette: In einer Schüssel oder in einem Einmachglas mit fest schließendem Deckel das Öl, den Orangensaft, den Essig, die Orangenschale, den Estragon, den Knoblauch und das Salz verquirlen oder das Einmachglas schütteln. Im Kühlschrank aufbewahren. Vor dem Verzehr den Knoblauch herausnehmen und wegwerfen.

Für das cremige Dressing: Die Vinaigrette und die Kokosmilch in einer Schüssel verquirlen oder in einem Standmixer mixen.

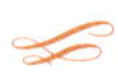

ANMERKUNGEN

- Diese Vinaigrette ist eine vorzügliche Marinade für Hähnchenfleisch, Fisch oder Garnelen. Vor dem Garen 2 Stunden in der Vinaigrette ziehen lassen.
- Diese Vinaigrette wird am besten im Voraus zubereitet und im Kühlschrank aufbewahrt, damit die Aromen sich verbinden können.

VARIATION

- Man kann die Kräuter nach Geschmack durch andere ersetzen.

Cocktailsauce

VORBEREITUNGSZEIT: 5 MINUTEN | GARZEIT: 5–10 MINUTEN
ERGIBT: 8 PORTIONEN À 2 EL (250 ML)

- 125 ml Tomatenmark (zucker- und dextrosefrei)
- 60 ml Apfelessig
- 60 ml Apfelsaft, ungesüßt
- 1 Prise Zwiebelpulver
- 1/8 TL gemahlene Gewürznelken
- 2–3 EL Tafel-Meerrettich
- 1 Schuss Chilisauce

Das Tomatenmark, den Essig, den Apfelsaft, das Zwiebelpulver und die Gewürznelken in einem kleinen Topf auf sehr niedriger Stufe unter ständigem Rühren, damit nichts anbrennt, etwa 5 Minuten erhitzen.

Soll die Sauce weiter eindicken, noch einige Minuten länger köcheln lassen.

Vollständig abkühlen lassen. Den Meerrettich und die Chilisauce einrühren und abschmecken.

In einem Glas mit fest schließendem Deckel im Kühlschrank aufbewahren. Dieses Dressing hält sich im Kühlschrank ungefähr 2 Wochen.

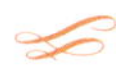

ANMERKUNGEN

- Wird diese Sauce erhitzt, verschmelzen sämtliche Aromen und sie dickt leicht ein.
- Tafel-Meerrettich ist im Supermarkt erhältlich. Wird das Glas geöffnet und im Kühlschrank aufbewahrt, verliert der Meerrettich mit der Zeit seine Würze. Ist Ihr Meerrettich nicht mehr ganz frisch, müssen Sie die Menge erhöhen.
- Diese Sauce schmeckt ausgezeichnet zu Garnelen!

Hausgemachte Mayonnaise und 6 Variationen

VORBEREITUNGSZEIT: 15 MINUTEN | ERGIBT: 48 PORTIONEN À 1 TL (250 ML)

2 Eigelbe

1 TL Dijonsenf

1 EL + 1 TL frisch gepresster Zitronensaft

250 ml Macadamia-Öl oder Avocado-Öl (Olivenöl wird nicht empfohlen – siehe Anmerkungen)

Sel gris oder rosafarbenes Himalaya-Salz

Alle Zutaten müssen Zimmertemperatur haben. Das Eigelb in eine Küchenmaschine geben. Den Senf, den Zitronensaft und Salz nach Geschmack zugeben und alle Zutaten zu einer glatten homogenen Creme verarbeiten. Mit laufendem Motor das Öl in einem dünnen steten Strahl langsam einfließen lassen, bis die Masse dickflüssig und emulgiert ist.

In einer Frischhaltebox im Kühlschrank aufbewahren. Die Mayonnaise innerhalb von 5 Tagen aufbrauchen, da es sich um ein Frischeiprodukt ohne Konservierungsstoffe handelt.

ANMERKUNGEN

- Kaufen Sie frische, sachgemäß gekühlte Bio-Eier aus Freilandhaltung mit intakten Schalen und vermeiden Sie, dass das Eigelb mit der Schale in Berührung kommt. Wer ungern frische Eier verwendet, greift auf pasteurisiertes Vollei zurück.
- Ich empfehle, kein Olivenöl zu verwenden, weil es ein starkes Eigenaroma hat, das den feinen Geschmack der Mayonnaise überlagert.
- Ich habe im Handel nur eine Mayonnaise gefunden, die sich mit der Knochenbrühe-Diät vereinbaren lässt: Primal Kitchen Mayo.

VARIATIONEN

- Eine Mayonnaise kann durch das Hinzufügen zusätzlicher Zutaten wunderbar aufgepeppt werden. Wenn es darum geht, Mayonnaise mit unterschiedlichen Aromen zu versehen, gibt es kein Richtig oder Falsch. Experimentieren Sie mit unterschiedlichen Gewürzen und schmecken Sie die Mayonnaise zwischendurch immer wieder ab.

Fortsetzung übernächste Seite

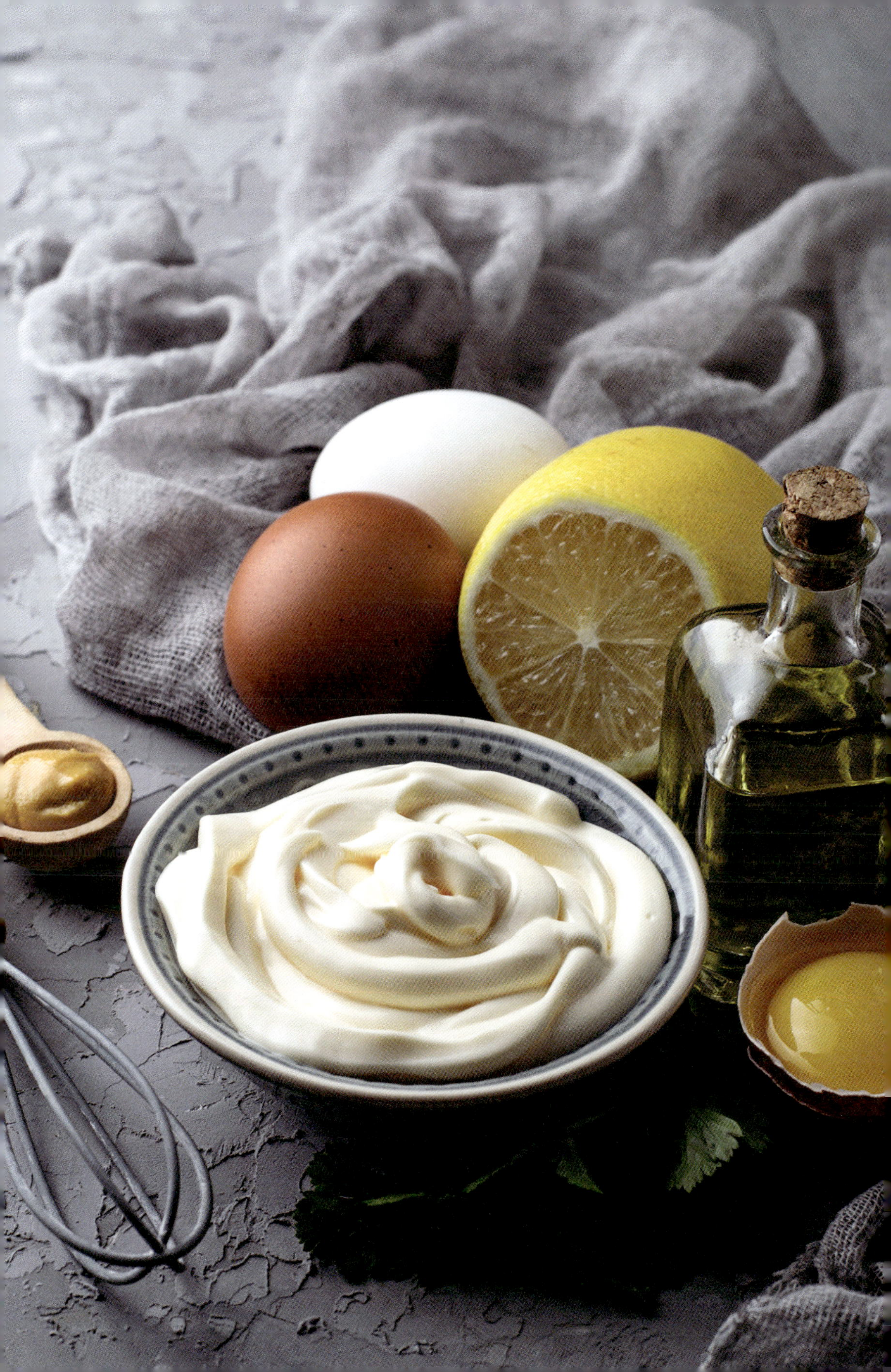

- ***Mayonnaise mit gerösteter Paprika*** 125 ml Mayonnaise mit etwa ½ TL fein gehacktem geröstetem Knoblauch und etwa 2 EL gerösteten Chilischoten vermischen. Diese Kombination schmeckt sehr gut, aber, wie gesagt, es gibt hier keine Regeln. Vertrauen Sie Ihren Geschmacksknospen! Ich mag geröstete Chilistückchen in meiner Mayonnaise, aber Sie können die Chilischoten auch glatt pürieren. Außerdem sorgt ⅛ TL Chilisauce (beispielsweise Tabasco) auf 125 ml Mayonnaise zusätzlich für einen besonderen Kick. Eine Prise Cayennepfeffer erfüllt den gleichen Zweck.
- ***Limetten-Chipotle-Mayonnaise*** Bei der Zubereitung der Mayonnaise den Zitronensaft durch Limettensaft ersetzen. 125 ml Mayonnaise mit etwa ¼ TL Chipotle-Chilipulver, ¼ TL gemahlenem Kreuzkümmel, ¼ TL fein zerkleinertem Knoblauch und einer Prise Cayennepfeffer vermischen. Nach Belieben 1–2 TL Koriandergrün und/oder ½ TL frische Limettenschale zugeben.
- ***Kräutermayonnaise*** Geben Sie eine Mischung Ihrer gehackten frischen Lieblingskräuter hinzu, beispielsweise Thymian, Basilikum, Dill, Schnittlauch, Majoran, Petersilie und Koriandergrün. Nach Belieben ¼ TL fein gehackten Knoblauch auf 125 ml Mayonnaise zugeben.
- ***Aioli (Knoblauchmayonnaise)*** Einige sehr fein gehackte Knoblauchzehen zur Mayonnaise geben. Man kann auch Gerösteten Knoblauch (Seite 238) verwenden, der milder und weniger intensiv schmeckt.
- ***Rauchig-scharfe Mayonnaise*** 125 ml Mayonnaise mit etwa ½ TL Chipotle-Chilischoten in Adobo-Sauce und ¼ TL fein zerkleinertem Knoblauch vermischen. Wie bei der Limetten-Chipotle-Mayonnaise kann auch hier der Zitronensaft durch Limettensaft ersetzt werden. Außerdem kann ¼ TL geräuchertes Paprikapulver zugegeben werden.
- ***Meerrettichmayonnaise*** 125 ml Mayonnaise mit 1 ½ bis 2 EL Tafel-Meerrettich und einigen Prisen frisch gemahlenem schwarzem Pfeffer vermischen. Nach Belieben kann ½ TL fein gehackter frischer Rosmarin zugegeben werden. Diese Mayonnaise schmeckt zu Rindfleisch schlichtweg göttlich.

Marinara-Sauce

VORBEREITUNGSZEIT: 15 MINUTEN | GARZEIT: 45 MINUTEN

ERGIBT: 4 PORTIONEN À 250 ML

- 1 EL + 1 TL Ghee
- 1 große gelbe Zwiebel, fein gehackt
- 3 Knoblauchzehen, fein zerkleinert
- 1 Dose (à 800 g) Pizzatomaten
- 1 Dose (à 170 g) Tomatenmark
- 60–125 ml Wasser
- 1 EL Balsamessig
- 2 EL gehacktes frisches Basilikum oder 1 ½ TL getrocknetes
- 2 EL gehackte frische Petersilie
- 2 TL gehackter frischer Thymian oder ¾ TL getrockneter
- 1 TL getrockneter Majoran
- 1 TL Sel gris oder rosafarbenes Himalaya-Salz
- ¼ TL frisch gemahlener schwarzer Pfeffer

Das Ghee in einem Topf auf mittlerer bis hoher Stufe erhitzen. Die Zwiebel darin weich schwitzen. Den Knoblauch zugeben und 1–2 Minuten garen. Die Tomaten, das Tomatenmark, das Wasser, den Essig, das Basilikum, die Petersilie, den Thymian, den Majoran, das Salz und den Pfeffer zugeben und ohne Deckel etwa 45 Minuten köcheln lassen. Mit Salz und Pfeffer abschmecken.

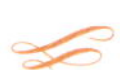

ANMERKUNG

- Die Marinara-Sauce kann zu den Zucchininudeln (Seite 211) gereicht werden, schmeckt aber auch sehr gut zu dem Puten- oder Hähnchenbrät mit italienischen Kräutern (Seite 136). Das Brät mit der Marinara-Sauce ergibt eine vollständige Mahlzeit mit 1 Eiweiß, 2 Gemüse und 1 Fett.

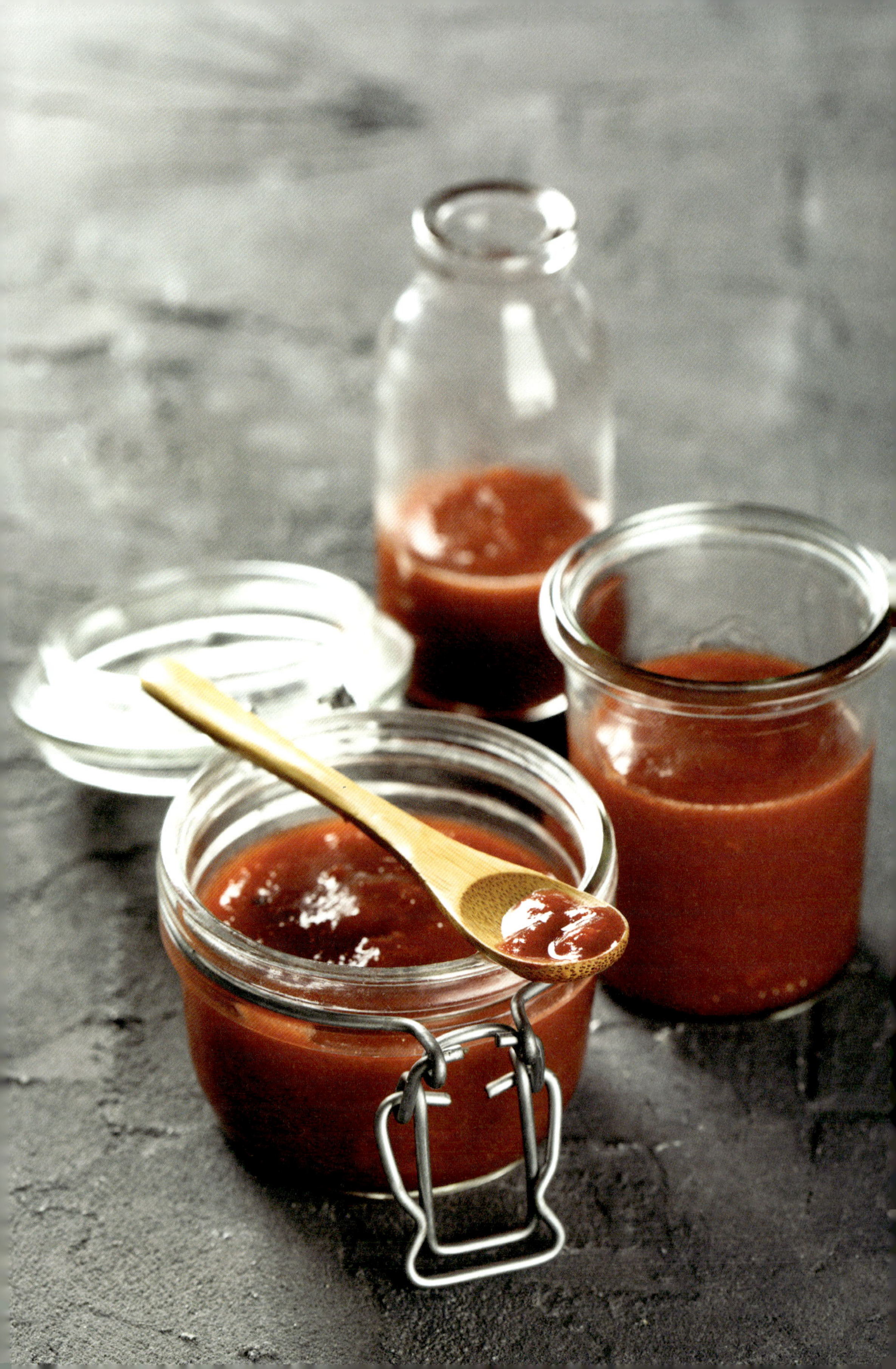

Ketchup

VORBEREITUNGSZEIT: 5 MINUTEN | GARZEIT: 5–10 MINUTEN
ERGIBT: 8 PORTIONEN À 2 EL (250 ML)

- 125 ml Tomatenmark (zucker- und dextrosefrei)
- 60 ml Apfelessig
- 60 ml Apfelsaft, ungesüßt
- 1 Prise Zwiebelpulver
- 1/8 TL gemahlene Gewürznelken

Das Tomatenmark, den Essig, den Apfelsaft, das Zwiebelpulver und die Gewürznelken in einem kleinen Topf vermischen und unter ständigem Rühren, damit nichts anbrennt, auf niedriger Stufe etwa 5 Minuten erhitzen.

Soll der Ketchup weiter eindicken, auf sehr niedriger Stufe noch einige Minuten weiterköcheln lassen.

Abkühlen lassen und in einem Glas mit fest schließendem Deckel im Kühlschrank aufbewahren. Der Ketchup hält sich im Kühlschrank ungefähr 2 Wochen.

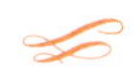

ANMERKUNG

- Wird der Ketchup erhitzt, verschmelzen sämtliche Aromen und er dickt außerdem leicht weiter ein.

Gerösteter Knoblauch

VORBEREITUNGSZEIT: 2 MINUTEN | GARZEIT: 40 MINUTEN
ERGIBT: MEHRERE PORTIONEN À 1–2 KNOBLAUCHZEHEN

F (ganze Knolle), unerhebliche Menge Fett beim Kochen oder bei 4 Portionen

1 große Knoblauchknolle
1 TL Kokosöl oder Ghee, zerlassen

Einen Ofenrost in die Mitte des Backofens schieben. Den Backofen auf 200 °C vorheizen.

Die lose papierne Haut der Knoblauchknolle entfernen. Die Knolle intakt lassen, die Zehen bleiben untereinander verbunden. Das obere Ende der Knolle etwa 0,6 cm abschneiden, sodass die Spitzen der Zehen sichtbar werden.

Das zerlassene Kokosöl in die offenen Knoblauchzehen träufeln und einziehen lassen. In Alufolie wickeln und 30 Minuten rösten. Aus dem Ofen nehmen und die mittlere Zehe mit einem Messer einstechen. Ist sie sehr weich und streichfähig, ist der Knoblauch fertig. Falls nicht, erneut 10 Minuten in den Backofen geben, herausnehmen und prüfen. Auch wenn er bereits weich ist, kann der Knoblauch weiter geröstet werden. Alle 10 Minuten prüfen, bis er goldgelb ist. Die Röstzeit hängt von Größe, Art und Alter des Knoblauchs ab.

Leicht abkühlen lassen. Zum Verzehr den Knoblauch aus seiner Haut drücken. Gerösteter Knoblauch kann in einem luftdicht verschlossenen Behälter im Kühlschrank 2 Wochen und tiefgekühlt bis zu 3 Monate aufbewahrt werden.

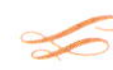

ANMERKUNGEN

- Noch ein Wort zum Aroma! Durch das Rösten verwandelt sich der durchdringend scharfe Geschmack des Knoblauchs in einen fast süßen, cremig-weichen Genuss. Geben Sie ihn großzügig zu Salatdressings, Saucen, Fleisch oder Gemüse.
- In einer Alufolienpackung können beliebig viele Knoblauchknollen geröstet werden. Pro Knolle 1 TL Fett zugeben.

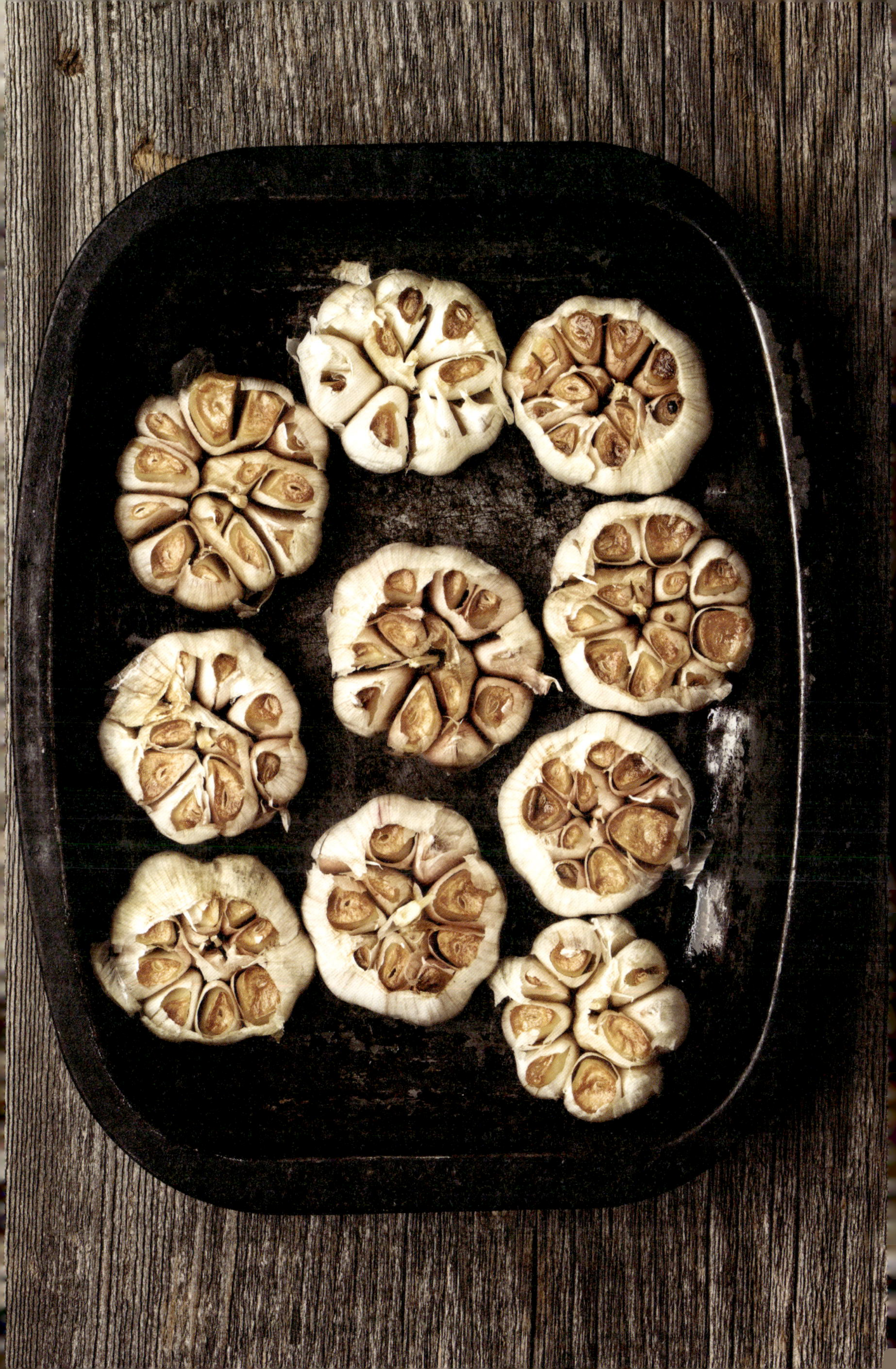

Fiesta-Marinade

VORBEREITUNGSZEIT: 5 MINUTEN | ERGIBT: 8 PORTIONEN, AUSREICHEND FÜR 900 G FLEISCH/GEFLÜGEL/FISCH UND MEERESFRÜCHTE

160–250 ml frisch gepresster Orangensaft

80 ml Apfelessig

2 Knoblauchzehen, fein zerkleinert, oder 1 ½ TL Knoblauchpulver

1 ½ TL getrockneter Oregano

1 TL Sel gris oder rosafarbenes Himalaya-Salz

¾ TL gemahlener Kreuzkümmel

½ TL frisch gemahlener schwarzer Pfeffer

Den Orangensaft, den Essig, den Knoblauch, den Oregano, das Salz, den Kreuzkümmel und den schwarzen Pfeffer in einer Schüssel vermischen. (Verwenden Sie eine große nichtmetallene Schüssel, wenn in der Schüssel mariniert wird.) Das Geflügelfleisch, den Fisch und die Meeresfrüchte 1–2 Stunden marinieren. Rind- oder Schweinefleisch über Nacht marinieren.

Da die Marinade kein Fett enthält, das marinierte Fleisch vor dem Grillen oder Braten mit Kokosöl einpinseln oder einsprühen.

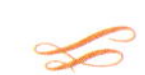

ANMERKUNGEN

- Der Kreuzkümmel und der Oregano geben dem Fleisch einen mexikanischen Touch.
- Diese Marinade eignet sich hervorragend für Hähnchenfleisch, Rind- oder Schweinefleisch sowie für Fisch und Meeresfrüchte. Unbedingt mit Grillfleisch ausprobieren! Dazu eine der Salsas (Seite 244, Seite 249 und Seite 251) reichen.

Meine Lieblingsmarinade

VORBEREITUNGSZEIT: 5 MINUTEN | ERGIBT: 8 PORTIONEN, AUSREICHEND FÜR 900 G FLEISCH/GEFLÜGEL/FISCH UND MEERESFRÜCHTE

½ 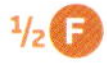

- 1 EL + 1 TL Kokosöl, zerlassen
- 3 TL frisch gepresster Limettensaft
- 60 ml Coconut Aminos (Gewürzsauce)
- 2 EL fein gehackter frischer Ingwer
- 2–3 Knoblauchzehen, fein zerkleinert
- 1 TL gemahlener Kreuzkümmel
- ½ Jalapeño-Chilischote, die Samen entfernt und gehackt (bei der Verarbeitung Einmal-Handschuhe tragen)
- 2 EL Koriandergrün, fein gehackt
- ¼ TL Paprikapulver
- ¼ TL frisch gemahlener weißer Pfeffer

Das Öl, den Limettensaft, die Coconut Aminos, den Ingwer, den Knoblauch, den Kreuzkümmel, die Jalapeño, das Koriandergrün, das Paprikapulver und den weißen Pfeffer in einer Schüssel vermischen. (Verwenden Sie eine große nichtmetallene Schüssel, wenn in der Schüssel mariniert wird.)

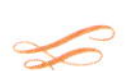

ANMERKUNGEN

- Diese Marinade eignet sich hervorragend für Hähnchenfleisch, Rind- oder Schweinefleisch sowie für Fisch und Meeresfrüchte.
- Unbedingt mit Grillfleisch ausprobieren!
- Das Fleisch vom Grill oder aus der Pfanne mit dem Cremigem Ingwerdressing (Seite 226) zum Beträufeln servieren. Eine fantastische Kombination! Oder übrig gebliebenes Fleisch mit dem Cremigen Ingwerdressing als Topping servieren.

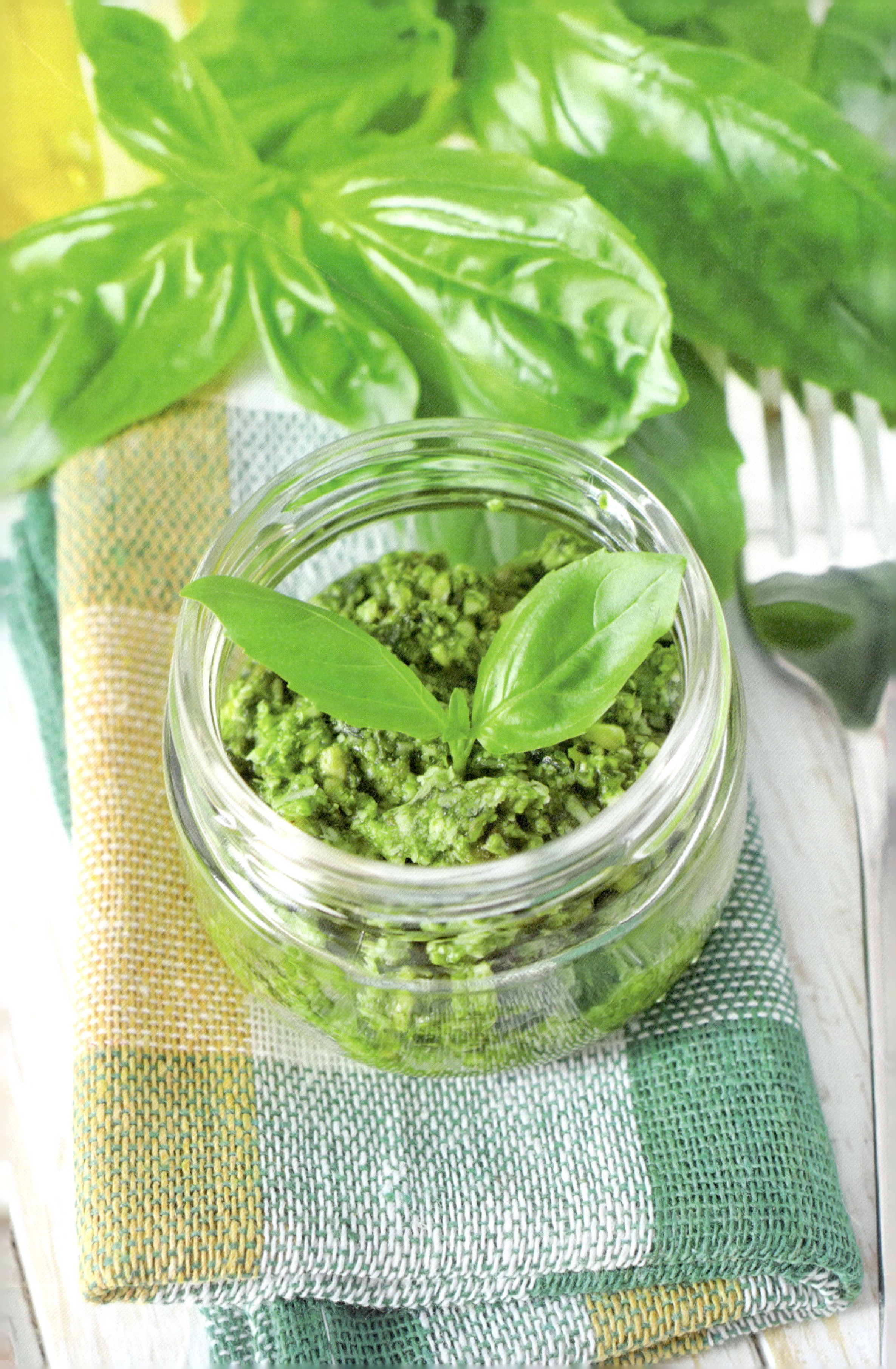

Pesto

VORBEREITUNGSZEIT: 5 MINUTEN | ERGIBT: 4 PORTIONEN À 60 ML (240 ML)

2 große Handvoll frisches Basilikum

1 große Handvoll frischer Spinat

2 Knoblauchzehen

1 Avocado, geschält und Kern entfernt

2 EL Pinienkerne

1 EL frisch gepresster Zitronensaft

½ TL Sel gris oder rosafarbenes Himalaya-Salz

Das Basilikum, den Spinat, den Knoblauch, die Avocado, die Pinienkerne, den Zitronensaft und das Salz in einer Küchenmaschine oder in einem Standmixer glatt pürieren, dabei den Püriervorgang einige Male unterbrechen, um die Mischung von der Schüsselwand mit einem Spatel nach unten zu schieben. Die Sauce hält sich in einem luftdicht verschlossenen Behälter im Kühlschrank bis zu 3 Tage.

ANMERKUNG

- Pesto schmeckt ausgezeichnet zu gegrilltem oder gebratenem Fisch oder Hähnchenfleisch oder auch vermischt mit »Nudeln« aus Zucchini oder Spaghettikürbis.

Pico de Gallo (Salsa Fresca)

VORBEREITUNGSZEIT: 15 MINUTEN | ERGIBT: 8 PORTIONEN À 60 ML (480 ML)

8 Romatomaten, entkernt und fein gehackt

1 rote Zwiebel, fein gehackt

1 kleine Jalapeño-Chilischote, die Samen entfernt und fein gehackt (bei der Verarbeitung Einmal-Handschuhe tragen)

4 EL grob gehacktes Koriandergrün

1–2 EL frisch gepresster Limettensaft

Die Tomaten, die Zwiebel, die Jalapeño, das Koriandergrün und den Limettensaft in einer großen Schüssel vermischen. Diese Sauce hält sich in einem fest verschlossenen Behälter im Kühlschrank bis zu 5 Tage.

ANMERKUNGEN

- Eine Portion dieser Salsa beträgt in der Regel 60 ml, man kann von ihr aber so viel essen, wie man mag, weil sie nur aus Gemüse und Gewürzen zubereitet wird.
- Diese Salsa kann im Voraus zubereitet und im Kühlschrank aufbewahrt werden.
- Pico de Gallo ist sehr aromatisch und passt hervorragend zu geröstetem, gegrilltem oder kurz gebratenem Fleisch, Geflügel, Fisch und Meeresfrüchten oder auch zu Eiern.

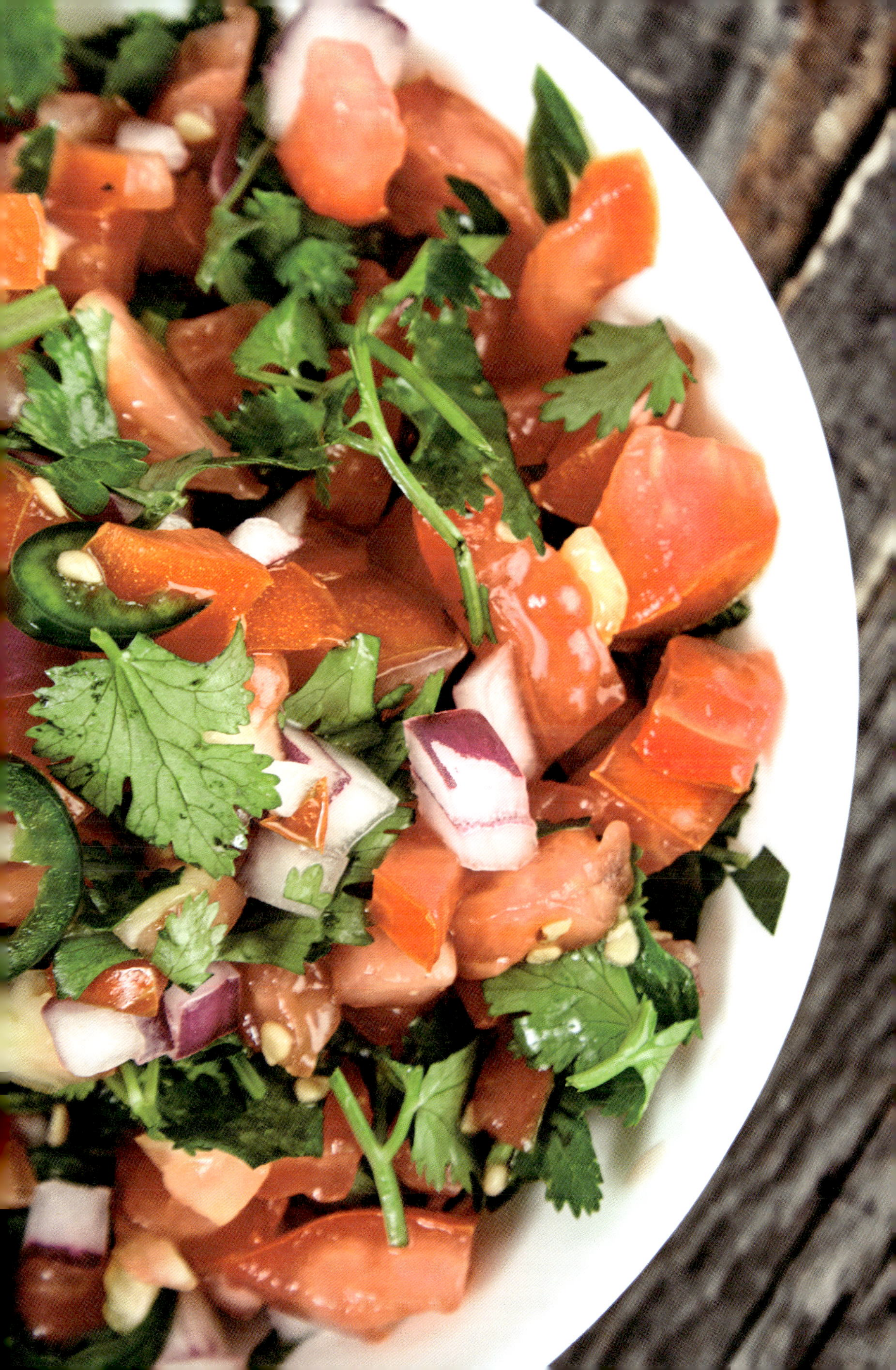

Cremige Chimichurri-Sauce

VORBEREITUNGSZEIT: 5 MINUTEN | ERGIBT: 8 PORTIONEN À 1 EL (250 ML)

- ½ Avocado, geschält und Kern entfernt
- 1 EL frisch gepresster Zitronensaft
- ½ TL Zitronenschale
- 1 ½ EL Rotweinessig
- 2 Knoblauchzehen
- ½ TL Sel gris oder rosafarbenes Himalaya-Salz
- ⅛ TL frisch gemahlener schwarzer Pfeffer
- ⅛ TL rote Paprikaflocken
- ¼ TL gemahlener Kreuzkümmel
- 8 EL frische Petersilie
- 8 EL frisches Koriandergrün

Die Avocado, den Zitronensaft, die Zitronenschale, den Essig, den Knoblauch, das Salz, den schwarzen Pfeffer, die Paprikaflocken und den Kreuzkümmel in eine Küchenmaschine oder in einen Standmixer geben und glatt pürieren, dabei den Püriervorgang einige Male unterbrechen, um die Mischung von der Schüsselwand mit einem Spatel nach unten zu schieben. Die Petersilie und das Koriandergrün zugeben und grob zerkleinern. Die Sauce hält sich in einem luftdicht verschlossenen Behälter im Kühlschrank bis zu 5 Tage.

ANMERKUNGEN

- Wenn Sie kein Fan von Koriandergrün sind, können Sie nur Petersilie oder weniger Koriandergrün, dafür aber mehr Petersilie verwenden. Diese Sauce schmeckt ausgezeichnet zu gegrilltem Fleisch, ist aber auch zu jedem anderen Fleisch, vor allem Lammfleisch, sehr lecker.
- Chimichurri ist eine aromatische argentinische Kräutersauce, die traditionell zu gegrilltem Rindfleisch gereicht und mit Olivenöl zubereitet wird. Wird das Öl durch Avocadofruchtfleisch ersetzt, ändert das zwar nichts am Geschmack, aber die Portion wird größer und sorgt damit für mehr Aroma.

Geröstete Paprikasauce

VORBEREITUNGSZEIT: 5 MINUTEN | ERGIBT: 4 PORTIONEN À 60 ML (240 ML)

- 2 Gläser (à 340 g) geröstete Paprikaschoten (zucker- und dextrosefrei) oder 450 g Paprikaschoten, abgetropft (siehe Anmerkungen)
- 1 Knoblauchzehe
- ½ TL frisch gepresster Zitronensaft
- ¼ TL ungarisches (scharfes) Paprikapulver
- ¼ TL Sel gris oder rosafarbenes Himalaya-Salz
- ⅛ TL frisch gemahlener schwarzer Pfeffer
- 60 ml Vollfett-Kokosmilch

Die gerösteten Paprikaschoten abtropfen lassen und mit Küchenpapier trocken tupfen. Die gerösteten Paprika, den Knoblauch, den Zitronensaft, das Paprikapulver, das Salz, den schwarzen Pfeffer und die Kokosmilch in einer Küchenmaschine oder in einem Standmixer glatt pürieren, dabei den Püriervorgang einige Male unterbrechen, um die Mischung von der Schüsselwand mit einem Spatel nach unten zu schieben. Die Sauce hält sich in einem luftdicht verschlossenen Behälter im Kühlschrank bis zu 7 Tage.

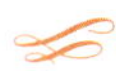

ANMERKUNGEN

- Ein Glas Paprikaschoten mit einem Nettogewicht von 340 g ergibt ein Abtropfgewicht von etwa 230 g. Als Grundregel gilt: Der Inhalt des Glases besteht zu etwa einem Drittel aus Wasser und zu zwei Dritteln aus Paprikaschoten. Auf den Etiketten ist häufig auch das Abtropfgewicht vermerkt.
- Diese Sauce schmeckt fantastisch zu gegrilltem oder kurz gebratenem Fisch oder Hähnchenfleisch.

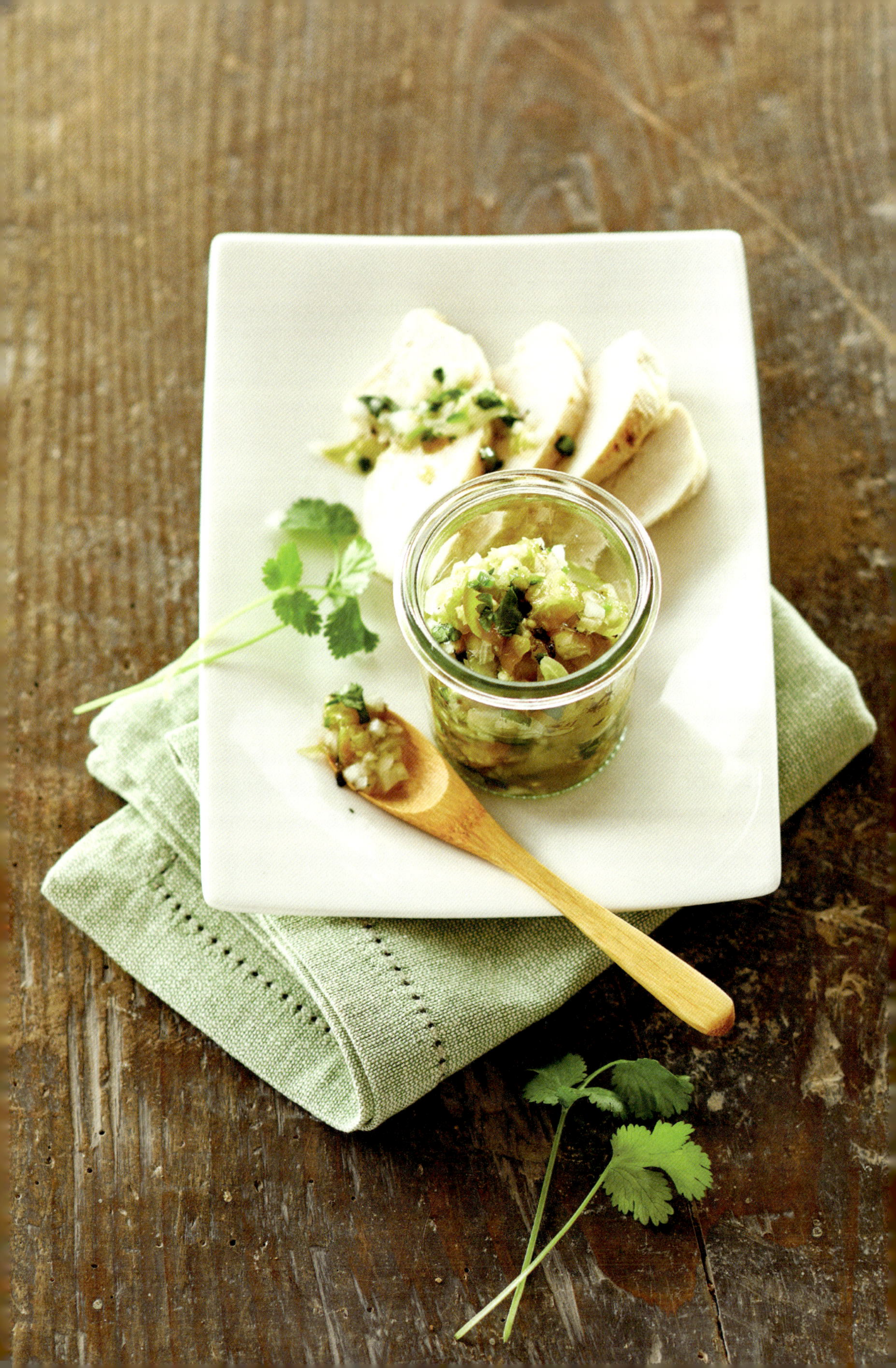

Geröstete Salsa verde (Grüne Tomatillo-Salsa)

VORBEREITUNGSZEIT: 5 MINUTEN | GARZEIT: 10 MINUTEN | ERGIBT: 250 ML

5–6 mittelgroße Tomatillos, papierne Hülle entfernt und abgespült

½ Serrano-Chilischote oder Jalapeño-Chilischote, die Samen entfernt (bei der Verarbeitung Einmal-Handschuhe tragen)

1 TL frisch gepresster Limettensaft

2 EL fein gehackte Zwiebel

3 EL fein gehackter frischer Koriander

⅛ TL Sel gris oder rosafarbenes Himalaya-Salz (nach Belieben)

Den Grill vorheizen. Die Tomatillos und die Chilischote auf einem Backblech 4 bis 5 Minuten rösten, bis sie dunkel und stellenweise verkohlt sind. Wenden und die andere Seite 3 bis 4 Minuten rösten, bis die Tomatillos und die Chilischote Blasen haben und geschwärzt sind.

Die Tomatillos und Chilischote mit den Garsäften vom Backblech und dem Limettensaft in einem Standmixer oder in einer Küchenmaschine mit 2–3 EL Wasser grob pürieren. Die Zwiebel und den Koriander per Hand einrühren und abschmecken. Gegebenenfalls noch etwas Limettensaft zugeben. Das Salz, falls verwendet, erst nach dem Abschmecken hinzufügen.

Hält sich in einem fest verschlossenen Behälter bis zu 5 Tage im Kühlschrank.

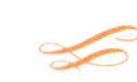

ANMERKUNGEN

- Von dieser Salsa kann man so viel essen, wie man mag, weil sie nur aus Gemüse und Gewürzen zubereitet wird.
- Geröstete Salsa verde ist sehr geschmacksintensiv und passt hervorragend zu geröstetem, gegrilltem oder kurz gebratenem Fleisch, Geflügel, Fisch und Meeresfrüchten oder auch zu Eiern.

Santa-Fe-Sauce

VORBEREITUNGSZEIT: 5 MINUTEN | ERGIBT: 15–16 PORTIONEN À 60 ML (ETWA 1 L)

- 1 TL Ghee
- 1 Zwiebel, gehackt
- 1 grüne Paprikaschote, gehackt
- 1 Dose (à 800 g) Pizzatomaten (siehe Anmerkungen)
- 2 Knoblauchzehen, fein zerkleinert
- 1 TL Adobo-Sauce aus einer Dose Chipotle-Chilischoten in Adobo-Sauce
- 2 TL gemahlener Kreuzkümmel
- 1 TL Sel gris oder rosafarbenes Himalaya-Salz
- 1 Prise Cayennepfeffer
- 2 EL fein gehacktes Koriandergrün

Das Ghee in einer tiefen Pfanne auf mittlerer bis hoher Stufe erhitzen. Die Zwiebel darin 5–7 Minuten glasig schwitzen. Die Paprikaschote zugeben und 5 Minuten weitergaren. Die Tomaten, den Knoblauch, die Adobo-Sauce, den Kreuzkümmel, das Salz und den Cayennepfeffer zugeben und zum Köcheln bringen. Die Hitzezufuhr auf eine niedrige Stufe reduzieren und unter gelegentlichem Umrühren, um die Tomaten zu zerkleinern, etwa 20 Minuten köcheln lassen. Abschmecken, gegebenenfalls nachwürzen und das Koriandergrün einrühren. Diese Sauce hält sich in einem fest verschlossenen Behälter bis zu 5 Tage im Kühlschrank.

Will man diese Sauce zum Kochen verwenden, muss man sie eventuell mit Knochenbrühe aus Hähnchenfleisch oder Fisch oder mit Wasser verdünnen. Etwa 125 ml Brühe oder Wasser auf 500 ml Santa-Fe-Sauce sollten die richtige Konsistenz zum Kochen ergeben.

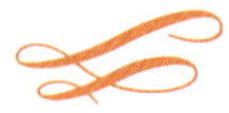

ANMERKUNGEN

- Feuergeröstete Tomaten sind über das Internet von der Firma Muir Glen Organics erhältlich.
- Anders als die Rauchige Chipotle-Salsa (Seite 251) wird die Santa-Fe-Sauce warm serviert und schmeckt ausgezeichnet zu geröstetem, gegrilltem oder gebratenem Fleisch, Geflügel, Fisch und Meeresfrüchten sowie zu Eiern.
- Von dieser Salsa kann man so viel essen, wie man mag, weil sie nur aus Gemüse und Gewürzen zubereitet wird.

VARIATIONEN

- ***Als Kochsauce für Hähnchenfleisch:*** 500 ml Santa-Fe-Sauce in einer großen tiefen Pfanne auf mittlerer bis hoher Stufe zum Köcheln bringen. Wenn die Sauce zu dickflüssig erscheint, etwa 125 ml Hühnerknochenbrühe (Seite 81) oder Wasser zugeben. Die Hitzezufuhr auf eine mittlere Stufe reduzieren, 4 Teile Hähnchenfleisch zugeben und etwa 20 Minuten köcheln lassen, bis ein in die dickste Stelle eingestochenes Bratenthermometer 74 °C (ohne Knochen) oder 76 °C (mit Knochen) anzeigt und der Fleischsaft klar heraustritt. Schmeckt hervorragend mit Blumenkohlreis (Seite 198).
- ***Als Kochsauce für Fisch:*** 500 ml Santa-Fe-Sauce in einer großen tiefen Pfanne auf mittlerer bis hoher Stufe zum Köcheln bringen. Wenn die Sauce zu dickflüssig erscheint, etwa 125 ml Hühnerknochenbrühe oder Fischknochenbrühe (Seite 85) oder Wasser zugeben. Die Hitzezufuhr auf eine mittlere Stufe reduzieren und 4 Teile Weißfisch (zum Beispiel Kabeljau, Buntbarsch usw.) zugeben und je nach Größe und Dicke des Fischs 7–12 Minuten köcheln lassen, oder bis sich der Fisch leicht zerteilen lässt (siehe die Anmerkung zu Gebackenem Lachs mit Gremolata auf Seite 161). Schmeckt hervorragend mit Blumenkohlreis (Seite 198).

Rauchige Chipotle-Salsa

VORBEREITUNGSZEIT: 10 MINUTEN | ERGIBT: 180–250 ML

3 Romatomaten, entkernt und geviertelt

½ Zwiebel, in Spalten geschnitten

2 Knoblauchzehen

12 Jalapeño-Chilischoten, die Samen entfernt und gehackt (bei der Verarbeitung Einmal-Handschuhe tragen)

4 EL frisches Koriandergrün

1 Dose (à 800 g) Pizzatomaten (siehe Anmerkungen)

1 TL Chipotle-Chilischote in Adobo-Sauce + 2 TL Adobo-Sauce

1 TL Sel gris oder rosafarbenes Himalaya-Salz

½ TL gemahlener Kreuzkümmel

3 TL frisch gepresster Limettensaft

Die Romatomaten, die Zwiebel, den Knoblauch, die Jalapeño und das Koriandergrün in eine Küchenmaschine oder in einen Hochleistungsmixer geben und gleichmäßig zerkleinern. Die Tomaten aus der Dose, die Chipotle und die Adobo-Sauce, das Salz, den Kreuzkümmel und den Limettensaft zugeben. 2- oder 3-mal den Intervallschalter betätigen, um alles gründlich zu vermischen. Abschmecken und bei Bedarf nachwürzen. Weitere Chipotle zugeben, wenn Sie es extrawürzig mögen. Die Salsa hält sich in einem fest verschlossenen Behälter bis zu 5 Tage im Kühlschrank.

ANMERKUNGEN

- Feuergeröstete Tomaten sind über das Internet von der Firma Muir Glen Organics erhältlich.
- Von dieser Salsa kann man so viel essen, wie man mag, weil sie nur aus Gemüse und Gewürzen zubereitet wird.
- Rauchige Chipotle-Salsa passt hervorragend zu geröstetem, gegrilltem oder kurz gebratenem Fleisch, Geflügel, Fisch und Meeresfrüchten oder auch zu Eiern.

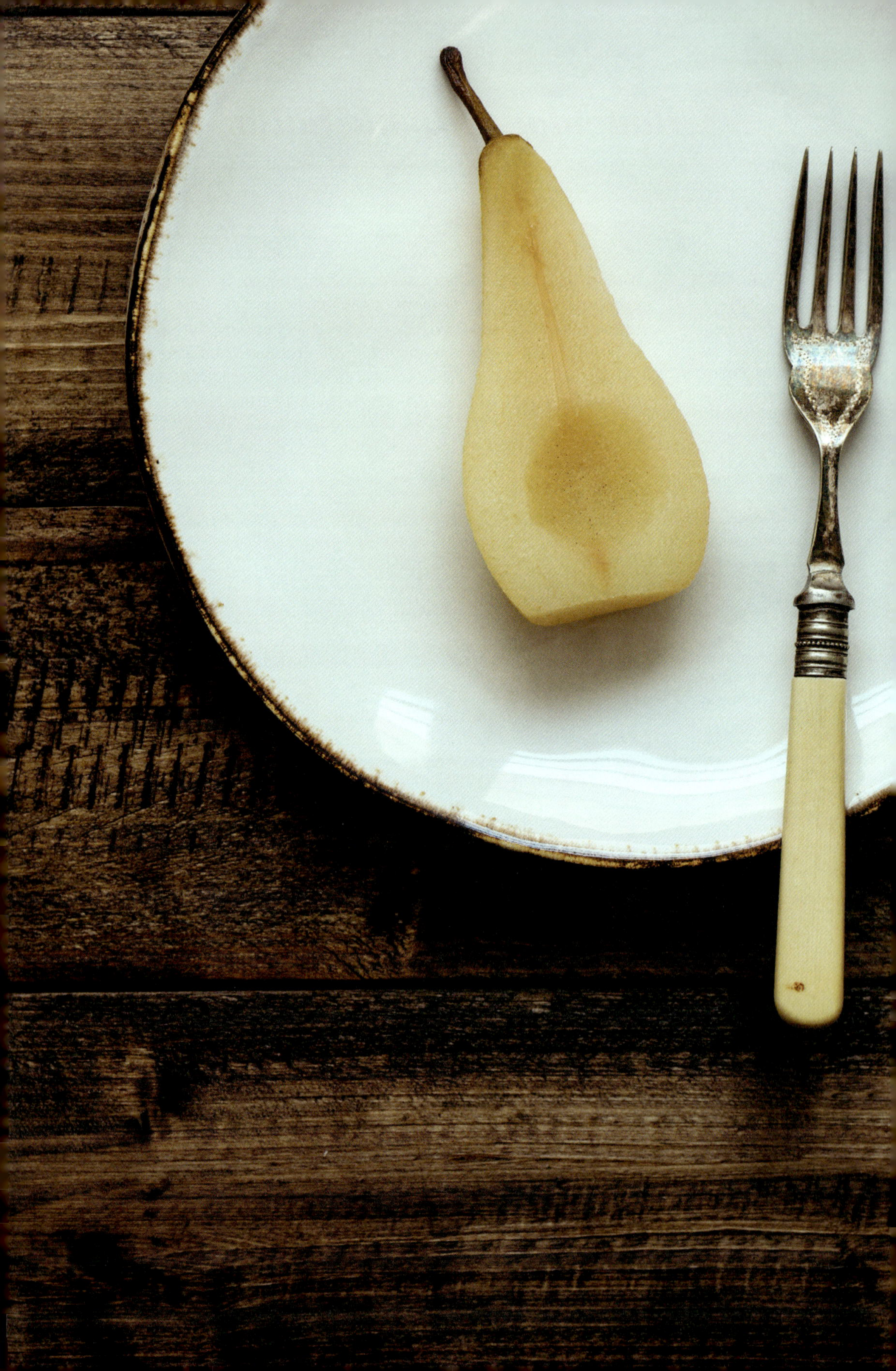

Pochierte Birnen

VORBEREITUNGSZEIT: 10 MINUTEN | GARZEIT: 30 MINUTEN | ERGIBT: 4 PORTIONEN

2 feste Birnen

125 ml Wasser

1 TL Vanilleextrakt, ersatzweise gemahlene Vanille oder ausgekratztes Mark einer Vanilleschote oder Mandelextrakt

1 Prise Ihres bevorzugten Gewürzes: Geriebene Muskatnuss, Ingwer oder Zimt (nach Belieben)

Die Birnen schälen, halbieren und das Kerngehäuse entfernen. Mit dem Wasser und der Schnittfläche nach oben in einen Topf geben. Die Vanille oder den Mandelextrakt zugeben. Dann die Gewürze zugeben, falls verwendet. Den Deckel auflegen und auf mittlerer bis hoher Stufe erhitzen, bis das Wasser köchelt. Die Hitzezufuhr auf eine niedrige Stufe reduzieren und 10–15 Minuten köcheln lassen, bis die Birnen weich sind.

Den Pochiersud über die Birnen träufeln und servieren.

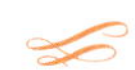

ANMERKUNG

- Sehr feste Birnen sind besser zum Pochieren geeignet. Meine bevorzugte Sorte sind Boscs-Flaschenbirnen. Die Sorten Comice und Bartlett sind zu weich und zerfallen beim Pochieren.

Erdbeeren mit Crema di Balsamico

VORBEREITUNGSZEIT: 5 MINUTEN | GARZEIT: 10 MINUTEN | ERGIBT: 4 PORTIONEN

- 60 ml Balsamessig
- 450 g frische Erdbeeren
- 1 Prise frisch gemahlener schwarzer Pfeffer (nach Belieben)

Den Essig in einem kleinen Topf auf mittlerer bis niedriger Stufe erhitzen, bis er auf die Hälfte eingedickt ist. In der Zwischenzeit die Erdbeeren waschen, Stielansatz und Blätter entfernen und halbieren. In eine mittelgroße Schüssel geben. Den eingedickten Essig etwa 5 Minuten abkühlen lassen und über die Beeren gießen. Dann den schwarzen Pfeffer zugeben, falls verwendet.

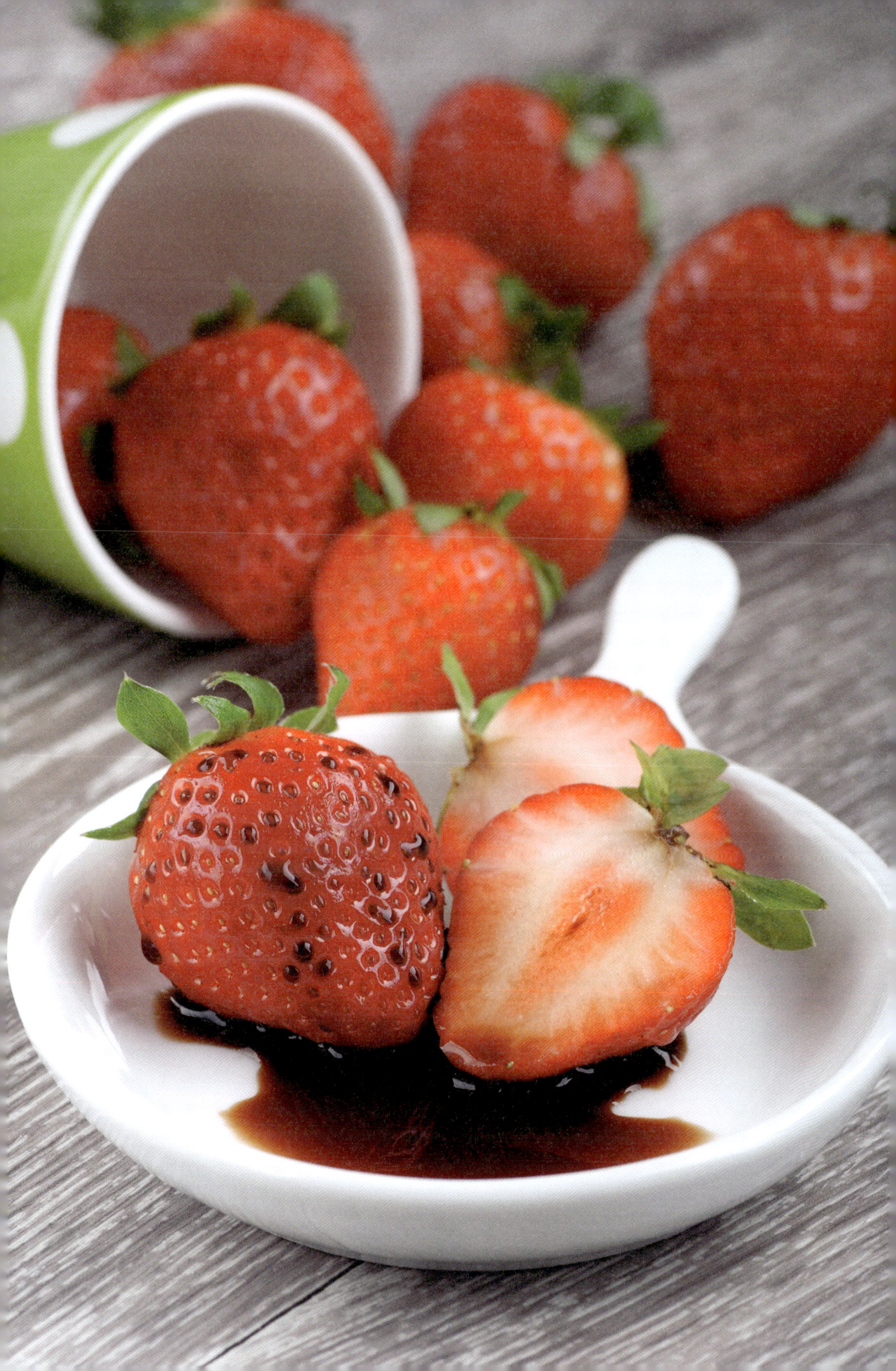

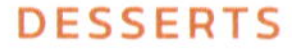

Bratäpfel

VORBEREITUNGSZEIT: 5 MINUTEN | GARZEIT: 30 MINUTEN | ERGIBT: 4 PORTIONEN

2-Bio-Äpfel (säuerliche Sorte, z. B. Boskop)

1 oder mehr TL gemahlener Zimt

1 Prise frisch geriebene Muskatnuss

1 Prise gemahlener Ingwer

Einen Ofenrost in die Mitte des Backofens schieben. Den Backofen auf 180 °C vorheizen.

Die Äpfel waschen und das Kerngehäuse entfernen. In eine Backform geben und den Zimt, die Muskatnuss und den Ingwer darüber streuen. Die Backform etwa 1,2 cm hoch mit Wasser füllen. Abdecken und 30 Minuten backen, dann prüfen, ob sie gar sind. Die Äpfel sollten weich sein, wenn man mit einem Messer hineinsticht. Sind sie noch nicht mürbe genug, zurück in den Backofen schieben und dann alle 5 Minuten prüfen. Die Backzeit variiert je nach Größe und Sorte der Äpfel.

Den Backsaft über die Äpfel träufeln und servieren.

Bratapfel-Shake

VORBEREITUNGSZEIT: 5 MINUTEN | ERGIBT: 1 PORTION

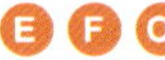

- 1 kleiner Apfel
- ¼ TL gemahlener Zimt
- 1 Prise frisch geriebene Muskatnuss
- 2 EL Wasser
- 1 Messlöffel SLIM Vanille-Proteinpulver oder von Dr. Petrucci zugelassenes Proteinpulver (siehe Anmerkung)
- 250 ml ungesüßte Mandelmilch
- 80 ml Vollfett-Kokosmilch
- 1 TL reiner Vanilleextrakt
- 1 EL gemahlene Leinsamen (nach Belieben)
- 1 EL Chiasamen (nach Belieben)
- 1 Handvoll Eiswürfel (nach Belieben)

Den Apfel in Scheiben schneiden, die Kerne entfernen und in eine mikrowellengeeignete Schüssel geben. Den Zimt und die Muskatnuss darüber streuen. Das Wasser zugeben und etwa 3 Minuten auf hoher Stufe in der Mikrowelle erhitzen.

Die Apfelmischung, das Proteinpulver, die Mandelmilch, die Kokosmilch und die Vanille in einen Standmixer geben. Nach Belieben die Leinsamen, die Chiasamen und das Eis zugeben. Alles zu einem glatten, cremigen Shake verarbeiten. Zusätzlichen Zimt und Muskatnuss darüber streuen.

ANMERKUNG

- Lesen Sie Dr. Petrucccis Liste der zugelassenen Proteinpulver auf bonebrothdietbook.com/resources (auf Englisch).

Erdbeer-Shake

VORBEREITUNGSZEIT: 3 MINUTEN | ERGIBT: 1 PORTION

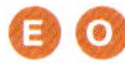

1 Messlöffel SLIM Vanille-Proteinpulver oder von Dr. Petrucci zugelassenes Proteinpulver (siehe Anmerkung, Seite 257)

250 ml ungesüßte Mandelmilch

1 Handvoll frische oder tiefgekühlte Erdbeeren (etwa 70 g)

½–1 TL reiner Vanilleextrakt

1 EL gemahlene Leinsamen (nach Belieben)

1 EL Chiasamen (nach Belieben)

1 Handvoll Eiswürfel (nach Belieben)

Das Proteinpulver, die Mandelmilch, die Erdbeeren und die Vanille in einen Standmixer geben. Nach Belieben die Leinsamen, die Chiasamen und das Eis zugeben. Alles zu einem glatten, cremigen Shake verarbeiten.

Blaugrüner Shake

VORBEREITUNGSZEIT: 3 MINUTEN | ERGIBT: 1 PORTION

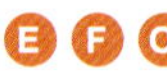

1 Messlöffel SLIM Vanille-Proteinpulver oder von Dr. Petrucci zugelassenes Proteinpulver (siehe Anmerkung, Seite 257)

250 ml ungesüßte Mandelmilch

1 Handvoll Heidelbeeren (etwa 100 g)

50 g frischer Spinat

½ Avocado, geschält und Kern entfernt

½–1 TL reiner Vanilleextrakt

1 EL gemahlene Leinsamen (nach Belieben)

1 EL Chiasamen (nach Belieben)

1 Handvoll Eiswürfel (nach Belieben)

Das Proteinpulver, die Mandelmilch, die Heidelbeeren, den Spinat, die Avocado und die Vanille in einen Standmixer geben. Nach Belieben die Leinsamen, die Chiasamen und das Eis zugeben. Alles zu einem glatten, cremigen Shake verarbeiten.

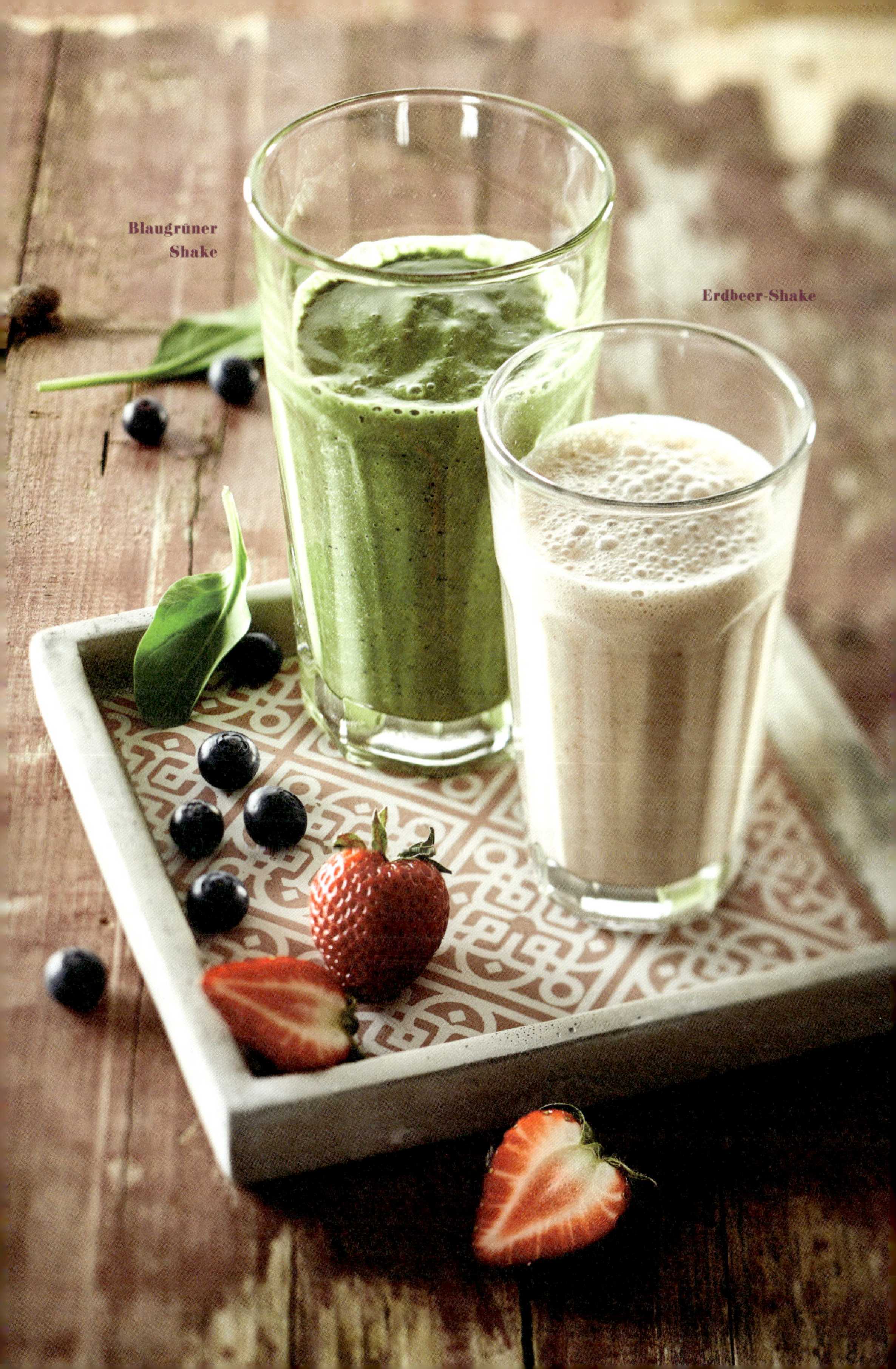
Blaugrüner Shake
Erdbeer-Shake

Grüner Göttinnen-Shake

VORBEREITUNGSZEIT: 2 MINUTEN | ERGIBT: 1 PORTION

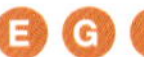

1 Messlöffel SLIM Vanille-Proteinpulver oder zugelassenes Proteinpulver (siehe Anmerkung Seite 257)

250 ml ungesüßte Mandelmilch

50 g frischer Spinat

½ Avocado, geschält und Kern entfernt

¼ TL reiner Vanilleextrakt

1 EL gemahlene Leinsamen (nach Belieben)

1 EL Chiasamen (nach Belieben)

1 Handvoll Eiswürfel (nach Belieben)

Das Proteinpulver, die Mandelmilch, den Spinat, die Avocado und die Vanille in einen Standmixer geben. Nach Belieben die Leinsamen, die Chiasamen und das Eis zugeben. Alles zu einem glatten, cremigen Shake verarbeiten.

Erinnern Sie sich, dass ich Sie in Kapitel 3 darüber informiert habe, wie unglaublich heilsam Gelatine für den Darm ist? Und über ihre Wirkung als Faltenkiller? Zusätzlich zu der Gelatine, die uns die Knochenbrühe liefert, gibt es die Möglichkeit, gekaufte Gelatine zu verwenden. Sie ist ein derart wirksames schlank machendes, heilendes und verschönerndes Nahrungsmittel, dass ich Rezepten mit Gelatine einen eigenen Abschnitt gewidmet habe.

Lachs-Mousse

VORBEREITUNGSZEIT: 15 MINUTEN | GARZEIT: 5 MINUTEN | ERGIBT: 9 PORTIONEN

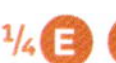

- 300 ml Hühnerknochenbrühe (Seite 81) oder Fischknochenbrühe (Seite 85), aufgeteilt
- 1 EL geschmacksneutrale Gelatine von Rindern aus Weidehaltung, zum Beispiel Great Lakes Gelatine
- 250 ml Kokosmilch
- 2 EL Hausgemachte Mayonnaise (Seite 232)
- 1 EL fein gehackter Stangensellerie
- 1 EL fein gehackte Zwiebel
- 1 EL frisch gepresster Zitronensaft
- 1 EL fein gehackter frischer Dill
- 1 TL Zitronenschale
- 1 TL geräuchertes Paprikapulver
- 1 Prise Cayennepfeffer
- ½ TL Sel gris oder rosafarbenes Himalaya-Salz
- ¼ TL frisch gemahlener schwarzer Pfeffer
- 1 Dose (210 g) Rotlachs, abgetropft und fein zerteilt

60 ml Brühe in eine kleine Schüssel geben. Die Gelatine in die Brühe streuen und etwa 1 Minute weich werden lassen. Weitere 125 ml Brühe in einem mittelgroßen Topf zum Kochen bringen, die Gelatinemischung zugeben und unter Rühren vollständig auflösen. Von der Kochstelle nehmen und auf Zimmertemperatur abkühlen lassen.

Die Kokosmilch, die Mayonnaise, den Sellerie, die Zwiebel, den Zitronensaft, den Dill, die Zitronenschale, das Paprikapulver, den Cayennepfeffer, das Salz, den schwarzen Pfeffer und die restlichen 125 ml Brühe in die Gelatinemischung geben. Vorsichtig den Lachs unterheben und alles in eine kleine Kastenform geben. Etwa 3 Stunden in den Kühlschrank stellen, bis sich die Mischung gesetzt hat.

Als Dip mit Sellerie, Karotten, Yambohnenwurzelscheiben, Zucchinistiften usw. servieren oder auf einem Salatbett anrichten.

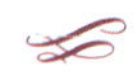

VARIATION

- Der Lachs kann durch Krebsfleisch oder Garnelen ersetzt werden.

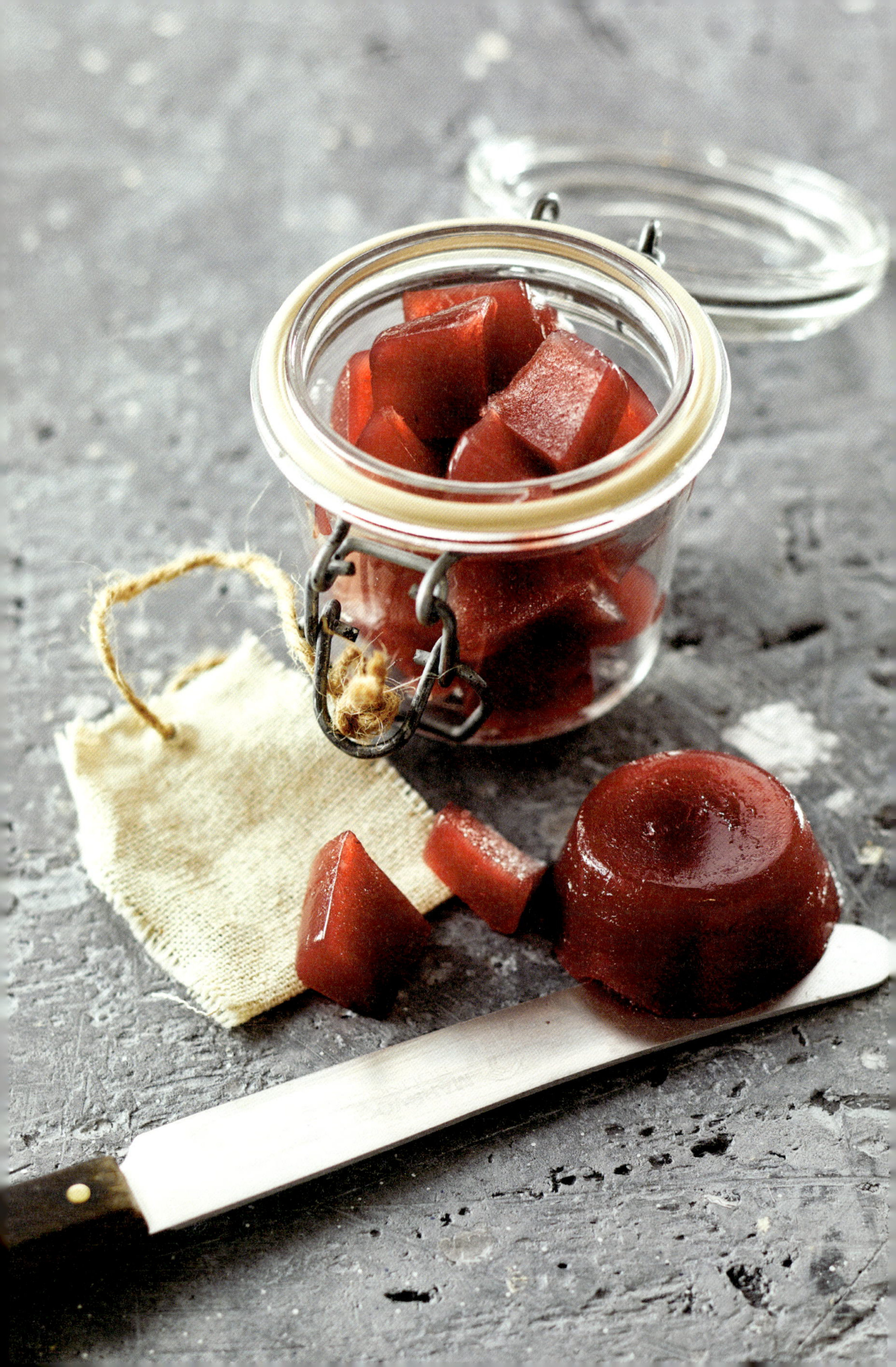

Süße Schwarzkirsch-Fruchtgummis

VORBEREITUNGSZEIT: 5 MINUTEN | GARZEIT: 3 MINUTEN
ERGIBT: 10 PORTIONEN À 2 ½ STÜCK

- ¼–½ TL Kokosöl oder Kokosöl-Spray
- 180 ml kaltes Wasser
- 4 EL geschmacksneutrale Gelatine von Rindern aus Weidehaltung, zum Beispiel Great Lakes Gelatine
- 125 ml ungesüßter Apfelsaft
- 250 ml Hühnerknochenbrühe (Seite 81)
- 300 g frische oder tiefgekühlte Schwarzkirschen, entsteint und püriert

Ein Muffinblech mit 24 Mini-Muffinmulden leicht mit dem Öl einpinseln oder einsprühen.

Das Wasser in eine kleine Schüssel geben. Die Gelatine in das Wasser geben und etwa 1 Minute lang weich werden lassen.

Den Apfelsaft und die Brühe in einem mittelgroßen Topf auf mittlerer bis hoher Stufe erhitzen. In den köchelnden Saft die Gelatinemischung geben und unter Rühren vollständig auflösen. Den Topf von der Kochstelle nehmen und die pürierten Kirschen einrühren. In die vorbereiteten Muffin-Mulden gießen und 3 Stunden oder länger in den Kühlschrank stellen, bis die Fruchtgummis fest sind.

Mit einem Messer vorsichtig am Rand der Mulden entlangfahren und die Fruchtgummis aus den Mulden lösen.

Pannacotta mit Balsamico-Erdbeeren

VORBEREITUNGSZEIT: 5 MINUTEN | GARZEIT: 3 MINUTEN | ERGIBT: 10 PORTIONEN

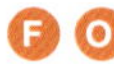

PANNACOTTA

125 ml kaltes Wasser

2 EL geschmacksneutrale Gelatine von Rindern aus Weidehaltung, zum Beispiel Great Lakes Gelatine

60 ml ungesüßter Apfelsaft

2 Dosen (à 400 g) Vollfett-Kokosmilch

2 TL reiner Vanilleextrakt oder mehr

ERDBEEREN

etwa 450 g frische Erdbeeren

2–3 EL Balsamessig

Für die Pannacotta: Das Wasser in eine kleine Schüssel geben. Die Gelatine in das Wasser geben und etwa 1 Minute lang weich werden lassen.

Den Apfelsaft in einem mittelgroßen Topf auf mittlerer bis hoher Stufe erhitzen. In den köchelnden Saft die Gelatinemischung geben und unter Rühren vollständig auflösen. Den Topf von der Kochstelle nehmen und die Kokosmilch sowie die Vanille einrühren. In 10 Auflaufförmchen oder Puddingförmchen gießen und 3 Stunden oder länger in den Kühlschrank stellen, bis die Pannacotta fest ist.

Für die Erdbeeren: Die Erdbeeren waschen, den Stielansatz abschneiden, die Beeren in Scheiben schneiden und in eine mittelgroße Schüssel geben. Den Essig über die Beeren gießen, vermengen und 5 Minuten ruhen lassen. In den Kühlschrank stellen, falls sie nicht sofort verzehrt werden.

Zum Servieren mit einem Messer am Rand der Auflaufförmchen entlangfahren und die Pannacotta auf kleine Teller stürzen. Die Beerenmischung darauf verteilen.

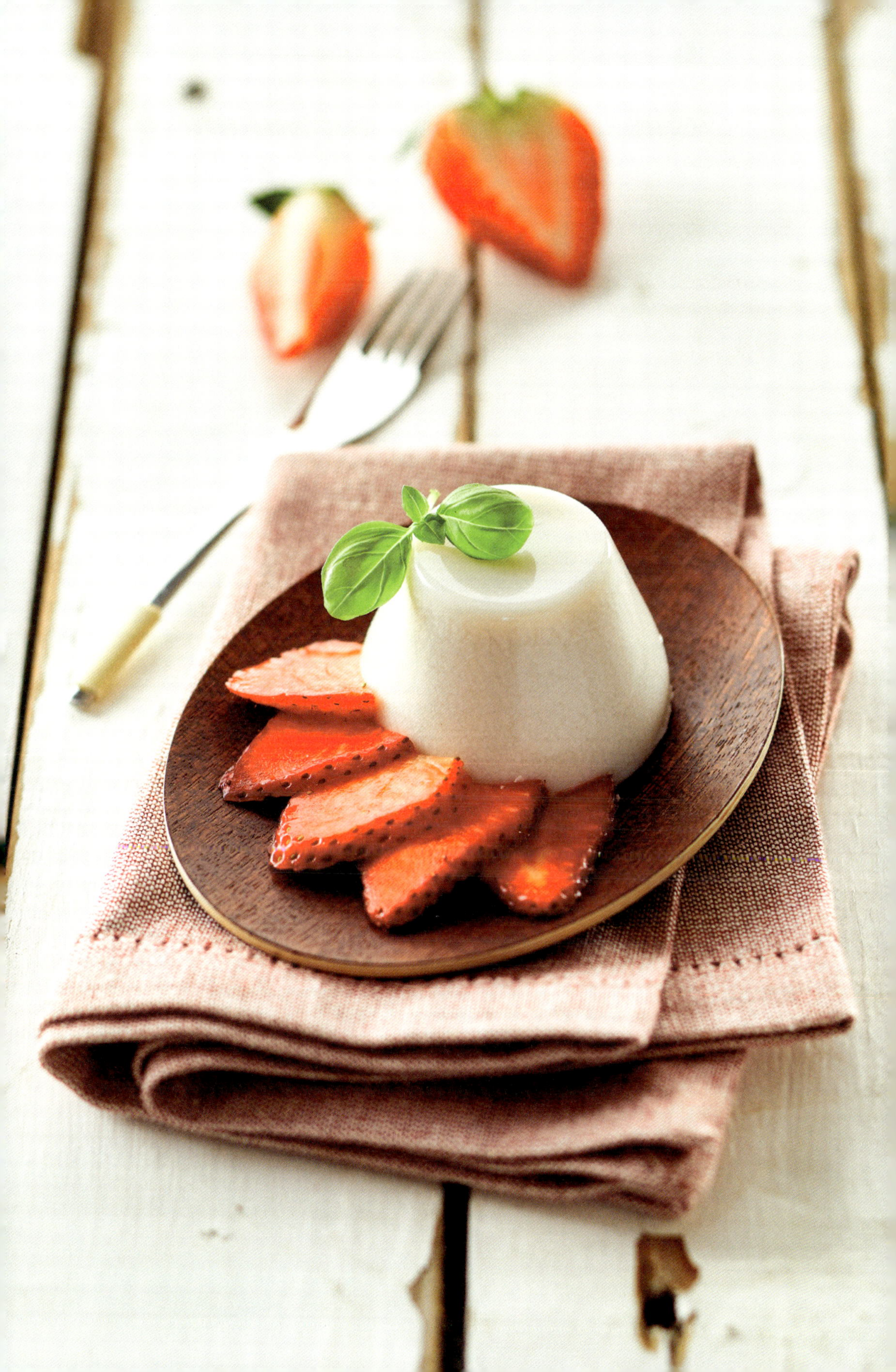

Gelierte Gazpacho auf Salatbett

VORBEREITUNGSZEIT: 10 MINUTEN | GARZEIT: 3 MINUTEN | ERGIBT: 8 PORTIONEN

¼–½ TL Kokosöl oder Kokosöl-Spray

625 ml Hühnerknochenbrühe (Seite 81), aufgeteilt

2 EL geschmacksneutrale Gelatine von Rindern aus Weidehaltung, zum Beispiel Great Lakes Gelatine

240 g Romatomaten, entkernt und fein gehackt

1 mittelgroße Avocado, fein gehackt

70 g Schlangengurke, fein gehackt

80 g rote Zwiebeln, fein gehackt

40 g rote Paprikaschote, fein gehackt

1 kleine Jalapeño-Chilischote, die Samen entfernt und fein gehackt (bei der Verarbeitung Einmal-Handschuhe tragen)

1 Knoblauchzehe

2 EL gehacktes frisches Koriandergrün

1 EL frisch gepresster Limettensaft

1 TL gemahlener Kreuzkümmel

1 TL Sel gris oder rosafarbenes Himalaya-Salz

1 kleine Kastenform (Volumen: 1 l) mit dem Öl einpinseln oder einsprühen.

125 ml der Brühe in eine kleine Schüssel geben. Die Gelatine in die Brühe geben und etwa 1 Minute lang weich werden lassen. Die restlichen 500 ml Brühe in einem mittelgroßen Topf zum Köcheln bringen. Die Gelatinemischung zugeben und unter Rühren vollständig auflösen. Auf Zimmertemperatur abkühlen lassen.

Die Tomaten, die Avocado, die Gurke, die Zwiebeln, die Paprikaschote, die Jalapeño, den Knoblauch, das Koriandergrün, den Limettensaft, den Kreuzkümmel und das Salz in die Gelatinemischung rühren. In die vorbereitete Kastenform gießen und etwa 3 Stunden in den Kühlschrank stellen, bis die Mischung fest ist. Die Gazpacho aus der Form auf einen Teller stürzen. Falls sie sich nicht leicht herauslösen lässt, die Form etwa 1 Minute oder kürzer in heißes Wasser stellen.

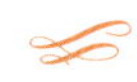

ANMERKUNG

- Auf einem Salatbett servieren.

Investieren Sie in Ihre Gesundheit

MELISSA JOULWAN IST DIE AUTORIN DES KOCHBUCHS *WELL FED: PALEO RECIPES FOR PEOPLE WHO LOVE TO EAT* UND *WELL FED 2: MORE PALEO RECIPES FOR PEOPLE WHO LOVE TO EAT* UND DIE TREIBENDE KRAFT HINTER DEM BLOG MelJoulwan.com (auf Englisch)**. DARÜBER HINAUS IST SIE AUF TWITTER UND INSTAGRAM UNTER** @meljoulwan **ZU FINDEN.**

Melissa, die als Koautorin bei den Rezepten des Bestsellers der New York Times *It Starts with Food* von Melissa Hartwig und Dallas Hartwig mitgewirkt hat, hatte selbst jahrzehntelang mit Gewichts- und Gesundheitsproblemen zu kämpfen. Sie gab ihrem Leben eine neue Wende. Im Folgenden beschreibt sie, wie sie es heute schafft, ihr wiedergefundenes Gleichgewicht nicht wieder zu verlieren.

»Mein Leben verläuft fast immer in geregelten Bahnen. Ich schlafe acht bis neun Stunden, um mich zu erholen und auf mein Hanteltraining, gelegentliche Sprints und viel Yoga und Walking vorzubereiten. Ich habe einen großen Vorrat an gesunden Nahrungsmitteln zu Hause und bereite nährstoffreiche Mahlzeiten zu, sodass mein Mann und ich jeden Tag gut und gesund essen können.

Aber dann, ganz selten, lasse ich mich gehen. Ich werde nachlässig und gebe der Versuchung nach, Eiscreme, gebuttertes Popcorn oder ein Glas eisgekühlten Prosecco zu genießen. Ich sollte außerdem erwähnen, dass ich eine Schwäche für Schlagsahne habe.

Diese Abwege sind möglich, weil ich in der übrigen Zeit in meine Gesundheit investiere. Jedes Training, jeder erholsame Schlaf, jeder Becher Knochenbrühe und jede gesunde Mahlzeit ist eine Investition, sodass ich hin und wieder etwas von meinem Konto abheben und mich mit einem Leckerbissen belohnen kann.«

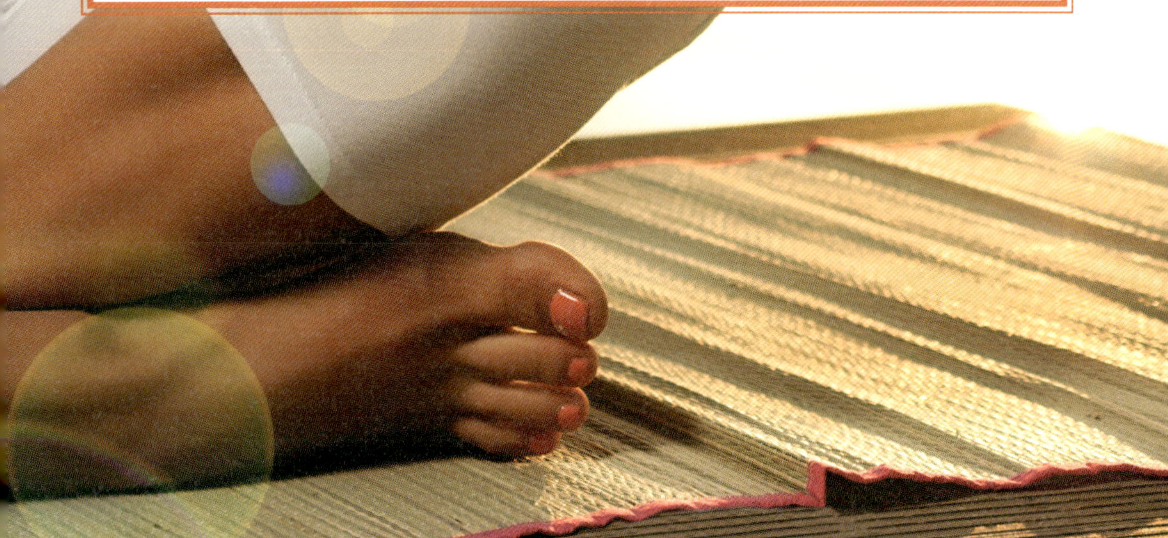

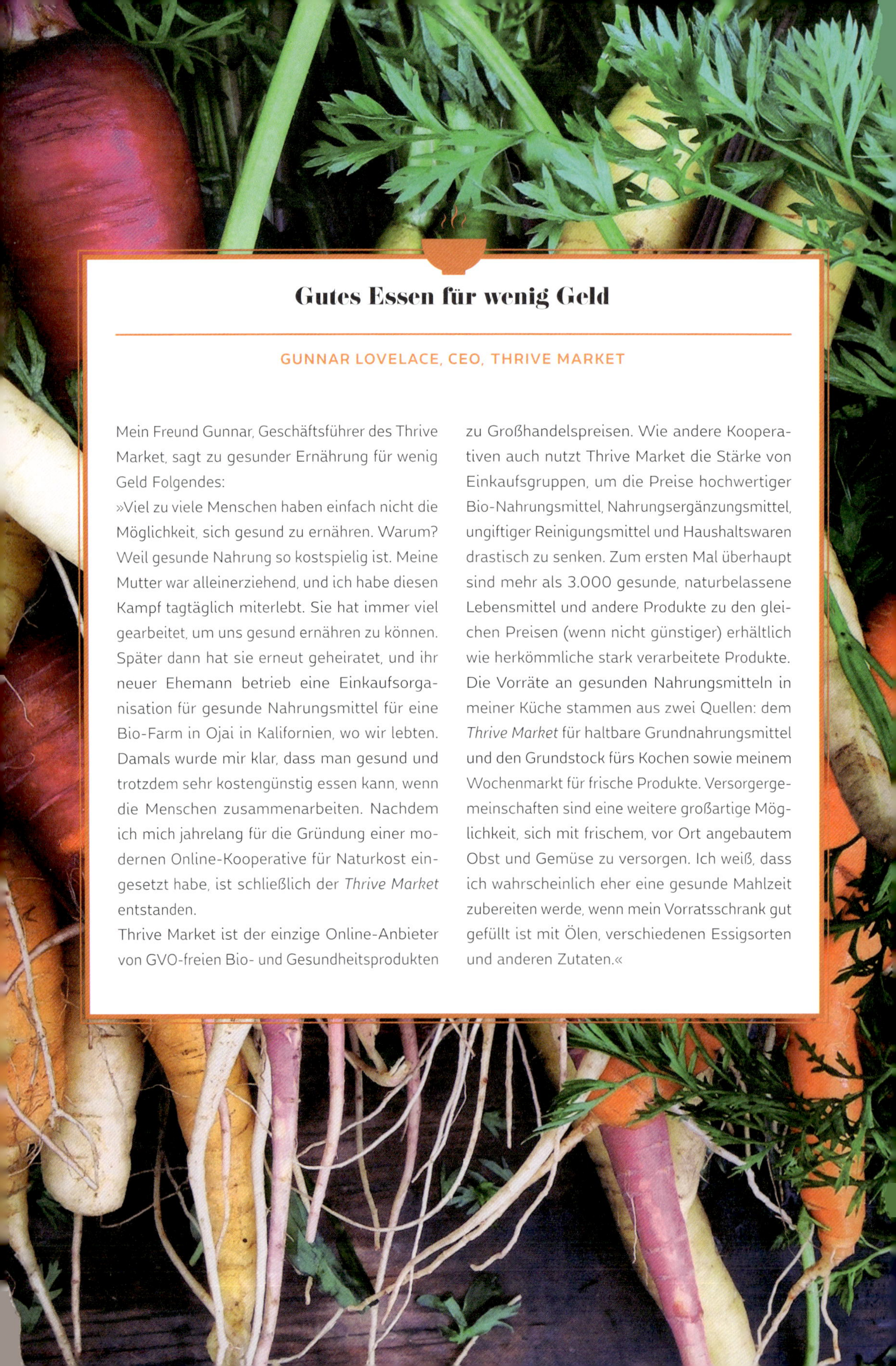

Gutes Essen für wenig Geld

GUNNAR LOVELACE, CEO, THRIVE MARKET

Mein Freund Gunnar, Geschäftsführer des Thrive Market, sagt zu gesunder Ernährung für wenig Geld Folgendes:

»Viel zu viele Menschen haben einfach nicht die Möglichkeit, sich gesund zu ernähren. Warum? Weil gesunde Nahrung so kostspielig ist. Meine Mutter war alleinerziehend, und ich habe diesen Kampf tagtäglich miterlebt. Sie hat immer viel gearbeitet, um uns gesund ernähren zu können. Später dann hat sie erneut geheiratet, und ihr neuer Ehemann betrieb eine Einkaufsorganisation für gesunde Nahrungsmittel für eine Bio-Farm in Ojai in Kalifornien, wo wir lebten. Damals wurde mir klar, dass man gesund und trotzdem sehr kostengünstig essen kann, wenn die Menschen zusammenarbeiten. Nachdem ich mich jahrelang für die Gründung einer modernen Online-Kooperative für Naturkost eingesetzt habe, ist schließlich der *Thrive Market* entstanden.

Thrive Market ist der einzige Online-Anbieter von GVO-freien Bio- und Gesundheitsprodukten zu Großhandelspreisen. Wie andere Kooperativen auch nutzt Thrive Market die Stärke von Einkaufsgruppen, um die Preise hochwertiger Bio-Nahrungsmittel, Nahrungsergänzungsmittel, ungiftiger Reinigungsmittel und Haushaltswaren drastisch zu senken. Zum ersten Mal überhaupt sind mehr als 3.000 gesunde, naturbelassene Lebensmittel und andere Produkte zu den gleichen Preisen (wenn nicht günstiger) erhältlich wie herkömmliche stark verarbeitete Produkte. Die Vorräte an gesunden Nahrungsmitteln in meiner Küche stammen aus zwei Quellen: dem *Thrive Market* für haltbare Grundnahrungsmittel und den Grundstock fürs Kochen sowie meinem Wochenmarkt für frische Produkte. Versorgergemeinschaften sind eine weitere großartige Möglichkeit, sich mit frischem, vor Ort angebautem Obst und Gemüse zu versorgen. Ich weiß, dass ich wahrscheinlich eher eine gesunde Mahlzeit zubereiten werde, wenn mein Vorratsschrank gut gefüllt ist mit Ölen, verschiedenen Essigsorten und anderen Zutaten.«

Hähnchen-Pâté

VORBEREITUNGSZEIT: 10 MINUTEN | GARZEIT: 3 MINUTEN | ERGIBT: 8 PORTIONEN

¼–½ TL Kokosöl oder Kokosöl-Spray

250 ml Hühnerknochenbrühe (Seite 81), aufgeteilt

2 EL geschmacksneutrale Gelatine von Rindern aus Weidehaltung, zum Beispiel Great Lakes Gelatine

250 ml Vollfett-Kokosmilch

1 EL Weißweinessig

280 g helles und dunkles Hähnchenfleisch, sehr fein klein geschnitten

6 Stangen Spargel, blanchiert und in feine Scheiben geschnitten

2 EL fein gehackte rote Zwiebel

40 g geröstete Paprikaschoten, in sehr kleine Stücke geschnitten

40 g Spanische Oliven, in feine Scheiben geschnitten

1 kleine Knoblauchzehe, fein zerkleinert

1 EL fein gehackter frischer Estragon oder 1 TL getrockneter

1 kleine Kastenform (Volumen: 1 l) mit dem Öl einpinseln oder einsprühen.

125 ml der Brühe in eine kleine Schüssel geben. Die Gelatine in die Brühe geben und etwa 1 Minute lang weich werden lassen. Die Kokosmilch und die restlichen 125 ml Brühe in einem mittelgroßen Topf zum Köcheln bringen. Die Gelatinemischung zugeben und unter Rühren vollständig auflösen. Auf Zimmertemperatur abkühlen lassen.

Den Essig, das Hähnchenfleisch, den Spargel, die Zwiebel, die Paprikaschoten, die Oliven, den Knoblauch und den Estragon in die Gelatinemischung rühren. In die vorbereitete Kastenform gießen und etwa 3 Stunden in den Kühlschrank stellen, bis die Mischung fest ist. Die Pâté aus der Form auf einen Teller stürzen. Falls sie sich nicht leicht herauslösen lässt, die Form etwa 1 Minute oder kürzer in heißes Wasser stellen.

ANMERKUNGEN

- Für dieses Gericht ist in Hühnerknochenbrühe gegartes Hähnchenfleisch besonders gut geeignet, weil es zarter ist. Auch pochiertes Hähnchenfleisch funktioniert gut. Es ist etwas schwieriger, Hähnchenfleisch in Scheiben zu schneiden als es klein zu schneiden, aber ich mag gern größere Stücke Fleisch. Verwenden Sie ein Sägemesser, um das Fleisch in Scheiben zu schneiden.
- Auf einem Salatbett servieren.

Pilz-Pâté

VORBEREITUNGSZEIT: 10 MINUTEN | GARZEIT: 3 MINUTEN | ERGIBT: 8 PORTIONEN

¼–½ TL Kokosöl oder Kokosöl-Spray

2 EL geschmacksneutrale Gelatine von Rindern aus Weidehaltung, zum Beispiel Great Lakes Gelatine

250 ml Rinderknochenbrühe (Seite 82), aufgeteilt

250 ml Vollfett-Kokosmilch

2 TL frischer Estragon oder 1 TL getrockneter

140 g Steinchampignons, fein zerkleinert, oder eine Kombination aus Pilzen nach Wahl (siehe Anmerkung)

2 EL fein gehackte Zwiebel

1 kleine Knoblauchzehe, fein zerkleinert

1 TL Sel gris oder rosafarbenes Himalaya-Salz

¼ TL frisch gemahlener schwarzer Pfeffer

1 kleine Kastenform (Volumen: 1 l) mit dem Öl einpinseln oder einsprühen.

125 ml der Brühe in eine kleine Schüssel geben. Die Gelatine in die Brühe geben und etwa 1 Minute lang weich werden lassen. Die Kokosmilch, den Estragon und die restlichen 125 ml Brühe in einem mittelgroßen Topf zum Köcheln bringen. Die Gelatinemischung zugeben und unter Rühren vollständig auflösen. Auf Zimmertemperatur abkühlen lassen.

Die Pilze, die Zwiebel, den Knoblauch, das Salz und den Pfeffer in die Gelatinemischung rühren. In die vorbereitete Kastenform gießen und etwa 3 Stunden in den Kühlschrank stellen, bis die Mischung fest ist. Die Pâté aus der Form auf einen Teller stürzen. Falls sie sich nicht leicht herauslösen lässt, die Form etwa 1 Minute oder kürzer in heißes Wasser stellen.

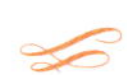

ANMERKUNG

- Es ist besser, hier Steinchampignons zu verwenden, weil sie intensiver im Geschmack sind als weiße Champignons.

KAPITEL 8

SO GELINGT'S BESTIMMT: MENÜPLÄNE UND TIPPS FÜR DAS KOCHEN AUF VORRAT

Ich gebe es ja zu: Diese Diät ist nicht so einfach zu befolgen wie all jene Programme, für die fade, vorfabrizierte Mahlzeiten gebrauchsfertig in den Regalen stehen. Aber essen nicht auch Sie lieber echte Nahrung als irgendetwas aus einem Kunststoffbehälter? Das dachte ich mir!

Und hier kommt die gute Nachricht: Es gibt mehrere Möglichkeiten, diese Diät wirklich einfach zu gestalten. In den Kapiteln 6 und 7 stelle ich Ihnen supereinfache Mahlzeiten vor, die im Handumdrehen zubereitet sind – und sogar einige, für die Sie die Zutaten fertig im Supermarkt kaufen können. Für alle, die nicht gern kochen, gibt es in diesem Kapitel Menüpläne, die Ihnen die Entscheidung erleichtern, was abends (oder mittags oder morgens) auf den Tisch kommen soll. Darüber hinaus finden Sie eine Einkaufsliste mit den erforderlichen Zutaten – und, noch besser, ich gebe Ihnen Tipps, wie Sie Ihre Zeit in der Küche effizient nutzen können, indem Sie auf Vorrat kochen.

MENÜPLÄNE FÜR 3 WOCHEN

Damit das Essen und das Kochen auch Spaß machen, ist mein Ziel, die Menüplanung so unkompliziert wie möglich zu gestalten, weil ich weiß, dass es Ihnen wie mir geht und Sie jeden Tag sowieso viel zu viel zu tun haben.

Um die Dinge für Sie zu vereinfachen, habe ich für jede Woche der Diät einen vollständigen Menüplan entwickelt. Diese Pläne ermöglichen nicht nur, Zeit in der Küche zu sparen, sondern auch Reste von anderen Mahlzeiten zu verwerten. Denken Sie daran, dass die Pläne jeweils nur Menüs für 5 Tage enthalten, weil die anderen 2 Tage Kurzfastentage sein werden.

Menüplan
Woche 1

	TAG 1	TAG 2
FRÜHSTÜCK	Gebackene Schottische Eier (Seite 101) – 1 Eiweiß, 1 Fett (doppelte Menge zubereiten und Reste für das Frühstück an Tag 3 verwenden) 1 Handvoll Beeren – 1 Obst	Gebackene Eierküchlein mit Spinat (Seite 105) – 1 Eiweiß, 1 Fett (doppelte Menge zubereiten und Reste für das Frühstück an Tag 4 verwenden) 1 Handvoll Beeren – 1 Obst
MITTAGESSEN	Faschierter Putenbraten mit Gemüse (Seite 142) mit Ketchup (Seite 237) – 1 Eiweiß (doppelte Menge zubereiten und Reste für das Mittagessen an Tag 4 verwenden) Großer Gartensalat mit einem der Salatdressings der Knochenbrühe-Diät (Seite 221–Seite 230) – 2 Gemüse, 1 Fett	Einfache gebackene Hähnchenbrustfilets (Reste vom Abendessen an Tag 1) – 1 Eiweiß Großer Gartensalat mit einem der Salatdressings der Knochenbrühe-Diät – 2 Gemüse, 1 Fett
ABENDESSEN	Einfache gebackene Hähnchenbrustfilets (Seite 123) – 1 Eiweiß (1 Hähnchen mit einem Rohgewicht von 1,8 kg oder 2 kleinere Hähnchen mit einem Gewicht von 1,1 kg zubereiten, damit die Menge für 2 Mahlzeiten ausreicht. Die Reste für das Mittagessen an Tag 2 verwenden) Gedämpftes Gemüse – 1 Gemüse Gartensalat mit einem der Salatdressings der Knochenbrühe-Diät – 1 pflanzliches Fett, 1 Fett	Herzhaftes Puten-Chili (Seite 144) – 1 Eiweiß, ½ Fett (Reste für das Mittagessen an Tag 3 verwenden) Blumenkohlreis (Seite 198) – 1 Gemüse (doppelte Menge zubereiten und Reste für das Abendessen an Tag 4 verwenden) Gartensalat mit ½ Portion eines der Saladressings der Knochenbrühe-Diät – 1 pflanzliches Gemüse, ½ Fett

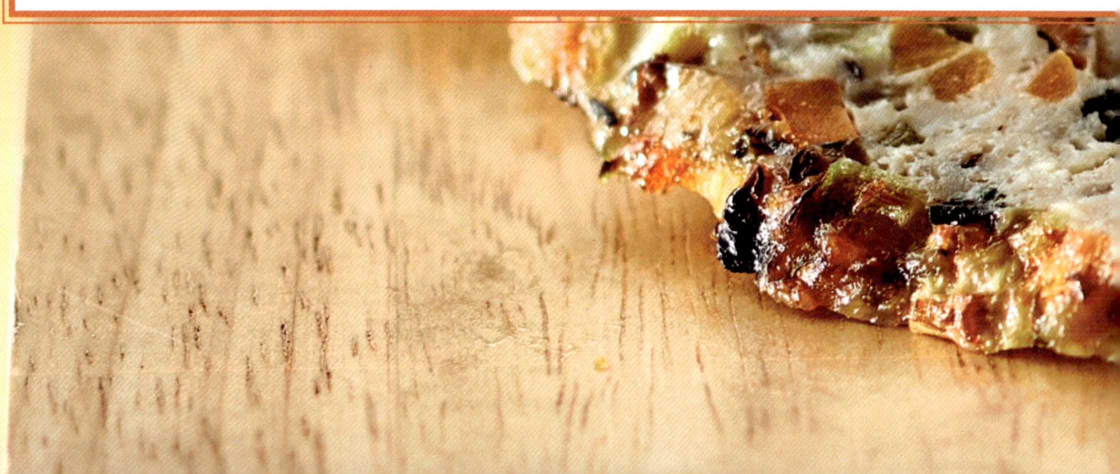

TAG 3	TAG 4	TAG 5
Gebackene Schottische Eier (Reste vom Frühstück an Tag 1) – 1 Eiweiß, 1 Fett 1 Handvoll Beeren – 1 Obst	Gebackene Eierküchlein mit Spinat (Reste vom Frühstück an Tag 2) – 1 Eiweiß, 1 Fett 1 Handvoll Beeren – 1 Obst	Herzhaftes Frühstück mit Rührei (Seite 114) – 1 Eiweiß, 1 Fett 1 Handvoll Beeren – 1 Obst
Mexikanisches Putenfleisch auf Salatbett (Seite 146, Reste vom Puten-Chili vom Abendessen an Tag 2 verwenden) – 1 Eiweiß, 2 Gemüse, 1 Fett	Faschierter Putenbraten (Reste vom Mittagessen an Tag 1) mit Ketchup – 1 Eiweiß Mediterraner Bauernsalat (Reste vom Abendessen an Tag 3), serviert auf 2 Handvoll Kopfsalat – 2 Gemüse, 1 Fett	Orangen-Hähnchen-Salat (Reste vom Abendessen an Tag 4 verwenden) – 1 Eiweiß, 2 Gemüse, 1 Fett
Rind- oder Bison-Burger auf griechische Art (Seite 156) auf geröstetem Portobello-Pilz – 1 Eiweiß, 1 Gemüse Mediterraner Bauernsalat (Seite 213) – 1 Gemüse, 1 Fett (doppelte Menge zubereiten und Reste für das Mittagessen an Tag 4 verwenden)	Hähnchenbrust mit Orangen-Rosmarin-Sauce (Seite 119) – 1 Eiweiß, ½ Fett (Reste für das Mittagessen an Tag 5 verwenden) Blumenkohlreis (Reste vom Abendessen an Tag 2) – 1 Gemüse Gartensalat mit ½ Portion eines der Salatdressings der Knochenbrühe-Diät – 1 pflanzliches Fett, ½ Fett	Gebackener Lachs mit Gremolata (Seite 161) – 1 Eiweiß, 1 Fett Gedämpfter Spargel – 1 Gemüse Blumenkohl-»Kartoffeln« mit Knoblauch (Seite 199) – 1 Gemüse Pochierte Birne (Seite 253, Freitagabenddessert) – 1 Obst

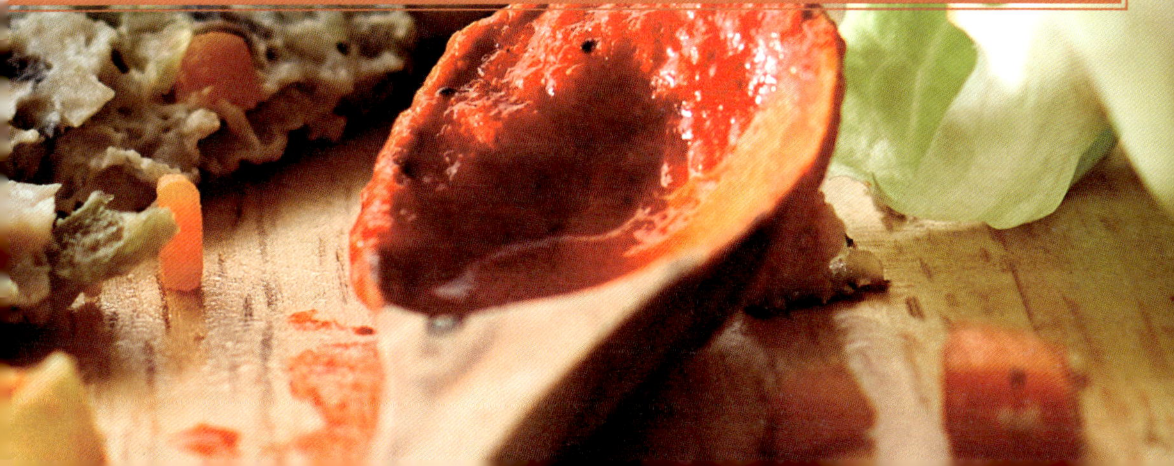

Menüplan
Woche 2

	TAG 1	TAG 2
FRÜHSTÜCK	Herzhaftes Frühstück mit Rührei (Seite 114) – 1 Eiweiß, 1 Fett 1 Handvoll Beeren – 1 Obst	Schweinefleisch mit Eiern (Seite 111, Reste von der Schweinelende vom Abendessen an Tag 1 verwenden) – 1 Eiweiß, 1 Fett, 1 Obst
MITTAGESSEN	Grünkohlsalat mit Putenfleisch (Seite 145) – 1 Eiweiß, 2 Gemüse, 1 Fett	Tomate mit Thunfischfüllung (Seite 165) – 1 Eiweiß, 2 Gemüse, 1 Fett
ABENDESSEN	Schweinefiletbraten in Balsamico (Seite 157) – 1 Eiweiß (Reste vom Frühstück an Tag 2 verwenden) Große Portion geröstetes Gemüse – 2 Gemüse	Putenbrustscheiben – 1 Eiweiß Großer Gartensalat mit einem der Salatdressings der Knochenbrühe-Diät – 2 Gemüse, 1 Fett

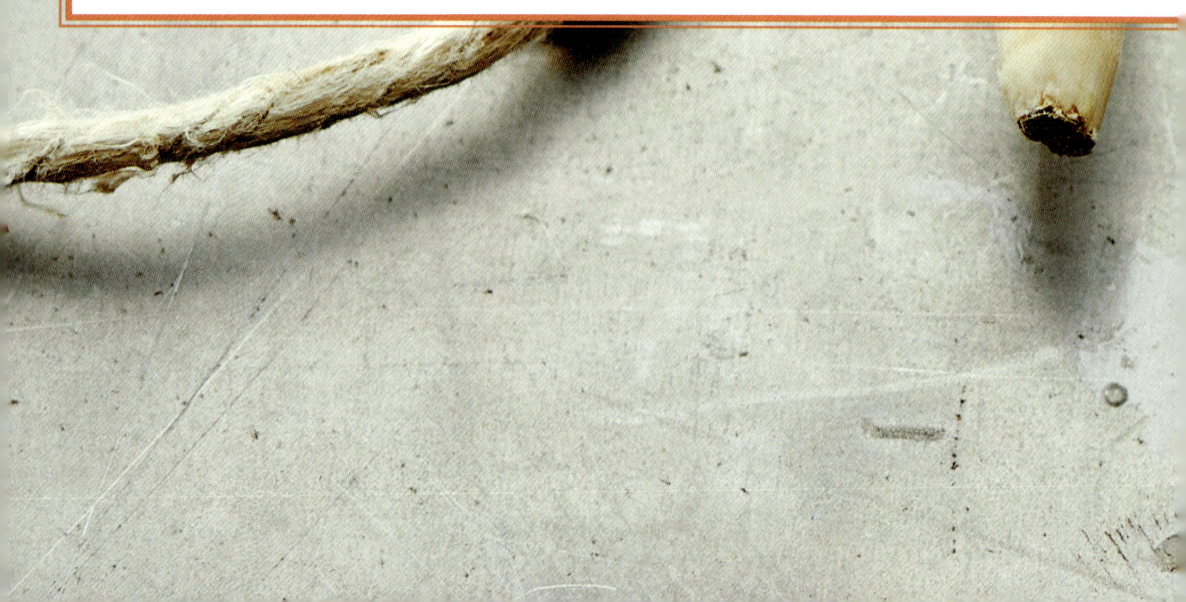

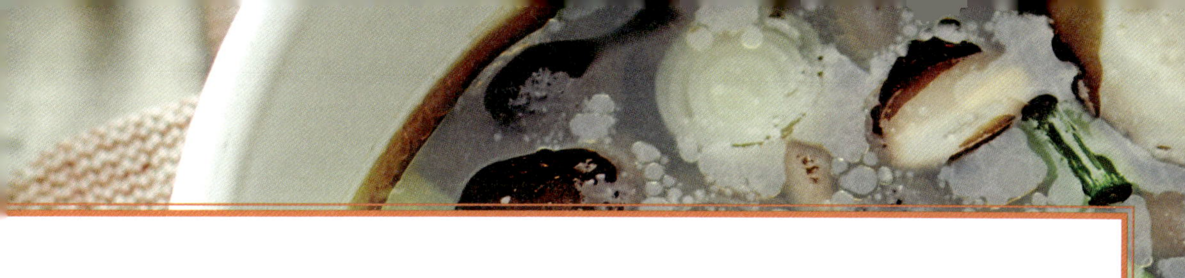

TAG 3	TAG 4	TAG 5
Gemüse-Frittata (Seite 115) – 1 Eiweiß, 1 Fett (Reste für das Frühstück an Tag 5 verwenden) 1 Handvoll Beeren – 1 Obst	Räucherlachs mit Eiern (Seite 113) – 1 Eiweiß, 1 Fett 1 Handvoll Beeren – 1 Obst	Gemüse-Frittata (Reste von Tag 3) – 1 Eiweiß, 1 Fett 1 Handvoll Beeren – 1 Obst
Hähnchenfleischsalat mit Balsamico-Dressing (Seite 127) – 1 Eiweiß, 2 Gemüse, 1 Fett	Kurz gebratenes Fleisch Ihrer Wahl, beispielsweise Rindfleisch, Hähnchenfleisch oder Garnelen (Reste vom Abendessen an Tag 3) – 1 Eiweiß, 2 Gemüse, 1 Fett	Mexikanisches Rindfleisch-Fajita (Reste vom Abendessen an Tag 4) – 1 Eiweiß, 1 Gemüse, ½ Fett Blumenkohlreis (Reste vom Abendessen an Tag 4) mit ½ TL Ghee – 1 Gemüse, ½ Fett
Kurz gebratenes Fleisch Ihrer Wahl, beispielsweise Rindfleisch, Hähnchenfleisch oder Garnelen (doppelte Menge zubereiten, Rest für das Mittagessen an Tag 4 verwenden)	Mexikanisches Rindfleisch-Fajita (Seite 155) – 1 Eiweiß, 1 Gemüse, ½ Fett (Reste für das Mittagessen an Tag 5 verwenden) Blumenkohlreis (Seite 198) mit ½ TL Ghee – 1 Gemüse, ½ Fett (doppelte Menge zubereiten, Reste für das Mittagessen an Tag 5 verwenden)	Zucchininudeln mit Fleischbrät aus der Pfanne (Seite 134) – 1 Eiweiß, 2 Gemüse, 1 Fett Bratapfel (Seite 256, Freitagabenddessert) – 1 Obst

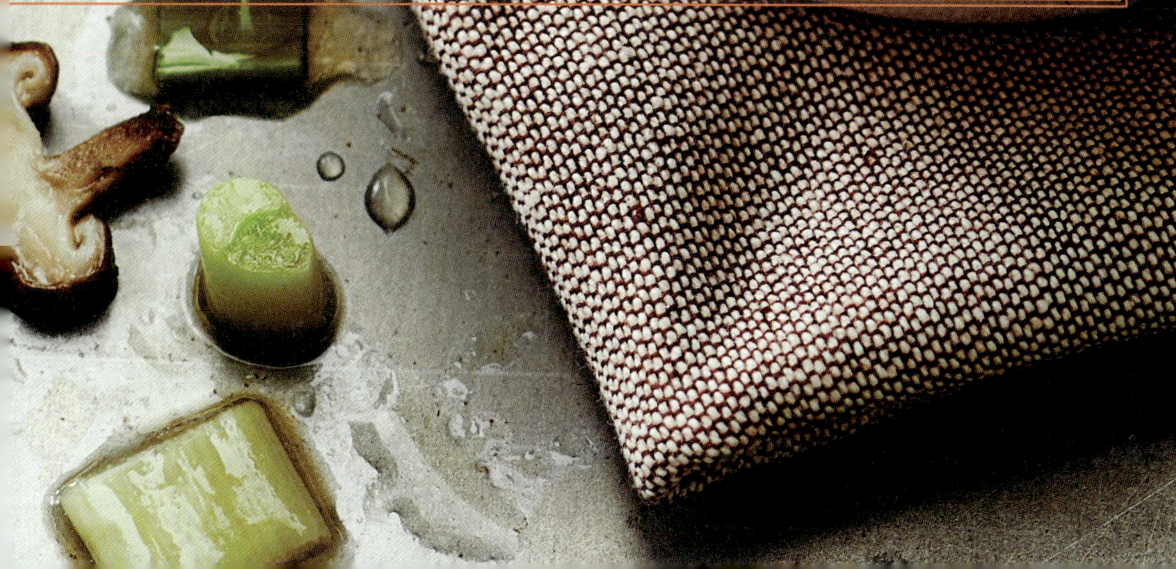

Menüplan
Woche 3

	TAG 1	TAG 2
FRÜHSTÜCK	Mediterraner Bauernsalat (Seite 213) – 1 Eiweiß, 1 Fett (doppelte Menge zubereiten und Reste für das Mittagessen an Tag 3 verwenden)	Zucchini-Frühstückspfannkuchen (Seite 117) – 1 Eiweiß, 1 Fett (doppelte Menge zubereiten und Reste für das Frühstück an Tag 4 verwenden) 1 Handvoll Beeren – 1 Obst
MITTAGESSEN	Zucchininudeln mit Fleischbrät aus der Pfanne (Seite 134) – 1 Eiweiß, 2 Gemüse, 1 Fett	Hähnchenfleischsalat mit Biss (Seite 132) – 1 Eiweiß, 2 Gemüse, 1 Fett
ABENDESSEN	Schmorhähnchen mit Lauch und Pilzen (Seite 130) – 1 Eiweiß, 1 Fett Gedämpfter Spargel – 2 Gemüse	Cremiges Hähnchen-Curry (Seite 120) – 1 Eiweiß, 1 Gemüse, ½ Fett (doppelte Menge zubereiten und Reste für das Mittagessen an Tag 3 verwenden) Blumenkohlreis (Seite 198) mit ½ TL Ghee – 1 Gemüse, ½ Fett (doppelte Menge zubereiten, Reste für das Mittagessen an Tag 3 verwenden)

Erinnerung

Wer seine eigenen Gerichte kreieren möchten, findet auf Seite 71 einen praktischen »Menüplan auf einen Blick«, der die Berechnung der Portionen für jede Mahlzeit erleichtert.

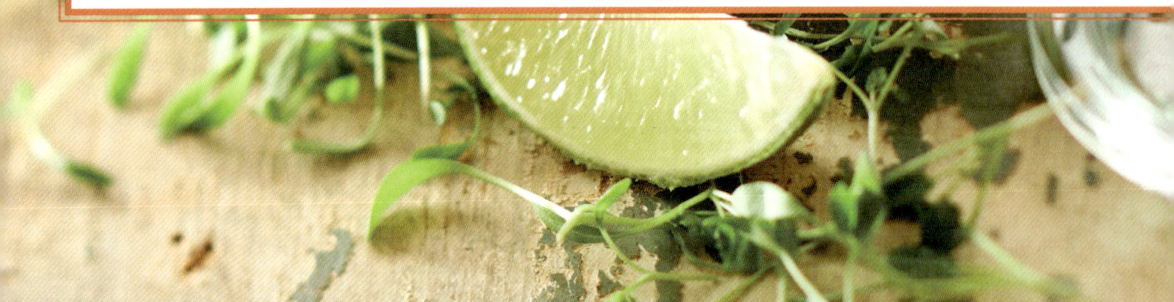

TAG 3	TAG 4	TAG 5
Puten-Apfel-Frittata (Reste vom Frühstück an Tag 1) – 1 Eiweiß, 1 Fett, 1 Obst	Zucchini-Frühstückspfannkuchen (Reste vom Frühstück an Tag 2) – 1 Eiweiß, 1 Fett 1 Handvoll Beeren – 1 Obst	Frühstückspfanne mit Rindfleisch, Eiern und Pilzen (Seite 106) – 1 Eiweiß, 1 Fett 1 Handvoll Beeren – 1 Obst
Hähnchen-Curry (Reste vom Abendessen an Tag 2) – 1 Eiweiß, 1 Gemüse, ½ Fett Blumenkohlreis (Reste vom Abendessen an Tag 2) – 1 Gemüse mit ½ TL Ghee – 1 Gemüse, ½ Fett	Asiatische Putenfleisch-Burger (Reste vom Abendessen an Tag 3) – 1 Eiweiß Chinakohl mit cremigem Ingwerdressing (Reste vom Abendessen an Tag 3) – 2 Gemüse, 1 Fett	1 geröstete oder gegrillte Hähnchenbrust (in Scheiben geschnitten und auf Salat serviert) – 1 Eiweiß Großer Gartensalat mit einem der Salatdressings der Knochenbrühe-Diät – 2 Gemüse, 1 Fett
Asiatische Putenfleisch-Burger (Seite 147) – 1 Eiweiß (doppelte Menge zubereiten und Reste für das Mittagessen an Tag 4 verwenden) Chinakohl mit cremigem Ingwer-Dressing (Seite 205) – 2 Gemüse, 1 Fett (doppelte Menge zubereiten und Reste für das Mittagessen an Tag 4 verwenden)	Lachs mit Gremolata – 1 Eiweiß, 1 Fett Gedämpfter Rosenkohl – 1 Gemüse Gedämpfte grüne Bohnen – 1 Gemüse	Schneller Rind- oder Bison-Burger (Seite 149) – 1 Eiweiß Sautierte Pilze und Spinat mit 1 TL Ghee oder Kokosöl – 2 Gemüse, 1 Fett Erdbeeren mit Crema di Balsamico – (Seite 254, Freitagabenddessert) – 1 Obst

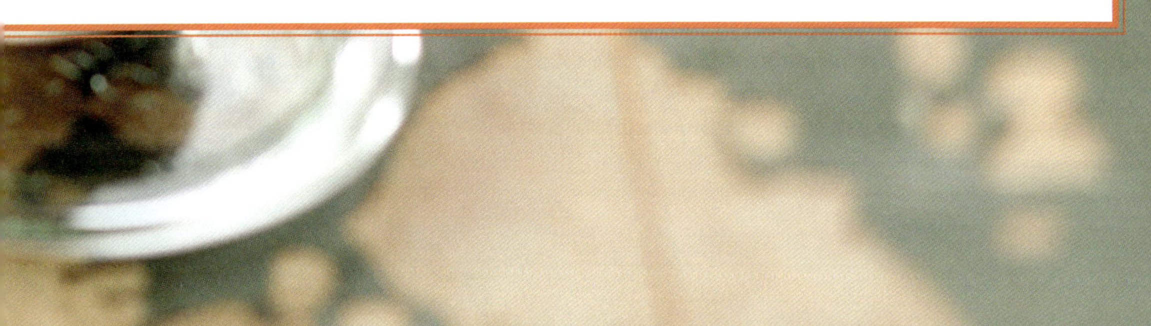

Vorräte für die Knochenbrühe-Diät

Diese Diät gelingt am besten, wenn man dafür sorgt, dass alles Notwendige vorrätig ist. Es folgt eine Liste der Zutaten, die Sie in den kommenden 3 Wochen für die Mahlzeiten auf den Menüplänen benötigen werden.

Proteine

Frische Eier
Hart gekochte Eier
Hähnchenbrust (im Gefrierschrank)
Puten- oder Hähnchenhackfleisch (im Gefrierschrank)
Mageres Rinder-/Bisonhackfleisch (im Gefrierschrank)
Putenbrustaufschnitt – zucker-, dextrose-, nitrat- und glutenfrei
Thunfisch in Dosen
Lachs in Dosen
Räucherlachs – zucker-, dextrose-, nitrat- und glutenfrei und wenn möglich Wildlachs, kein Zuchtlachs

1 ganzes Hähnchen, mehrere Hühnerbeine und/oder Schenkel, Nacken und Rückenstücke und mindestens 6 Hühnerfüße oder Schweinefüße für Hühnerknochenbrühe (im Gefrierschrank)

2,25 kg oder mehr Rinderknochen wie Knöchel, Gelenke, Füße und Markknochen sowie 1,25 kg Fleischknochen wie Ochsenschwanz, Rippchen und Hinterkeule für Rinderknochenbrühe (im Gefrierschrank)

Fette

Olivenöl
Kokosöl
Ghee
Frische Avocados – 3 oder 4
Salatdressings der Knochenbrühe-Diät (Seite 221–Seite 230) – mindestens 2 verschiedene zubereiten

Gemüse

Mehrere Packungen/Beutel mit vorgewaschenem Salat oder Gemüse – beispielsweise Baby-Grünkohl, Mischsalat, Romanasalatherzen, Spinat oder Rucola

Jedes der vorgewaschenen und vorgeschnittenen Gemüse von der Liste der Knochenbrühe-Diät

Stangensellerie
Karotten
Süßkartoffeln oder Yamswurzeln – 4 oder mehr
Blumenkohl
Romatomaten zum Kochen – 4 oder mehr
Gurken
Ihre bevorzugten grünen Gemüsesorten, zum Beispiel Brokkoli, Spargel, Kohl, Rosenkohl, Mangold oder Grünkohl
Zwiebeln
Knoblauch
Frischer Ingwer – 1 Knolle
Ihre bevorzugten frischen Kräuter, zum Beispiel Petersilie, Koriandergrün, Basilikum oder Thymian

Obst

Frische Beeren – Heidelbeeren, Erdbeeren, Brombeeren und/oder Himbeeren
Tiefgekühlte Beeren – 2 Beutel im Gefrierschrank aufbewahren
Zitronen – 2 oder 3
Limetten – 2 oder 3
Tomaten für Salate – Kirsch-, Cocktail-, Heirloom-Tomaten usw.

Würzsaucen und Gewürze

Sel gris oder rosafarbenes Himalaya-Salz
Schwarzer Pfeffer
Coconut Aminos (Würzsauce)
Chilisauce
Lorbeerblätter
Italienische Kräutermischung

Bell's Seasoning
Getrockneter Thymian
Getrocknetes Basilikum
Ancho-Chilipulver
Chilipulver
Zimt
Kreuzkümmel
Muskatnuss
Ungarisches (scharfes) oder süßes Paprikapulver
Gemahlener Cayennepfeffer
Knoblauchpulver
Rotweinessig
Balsamessig
Apfelessig
Ihre bevorzugten frischen Kräuter, zum Beispiel Petersilie, Koriandergrün, Thymian usw. (auch in der Rubrik Gemüse)

Produkte in Konserven, Gläsern oder Flaschen

Große Dosen (à 800 g) Pizzatomaten, zucker-, dextrose- und glutenfrei – 2 oder 3
Kleine Dosen (à 170 g) Tomatenmark – 2
Thunfisch (auch in der Rubrik Proteine)
Lachs (auch in der Rubrik Proteine)
Chipotle-Chilischoten in Adobo-Sauce
Geröstete rote Paprikaschoten
Coconut Aminos (Würzsauce, auch in der Rubrik Würzsaucen und Gewürze)
Chilisauce (auch in der Rubrik Würzsaucen und Gewürze)
Vollfett-Kokosmilch – mehrere Dosen

Und noch ein Tipp: Füllen Sie Ihre Vorratskammer so reichlich wie möglich, bevor Sie mit der Diät beginnen. Auf diese Weise vermeiden Sie die Regale mit Bonbons, Chips und Keksen im Supermarkt. Es folgen einige Tipps für entspanntes Einkaufen, ohne den Versuchungen zu erliegen, wenn Sie Ihren Kühlschrank oder Vorratsschrank während der Diät auffüllen müssen.

- Halten Sie sich an Ihre Einkaufsliste! Planen Sie Ihre Mahlzeiten im Voraus und schreiben Sie auf, welche Zutaten Sie dafür benötigen. Kaufen Sie nur die Produkte auf Ihrer Liste. Punkt.

- Vor jedem Einkauf sollten Sie gut essen und viel Wasser trinken. Hunger lässt die Willenskraft auf den Nullpunkt sinken und ein Schoko-Doughnut kann dann zu einer kleinen Versuchung, aber auch unwiderstehlich werden.

- Bleiben sie beim Shoppen in den Außengängen der Supermärkte. Vielleicht haben Sie diese Tipps schon vorher gehört, aber es ist wirklich eine der einfachsten Methoden für vernünftiges Einkaufen. In den meisten Supermärkten findet man in den Außenbereichen alle wichtigen Grundnahrungsmittel: Fleisch, Eier, Fisch, Obst und Gemüse. Einen Abstecher in die Innenbereiche sollten Sie nur dann unternehmen, wenn Sie etwas Bestimmtes suchen.

- Lesen Sie die Etiketten. Lebensmittelhersteller fügen fast jedem erdenklichen Produkt Zusatzstoffe, Farbstoffe, Zucker und anderen Müll bei, ohne dass der Verbraucher sie erkennen könnte. Wenn Sie sich also in die innere Gefahrenzone vorwagen, sollten Sie auf jeden Fall die Etiketten sorgfältig lesen. Halten Sie nach den in Kapitel 4 aufgelisteten »Signalwörtern« Ausschau.

Vernünftiges Einkaufen

VANI HARI, GRÜNDERIN VON FOODBABE.COM UND BESTSELLERAUTORIN DER NEW YORK TIMES VON *THE FOOD BABE WAY*

foodbabe.com (auf Englisch)

Vani sagt oft: »Der einzige Mensch, der entscheidet, was man seinem Körper zuführt, ist man selbst.« Hier ihre Tipps für die Entscheidungsfindung:

»Jeder Bissen Nahrung, der durch unseren Mund in unseren Körper gelangt – und jedes Glas Wasser, das wir trinken – ist eine potenzielle Quelle toxischer chemischer Stoffe, darunter Pestizidrückstände, Konservierungsstoffe, künstliche Aroma- und Farbstoffe, Sucht erzeugende Zucker und Fette, genetisch veränderte Organismen und vieles mehr. Diese Toxine können in alle Organe des Körpers gelangen und sich dort festsetzen, vor allem aber in der Leber, den Nieren, dem Magen-Darm-Trakt und der Lunge, wo sie großen Schaden anrichten. Heute machen Wissenschaftler Nahrungsmittel mit chemischen Zusätzen für den drastischen Anstieg von Fettleibigkeit und Herzerkrankungen sowie das chronische Erschöpfungssyndrom, Unfruchtbarkeit, Demenz, psychische Erkrankungen und vieles mehr verantwortlich. Unser Ernährungssystem ist, genau wie wir, in einem desolaten Zustand.

Was sollen wir also tun? Während einige Zusatzstoffe in kleinen Mengen vermutlich unbedenklich sind, ist die US-amerikanische Behörde für Lebensmittel- und Arzneimittelüberwachung (FDA) nicht in der Lage, den kumulierten Verbrauch zu kontrollieren, wenn bestimmte Zusatzstoffe einer unbegrenzten Anzahl von Nahrungsmitteln hinzugefügt werden können und es nach der Markteinführung kein Überwachungssystem gibt. So ist es zum Beispiel durchaus möglich, dass Sie, obwohl Sie glauben, Sie würden sich gesund ernähren, an einem Tag mit jeder Mahlzeit wieder und wieder kleine Mengen mehrerer umstrittener Inhaltsstoffe verzehren. Michael Taylor, der stellvertretende Beauftragte für Lebensmittel der FDA hat sogar vor Kurzem eingeräumt: ›Da wir nicht im Bilde sind über die Menge bestimmter chemischer Stoffe, die den Lebensmitteln hinzugefügt werden, können wir keine Trends vorhersagen. Wir wissen nicht, was nach der Markteinführung passiert.‹[1]

Deshalb muss man die Liste der Inhaltsstoffe genau studieren. Wenn Sie nicht wissen, warum ein bestimmter Inhaltsstoff in einem Produkt enthalten ist, sollten Sie es aus Gesundheitsgründen zurück ins Regal stellen. Die Mehrheit der Nahrungsmittelzusatzstoffe und chemischen Stoffe, die in den letzten 50 Jahren erfunden wurden, gibt es nur aus einem einzigen Grund: Sie sollen den Gewinn maximieren. Sie sind in keiner Weise gesundheitsförderlich – warum sollte man das Risiko dann eingehen?«

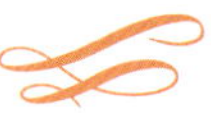

Kennen Sie das auch? Sie beginnen mit einer Diät, aber nach ungefähr einer Woche passiert etwas Unvorhergesehenes. Vielleicht müssen Sie länger arbeiten oder der Haussegen hängt schief.

Zu Hause sind Sie dann gestresst, erschöpft und hungrig. Sie haben Mengen gesunder Lebensmittel im Kühlschrank und Gefrierschrank, aber keine Energie, sie aufzutauen, klein zu schneiden und zu kochen. Und je mehr Zeit vergeht, desto verlockender sieht das Angebot des Pizza-Lieferservice oder des China-Restaurants an der Ecke aus.

Ich kann das sehr gut verstehen. Ich selbst habe dieser Versuchung schon viele Male nachgegeben, wenn ich müde nach Hause gekommen bin, wo zwei ausgehungerte Jungs auf mich warteten. Ich weiß aus Erfahrung, dass dies genau der Zeitpunkt des Tages ist, an dem es am einfachsten ist, den Telefonhörer in die Hand zu nehmen und genau die Speisen zu bestellen, die dann für die Extrapfunde verantwortlich sind.

Glücklicherweise habe ich eine einfache Methode gefunden, solche Rückschläge zu vermeiden. Und, was noch besser ist, sie macht auch noch Spaß. Gemeint ist das Kochen auf Vorrat. Ich verstehe dieses Konzept auch als Management von Nahrungsmitteln. In jedem erfolgreichen Restaurant oder gut organisierten Haushalt sollte es irgendein System von Management geben. Betrachten Sie es als eine Art Fließband, eine einfache Methode zur Erzielung bestmöglicher Resultate.

Das Geheimnis liegt darin, große Mengen von Nahrungsmitteln in sehr kurzer Zeit und gut organisiert zu verarbeiten. Man kann beispielsweise eine für drei oder vier Rezepte ausreichende Menge Hamburgerpattys braten, Hähnchenfleisch sautieren oder Zwiebeln hacken. Und kann doppelte oder dreifache Portionen Chili, Eintopf oder Suppe kochen. Mit einer klugen Planung wie dieser kann man die Zeit in der Küche enorm verkürzen und hat trotzdem einen Kühlschrank und Gefrierschrank, die gut gefüllt sind mit vorbereiteten Zutaten und Mahlzeiten.

Man kann den »Vorratskochtag« ohne Frage mit einer Art Projekt vergleichen. Es macht aber auch Spaß, mit den Kindern (auch die Kleinsten können schon bei der Arbeit helfen) oder dem Partner Zeit in der Küche zu verbringen und zu kochen. Und Sie werden später dankbar dafür sein, weil Sie irgendwann, früher oder später, hungrig und erschöpft nach Hause kommen und feststellen werden, dass Sie nicht kochen müssen. Anstatt in Panik auszubrechen und Ihre Diät über den Haufen zu werfen, können Sie die Füße hochlegen, einen Film ansehen und sich entspannen – und sich selbst ein großes Dankeschön sagen.

Wie man Proteine für die Woche auf Vorrat kocht

Sehen Sie sich die Rezepte an und überlegen Sie, welche Gerichte Ihnen besonders zusagen. Achten Sie vor allem auch auf die 14 superleichten Protein-Rezepte für Burger, Rinderbraten, Hähnchen- und Putenfleisch, Curry, Chili, Fleischbrät und Thunfisch. Die Mehrheit der Frühstücksproteine kann ebenfalls im Voraus zubereitet und dann im Kühlschrank oder Gefrierschrank aufbewahrt werden. Bereiten Sie gleich zwei Frittataportionen zu statt einer.

Entscheiden Sie, was Sie für die kommende Woche zubereiten möchten. Nachfolgend finden Sie eine Beispielliste, die 4 Personen mit drei Eiweißportionen (Frühstück, Mittagessen und Abendessen) pro Tag für 5 Tage versorgt.

- Puten- oder Hähnchenbrät mit italienischen Kräutern (Seite 136): 1,3 oder mehr kg zubereiten und garen. 900 g in 450-g-Portionen oder zu Pattys geformt einfrieren.

- Einfache gebackene Hähnchenbrustfilets (Seite 123): 8 oder mehr Filets rösten und einzeln für blitzschnelle Mahlzeiten einfrieren.

- Herzhaftes Puten-Chili (Seite 144): Dies ist ein Rezept für die doppelte Menge. In einem Schongarer zubereiten und den Rest für eine zweite Mahlzeit verwenden.

- Einfaches Brathähnchen (Seite 124): Ein ganzes Hähnchen rösten. Servieren Sie es zum Abendessen und verwenden Sie die Reste für kommende Mittagessen.

- Schneller Rind- oder Bison-Burger (Seite 149): 1,3 kg oder mehr zubereiten, 900 g in Form von Pattys einfrieren und die restlichen für eine andere Mahlzeit verwenden.

- 8 Eier hart kochen.

- Ein Dutzend Gebackene Eierküchlein mit Spinat (Seite 105) zubereiten.

Ein wirklich wichtiger Tipp ist, vor dem Kochen den Arbeitsplatz vorzubereiten und alle Zutaten bereitzuhalten. Glauben Sie mir, bevor ich mich strikt an diese Regel hielt, ist es mir immer wieder passiert, dass ich während der Zubereitung eines Gerichts auf halbem Weg bemerkt habe, dass mir eine bestimmte Zutat fehlt. Wenn Sie die Regel einhalten, wird Ihnen das nicht passieren.

Dann sollten Sie die Rezepte nach gemeinsamen Zutaten durchsehen. So benötigen Sie vielleicht insgesamt drei gehackte Zwiebeln, sechs fein zerkleinerte Knoblauchzehen sowie Salz und Pfeffer, Knoblauchpulver, Bell's Seasoning und die italienische Kräutermischung. Bereiten Sie all diese Zutaten zuerst zu. Dann suchen Sie zusammen, was Sie für jedes einzelne Rezept benötigen, und stellen es zusammen an einen Ort. Einfach!

Wie man einen Gemüsevorrat für die Woche vorbereitet

Die einfachste Methode, immer zur Hand zu haben, was man braucht, ist die, am Vorratskochtag verschiedene Gemüsesorten zu waschen, vorzubereiten und dann in fest verschlossenen Frischhalteboxen oder wiederverschließbaren Gefrierbeuteln aufzubewahren. Im Laufe der Woche werden Sie einige Salate essen sowie mehrere Male gedämpftes Gemüse, geröstete Gemüsemischungen und jede Menge knackiges rohes Gemüse mit einem der Dressings der Knochenbrühe-Diät. Gehen Sie die Gemüseliste noch einmal durch und schreiben Sie sich auf, welche Sorten Sie gern essen würden.

Wenn Ihr Kühlschrank für die kommende Woche gut gefüllt ist, können Sie Ihr Gemüse am Vorratskochtag wie im Folgenden beschrieben zubereiten.

- Waschen und schneiden Sie Stangensellerie, Karotten, Rettich und Zwiebeln. Bewahren Sie sie in Wasser in getrennten Behältern (die Karotten sollen nicht nach Zwiebeln schmecken) mit fest schließenden Deckeln auf. Durch das Wasser bleiben sie knackig.

- Waschen und schneiden Sie noch andere Gemüsesorten, die Sie während der Woche verwenden werden. Wenn Sie sich nicht sicher sind, ob Sie das Gemüse innerhalb weniger Tage verbrauchen, schneiden Sie es nicht klein. Es verliert sonst seine Vitamine und könnte zu weich werden.

- Waschen Sie Tomaten und Gurken, damit sie jederzeit griffbereit sind.
- Wer kein vorgewaschenes Blattgemüse gekauft hat, kann es jetzt waschen, trocken schleudern und gebrauchsfertig vorbereiten. Geben Sie es in wiederverschließbare Gefrierbeutel und drücken Sie so viel Luft heraus wie möglich.
- Bereiten Sie auch vom Blumenkohlreis (Seite 198) die doppelte Menge zu. Er passt hervorragend zu allen Proteinen.
- Bereiten Sie ein geröstetes Gemüse-Medley zu. Sie können Ihr Gemüse auch im Backofen rösten. Wählen Sie Ihre Lieblingssorten aus und befolgen Sie die Röstanweisungen auf Seite 200.
- Einige Gemüse können auch kurz gedämpft oder gedünstet werden. Eine gute Wahl sind Brokkoli, Karotten, Rosenkohl und grüne Bohnen.
- Bereiten Sie zwei beliebige Salatdressings der Knochenbrühe-Diät zu.
- Bereiten Sie eine oder mehrere Salsas oder Saucen für Gemüse oder Fleisch zu.

ANHÄNGERIN DER KNOCHENBRÜHE-DIÄT

Joanne Abbott

Ich habe in 21 Tagen mehr als sechs Kilo abgenommen und bin total begeistert. Meine Haut sieht viel besser aus. Sie ist viel klarer und ich hoffe, dass die Rosazea weiter zurückgeht. Ich fühle mich richtig gut und muss tagsüber keinen Mittagsschlaf mehr halten. Meine Kinder und mein Mann sind sehr stolz auf mich und jeder sieht den Unterschied. Die Leute fragen mich zum Beispiel: »Wovon ernährst du dich?«

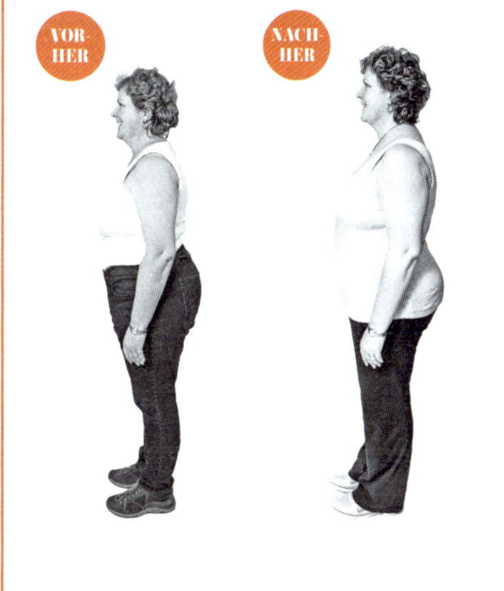

Und vergessen Sie die Knochenbrühe nicht

Der Vorratskochtag ist genau die richtige Zeit für einen oder zwei Töpfe mit Knochenbrühe. Es nimmt nur wenige Minuten in Anspruch, die Knochen, das Gemüse und die Gewürze in den Topf zu geben. Die Brühe kann fröhlich vor sich hin köcheln, während Sie die übrige Arbeit erledigen.

Und hier noch ein Tipp: Wenn Sie etwas Fleisch zu den Knochen geben, wird die Brühe nicht nur gehaltvoller und aromatischer, sondern Sie erhalten auch gleichzeitig eine Portion proteinreiches Fleisch, das ohne weitere Zubereitung verwendet werden kann. In Brühe geköcheltes Hähnchen-, Rind- und Putenfleisch ist sehr zart. Verwenden Sie dieses Fleisch für Salate, servieren Sie es auf Blumenkohlreis oder genießen Sie es mit einer der Saucen oder Salsas der Knochenbrühe-Diät.

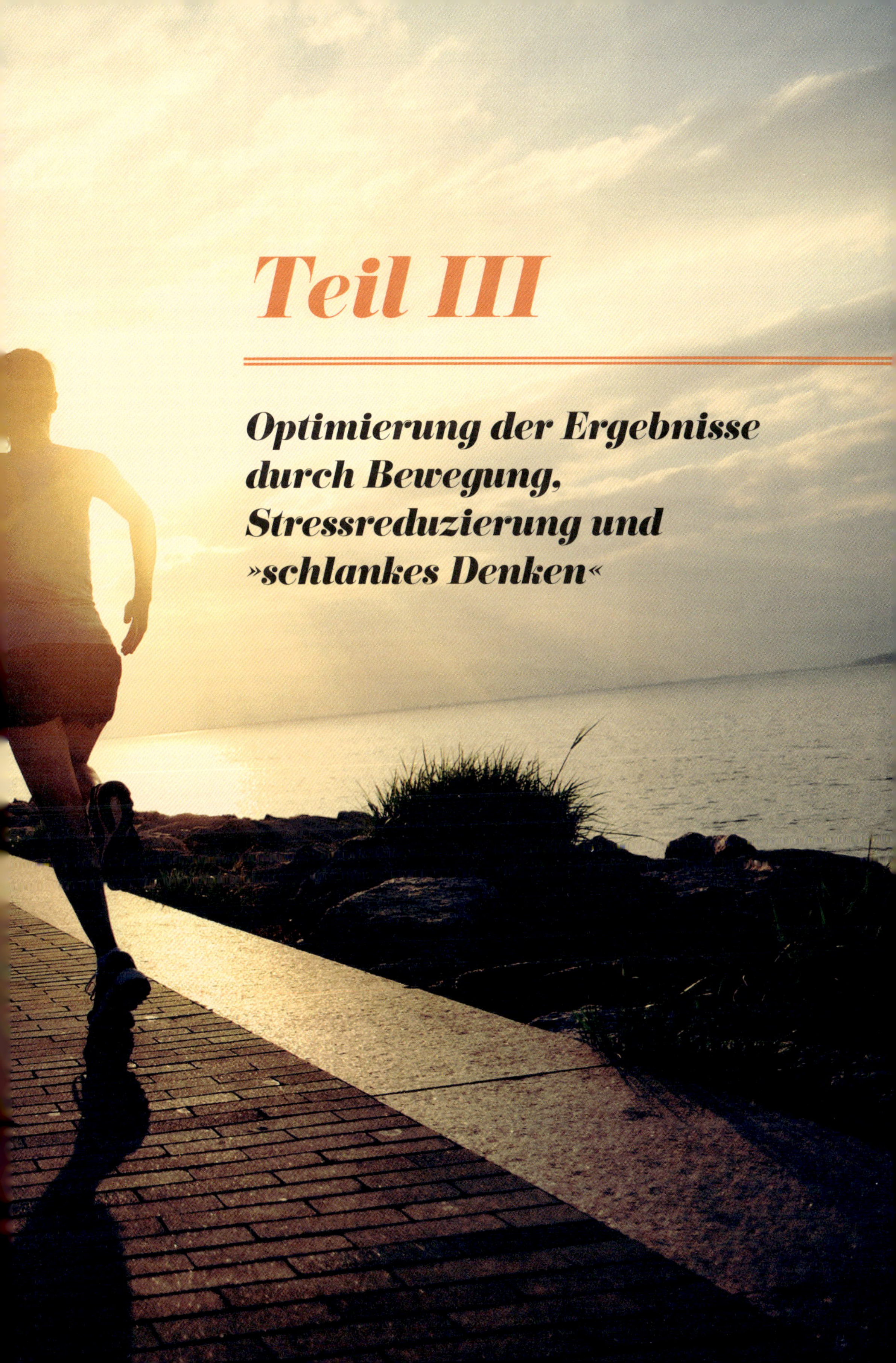

Teil III

Optimierung der Ergebnisse durch Bewegung, Stressreduzierung und »schlankes Denken«

KAPITEL 9

MEHR FETTBURNING DURCH BEWEGUNG

Wenn ich Ihnen sagen würde, dass ich ein Heilmittel habe, das Ihnen helfen kann, schlank zu bleiben, Niedergeschlagenheit zu bekämpfen und Ihr Risiko für Krebs, Herzerkrankungen und Diabetes zu senken, würden Sie dieses Heilmittel dann nehmen? Und wenn ich Ihnen dann auch noch sagen würde, dass dieses Heilmittel kostenlos ist? Natürlich würden Sie.

Dieses Heilmittel ist Bewegung.

Viel körperliche Betätigung wird Ihnen während der Knochenbrühe-Diät helfen, schneller abzunehmen, und wird nach Beendigung der Diät eine Ihrer wirksamsten Waffen sein, wenn es darum geht, Ihr Gewicht zu halten. Denn körperliche Betätigung kurbelt den Stoffwechsel an und bringt den Körper dazu, mehr Fett zu verbrennen. Darüber hinaus hilft sie, dieses Gefühl der Lustlosigkeit, zu dem wir alle neigen, wirksam zu bekämpfen. Egal, wie gut man aussieht, wenn man wenig Energie hat und ausstrahlt, dass das Leben eine Last ist, ist man nicht in der Topform, in der man sein könnte. Man könnte körperliche Betätigung auch mit einem Glas Tequila vergleichen: Ein echter Aufputscher.

Möchten Sie mehr hören? Körperliche Betätigung ist der beste Schutz gegen Krankheiten, die mit dem Altern einhergehen. Vor Kurzem wurde im Rahmen einer Studie festgestellt, dass Menschen, die oft zügig spazieren gingen, viel bessere Aussichten hatten, 15 Jahre später noch am Leben zu sein, als Menschen, die sich kaum bewegten.[1]

Und noch etwas haben wir aus Studien wie dieser gelernt: Es muss kein hartes Training sein. Sogar das Walken, die einfachste Übung von allen, kann helfen abzunehmen, in Form zu kommen und jung zu bleiben.

In diesem Kapitel werde ich Ihnen ein Walking-Programm vorstellen, das von Kathy Smith, einer der weltweit berühmtesten Fitnessikonen, speziell für die Knochenbrühe-Diät entwickelt wurde. Kathys Programm ist einfach und macht Spaß, aber man sollte es nicht unterschätzen – es ist ein sehr wirksames Heilmittel. Wer es während der Diät an 3 oder 4 Tagen einhält, verliert zusätzliche Pfunde.

Aber bevor ich Ihnen Kathys Spezialprogramm und drei weitere Trainingsoptionen vorstelle, möchte ich näher darauf eingehen, warum körperliche Betätigung zu einer neuen schlankeren und jüngeren Lebensweise dazugehören sollte.

Ich glaube an Grundregeln, und eine meiner Grundregeln lautet, dass man sich jeden Tag bewegen muss. Der Körper ist dafür konzipiert, sich zu bewegen und nicht den ganzen Tag über zu sitzen. Wenn man sich wie von der Natur vorgesehen bewegt, wird der Körper schlanker, und man fühlt sich gleichzeitig kräftiger und gesünder und ist glücklicher.

Der Grund hierfür ist, dass Bewegung zunächst einmal dazu beiträgt, das Gewicht zu halten, weil der Körper auf natürliche Weise Fett verbrennt. Bewegung sorgt dafür, dass die Verbrennungsmaschine im Körper eingeschaltet wird und auch eingeschaltet bleibt, sodass, selbst wenn man am Schreibtisch sitzt und E-Mails schreibt, weiter Fett verbrannt wird. Vergleicht man den Körper mit einem Motor, dann bringt Bewegung ihn auf Touren, sodass er den ganzen Tag über mit höherer Drehzahl läuft.

Außerdem schützt Bewegung vor Niedergeschlagenheit (und wirkt unterstützend bei der Behandlung einer Depression[2]), weil sie die Biochemie im Körper verändert. Körperliche Betätigung löst die Freisetzung von Endorphinen aus, jenen Glückshormonen, die entspannen und froh machen. Darüber hinaus unterstützt sie den Körper beim Abbau von Kynurenin, einer Substanz, die bei Depressionen gebildet wird.[3]

Drittens ist selbst leichte körperliche Betätigung gut für die Gesundheit. Im Folgenden sind einige Vorteile aufgeführt, die eine einfache Aktivität wie zum Beispiel das Gehen für den Körper mit sich bringt.

- Körperliche Betätigung senkt den Blutzuckerspiegel und reduziert damit das Risiko für Fettleibigkeit und Diabetes. Im Rahmen einer jüngst durchgeführten Studie wurde festgestellt, dass der Blutzuckerspiegel beträchtlich sinkt, wenn eine sitzende Tätigkeit alle 20 Minuten durch 2 Minuten leichtes Gehen unterbrochen wird.[4]

- Bewegung lässt das Bauchfett schmelzen. Eine weitere Studie ergab, dass Büroangestellte, die kurze Spaziergänge unternahmen oder einfache Bewegungen durchführten, im Vergleich zu einer Kontrollgruppe ihren Taillenumfang reduzieren konnten.[5]

- Bewegung fördert die Durchblutung, nährt die Haut und bringt sie zum Strahlen.

- Sie beugt Herzerkrankungen vor.

- Sie kann das Risiko für Brustkrebs[6] sowie für Endometriumkrebs[7] senken.

Ein einfacher und ungewöhnlicher Tipp zur Faltenglättung

Kathy Smith hat einen tollen (und sehr einfachen) Tipp, wie man seine Falten verschwinden lassen kann. Machen Sie einen Kopfstand! Dadurch wird die Durchblutung der Haut drastisch erhöht, sie wird von Toxinen, die die Haut altern lassen, gereinigt und mit Nährstoffen versorgt, die sie jung und gesund aussehen lassen.

Versuchen Sie, möglichst täglich 1 bis 3 Minuten auf dem Kopf zu stehen. Wenn sich das für Sie nach einer zu großen Herausforderung anhört, gibt es eine Alternative: Legen Sie sich auf Ihr Bett und lassen Sie den Kopf herunterhängen.

Weitere Tipps zu Gewichtsreduktion, Fitness und Anti-Aging finden Sie auf Kathys Website: kathysmith.com.

Nun, es trifft zu, dass man auch ohne körperliche Betätigung schlank werden kann. Viele Probanden in unseren Testgruppen nahmen mit der Knochenbrühe-Diät 4 Kilo oder mehr ab, ohne auch nur einmal Sport zu treiben. Man kann sein Gewicht aber stärker reduzieren, wenn man sich körperlich betätigt. Und wenn Sie für den Rest Ihres Lebens schlank und gesund sein und jugendlich aussehen wollen, ist körperliche Betätigung ein Muss.

Aus genau diesem Grund möchte ich, dass Sie während der Diät, egal wie beschäftigt Sie sind, wöchentlich ein regelmäßiges Training einplanen. Aber wie Sie wissen, bin ich eine Verfechterin des »persönlichen Spielraums« und möchte deshalb, dass Sie sich ein Traingsprogramm aussuchen, das zu Ihnen passt.

VIER TRAININGSOPTIONEN

Durch die Arbeit mit Hunderten von Patienten habe ich gelernt, dass ein einziger Trainingsplan nicht für alle gleich gut funktioniert. Einige möchten ihr höchstmögliches Fitnesslevel erreichen und sind bereit, für dieses Ziel bis an ihre Grenzen zu gehen. Andere wollen nur so viel trainieren, dass sie fit und gesund bleiben und sich wohlfühlen. Wieder andere mögen keine Workouts, fahren aber gern Fahrrad, gehen schwimmen oder spielen Tennis. Und einige Menschen haben mit gesundheitlichen Problemen oder anderen Schwierigkeiten im Leben zu kämpfen, die jede Art von körperlicher Betätigung zu einer harten Probe werden lassen – vor allem, wenn dazu noch die tief greifende Verwandlung durch die Diät kommt.

Aus genau diesem Grund werde ich Ihnen hier kein »Universalprogramm« vorstellen. Stattdessen gebe ich Ihnen die Möglichkeit, die für Ihre Ansprüche passende Option zu wählen. Und das funktioniert so:

Erstens sollten Sie, egal welches Trainingslevel Sie wählen, respektieren, wie Sie sich an den Kurzfastentagen fühlen. Wenn Ihnen an diesen Tagen oder den direkten Folgetagen nicht nach körperlicher Betätigung zumute ist, sollten Sie sich keinen Zwang antun und das Training ausfallen lassen. Selbst wenn Sie Hochleistungssportler sind, sollte Sie sich darüber im Klaren sein, dass Sie sich an Fastentagen und den direkten Folgetagen vermutlich weniger verausgaben können.

Zweitens sollten Sie ein Trainingsprogramm wählen, das zu Ihnen passt. Wählen Sie abhängig von Ihrem Fitnesslevel und Ihren Wünschen eine der vier unten aufgeführten Optionen.

Option 1: Leichtes Walking-Training

Wenn sogar einfache Übungen für Sie schon eine Herausforderung darstellen, wird diese Option Sie ohne großen Stress in Bewegung setzen. Kaufen Sie sich ein Fitness-Armband (ich mag Fitbit, aber jede andere Marke ist in Ordnung) oder auch einen altmodischen preisgünstigen Pedometer oder Schrittzähler.

Sorgen Sie dafür, dass Sie an jedem Nichtfastentag mindestens 10.000 Schritte tun. Sie können diese Regel auch an Kurzfastentagen befolgen, aber nur dann, wenn Sie sich dazu in der Lage fühlen.

Verwenden Sie Ihr Fitness-Armband auch nach Beendigung der Diät weiter. Wenn Sie beschließen, dass Sie jetzt bereit sind für mehr, können Sie zur nächsten Option übergehen.

Die richtigen Fragen stellen

ROBB WOLF, BIOCHEMIKER UND BESTSELLERAUTOR DER NEW YORK TIMES VON *THE PALEO SOLUTION*
robbwolf.com (auf Englisch)

Robb, ein ehemaliger kalifornischer Kraftsportmeister, ist ein führender Gesundheits- und Fitnessexperte, der heute als Coach für Hochleistungssportler tätig ist. Hier ist seine Sicht auf die Weisheit unserer Ahnen und die moderne Medizin.

»Das Modell der Ancestry Health (AH, dt. Gesundheit der Ahnen) ist unglaublich wichtig, um Lösungen zu finden, aber in einer vielleicht unlogischen Art und Weise: Es ermöglicht uns, zunächst die ›richtigen‹ Fragen in Bezug auf Gesundheit, Nahrung, körperliche Betätigung sowie das Mikrobiom im Darm zu stellen, und hilft uns damit, die Antworten zu finden, die einer optimalen Gesundheit förderlich sind. Das derzeitige reduktionistische Medizinmodell ist fantastisch für akute medizinische Probleme, insbesondere für Traumata, hat aber weitgehend versagt, wenn es um eine umfassende Orientierungshilfe geht, wie chronischen Krankheiten vorgebeugt werden kann oder wie sie gelindert werden können. Das ist größtenteils auf ein System zurückzuführen, das nicht die richtigen Fragen stellt, von denen die wichtigste lautet: ›Welche Nahrung hat die Natur für unseren Körper vorgesehen?‹ Wie soll die Schulmedizin dann auch nur im Entferntesten dazu in der Lage sein, die ›richtigen‹ Antworten zu finden?«

Option 2: Kathy Smiths Spezial-Workout – nur für Sie

Vielleicht ist Ihnen der Name Kathy Smith bereits ein Begriff. Sie hat Dutzende sehr erfolgreicher Workout-Videos produziert. Sie zählt zur Riege der Bestseller-Autoren der New York Times und hat insgesamt acht Bücher zu Fitness, Ernährung und Lifestyle geschrieben. Außerdem ist sie der Star der TV-Sendung *Ageless Energy*. Heute, nach drei Jahrzehnten an der Spitze in ihrem Bereich, weiß sie alles über Fitness, was man nur wissen kann.

Kathy ist eine Freundin von mir, und als ich ihr von meiner Knochenbrühe-Diät erzählt habe, hat sie mir sofort angeboten, ihr Lean-Walk-Program an meine Diät anzupassen. (Das nenne ich mal eine Freundin!)

Kathy hat dieses Programm so entwickelt, dass man viele Kalorien verbrennt, ohne sich nachher zittrig, schwach oder müde zu fühlen. Es sieht zwar einfach aus, wird aber die Gewichtsreduktion beschleunigen, weil das Prinzip der Periodisierung zum Tragen kommt.

Für alle, die mit Periodisierung nicht vertraut sind: Sie ist ein Trick, den Sportler anwenden, um vor wichtigen Ereignissen Höchstleistungen zu erbringen. Einfach ausgedrückt bedeutet es, eines von drei Elementen des Workouts zu verändern: Dauer, Aktivität oder Intensität. Der Körper wird so gezwungen, seine Anstrengungen zu intensivieren und das bedeutet, dass Fett schneller verbrannt wird.

In jeder Woche, in der man Kathys Walk-Programm einhält, ändert man entweder die Dauer oder die Intensität des Workouts. Die Folge ist, dass man zusätzliche Kalorien verbrennt und mehr abnimmt. Das Ganze funktioniert folgendermaßen:

Messung der körperlichen Belastung

Ihre körperliche Belastung können Sie bewerten, wenn Sie genau beobachten, wie Sie sich während des Gehens fühlen. Schmerzen Ihre Beine oder werden sie schwächer? Atmen Sie leicht oder schwer? Schlägt Ihr Herz schneller? Schwitzen Sie? Bewerten Sie Ihre körperliche Belastung anhand der hier aufgeführten Tabelle.

1–2:	Sehr, sehr leicht
3:	Sehr leicht
4:	Mäßig
5:	Geringfügig hoch
6:	Hoch
7–8:	Sehr hoch
9–10:	Sehr, sehr hoch

Anmerkung: Das Aufwärmen und Abkühlen sollte zwischen Level 2 und 3 liegen.

AUSGANGSBASIS

Bevor Sie mit dem Programm beginnen, sollten Sie herausfinden, wie viel Zeit Sie brauchen, um 1,6 km zu laufen. Dann haben Sie eine Ausgangsbasis, um Ihren Fortschritt zu messen und zu wissen, wann es an der Zeit ist, zur nächsthöheren Stufe überzugehen. Messen Sie an einer schönen Strecke mit dem Kilometerzähler Ihres Autos oder einer Fitness-App 1,6 km ab, gehen Sie dann diese Strecke ab und zeichnen Sie Ihre Zeit auf. Machen Sie sich über Ihr Tempo keine Gedanken.

WOCHE I

Auf diesem Spaziergang wählen Sie ein stetes, für Sie angenehmes Tempo und gehen zwischen 10 Minuten und einer Stunde mit einer Geschwindigkeit, die Ihrem Fitnesslevel entspricht.

Beginnen Sie mit einem leichten 5-minütigen Aufwärmen im Schlendergang und erhöhen Sie dann Ihre Geschwinigkeit zu einem gleichmäßig-steten Tempo. Messen Sie mithilfe der Tabelle weiter unten Ihre körperliche Belastung und versuchen Sie, zwischen Level 4 und 5 zu bleiben.

Und hier nun ein Plan für die erste Woche. Die Zeit, die Sie für das Gehen in einem gleichmäßigen Tempo benötigen werden, hängt von Ihrem allgemeinen Fitnesslevel ab. Sie wollen Ihren Körper fordern, aber nicht überbelasten.

WOCHE 1	
Kurzfastentage (und die direkten Folgetage)	***Nichtfastentage***
Körperliche Betätigung ist optional.	5 Minuten: Aufwärmtempo 10–50 Minuten: gleichmäßiges Tempo (4 oder 5 auf der Belastungsskala) 5 Minuten: Abkühltempo

Arbeiten Sie zu Beginn Ihres Programms an guten Gehtechniken. Dies hier sind einige grundlegende Punkte.

Körperhaltung. Stellen Sie sich vor, oben an Ihrem Kopf wäre ein Faden befestigt, der Sie nach oben zieht. Neigen Sie Ihren Körper von den Fußknöcheln (nicht von der Hüfte oder Taille) aus leicht nach vorn. Ziehen Sie den Bauch ein, damit die Wirbelsäule gerade bleibt, und vermeiden Sie es, den Rücken zu beugen oder den Po rauszustrecken. Richten Sie den Blick geradeaus nach vorn. Öffnen Sie Ihre Brust, indem Sie die Schulterblätter nach unten und hinten ziehen, damit Sie frei atmen können. Regelmäßig überprüfen, um sicherzustellen, dass die Haltung nicht gebeugt ist.

Arme. Die Arme frei und gezielt schwingen lassen. So verbessert man sein Gleichgewicht und verbrennt mehr Kalorien.

Füße. Mit der Ferse zuerst auf den Boden auftreten und den Fuß dann entspannt nach vorn abrollen. Stoßen Sie sich am Ende eines Schritts mit den Zehen ab, um den Körper nach vorn zu drücken. Wählen Sie eine für Sie natürliche Schrittlänge.

WOCHE 2

Bleiben Sie bei dem Programm für Woche 1, wenn Sie für 1,6 km länger als 20 Minuten benötigen. Wenn Sie 1,6 km unter 20 Minuten gehen können, verlängern Sie den Spaziergang um 10–20 Minuten. Hier ist ein Plan für Woche 2. Sie sollten auf der Belastungsskala Level 6 oder 7 erreichen.

WOCHE 2	
Kurzfastentage (und die direkten Folgetage)	***Nichtfastentage***
Körperliche Betätigung ist optional.	5 Minuten: Aufwärmtempo 20–70 Minuten: gleichmäßig-stetes Tempo 5 Minuten: Abkühltempo

WOCHE 3

Wenn das Programm von Woche 1 oder Woche 2 Sie bis an Ihre Grenzen bringt, bleiben Sie bei dem für Sie angenehmen Level. Aber wenn Sie sich gern mehr fordern würden, ist es jetzt an der Zeit, das Tempo ein wenig anzuziehen. Dieser Workout erhöht Ihre Ausdauer und Fitness und verbrennt mehr Kalorien, weil er ein Intervalltraining enthält, um Sie für eine jeweils sehr kurze Zeitspanne etwas stärker zu fordern.

Während der aeroben Intervalle sollten Sie so schnell gehen, dass es sich wie hartes Training anfühlt (aber nicht so schnell, dass Sie aufhören müssen). Sie sollten auf der Belastungsskala den Bereich zwischen Level 7 und 9 erreichen. Während der Erholungsphasen kehren Sie zu dem gleichmäßigen Tempo früherer Spaziergänge zurück.

WOCHE 3	
Kurzfastentage (und die direkten Folgetage)	***Nichtfastentage***
Körperliche Betätigung ist optional.	5–10 Minuten: Aufwärmtempo 3 Minuten: aerobes Intervall 3 Minuten: Erholungsintervall (gleichmäßig-stetes Tempo) 3 Minuten: aerobes Intervall 3 Minuten: Erholungsintervall (gleichmäßig-stetes Tempo) 5–10 Minuten: Abkühltempo

Bereit für weitere Herausforderungen?

Wenn Ihnen das Gehen in Woche 3 Spaß gemacht hat und leichtgefallen ist, ist das ein Zeichen dafür, dass Sie bereit sind, ein weiteres Element in Ihr Trainingsprogramm aufzunehmen: Widerstandstraining. Das bedeutet die Verwendung leichter Gewichte und Übungen wie Kniebeugen, Push-ups und Planks, um den Körper zu festigen und zu formen. Widerstandstraining erhöht den Spiegel des menschlichen Wachstumshormons, des heiligen Grals der Jugendlichkeit. Die Folge ist, dass der Körper neu geformt wird – ich nenne das ein Umstellen der Möbel. Widerstandstraining ist das Geheimnis für einen festen Po, schwindende »Reiterhosen« und »Rettungsringe« sowie für schöne Schultern und eine gute Haltung.

Wenn Sie der Meinung sind, für Widerstandstraining bereit zu sein, sollten Sie Kathys informativen Artikel lesen, der Ihnen den Einstieg erleichtern wird: kathysmith.com/home-recent-posts/lift-weights-to-lose-weight-seriously (auf Englisch).

Hier sind zwei Tipps, wie Sie die aeroben Intervalle bestmöglich nutzen können.

- Bewegen Sie Ihre Arme schneller. Die Ellbogen im 90-Grad-Winkel beugen und die Hände zu losen Fäusten schließen. Die Arme abwechselnd nach vorn schwingen und die Ellbogen dabei nah am Körper halten.
- Darauf konzentrieren, die Zehen aktiv nach oben zu ziehen, während die Beine nach vorn schwingen. (Sonst könnte man stolpern.)

Durch das Gehen auf diesem Level setzt eine Verbrennung zusätzlicher Kalorien ein, die noch mehrere Stunden anhält. Wenn Sie nach Beendigung der Diät das Gehen beibehalten, versuchen Sie, das Tempo während der aeroben Intervalle zu steigern, um eine maximale Fettverbrennung zu erzielen. Für den Fall, dass Sie sogar ein noch höheres Level erreichen möchten, finden Sie bei Kathy weitere Workouts für Fortgeschrittene, eines davon unter kathysmith.com.

Option 3: Behalten Sie Ihre typischen Workouts bei

Wenn Sie regelmäßig in ein Fitnessstudio gehen oder zu Fitness-Videos trainieren und sich während der Diät voller Energie fühlen, behalten Sie Ihr gewohntes Training bei – sogar an Fastentagen, wenn Sie möchten. Sie verbrennen während des Fastens sogar mehr Fett, wenn Sie trainieren.

Sie sollten sich jedoch nicht zum Training zwingen, wenn Ihnen nicht danach zumute ist.

Sie werden abnehmen, auch wenn Sie sich nicht bewegen – vor allem, wenn Sie Kathy Smiths Programm in Option 2 befolgen.

Wenn Sie ein überzeugter Fitness-Fan sind, der mit Begeisterung Programme wie WOD (Workout of the Day), Metcon (Metabolic Conditioning) oder CrossFit trainiert, behalten Sie Ihre regulären Workouts an 3 oder 4 Tagen in der Woche bei, wenn Sie sich wohl dabei fühlen (zwischen den Workouts

Spaziergänge unternehmen). Aber – und das ist wirklich, wirklich wichtig – wenn Sie intensiv trainieren, müssen Sie unbedingt darauf achten, das Programmprotokoll für die Energiezufuhr nach einem Workout zu befolgen. Ich kann das nicht genug betonen. Sie können dieses Protokoll problemlos befolgen und sich trotzdem an die in der Knochenbrühe-Diät zugelassenen Nahrungsmittel halten.

Und noch einmal, hören Sie auf Ihren Körper. An den Tagen, an denen er sich gegen eine zu anstrengende körperliche Betätigung wehrt, befolgen Sie Kathys Programm in Option 2 oder gehen Sie spazieren. Ich meine es ernst. Egal, wie stark Sie sind, manchmal braucht der Körper ein wenig Ruhe und Erholung.

Warnung: Wenn Sie vorher nicht hart trainiert haben und darüber nachdenken, ein Programm wie CrossFit, Metcon oder WOD auszuprobieren, rate ich Ihnen dringend, sich während der 21-Tage-Diät für eine der anderen Optionen zu entscheiden. So bekommt Ihr Körper die Möglichkeit, sein Gleichgewicht wiederzufinden und sich neu auf eine größere Herausforderung einzustellen.

Hinweise für Extremsportler (WOD, Metcon, CrossFit usw.)

Nach einem sehr intensiven Workout muss dem Körper innerhalb einer halben Stunde neue Energie zugeführt werden, weil die Erholungsphase dann schneller einsetzt und effektiver ist. Essen Sie eine Portion leicht verdaulicher Proteine in der Größe einer Mahlzeit, zum Beispiel Eier, Hähnchenbrust oder Lachs und stärkehaltige Kohlenhydrate wie Winterkürbis, Yambohnenwurzel, Süßkartoffel oder Kürbis. Nach einem anstrengenden Workout braucht man diese Extra-Mahlzeit. Im Moment ist Fett weniger wichtig. Dies ist der einzige Zeitpunkt, an dem man es nicht hinzufügen muss.

Verzehren Sie Ihre normale Mahlzeit 60 bis 90 Minuten später. Mein persönlicher Favorit ist Rührei mit gewürfelten Süßkartoffeln.

Und hier noch ein guter Tipp für das Pre-Workout: Verzehren Sie 15 bis 60 Minuten vor dem Workout eine kleine Menge Proteine und Fett, um dem Körper zu signalisieren, dass er bald aktiv werden muss. Es ist allerdings wichtig, die Kohlenhydrate an dieser Stelle wegzulassen.

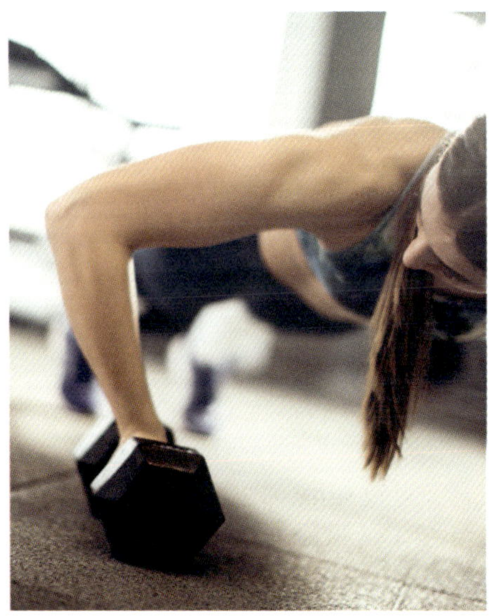

Hart gekochte Eier und eine Handvoll Nüsse oder aber etwas Dörrfleisch und eine Handvoll Kokoschips funktionieren prima.

Vor allem: Tun Sie, was Ihnen Freude bereitet

Es gibt eine alte Redewendung, die besagt, dass das beste Training das ist, was man auch wirklich macht. Und genau das trifft zu! Suchen Sie sich eine Form der Bewegung, die Ihnen Freude bereitet – ob es nun Tanzen, Fahrradfahren, Schwimmen oder ein Himmel-und-Hölle-Spiel mit den Kindern ist. Jede Art von körperlicher Betätigung, solange sie nicht unnatürlich oder übertrieben ist, wird Ihnen helfen, schlank, gesund und fit zu bleiben. Beachten Sie nur, dass Sie an den Kurzfastentagen und den Tagen, die direkt darauf folgen, weniger Kraft für ein intensives Training haben werden.

Es spielt keine Rolle, für welche Option Sie sich entscheiden, bleiben Sie einfach von Tag zu Tag flexibel. Wenn Sie beispielsweise Kathys Programm befolgen und bemerken, dass sich die weiter oben erwähnte Low-Carb-Grippe bei Ihnen meldet, gehen Sie für einige Tage zurück zu Option 1 oder stellen Sie das Training ganz ein. Noch einmal, hören Sie auf Ihren Körper und tun Sie, was er Ihnen sagt.

Und vergessen Sie nicht das Wichtigste: Bewegen Sie sich. Sorgen Sie dafür, dass Sie sich jeden Tag wenigstens etwas bewegen, weil Sie dann schlank, gesund und glücklich bleiben werden.

KAPITEL 10

SCHLANKER DURCH WENIGER STRESS

Viele, die an »Abnehmen« denken, haben automatisch auch eine Diät und Sport vor Augen – und genau darüber haben wir bis jetzt geredet. Aber jetzt möchte ich, dass wir uns einen unsichtbaren Übeltäter, der bei einer Gewichtszunahme fast immer eine wichtige Rolle spielt, aus der Nähe ansehen, das ist chronischer Stress.

Ich vermute, dass Sie unter Stress stehen. (Wer täte das nicht heutzutage?) Vielleicht tragen Sie ja Ihren Stress auch wie ein Ehrenzeichen: »Seht mich an, ich arbeite Vollzeit, versorge eine Familie, habe ein Ehrenamt und …«

Ich war da nicht anders, musste aber viel Lehrgeld bezahlen, um Folgendes zu lernen. Man kann mit diesem Superheldengehabe lange, vielleicht sogar Jahre, davonkommen. Aber mit der Zeit, wenn wir nichts unternehmen, um diesen Stress, den unser anstrengender Alltag mit sich bringt, auszugleichen, wird er uns aufreiben – und ich kann Ihnen garantieren, dass er 5, 10 oder sogar 25 Kilo Gewichtszunahme bedeutet.

Wenn Sie für den Rest Ihres Lebens schlank und gesund bleiben wollen, müssen Sie Stress energisch bekämpfen. Dies ist keine Option, sondern eine Notwendigkeit.

In Kapitel 11 werde ich näher darauf eingehen, wie man eine Denkweise entwickelt, mit der man für immer »stressresistent« bleibt. Sie ist das wirksamste Mittel, das ich an meine eigenen Patienten weitergebe, um nicht zuzunehmen. Es wird jedoch einige Zeit in Anspruch nehmen, sich diese Denkweise anzueignen, und ich möchte, dass Sie die Kontrolle über Ihren Stress jetzt und sofort übernehmen.

Deshalb stelle ich Ihnen in diesem Kapitel fünf Methoden vor, mit denen Sie Stress sofort reduzieren können, egal, wie verrückt Ihr Leben gerade ist. Diese Techniken sind leicht zu erlernen und machen sogar Spaß. Außerdem beschleunigen sie die Gewichtsreduktion und wirken verjüngend. Aber zunächst sollten wir über all die negativen Auswirkungen reden, die Stress auf uns und unseren Körper hat.

STRESS FÜHRT ZU ÜBERGEWICHT

Wenn man chronisch gestresst ist, sehnt sich der Körper nach Entspannung. Das führt dazu, dass man versucht ist, sich mit Essen als »Selbstmedikation« Linderung zu verschaffen. Forschungsergebnisse zeigen, dass viele Menschen mehr Snacks essen, wenn sie gestresst

Wie Stress auf der Molekularebene altern lässt

Will man verstehen, wie gefährlich chronischer Stress für die Zellen ist, muss man ein wenig mehr über die Telomere wissen. Telomere sind die Endkappen der Chromosomen, die diese davor schützen »auszufransen«.

Leider haben Telomere eine begrenzte Lebensdauer. Die Zellen, aus denen unsere Organe, Haut, Knochen, unser Blut und Bindegewebe aufgebaut sind, teilen sich typischerweise 50- bis 70-mal. Mit jeder Teilung werden die Telomere kürzer und lassen die Zelle altern, bis sie schließlich stirbt. Psychischer Stress beschleunigt diesen Prozess, weil er Entzündungen sowie oxidativen Stress verstärkt.[4] Sowohl Entzündungen als auch oxidativer Stress führen dazu, dass die Telomere kürzer werden, man dadurch schneller altert und ein höheres Risiko für Diabetes, Krebs und Alterskrankheiten hat.

sind, und dass sie mit großer Wahrscheinlichkeit zu Süßigkeiten, Chips und anderem Junkfood greifen werden.[1] Denn wenn wir Dinge wie diese verzehren, erleben wir einen schnellen Anstieg von Wohlfühlbotenstoffen, eine Art »Euphorie«.

So kann zum Beispiel allein der Gedanke an ein stressiges Ereignis in der Zukunft dazu führen, dass man sich nach etwas Essbarem sehnt. Im Rahmen einer Studie teilten die Forscher junge Frauen im College-Alter in zwei Gruppen ein. Sie teilten den Probandinnen der einen Gruppe mit, sie müssten einen Fragebogen zu Arbeit ausfüllen (eine Aktivität mit geringer Stressbelastung). Denen der anderen Gruppe wurde gesagt, sie müssten vor einer Jury eine Rede über Arbeit halten (eine Aktivität mit hoher Stressbelastung). Dann untersuchten die Forscher Blutproben der jungen Frauen. Das Ergebnis? Die Frauen, die erwarteten, eine Rede halten zu müssen, wiesen einen höheren Ghrelinspiegel auf, ein Hormon, das Hunger auslöst.[2]

Kurzum, Stress macht hungrig. Und etwas zu essen, wenn man gestresst ist, führt zu einem Wohlgefühl – vorübergehend.

Leider hält die Linderung, die ein Schoko-Riegel oder eine Packung Eiscreme verschaffen, nur wenige Sekunden an. Wenn die Euphorie sinkt, kehrt der Stress sofort zurück – und noch schlimmer, man fühlt sich zusätzlich auch noch schuldig. Diese Schuld erhöht Ihren Stress und verleitet Sie dazu, erneut zu viel zu essen, um den Stress abzubauen – ein Teufelskreis und Muster, das ich in meiner eigenen Praxis immer wieder erlebe.

STRESS MACHT ALT UND FALTIG

Es ist schlimm genug, dass Stress dick machen kann, aber nicht nur das, er lässt Sie auch schneller altern.

Bei Stress steigt der Spiegel des Hormons Cortisol sehr stark an. Bleibt der Cortisolspiegel monatelang auf einem hohen Niveau, steigen auch die Blutdruckwerte, und der Blutzuckerspiegel sowie der Spiegel des menschlichen Wachstumshormons (das dazu beiträgt, jung und schlank zu bleiben) sinkt.

Ein hoher Cortisolspiegel führt zu vermehrtem Bauchfett. Wenn irgendjemand, den Sie kennen, schlank ist, aber trotzdem diesen »Ring« um die Taille hat, ist es vermutlich ein »Cortisolring«. Chronisch erhöhte Cortisolwerte können dazu führen, dass man, egal wie jung man ist, den Darm eines Menschen mittleren Alters hat.

Darüber hinaus wurde im Rahmen von Studien festgestellt, dass chronischer Stress die Unversehrtheit des Kollagens der Haut schwächt.[3] Die Folge ist, dass die Haut schlaff und faltig wird und man um Jahre älter aussieht. Und schlimmer noch, chronischer Stress richtet verheerenden Schaden im Immunsystem an.

Ein schwaches Immunsystem wiederum lässt Sie schneller altern.

Und letztlich ist es schwieriger, sich um sich selbst zu kümmern, wenn man gestresst ist. Es besteht viel eher die Chance, dass man sich Alkohol oder Zigaretten zuwendet, zu wenig schläft oder sich zu wenig bewegt – und all das bewirkt, dass man älter aussieht und sich auch so fühlt.

FÜNF METHODEN ZUR STRESSREDUZIERUNG

Keine Frage, chronischer Stress ist schlecht für den Körper. Und es ist unerlässlich, diesen Stress in Angriff zu nehmen, wenn man schlank, energiegeladen, sexy und gesund sein will.

Aber wenn Sie immer viel zu tun haben, denken Sie vermutlich: »Oh, mein Gott, Dr. Petrucci, ich habe keine Zeit, mich noch mit anderen Dingen zu beschäftigen. Mir zu sagen, ich solle mich täglich um Stressreduzierung kümmern, wird mich nur noch mehr stressen.«

Und das kann ich sehr gut verstehen. Wirklich. Auch in meinem Leben geht es manchmal drunter und drüber, und ich habe Tage, an denen nichts mehr geht. Aber ich verspreche Ihnen, dass ich nichts Unmögliches verlange. Die gute Nachricht in Bezug auf chronischen Stress ist, dass seine negativen Auswirkungen umkehrbar sind, wenn man seinem Körper und seinem Geist nur wenige Minuten täglich eine Auszeit gönnt. Wenn Sie also 30, 15 oder auch nur 5 Minuten täglich erübrigen können, wird es Ihnen gelingen, Ihren Stress beträchtlich zu reduzieren.

Außerdem sind die von mir empfohlenen Techniken leicht zu erlernen. Sie hören sich vielleicht sogar zu einfach an, um wirksam sein zu können. Aber glauben Sie mir: Wenn ich meinen Patienten diese Strategien empfehle, werden sie gesünder, glücklicher und haben mehr Energie. Aber ich sehe auch klinische Resultate in Form eines niedrigeren Blutdrucks, eines niedrigeren Blutzuckerspiegels und weniger Pfunde auf der Waage.

Probieren Sie diese fünf natürlichen Strategien aus und sehen Sie selbst.

1. *Meditation*

Ich erinnere mich gut, dass ich als Kind gedacht habe, Meditation sei nur etwas für Hippies oder Gurus. Aber dann, mit zunehmenden Alter, begann ich mich für Medizin zu interessieren – und insbesondere dafür, wie Ärzte den menschlichen Körper auf natürliche Weise heilen können. Und ich entdeckte, dass Meditation ein sehr wirksames Heilmittel ist. Dies hier sind einige ihrer erwiesenen Vorzüge.

- ***Sie verändert das Gehirn auf eine Weise, die vor Stress schützt.*** Im Rahmen einer Studie, bei der Probanden an einem 8-wöchi-

Stress und der Stoffwechsel

MARC DAVID, GRÜNDER DES INSTITUTE FOR THE PSYCHOLOGY OF EATING UND AUTOR VON *VOM SEGEN DER NAHRUNG. EIN GANZHEITLICHES KONZEPT DES ESSENS.*
psychologyofeating.com (auf Englisch)

Stress beeinflusst nicht nur, wie viel wir essen, sondern auch, welchen Nutzen wir aus unserer Nahrung ziehen, wie mein Freund Marc im Folgenden erläutert.

»Einer der weniger bekannten Ernährungsgrundsätze, der für so viele Menschen eine Wende für ihren Stoffwechsel bedeuten kann, ist die Tatsache, dass unsere Gemütsverfassung beim Essen genauso wichtig sein kann wie die Nahrung selbst. Wir können die gesündesten Nahrungsmittel der Welt essen, wenn wir uns nicht in einem optimalen Zustand der Verdauung und der Aufnahme befinden – der zufällig der Zustand der Entspannung ist – werden wir die Gesamtheit der Nährstoffe unserer Mahlzeit nicht resorbieren.

Die Evolution hat die Menschen so programmiert, dass sie jede Mahlzeit umfassend verstoffwechseln, wenn sie sich in dem Zustand befinden, in dem das parasympathische Nervensystem dominiert. Das bedeutet, dass wir stressfrei und langsam essen, uns an der Nahrung erfreuen und sie genießen, uns genährt fühlen und uns Zeit für unsere Mahlzeit nehmen. Wenn wir uns dagegen auf der gegenüberliegenden Seite befinden – das sympathische Nervensystem dominiert – stellt das Gehirn automatisch die Verdauung ein. Wenn wir unter Stress essen oder in angespannter Hektik, oder wenn uns während des Essens negative Gedanken über uns selbst durch den Kopf gehen, verringern wir buchstäblich den Nährwert unserer Mahlzeit.

Deshalb sollten Sie die Kontrolle über Ihre Gesundheit übernehmen, indem Sie gute heilende Nahrung wie nährstoffdichte Brühen verzehren. Aber vergessen Sie nicht, während der Mahlzeiten immer positiv zu denken und zu fühlen, damit Ihr Körper die Nahrung bestmöglich aufnehmen kann.«

gen Meditationsprogramm teilnahmen, wurde festgestellt, dass die Meditation tatsächlich die Gehirnstruktur veränderte. Hirnscans zeigten, dass Stressreduktionen mit einer Verringerung der grauen Substanzdichte in der Amygdala korrelierten, einer Region des Gehirns, die eine wichtige Rolle bei Angst und Stress spielt.

Gleichzeitig zeigten sie eine erhöhte Dichte der grauen Substanz im Hippocampus, der das Lernen und das Erinnerungsvermögen erleichtert, sowie in Gehirnregionen, die für Selbsterkenntnis, Mitgefühl und Selbstwahrnehmung verantwortlich sind.[5]

- ***Sie kann helfen, Essprobleme unter Kontrolle zu bekommen.*** Eine Überblicksstudie ergab, dass Meditation »wirksam eine Binge-Eating-Störung und emotionsbedingtes Essen« bei Menschen mit diesen Problemen reduzieren kann.[6]

- ***Sie kann den Alterungsprozess verlangsamen.*** Erinnern Sie sich, dass Stress die Telomere verkürzt? Vor Kurzem baten Forscher eine Gruppe von Frauen, die eine Brustkrebserkrankung überlebt hatten – sie alle hatten psychische Probleme – an Gruppensitzungen teilzunehmen, in denen sie Meditation und leichte Hatha-Yogaübungen erlernen konnten. Die Probandinnen praktizierten zu Hause täglich Meditation und Yoga. Darüber hinaus besuchten sie eine Selbsthilfegruppe.

Die Forscher stellen fest, dass die Telomerlänge unverändert bleib bei den Frauen, die Meditation und Yoga praktizierten und an der Selbsthilfegruppe teilnahmen, während sich die Telomere in einer Kontrollgruppe mit Krebsüberlebenden, die nur an einem 1-tägigen Seminar für Stressmanagement teilnahmen, verkürzten.[7] Das bedeutet, dass die Gruppe, die meditierte, nicht nur ihren Alterungsprozess verlangsamte, sondern auch ihr Risiko, erneut an Krebs zu erkranken, reduzierte.

Darüber hinaus kann Meditation den Blutdruck senken,[8] die Immunfunktionen verbessern[9] und Angst und Depression verringern.[10] Lohnt es sich da nicht, einige Male in der Woche 20 Minuten Lebenszeit dafür aufzuwenden? Ich denke schon!

Außerdem ist Meditieren einfach, wenn es einmal zur Gewohnheit geworden ist. Im Folgenden erfahren Sie, wie die »Achtsamkeitsmeditation«, die am besten untersuchte Meditationsform, funktioniert.

- Suchen Sie sich einen ruhigen Ort, an dem Sie nicht gestört werden. Falls erforderlich, schließen Sie sich im Badezimmer ein.

- Nehmen Sie auf einem Stuhl oder auf dem Boden eine für Sie angenehme Position ein. Legen Sie Ihre Hände locker auf die Oberschenkel.

- Nehmen Sie wahr, wie Sie sich fühlen. Ist Ihnen kalt oder warm? Empfinden Sie Spannung oder Schmerz in irgendeinem Bereich Ihres Körpers? Wie fühlt sich Ihre Kleidung auf Ihrer Haut an? Sind Sie hungrig oder satt? Sind Sie hellwach oder müde?

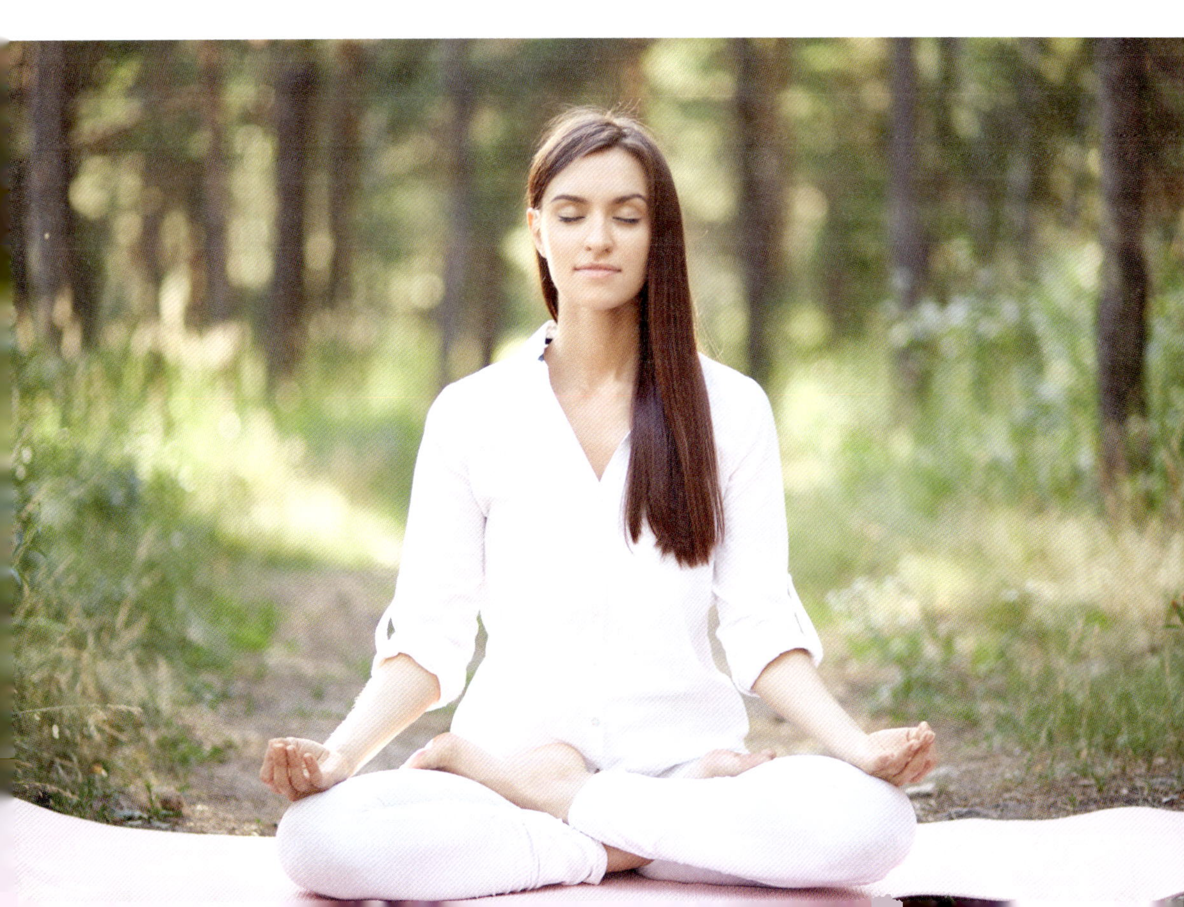

- Nehmen Sie Ihre Umgebung wahr. Was sehen, hören oder riechen Sie?
- Lassen Sie Ihren Gedanken freien Lauf. Anfangs werden Ihnen vermutlich Gedanken an die Arbeit, an Geld oder familiäre Probleme durch den Kopf gehen. Das ist in Ordnung. Betrachten Sie einfach jeden Gedanken, ohne zu urteilen und lassen Sie ihn dann davonziehen.
- Konzentrieren Sie sich auf Ihre Atmung. Atmen Sie tief ein, so als würden Sie Ihren Bauch mit Luft füllen. Dann atmen Sie langsam wieder aus. Die Fokussierung auf die Atmung trägt dazu bei, während des Meditierens verankert zu bleiben. Lassen Sie es zu, wenn Ihre Gedanken anfangen zu wandern – und richten Sie dann Ihre Aufmerksamkeit erneut auf Ihre Atmung.
- Sagen Sie ein Wort oder machen Sie ein Geräusch, während Sie ausatmen, das trägt zur Entspannung bei.

Seien Sie geduldig mit sich, wenn Sie gerade erst anfangen zu meditieren, weil es einige Zeit dauert, das Stillsein zu erlernen. Wenn Sie da eher sind wie ich und immer auf dem Sprung von einer Verpflichtung zur nächsten, kann es einen am Anfang ziemlich nervös machen, einfach nur dazusitzen und zu sein. Aber mit der Zeit sollten Sie in der Lage sein, immer schneller in diesen Bewusstseinszustand zu gelangen – und wenn das der Fall ist, werden Sie sofort spüren, wie der Stress von Ihnen abfällt.

Hier sind einige Tipps, wie Sie die Meditation bestmöglich nutzen können.

- *10 Minuten Meditation täglich sind besser als 70 Minuten einmal in der Woche.* Versuchen Sie, häufig zu meditieren (wenn möglich jeden Tag), auch wenn Sie nur einige Minuten still dasitzen.
- *Fangen Sie klein an.* Wenn Sie sofort zu Beginn versuchen, 30 Minuten zu meditieren, kann ich Ihnen fast garantieren, dass Sie frustriert sein werden und den Mut verlieren. Ich empfehle, mit 5 Minuten zu beginnen und die Dauer nur zu steigern, wenn Sie sich wohlfühlen. Wenn Sie 5 Minuten still dasitzen und bemerken, dass Ihre Gedanken die ganze Zeit über abschweifen, ist die Meditation trotzdem von großem Nutzen für Sie.
- *Konzentrieren Sie sich auf Ihre Atmung.* Wenn Ihnen das gelingt, passiert der Rest von allein.

Ein Hinweis: Es besteht die Möglichkeit, dass Sie, wie einige meiner Patienten auch, Schwierigkeiten haben werden, selbst mit einiger Übung die Bewusstseinsebene der Meditation zu erreichen. Wenn Sie versuchen, mehrere Wochen lang zu meditieren und immer noch Probleme damit haben, können Sie eine andere Form ausprobieren: die Bewegungsmeditation.

Thai Chi ist eine der bekanntesten Formen der Bewegungsmeditation, aber es gibt andere, weniger strukturierte Optionen. Im Folgenden einige der von mir bevorzugten Formen. Wenn Sie diese Formen ausprobieren, versuchen Sie einfach, sich auf Ihre Atmung zu konzentrieren und lassen Sie Ihre Gedanken kommen und gehen, ohne zu urteilen.

- *Gehen Sie spazieren.* Achten Sie während des Spaziergangs darauf, was Sie fühlen, sehen, riechen und hören. Ist es still oder spüren Sie eine leichte Brise? Riechen Sie Blumen oder vielleicht das Aroma eines frisch aufgebrühten Kaffees von einem Starbucks-Coffeeshop? Welche Farben haben die Häuser oder Geschäfte, an denen Sie vorbeigehen? Hören Sie Verkehrsgeräusche oder das Murmeln von Passanten, die sich unterhalten? Konzentrieren Sie sich auf den Rhythmus Ihres Gehens und darauf, wie es sich anfühlt, wenn Ihre Füße auf den Boden auftreten.

- *Kochen Sie.* Wählen Sie ein Rezept aus, dessen Zubereitung etwas länger dauert – zum Beispiel einen Eintopf, eine Suppe oder ein Chili. Halten Sie, während Sie das Gemüse waschen und klein schneiden, bewusst inne, um die jeweilige Form zu fühlen und die Farben wahrzunehmen.

  Beobachten Sie, wie das Wasser während des Waschens über das Gemüse läuft. Lauschen Sie auf den harten Klang während des Schneidens und auf das Knistern während des Kochens. Nehmen Sie die Aromen und den Geschmack der zubereiteten Nahrungsmittel wahr. Betrachten Sie Ihre Töpfe, Pfannen, Teller und Gläser genau und nehmen Sie deren Farben, Formen, Größe und sogar irgendwelche angeschlagenen Stellen oder Kratzer wahr.

- *Jäten Sie Unkraut oder harken Sie die Blätter zusammen.* Beobachten Sie während der Arbeit, wie Ihre Pflanzen sich mit den Jahreszeiten verändern. Halten Sie nach neuen Blättern Ausschau. Sehen Sie sich jeden Halm, den Sie ausziehen, genau an und jeden Blätterhaufen, während Sie harken. Halten Sie inne und schauen Sie sich den Himmel und die Wolken an. Lauschen Sie dem Gesang der Vögel, sehen Sie sich Käfer genau an und nehmen Sie Flugzeuge wahr, die über Ihren Kopf hinwegfliegen.

Sie können Achtsamkeitsmeditation auch bei anderen Gelegenheiten praktizieren – zum Beispiel, wenn Sie Ihre Katze streicheln, ein Baby baden oder morgens im Bett, direkt nach dem Aufwachen. Sie können eine schnelle »Mini-Meditation« praktizieren, wenn Sie vom Supermarkt zu Ihrem Auto gehen. (Seien Sie kreativ!) Entscheidend ist, regelmäßig zu meditieren, sodass es zur Gewohnheit wird.

2. Machen Sie Atemübungen

Stress führt dazu, dass man flacher atmet, und flacher Atem wiederum führt zu noch mehr Stress. Mit der Zeit wird daraus eine Abwärtsspirale. Wenn Sie dieses Muster durchbrechen, indem Sie lernen, richtig zu atmen, werden Sie vermutlich sofort einen gewaltigen Unterschied bemerken.

Wenn man seine Atmung verändern will, ist der erste Schritt die Beobachtung der derzeitigen Atmung. Nehmen Sie sich für diese Übung 5 Minuten Zeit.

1. Suchen Sie sich einen angenehmen Ort, an dem Sie nicht abgelenkt werden. Schalten Sie Ihr Telefon und den Fernseher aus. Bringen Sie Ihre Haustiere in ein anderes Zimmer.

2. Schließen Sie die Augen und konzentrieren Sie sich auf Ihre Atmung. Verändern Sie absolut nichts, Sie sollen sich lediglich bewusst machen, wie Sie ein- und ausatmen. Fühlt sich Ihre Atmung gehetzt oder flach an, oder sogar gleichmäßig, langsam und tief?

3. Danach beobachten Sie, wohin Luft während des Einatmens fließt. Fühlen Sie sie in Ihrer Nase, Ihrem Rachen oder Ihrer Brust? Bewegt sich Ihr Bauch während des Atmens? Dehnt sich Ihr Brustkorb aus?

Nun, nachdem Sie sich Ihr typisches Atemmuster bewusst gemacht haben, können Sie daran arbeiten, tiefer, gleichmäßiger und entspannter zu atmen. Hier ist eine Übung, mit der Sie das richtige Atmen trainieren können.

1. Legen Sie sich auf den Fußboden. Legen Sie eine Hand auf Ihren Magen und die andere auf Ihre Brust über das Herz. Spüren Sie nach, wie Ihre Hände sich während des

Atmens bewegen. Zunächst spüren Sie nach, wie sich die Hand auf Ihrem Bauch während des Einatmens hebt und wie sich Ihr Zwerchfell dehnt.

Dann spüren Sie nach, wie Ihre Hand auf Ihrer Brust sich hebt, während Ihr Brustkorb weiter wird. Spüren Sie nach, wie Ihr Atem Ihren Körper vom Bauch bis zu den Lungen, direkt unterhalb der Schlüsselbeine, ausfüllt.

2. Halten Sie den Atem eine Sekunde lang an und beginnen Sie dann mit dem Ausatmen. Spüren Sie nach, wie die Luft Ihren Bauch verlässt und Ihr Zwerchfell sich zusammenzieht, sodass Ihre Hand absinkt. Dann spüren Sie nach, wie die Luft Ihren Brustkorb verlässt und Ihre Hand dort absinkt.

3. Machen Sie eine Pause und führen Sie diese Übung dann erneut durch, bis Sie sich vertraut damit fühlen. Entscheidend ist, tief zu atmen, den Atem vom Bauch aufwärts zu spüren.

Versuchen Sie sich diese Art der Atmung, sobald sie sich für Sie natürlich anfühlt, zur Gewohnheit zu machen. Prüfen Sie jedes Mal, wenn Sie bemerken, dass Sie sich gestresst fühlen, ob Sie langsam und gleichmäßig in den Bauch atmen.

Wenn Sie extrem gestresst sind, können Sie diese 4–7-8-Übung (zur Entspannung) ausprobieren. Sie können diese Übung überall durchführen. Sitzen Sie mit geradem Rücken in bequemer Position. Berühren mit der Zungenspitze die Erhöhung direkt hinter und über den oberen Frontzähnen.

1. Atmen Sie geräuschvoll durch den Mund aus. Wenn Sie es schwierig finden, um Ihre Zunge herum zu atmen, können Sie versuchen, die Lippen zu spitzen.
2. Schließen Sie Ihren Mund, atmen Sie ruhig durch die Nase ein und zählen Sie innerlich bis vier.
3. Halten Sie den Atem an und zählen Sie dabei innerlich bis sieben.
4. Die komplette Atemluft geräuschvoll durch den Mund ausatmen und dabei innerlich bis acht zählen.
5. Diesen gesamten Zyklus viermal durchführen.

Denken Sie daran, ruhig durch die Nase einzuatmen und geräuschvoll durch den Mund auszuatmen. Sie können ein für Sie angenehmes Atemtempo wählen. Entscheidend ist das Verhältnis 4:7:8. Je öfter Sie diese Übung praktizieren, desto besser wird es Ihnen gelingen, langsam zu atmen und tiefer ein- und auszuatmen.

3. *Lassen Sie sich massieren*

Denken Sie an Massage wie an ein Vergnügen, bei dem man Gewissensbisse haben muss? Wenn das der Fall ist, sollten Sie anfangen, in einer Massage etwas sehr Vernünftiges zu sehen, weil sie Ihre Stressbelastung dramatisch reduzieren kann.

Forscher am Cedars-Sinai Medical Center wählten im Rahmen einer Studie nach dem Zufallsprinzip 53 Freiwillige aus, die entweder eine schwedische Tiefengewebsmassage oder eine leichte Massage bekamen.[11] Die Forscher nahmen vor und nach den Massagen Blut- und Speichelproben und stellten fest,

- dass die Teilnehmer mit einer schwedischen Tiefengewebsmassage einen deutlich niedrigeren Spiegel des bereits erwähnten Stresshormons Cortisol im Blut

Lieben Sie sich selbst

DR. KIM D'ERAMO, AUTORIN VON *THE MIND-BODY TOOLKIT*
drkimderamo.com (auf Englisch)

Meine gute Freundin Kim ist keine gewöhnliche Ärztin. Zusätzlich zu ihrer konventionellen Ausbildung als Ärztin studierte sie die Mind-Body-Medizin und beschäftigte sich mit der körpereigenen Fähigkeit der Selbstheilung.

Kim hat mit der »Körper-Geist-Verbindung« Tausende von Menschen von Schmerzen, Angst und Depression befreit und sie hat mir eine Weisheit über Heilung, Stressreduzierung und Selbstakzeptanz nahegebracht, die ich gern an Sie weitergeben möchte.

»Ihre Emotionen sind die Wurzel all Ihrer Taten und Verhaltensweisen. Die Chemie unserer Emotionen ist dafür verantwortlich, ob wir gesund sind oder krank werden. Emotionen wie Wut, Angst oder Einsamkeit, die man nicht verarbeitet hat, schaffen eine entzündungsfördernde Chemie, die dafür sorgt, dass man zunimmt und krank wird. Die Chemie der unterdrückten Emotionen sorgt darüber hinaus für Heißhungerattacken und beeinflusst das Essverhalten. Je nachdem, ob der Gemütszustand positiv oder negativ ist, ist die Chemie der Emotionen die Ursache für Gesundheit oder Krankheit. Emotionen steuern gesunde Verhaltensweisen oder solche, mit denen wir uns selbst sabotieren.

Die beste Methode, um Heißhunger und negativen Gemütszuständen, die zur Zerstörung der Gesundheit und einer Gewichtszunahme führen, ein Ende zu setzen? Selbstakzeptanz. Das ist schwer zu verstehen, da wir von der Gesellschaft darauf programmiert sind, ›Krankheit zu bekämpfen‹ und ›Fett zu bekämpfen‹. Wir sind von Gründen umgeben, uns erst dann zu akzeptieren, wenn wir perfekt sind. Es ist auch möglich, dass eine unterschwellige Angst vorhanden ist, dass man, wenn man sich selbst akzeptieren würde, wie man ist, nie mehr von der Couch aufstehen oder gesund essen würde. Die Wahrheit ist jedoch, dass man, wenn man sich selbst voll und ganz liebt und akzeptiert, motivierter ist, sich um sich selbst zu kümmern und sich mit den Nahrungsmitteln und Aktivitäten zu versorgen, die für noch mehr Gesundheit und Wohlbefinden sorgen.

Versuchen Sie, wenn Sie lustlos sind oder Heißhungergelüste haben, dreimal tief und langsam einzuatmen und sich dabei vorzustellen, die Idee der Selbstliebe und Selbstakzeptanz in Ihren Körper aufzunehmen. Das unterbricht den unbewussten Kreislauf des Selbsthasses, der krank macht und Energie raubt. Es bedarf Mut, sich selbst zu akzeptieren, wenn man sich gerade kontraproduktiv verhalten hat und zum Beispiel zu viel gegessen hat oder wenn man 20 Kilo Übergewicht hat. Wenn wir aber anfangen, uns selbst zu lieben und voll und ganz zu akzeptieren, verändert sich die Chemie. Wir erlangen eine emotionale Befindlichkeit, die Süchte dämpft, das Abnehmen unterstützt und Krankheit buchstäblich umkehrt.

Betrachten Sie die Knochenbrühe-Diät als eine Geste der Eigenliebe. Nähren Sie sich mit diesem kraftvollen, bereichernden Heiltrunk. Anstatt in dieser Diät nur eine Sache mehr zu sehen, mit der man ›das Fett in Angriff nimmt‹ oder ›den Kampf gegen die Pfunde aufnimmt‹, sollten Sie Ihren Körper und sich selbst akzeptieren und lieben.«

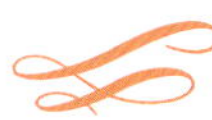

und im Speichel aufwiesen sowie einen niedrigeren Arginin-Vasopressin-Wert, eines weiteren Hormons, das einen Cortisolanstieg verursachen kann. Darüber hinaus wurde eine hohe Zahl von Immunzellen, den sogenannten Lymphozyten, nachgewiesen, was ein Hinweis dafür war, dass die Massage das Immunsystem der Teilnehmer aktiviert hatte.

- Die Gruppe mit der leichten Massage wies einen erhöhten Wert des Hormons Oxytocin auf, das mit Zufriedenheit und einem »wunderbar warmen« Gefühl assoziiert wird, sowie gleichzeitig einen niedrigeren Wert des Hormons Adrenocorticotropin, das die Freisetzung von Cortisol fördert.

Deshalb sollten Sie Massage in Ihr Repertoire der stressreduzierenden Techniken aufnehmen. Sehen Sie Massage nicht als Verschwendung, sondern als eine medizinische Behandlung, die Ihren Stress reduzieren kann und mit der Sie länger jung und schlank bleiben. (Wenn Sie auf diese Weise daran denken, hören sich 60 Euro ziemlich preiswert an, oder?).

4. Gehen Sie an die frische Luft

Stellen Sie sich einen Löwen in der Savanne vor, einen Wal im Ozean oder einen Papagei am Amazonas. Und dann stellen Sie sich den Löwen in einem Käfig im Zoo, den Wal in einem Wasserbecken und den Papagei auf einer Stange in irgendeinem Wohnzimmer vor. Das ist gegen die Natur, oder?

Jetzt stellen Sie sich vor, wie Sie selbst genetisch konzipiert sind: In der freien Natur am Himmel nach Anzeichen für Regen Ausschau zu halten oder die weite Ebene nach Beute abzusuchen. Kilometerweit zu laufen, um Nahrung zu beschaffen. Still zu stehen, um einen Gebirgszug zu bewundern. Dann stellen Sie sich Ihr Leben heute vor – im Eiltempo vom Haus zum Auto ins Büro und dann stundenlang in geschlossenen Räumen.

Verstehen Sie mich nicht falsch. Genau wie Sie habe ich kein Interesse daran, in einer Höhle zu leben oder meilenweit zu laufen, um mein Fleisch fürs Abendessen zu jagen. Ich liebe mein Haus, mein Auto und meinen Job und bin froh, dass mein Metzger mir Steaks von einem Tier über die Theke reicht, das ich nicht mit einem Speer erlegen musste.

Aber es gibt eine Gegenleistung, die wir für unsere moderne Lebensweise erbringen müssen. Es trifft zu, dass wir selten kalt, nass, erschrocken oder hungrig sind wie unsere Vorfahren – aber wie Tiere in Käfigen oder Wasserbecken leben wir nicht das Leben, für das wir genetisch konzipiert sind. Wir leben fast vollständig losgelöst von unserem natürlichen Lebensraum, und auf der Zellebene weiß unser Körper, dass etwas fehlt.

Was ist die Lösung? Geben Sie Mutter Natur einen Platz in Ihren Terminkalender. Gehen Sie so oft wie möglich aus dem Haus und in den Park, in den Wald oder in den Garten. Studien haben ergeben, dass ein kurzer Aufenthalt in einer »grünen« Umgebung Stress reduzieren kann und Sonnenschein ein starkes natürliches Mittel zur Entspannung und ein Stimmungsaufheller ist.[12]

5. Lachen

Lachen macht Spaß und man fühlt sich rundum wohl, weil es das Stresslevel senkt, die Durchblutung der Organe erhöht, Schmerzen lindert und das Immunsystem stärkt. (Vielleicht mögen deshalb so viele Menschen lustige Katzenvideos.) Halten Sie also jeden

Die »Big-Bang«-Therapie

Meiner Freundin Kate ging es vor einiger Zeit ziemlich schlecht. Sie und ihr Mann hatten sehr anstrengende Jobs, beide waren angespannt und erschöpft und alles wurde schlimmer, als Kates Mutter krank wurde und viel Pflege brauchte. »Am Ende des Tages waren Joe und ich einfach erledigt«, erzählte mir Kate. Zu müde zum Kochen und zu ausgebrannt, um Sport zu machen, nahmen beide immer mehr zu und beiden ging es sehr schlecht.

Eines Abends, als Kate das Geschirr spülte, schaltete sie den Fernseher ein. Normalerweise sieht sie sich nur Dokumentationen und Nachrichtensendungen an, aber an diesem Abend landete sie bei einer Folge der US-Comedy-Serie *The Big Bang Theory*.

»Ich hatte diese Serie noch nie zuvor gesehen«, erzählte sie mir, »und konnte einfach nicht aufhören zu lachen. Mein Mann kam in die Küche und wenig später konnte auch er nicht aufhören zu lachen. Wir mussten so sehr lachen, dass uns die Tränen aus den Augen liefen.«

Am Ende der Sendung mussten sie immer noch kichern. Und Kate hatte auf einmal so viel Energie, dass sie seit Wochen zum ersten Mal ihre Yogamatte wieder aus der Ecke holte.

Am nächsten Tag tat Kate etwas sehr Kluges. »Ich meldete mich bei Netflix an und habe gleich eine ganze Staffel dieser Show ausgeliehen. Ich schwöre, es war besser als jedes Beruhigungsmittel.«

Tag nach etwas Ausschau, das Sie zum Lachen bringt – ob es nun ein lustiges Buch, ein Comic oder eine Komödie ist.

Und noch ein weiterer Bonus: Lachen lindert nicht nur Stress, es verbrennt auch Kalorien. Einer Studie zufolge erhöht Lachen den Kalorienverbrauch und die Herzfrequenz um 10 bis 20 Prozent.[13] Lachen reduziert also nicht nur Stress, sondern auch den Taillenumfang.

KLEINES OPFER, GROSSER GEWINN

Ich sage es noch einmal: Ich weiß, dass Sie viel zu tun haben. An manchen Tagen ist es unbeschreiblich viel. Und etwas Neues in Ihren Terminkalender aufzunehmen ist eine echte Herausforderung.

Aber das Wunderbare ist: Keine der stressreduzierenden Strategien, die ich Ihnen vorgestellt habe, nimmt mehr als ein paar Minuten täglich in Anspruch, und einige von ihnen sind wirklich fast ohne Zeitaufwand durchzuführen. Noch besser ist, dass man mit ihnen besser abnehmen und besser schlafen kann, sich besser fühlt und besser aussieht.

Versprechen Sie mir, dass Sie sich für mindestens eine dieser Strategien entscheiden werden! Fangen Sie gleich heute an, selbst wenn Sie sich nur ein Katzenvideo ansehen oder beim Staubsaugen eine Mini-Meditation praktizieren! Versuchen Sie dann, während der 21-Tage-Diät zwei oder drei weitere Strategien zu übernehmen! Ich verspreche Ihnen: Ihr Gehirn, Ihre Taille, Ihre Haut und Ihre DNA werden es Ihnen danken.

KAPITEL 11

DER WEG ZUM SCHLANKEN DENKEN

Wer die Knochenbrühe-Diät und einen einfachen Trainingsplan einhält, gibt seinem Körper alles, was er braucht, um schlank, gesund und energiegeladen zu sein. Wenn Sie sich an meinen 80–20 -Erhaltungsplan halten und jedes Mal, wenn Sie ein paar Pfunde zugenommen haben, zur Diät zurückkehren, können Sie problemlos für immer schlank bleiben.

Folgendes sollten Sie aber unbedingt wissen: Abnehmen hat neben der körperlichen auch eine emotionale Komponente, und Sie werden nur dann schlank und jugendlich bleiben, wenn Sie in einem gesunden Umfeld leben und mit sich selbst in Frieden sind. Wenn Sie chronisch gestresst, traurig oder wütend sind, werden die Pfunde wiederkommen (und die Falten auch). Da können Sie sicher sein.

Wenn neue Patienten zu mir in die Praxis kommen, lautet ihr erster Satz typischerweise: »Ich muss wissen, wie ich mich richtig ernähre. Können Sie mir helfen?« Aber häufig, wenn ich nochmal nachfrage – was ich fast immer tue, weil ich meinen Patienten helfen möchte, nicht nur physisch, sondern auch emotional gesund zu werden –, stelle ich dann fest, dass die Nahrung nicht das einzige Problem ist. Ich höre zum Beispiel eine Geschichte wie diese: »Ich weiß, dass ich mich besser ernähren muss, aber zur Zeit ist das wirklich schwierig. Meine Mutter hat gerade die Diagnose Alzheimer bekommen, und ich muss meinen Job mit ihren Bedürfnissen unter einen Hut bringen. Meine Schwester lebt in der Nähe, aber sie sagt einfach: ›Du machst das besser als ich – und du hast keine Kinder.‹ Also bin ich auf mich gestellt und ich weiß, dass es schlimmer werden wird, wenn die Krankheit meiner Mutter fortschreitet.«

Oder eine Patientin sagt: »Früher sah ich gut aus, aber jetzt nehme ich immer mehr zu. Ich weiß nicht, warum ich mein Essverhalten nicht kontrollieren kann. Zu Hause ist es gerade sehr stressig, weil mein Mann und ich eine schwierige Phase durchleben. Er findet mein Aussehen schrecklich und ich habe Angst, dass er mich verlassen wird, wenn ich nicht abnehme.«

Oder diese Geschichte: »Meine Schwester ist im letzten Jahr an Krebs gestorben und ich bin immer noch unverändert traurig. Ich fühle mich so allein, weil sie der einzige Mensch war, mit dem ich wirklich über alles reden konnte.«

Wenn meine Patienten mir Geschichten wie diese erzählen, weiß ich, dass ich ihnen helfen kann abzunehmen, indem ich ihre Ernährung umstelle und Ihnen einen Trainingsplan an die Hand gebe – aber ich weiß auch, dass sie ihr Leben ändern müssen, wenn sie danach nicht wieder zunehmen wollen.

Da ich Ärztin bin, erwarten meine Patienten in der Regel, dass ich mich nur auf ihre physische Gesundheit konzentriere. Aber ich weiß, dass wir aus weitaus mehr bestehen als nur einem Körper. Wir sind darüber hinaus auch spirituelle und energetische Wesen. Und unsere Gesundheit und unser Gewicht stehen in unmittelbarem Zusammenhang mit unserem Umfeld.

Wenn man in einem ungesunden Umfeld lebt, wird der Körper sich durch die Entwicklung von Krankheiten anpassen. Er wird sich außerdem anpassen, indem er Sie dazu verleitet, Heißhungergelüste auf Fett und Zucker zu entwickeln – eine natürliche Reaktion auf Stress. Die Folge ist, dass man zum Schluss chronisch kränklich, alt und übergewichtig ist. In Wirklichkeit ist also der erste Gewichtsverlust nur ein Teil Ihrer Verwandlung zu einem gesunden, schlanken Menschen.

Die Tipps zur Stressbewältigung, die ich Ihnen in Kapitel 10 gegeben habe, sind Teil dieser Verwandlung. Wenn Sie allerdings chronisch stark gestresst sind, reichen diese nicht aus. Sie müssen herausfinden, was diesen Stress verursacht, und ihn in Angriff nehmen.

Ich weiß, dass Sie momentan vor allem schnell abnehmen wollen. Aber auch wenn Sie versucht sind, dieses Kapitel zu überschlagen, tun Sie mir bitte einen Gefallen und lesen Sie es. Glauben Sie mir, wenn Sie »für immer« schlank und physisch gesund bleiben wollen, müssen Sie sich um ihre emotionalen Bedürfnisse genauso kümmern wie um ihre physischen. Und ich verfüge über einige wirksame Methoden, diese emotionalen Bedürfnisse zu befriedigen.

Im Folgenden sind die wichtigsten emotionalen Bedürfnisse aufgeführt.

- Sie müssen sich SICHER fühlen.
- Sie müssen sich GELIEBT fühlen.
- Sie müssen sich WICHTIG fühlen.
- Sie müssen MOTIVIERT sein, gesund zu bleiben.

Ich nenne das Ihr »schlankes« Umfeld. Mithilfe der Versuch-Irrtum-Methode habe ich sowohl in meiner Praxis als auch in meinem eigenen Leben wirksame Methoden für die Schaffung dieses »schlanken« Umfelds herausgefunden.

Hier sind die sieben besten meiner Strategien:

1. Wählen Sie Ihre engsten Vertrauten mit Bedacht aus.

Wenn Sie körperlich und emotional gesund bleiben wollen, müssen Sie sich mit Menschen umgeben, die »Ihre Vision mittragen«. Dies sind Menschen, die Sie und Ihre Lebensziele verstehen, Sie unterstützen und an Sie glauben.

Diese Menschen sind eine Art Schild, das Sie schützt und trägt. Sie werden nicht gegen Sie arbeiten, sie werden andere Menschen daran hindern, gegen Sie zu arbeiten und Sie daran hindern, gegen sich selbst zu arbeiten. Wenn Sie abnehmen und gesünder und glücklicher sind, werden sie Sie feiern und nicht neidisch oder unsicher sein und insgeheim an Ihrem Stuhl sägen.

Hierbei kann es sich um Familienmitglieder, Kollegen, Nachbarn oder Freunde aus dem Sportverein handeln. Es können sogar Freunde sein, die Sie im Internet kennengelernt haben. Sie müssen sie nur finden. Und so erkennen Sie sie:

- Nach einem Treffen mit ihnen fühlen Sie sich voller Energie.
- Nach einem Treffen mit ihnen fühlen Sie sich besser, nicht schlechter.
- Sie hören Ihnen wirklich zu.

- Sie lassen Sie keine Ausflüchte machen. (Dies ist ein sehr wichtiger Punkt.) Wenn Sie Schmerzen haben, werden sie Ihnen nicht raten, sich ungesund zu verhalten, zum Beispiel zu viel zu essen. Stattdessen werden sie Sie auf Kurs bringen – mit Entschiedenheit, wenn erforderlich.

Daymond John aus der TV-Sendung *Shark Tank*, ein guter Freund von mir, war so freundlich, seine Erkenntnisse über den Aufbau eines Kreises aus engsten Freunden mit mir zu teilen. Die Strategie, die er einsetzt, heißt bei ihm »die zehn Menschen, die Ihnen am nächsten stehen«. Das sind die Menschen, sagt er, die bestimmen, wer man ist und wie weit man geht – deshalb muss man sie sorgfältig auswählen. Das heißt nicht, dass andere Menschen nicht wichtig wären. Aber es heißt, dass sie bei der Verteilung von Zeit und Energie für Sie immer an erster Stelle stehen, weil Sie wissen, dass es umgekehrt genauso ist.

Nun – wer sind Ihre zehn Menschen? Treffen Sie nicht sofort eine Entscheidung. Denken Sie stattdessen darüber nach. Wer sind die Menschen, die sich immer für Sie einsetzen? Denen Ihre Interessen am Herzen liegen? Die Ihre Ziele verstehen und Ihnen helfen, diese auch zu erreichen? Die Sie motivieren, schlank und gesund zu bleiben, anstatt insgeheim zu hoffen, dass Sie wieder zunehmen?

Sorgen Sie dafür, dass diese Menschen in Ihrer Nähe bleiben – oder versuchen Sie, sie zu finden, wenn Sie sie noch nicht kennen. Wenn Sie sich mit diesen Menschen umgeben, werden Sie Ihnen beistehen, harte Zeiten nicht mit übermäßigem Essen, sondern mit vielen Gesprächen zu überstehen.

2. *Schaffen Sie sich einen inneren Türsteher an.*

Diese Regel geht Hand in Hand mit der vorhergehenden. Während Sie einen Kreis aus engen Vertrauten aufbauen, die Ihnen helfen, Ihre Vision Realität werden zu lassen, dürfen Sie keine Kompromisse eingehen, wenn es darum geht, wen Sie in diesen Kreis hereinlassen.

Während einige Menschen Ihre Vision mittragen, werden andere Ihre Energie aufsaugen. Seien Sie großzügig mit Ihrer Zeit und Energie bei den Menschen, die Ihnen am meisten bedeuten, anstatt sie an jeden zu verschwenden.

Und tragen Sie Ihrem inneren Türsteher auf, bestimmte Menschen mit negativem Einfluss nicht hereinzulassen. Dazu gehören Menschen, die nicht die gleichen Werte schätzen wie Sie, die Sie dazu animieren, eher aufzugeben als stark zu bleiben, wenn Sie eine schwere Zeit überstehen müssen, und Menschen, die Sie nur benutzen wollen, um ihre eigenen Ziele zu erreichen. Diese Menschen werden nicht nur Ihre Zeit verschwenden. Sie lassen Sie müde, unglücklich und gestresst zurück – und das führt zu Übergewicht.

3. *Entwerfen Sie eine Strategie, wann Sie Ja sagen.*

Bis jetzt habe ich darüber gesprochen, freundlich gesinnte Menschen in Ihren inneren Kreis einzuladen und schädliche Menschen aus ihm fernzuhalten. Aber jetzt werde ich den nächsten Gang einlegen und Ihnen eine Frage stellen: Sind Sie sich selbst ein guter Freund – oder der schlimmste Feind?

Wenn Sie diese Frage beantworten möchten, sollten Sie sich auch die folgende stellen: Sagen Sie zu allem Ja, weil Sie keine Gelegenheit auslassen möchten oder niemanden enttäuschen möchten? Ist das der Fall, gibt es folgendes Problem: Wenn Sie zu allem Ja sagen, werden Sie irgendwann völlig erschöpft sein und Ihre Gesundheit ruinieren. Ihr Ziel abzunehmen wird in weite Ferne rücken.

Ich habe das selbst schmerzhaft am eigenen Leib erfahren müssen. Es hat angefangen, als ich mein erstes Buch schrieb. Aus diesem einen Buch wurden fünf. Gleichzeitig war ich Mutter von zwei kleinen Söhnen und arbeitete in Vollzeit in meiner Praxis.

Ich war vom Morgengrauen bis Mitternacht auf den Beinen. Dann erschien das Buch und ich hatte das Gefühl, ich müsste zu jeder TV-Sendung, jeder Radiosendung und jeder Signierstunde Ja sagen. Ich musste meine Botschaft an all die Menschen weitergeben, die sie brauchten, egal wie. Außerdem musste ich meinen Kindern bei den Matheaufgaben helfen, sie dazu bewegen, ihr Gemüse aufzuessen, sie zu Baseballspielen fahren und darauf achten, dass ihre Socken zusammenpassten.

Sie können sich sicher vorstellen, dass ich irgendwann zusammenbrach und völlig ausgebrannt war.

Ich erzählte anderen den lieben langen Tag, wie man sich gut ernährt, ließ aber selbst Mahlzeiten aus und stillte meinen Hunger mit stärkereicher Trostnahrung. Ich riet meinen Patienten, ein werteorientiertes Leben zu führen, und nahm selbst jedes Angebot wahllos an – selbst wenn es bedeutete, mich selbst und manchmal auch meine Kinder in den Hintergrund zu rücken. Während ich predigte, wie wichtig es ist, sich zu bewegen, saß ich selbst täglich 16 Stunden an meinen Schreibtisch.

Mein Leben geriet immer mehr außer Kontrolle. Glücklicherweise ist mir klar geworden, dass ich meine Zeit strategisch planen muss. Also habe ich Folgendes getan: Wenn ich neue Angebote erhielt, habe ich nicht mehr automatisch Ja gesagt. Stattdessen habe ich innegehalten und mir die folgenden Fragen gestellt:

- Welche Zugeständnisse mache ich wirklich, wenn ich zustimme? Wie viel Arbeit wird das bedeuten? Ist es so viel Arbeit wert?
- Welche Folgen wird es für meine Familie, mein eigenes Leben und meine Arbeit haben, wenn ich Ja sage?
- Verletze ich einen meiner Grundwerte – zum Beispiel, dass ich gut essen und meinen Körper fit halten muss –, wenn ich Ja sage?

Heute nehme ich nicht mehr wahllos jedes Angebot an. Stattdessen wäge ich ab, bevor ich Ja sage. Und ich bin nicht nur glücklicher und geistig klarer, sondern auch gesünder und schlanker.

Warum? Weil Stress, der durch zu viele Verpflichtungen entsteht, krank macht. Er schwächt Ihr Immunsystem und macht Sie zu einer leichten Beute für Krankheiten. Da er dem Körper Nährstoffe entzieht, wird die Haut trocken und faltig und das Haar dünn und brüchig. Stress führt zu Gereiztheit und depressiven Verstimmungen. Und er veranlasst den Körper dazu, immens große Mengen Cortisol und andere Stresshormone zu produzieren, was wiederum die bereits erwähnten Gelüste auf Zucker und Fett nach sich zieht. Kurzum, man wird »fett, gehässig und kahlköpfig«.

Für alle, die sich gerade auf diesem Weg befinden, möchte ich den Tipp wiederholen, für den ich viel Lehrgeld bezahlen musste. Ein Nein hat nicht weniger Einfluss als ein Ja. Wenn man anfängt, zu unwichtigen Dingen Nein zu sagen – ob es sich nun um das Backen von Muffins für das Sommerfest in der Schule oder Arbeit am Wochenende handelt – hat man Zeit gewonnen, um sich zu entspannen, neue Energie zu tanken und Stress abzubauen. Die Folge ist, dass »fett, gehässig und kahlköpfig« bald der Vergangenheit angehören und »schlank, glücklich, entspannt und sexy« an deren Stelle treten wird.

Darüber hinaus dürfen Sie nicht vergessen, dass Nein zu sagen auch bedeuten kann, dass man positiv eingestellt ist und darauf besteht, dass andere Ja sagen. Wenn man beispielsweise

Noch ein Grund, Nein zu sagen: Schlaf!

Brauchen Sie einen weiteren Ansporn, um wählerischer zu sein, wenn es darum geht, Ja zu sagen? Wer zu viele Verpflichtungen erfüllen muss, schläft zu wenig, und zu wenig Schlaf macht dick und alt.

Ich weiß, dass Sie das vermutlich überraschen wird. Man sollte meinen, viel Schlaf würde dick machen, weil man im Schlaf weniger Energie verbrennt. Aber genau das Gegenteil ist der Fall. Forschungsergebnisse lassen darauf schließen, dass eine Extra-Stunde Schlaf in der Nacht zusätzlich etwa 6 Kilo kg Gewicht im Laufe eines Jahres verbrennen kann.[1]

- Durch zu wenig Schlaf entstehen feine Falten im Gesicht und die Elastizität der Haut lässt nach.
- Der Spiegel des menschlichen Wachstumshormons sinkt – ein Hormon, das zur Bildung von Muskelmasse und zum Wiederaufbau von Gewebe erforderlich ist.
- Zu wenig Schlaf führt dazu, dass der Stoffwechsel träge wird.
- Es kommt zu einer Hormonumstellung, die zu Heißhunger auf Zucker und Kohlenhydrate führt, was wiederum den Körper altern lässt und zu Übergewicht führt.
- Dadurch, dass der Spiegel des Stresshormons Cortisol ansteigt, wird man ängstlich und nervös.

Ausreichend Schlaf zu bekommen ist ohne Frage entscheidend, wenn man abnehmen und sich wohlfühlen will. Ihr Ziel sollten also mindestens sieben Stunden Schlaf in der Nacht sein. Wenn das unmöglich ist, weil Ihr Terminkalender so voll gepackt ist, wissen Sie, was zu tun ist: Seien Sie noch wählerischer, wenn es darum geht, Ja zu sagen.

versucht, sich allein um seine alte Mutter zu kümmern, kann das bedeuten, dass man mit der Faust auf den Tisch schlagen und verlangen muss, dass andere Verwandte aushelfen. Ich kenne viel zu viele Patienten (vor allem Frauen), die übergewichtig sind und nicht gesund, weil sie schwere Lasten zu schultern versuchen, denen andere Menschen sich entziehen.

4. Lassen Sie unglückliche Beziehungen hinter sich.

Leben Sie derzeit in einer unglücklichen Beziehung und versuchen Sie eine Entscheidung zu treffen, ob die Anstrengungen, die Sie investieren, sich auch lohnen?

Die Antwort ist einfach. Sehen Sie sich im Spiegel an. Sehen Sie ausgelaugt aus? Ist Ihr Haar schlaff und dünn? Nehmen Sie zu? Sind da mehr »traurige Falten« um Ihre Augen als Lachfalten? Auf diese Weise teilt Ihnen Ihr Körper mit, dass Sie aus der Beziehung ausbrechen müssen.

Niemand sollte Tag für Tag Stress ausgesetzt sein, selbst dann nicht, wenn er noch so gering ist. Sie sollten gestresst sein, wenn ein großer Hund hinter Ihnen herrennt oder ein Auto Sie fast anfährt. Aber der chronische Stress, den man in schlechten Beziehungen erlebt, macht alt und zieht Krankheiten nach sich, die von hohen Blutzuckerwerten über Gewichtszunahme bis hin zu Depressionen reichen. So kann niemand leben.

Es ist vor allem nicht gesund, an einer Beziehung festzuhalten, wenn Sie und Ihr Partner keine gemeinsamen Werte haben. Wenn zum Beispiel dem einen spirituelle Werte wichtig sind und es dem anderen in erster Linie um Wohlstand und Reichtum geht – oder wenn Treue für den einen wichtig ist und für den anderen nicht – ist Kummer vorprogrammiert.

Sie sollten sich also fragen: Bin ich jeden Tag gestresst? Ist unsere Beziehung der Grund für diesen Stress? Sind unsere Werte meilenweit voneinander entfernt? Ist das der Fall, gibt es nur zwei Wege, sich wieder besser zu fühlen: Suchen Sie eine Beratungsstelle auf, wenn Sie denken, dass die Beziehung noch zu retten ist, oder lösen Sie sich aus der Beziehung, wenn das nicht der Fall ist. Warten Sie nicht, bis Sie noch kränker werden und noch mehr zunehmen – treffen Sie eine Entscheidung.

Als Carly in meine Sprechstunde kam, musste sie mehr als 20 Kilo abnehmen. Aber es war für sie auch an der Zeit, ihren Freund zu verlassen.

Ich bin wirklich gut darin, die Körpersprache meiner Patienten zu verstehen, und ich wusste, als ich Carly zum ersten Mal sah, dass sie emotionale Probleme hatte, die sich nicht nur auf ihr Gewicht bezogen. Also lenkte ich das Gespräch vorsichtig auf ihr Leben. Ich bin zwar keine Psychiaterin, aber bereits die wenigen Informationen, die sie mir gab, waren besorgniserregend.

Carly erzählte mir, dass ihr Übergewicht sie unsicher machte und dass ihr Freund John der erste Mann sei, der sie liebte, wie sie war. Als wir aber unser Gespräch fortsetzten, spürte ich bald, dass es keine Liebe war. Es klang eher nach Manipulation. Carly erwähnte beiläufig, John arbeite nicht, aber das sei für sie in Ordnung, weil sie alles bezahlen konnte. Darüber hinaus gestand sie, dass er viel trank, sagte aber: Ich akzeptiere das, weil er mit meinem Gewicht überhaupt kein Problem hat. Die Alarmglocken schrillten noch lauter, als sie sagte, John habe ihr dringend davon abgeraten, zu mir zu kommen, weil »er weiß, dass ein erneutes Scheitern mich nur verletzen wird.«

Carly schaffte es abzunehmen, aber es war härtere Arbeit, als es hätte sein müssen, weil John versuchte, sie zu sabotieren. Bei unseren Treffen sagte sie Dinge wie: »John hat mir zum Valentinstag Schokolade geschenkt und ich wusste, er würde sich aufregen, wenn ich sie nicht essen würde.« Oder sie sagte, sie habe für ihr Training keine Zeit gehabt, weil sie Überstunden machen musste, um die Rechnungen der beiden bezahlen zu können.

Keine Frage, eine sexy, gesunde und selbstbewusste Carly passte nicht in Johns Plan. Stattdessen wollte er eine übergewichtige, unsichere Partnerin, von der er profitieren konnte. Meine Vermutung ist, dass Carly, wenn sie mit ihm zusammenbleibt, die 20 Kilo, die sie abgenommen hat, wieder zunehmen wird … und noch einige Kilo mehr.

Andererseits gibt es auch die Geschichte meiner mehr als erfolgreichen Patienten Pam und Drew, die ich Ihnen bereits in Kapitel 2 vorgestellt habe. Beide nahmen zu, weil sie sich sehr kohlenhydratreich ernährten, und beide schafften es abzunehmen – zusammen 113 Kilo –, weil sie sich während der gesamten Diät gegenseitig unterstützten. Und daher weiß ich auch, dass sie ihr Gewicht halten werden.

Pam und Drew haben gemeinsam das Leid durchgestanden, als sie erkennen mussten, dass sie nicht gesund waren. Sie haben gemeinsam das anfängliche Unbehagen durchgestanden, aktiv werden zu müssen und ihr Leben ändern zu müssen. Sie haben zusammen eingekauft, sich gegenseitig unterstützt und geliebt und waren als Team füreinander da.

Als Pam und Drew vor einiger Zeit mit mir gemeinsam in der TV-Show The Doctors auftraten, kam ich in den Genuss, einige Stunden mit ihnen zusammen zu sein. Ich hörte sie unentwegt lachen. Sie sahen sich voller Liebe und Bewunderung immer wieder in die Augen. Ich erlebte mit, dass sie sich gegenseitig in einer Weise unterstützen, vertrauten und den Rücken freihielten, die mich tief berührte. Nach 34 Jahren Ehe konnten sie sich immer wieder neu ineinander verlieben – und sie konnten sich gegenseitig motivieren, höhere Ziele zu erreichen.

Genau diese Art von Beziehung verdient jeder von uns. Wenn auch Sie bereits eine Beziehung dieser Art haben, sollten Sie daran festhalten, weil sie Ihnen den Ansporn gibt, Ihr Bestes zu geben. Aber wenn Sie wie Carly in einer zerstörerischen Beziehung leben, sollten Sie erkennen, dass diese Sie nach unten zieht und krank und übergewichtig macht. Wenn möglich sollten Sie diese Beziehung hinter sich lassen.

Nicht vergessen: Sich aus einer schlechten Beziehung zu lösen, wird Sie nicht nur glücklicher, sondern auch gesünder machen. So fand man im Rahmen einer neueren Studie[2] heraus, dass es 50 Prozent der Teilnehmerinnen, die rauchten, gelang, das Rauchen aufzugeben, wenn ihre Partner ebenfalls aufhörten zu rauchen, verglichen mit nur 8 Prozent der Teilnehmerinnen, deren Partner nicht aufhörten. Wenn es um das Abnehmen ging, war es bei sowohl Männern wie auch bei Frauen mehr als doppelt so wahrscheinlich abzunehmen, wenn ihre Partner sich ebenfalls bemühten abzunehmen. Denken Sie darüber nach.

5. *Leben Sie in Ihrer eigenen Wahrheit.*

Wir alle lügen und vor allem Frauen neigen dazu, häufiger zu lügen.

Fühlen Sie sich deshalb schuldig? Man lügt, wenn man bei Facebook fröhliche Posts schreibt, obwohl man sich eigentlich gerade richtig schlecht fühlt. Man lügt, wenn man der Familie erzählt, alles laufe wunderbar, wenn man eigentlich aber traurig, verängstigt und einsam ist. Und man lügt, wenn man allen gefallen möchte, seinen Freunden immer zustimmt und seine eigene Meinung nicht offen sagt, weil man Angst hat, man würde sonst nicht gemocht.

All diese Lügen fordern einen hohen Tribut. Wie weiter oben bereits erwähnt, sind wir nicht nur physische, sondern auch energetische, emotionale Wesen. Wird so viel Energie für die Aufrechterhaltung von Lügen verbraucht, führt das zu Schwäche und Krankheit. Wenn man seine Gefühle unterdrückt, anstatt sie mit anderen Menschen zu teilen, die Hilfe und Trost bieten könnten, wendet man sich obendrein stattdessen der Trostnahrung zu.

Wenn Sie aber glücklich, gesund und schlank bleiben wollen, gebe ich Ihnen folgenden Rat: Sorgen Sie für Transparenz. Sagen Sie die Wahrheit. Posten, twittern und sagen Sie nichts, was nicht der Wahrheit entspricht. Seien Sie authentisch und lassen Sie Ihre Freunde wissen, dass es absolut sicher ist, Ihnen gegenüber authentisch zu sein. Allen wird es damit besser gehen.

6. *Lernen Sie zu sagen: Weiter geht's!*

Das Leben ist ein großes Abenteuer. Aber wissen Sie was? Es ist auch unglaublich furchterregend, weil man immer und überall tief verletzt werden kann. Und manchmal können innerhalb eines Atemzugs ganze Welten zusammenbrechen.

Vielleicht bittet Ihr Partner Sie um die Scheidung. Vielleicht verlieren Sie Ihre Arbeit, die Ihnen Freude gemacht hat. Oder Sie werden von jemandem, dem Sie vertraut haben, hintergangen, und es zerreißt Ihnen das Herz.

Bei vielen meiner Patienten ist das der Zeitpunkt, an dem sie anfangen zuzunehmen. Sie waren oft viele Monate, Jahre, manchmal sogar Jahrzehnte in ihrem Schmerz gefangen und unfähig, nach vorn zu sehen. Und solange sie sich nicht mit diesem Schmerz auseinandersetzen, wird es ihnen niemals gelingen, ihr Übergewicht auf Dauer loszuwerden.

Ein Herzschmerz oder eine große Enttäuschung kann sogar auf kurze Sicht das Ziel, gesund zu werden und abzunehmen, vereiteln. Aus genau diesem Grund nehmen auch so viele Menschen über einen Zeitraum von einigen Tagen oder Wochen erfolgreich ab, stürzen dann aber nach einem misslungenen Date, einem grauenhaften Tag im Job oder einem finanziellen Rückschlag in ein tiefes Loch.

Aus eigener Erfahrung weiß ich, dass man eine Methode braucht, den Schmerz schnell zu beseitigen, um nicht in einer Enttäuschung, einem Verrat oder einem Herzschmerz zu verharren. Und glücklicherweise habe ich diese Methode gefunden. Es ist die beste Fähigkeit, die ich je erlernt habe.

Zuallererst müssen Sie der Situation ins Auge sehen. Verarbeiten Sie sie. Sie dürfen wütend sein. Sie dürfen verletzt sein. Sie dürfen traurig sein. Sie dürfen sogar etwas an die Wand werfen.

Und dann tun Sie Folgendes. Sagen Sie innerlich laut und deutlich: *Weiter geht's!*

Stellen Sie sich jetzt die Wörter *weiter geht's!* vor.

Ersetzen Sie dann den Schmerz innerlich durch ein Bild, das Sie erfreut. Das kann eine Erinnerung an Ihre Kinder sein, als diese noch Babys waren. Oder das Gefühl, das Sie beim Wandern in den Bergen oder beim Schmusen mit Ihrer Katze haben. Konzentrieren Sie sich auf etwas, das Sie mit Freude erfüllt. Auf diese Weise wird Ihr Körper in Wohlfühlhormonen gebadet, Ihr Geisteszustand ändert sich und Sie sind wieder in der Lage, nach vorn zu schauen.

In den darauffolgenden Tagen und Wochen lernen Sie, den Schmerz an seinen Platz zu verbannen. Denken Sie einmal am Tag – und wirklich nur einmal am Tag – 10 Minuten lang an das, was Ihnen Schmerz bereitet. Denken Sie auch jetzt an etwas, das Sie mit Freude erfüllt, und sagen Sie dann: *Weiter geht's!*

ERFAHRUNGSBERICHT EINER PATIENTIN

Cheryl

Meine Patientin Cheryl hatte viele Gründe, sich selbst zu bemitleiden. Vor zehn Jahren wurde sie an ihrem Arbeitsplatz angegriffen und brutal geschlagen. Sie trug schwere Kopfverletzungen davon, musste operiert werden, bekam Krampfanfälle und musste Steroide einnehmen, was dazu führte, dass sie fast 37 Kilo zunahm. Das allein würde bei vielen Menschen zu einem Zusammenbruch führen. Aber Cheryl ist eine starke Frau, die beschloss, ihr Leben wieder in den Griff zu bekommen, anstatt in ihrem Trauma zu verharren. Ihre treibende Kraft? »Einfach nur leben, ohne sich krank zu fühlen.« Cheryl hatte vor dem Angriff das Leben geliebt, war gern shoppen gegangen und war gern mit vielen Menschen zusammen gewesen. Und all das wollte sie wiederhaben.

Jetzt, wo sie mein Programm befolgt und sich von unverfälschten Nahrungsmitteln ernährt, verliert Cheryl an Gewicht, sie schläft besser, ihr Körper gesundet und sie liebt wieder das Leben. Sie erzählt die Geschichte von Henri Charrière, einem berühmten Gefangenen, dem die Flucht aus der angeblich ausbruchsicheren Strafkolonie auf der Teufelsinsel gelang, nachdem er entdeckt hatte, dass jede siebte Welle unterhalb der Strafkolonie Gegenstände weiter ins Meer hinaustrug und auch ihn weit genug hinaustragen konnte, um zu fliehen. Cheryl sagt, dass ihr Programm »diese siebte Welle« ist.

Während Cheryl dankbar für mein Programm ist, bin ich ihr dankbar, weil ihre Geschichte mich so stark inspiriert hat … Sie hatte in einer Situation, in der so viele Menschen einfach aufgeben würden, den Mut zu sagen: *Weiter geht's!* Sie können Cheryls Geschichte auf bonebrothdiet.com/resources nachlesen (auf Englisch).

Ich kann nur immer wieder betonen, wie ungeheuer wichtig diese Fähigkeit ist. Wenn Sie nicht nach vorn schauen können, wenn das Leben Ihnen übel mitspielt, werden Sie für immer in diesem Schmerz verharren. Und was werden Sie tun, um den Schmerz zu lindern? Sie werden zu viel essen. Ich weiß das, weil es mir nicht anders ergangen ist. Also denken Sie daran: *Weiter geht's!*

7. Lassen Sie andere den Fels in der Brandung sein.

Es ist nicht schwer, in die Falle zu tappen, zu versuchen, jedes Problem selbst zu lösen. Aber wenn Sie versuchen, immer und überall »der Fels« zu sein – zu Hause, bei der Arbeit, mit Ihren Freunden – wird Sie das irgendwann erdrücken. Und wenn man erdrückt wird, isst man.

Hier mein Rat: Stehen Sie Situationen, in denen Sie das Gefühl haben, dass es nicht mehr weitergeht, nicht allein durch. Stehen Sie sorgenvolle Zeiten nicht allein durch. Stehen Sie Situationen, in denen Sie traurig oder verängstigt sind, nicht allein durch.

Wenn Sie eher sind wie ich und denken, Stärke bedeute, mit Problemen allein fertigzuwerden, versuchen Sie Ihren Blickwinkel zu ändern. Ich habe gelernt, dass die Menschen einen im Grunde genommen eher wertschätzen, wenn sie sehen, dass man, genau wie sie, wunderbar unvollkommen ist. Und wenn sie Ihnen dann helfen können, sich sicher und geliebt zu fühlen und motivierter zu sein, trägt das dazu bei, dass sie selbst die gleichen Gefühle erleben können.

Noch wichtiger ist, dass die Bitte um Hilfe zu den wirksamsten Methoden gehört, keine ernsthaft ungesunde Wahl mehr zu treffen. Ich weiß zum Beispiel, dass ich in festgefahrenen Situationen anfange, nach Trostnahrung Ausschau zu halten. Es hat seine Gründe, warum wir bestimmte Nahrungsmittel auswählen, wenn wir uns schlecht fühlen. Wir sind auf der Suche nach einer Veränderung unseres Zustands. Wir versuchen die Chemie in unserem Körper zu verändern, egal wie. Unser Körper ist schlau und wonach er wirklich Ausschau hält, sind Wohlfühlhormone.

Ein heilendes Gespräch mit einem Menschen aus dem Kreis der engsten Vertrauten kann diese Hormone erzeugen. Falls Sie also nicht mehr weiterwissen und Heißhunger auf dickmachende Nahrungsmittel verspüren, sollten Sie zuerst mit jemandem reden, den Sie lieben und dem Sie vertrauen. Sagen Sie: »Ich brauche Hilfe.« Und lassen Sie diesen Menschen dann Ihren Fels in der Brandung sein.

Denken Sie immer daran … es geht nicht nur ums Essen.

Es ist zwar einfach, sich auf das Essen zu konzentrieren, wenn man abnehmen muss, aber Sie sollten sich immer wieder ins Gedächtnis rufen, dass Essen nur eine Seite der Geschichte ist. Ihre Gedanken sind genauso wichtig wie die Nahrungsmittel in Ihrem Vorratsschrank, wenn es darum geht, einen schönen Körper zu haben, jung auszusehen und voller Energie zu sein. Man kann all dies nicht erreichen, wenn die Gedanken nicht am rechten Ort sind.

In dieser Zeit der Verwandlung des Körpers sollten Sie auch Ihr Denken ändern. Verabschieden Sie sich von Freunden, die Ihnen nicht guttun, und bauen Sie sich einen Kreis aus vertrauten Menschen auf, die Sie beflügeln. Hören Sie auf, zu allem Ja zu sagen, und versuchen Sie nicht länger, jede Lebenskrise

Glauben Sie an sich!

DR. ELIZABETH LOMBARDO, BESTSELLERAUTORIN VON *BETTER THAN PERFECT: 7 STRATEGIES TO CRUSH YOUR INNER CRITIC AND CREATE A LIFE YOU LOVE*

elizabethlombardo.com (auf Englisch)

Meine wunderbare Freundin Elizabeth Lombardo sagt: »Ein entscheidender und oftmals übersehener Bestandteil guter physischer Gesundheit ist Ihr Selbstwertgefühl. Dazu gehört auch, dass Sie an sich selbst glauben.«

Es folgen drei ihrer Tipps für die Entwicklung einer Denkweise, die Ihnen die Kraft geben wird, Ihr Ziel, gesund zu werden und abzunehmen, zu erreichen.

Glauben Sie daran, dass Sie es wert sind. Keine Frage, es kann schwierig sein, ein gesundes Leben zu führen. Aber wenn Sie daran glauben, dass Sie es wert ist, sind diese Schwierigkeiten weniger Betonschranken als vielmehr Straßensperren, die man umfahren kann. Bedenken Sie die Vorzüge eines gesünderen Lebens (Sie haben mehr Energie, sind glücklicher, sind ein wunderbares Vorbild für Ihre Kinder und sind stolz auf Ihren neuen Körper). Konzentrieren Sie sich eher auf diese Vorzüge als auf die Hindernisse.

Glauben Sie daran, dass Sie Ihr Leben positiv verändern können. Wie Sie denken, essen und mit anderen interagieren, sind samt und sonders erlernte Verhaltensweisen. Sie sind nicht auf die Welt gekommen und haben nach Trostnahrung gegriffen, wenn Sie sich gestresst fühlten, oder sich selbst gesagt, was für ein Verlierer Sie sind. All das ist erlernt. Und alles Erlernte kann wieder rückgängig gemacht und neu erlernt werden, unabhängig davon, wie lange diese Verhaltensweise schon Teil Ihres Lebens ist. Ich habe mit Patienten gearbeitet, die schon über 80, sogar über 90 Jahre alt waren, und auch sie konnten sich ändern – so wie Sie!

Glauben Sie daran, dass Perfektion nicht alles ist. Hören Sie auf, perfektionistisch zu sein und nach dem Alles-oder-nichts-Prinzip zu leben, beispielsweise zu denken: ›Ich habe einen Keks gegessen und meine Diät ruiniert, dann kann ich auch gleich die ganze Packung essen.‹ Eine Abweichung vom Kurs macht Sie nicht zu einem Versager. Wenn Sie sich nicht so ernähren, wie Sie es sich vorgenommen hatten, sollten Sie darin kein ›Versagen‹ sehen, sondern ›Fakten‹. Warum haben Sie nicht getan, was Sie sich vorgenommen hatten? Waren Sie überfordert? Waren gesunde Nahrungsmittel gerade nicht verfügbar? Anhand dieser Fakten können Sie sich dann Schritte überlegen, die Sie unternehmen werden, um solche Ausrutscher in Zukunft zu vermeiden.«

allein durchzustehen. Leben Sie in Ihrer Wahrheit ohne Lügen. Und lernen Sie zu sagen *weiter geht's*, wenn das Leben Ihnen übel mitspielt.

Versuchen Sie, all diese Regeln in die Praxis umzusetzen, und ich verspreche Ihnen, dass Sie glücklicher und gesünder sein werden. Und wenn Sie sich Ihr eigenes »schlankes« Umfeld schaffen, werden Sie in der Lage sein, sich von Ihren Extrapfunden zu verabschieden – für immer.

SAGEN SIE ES WEITER!

Ich habe Hunderte von Patienten auf dem Weg zu einem schlankeren, gesünderen und glücklicheren Leben begleitet und ich freue mich und bin geehrt, auch Sie begleiten zu dürfen. Ich wünschen Ihnen viel Erfolg und würde mich sehr freuen, wenn Sie mir Ihre Ergebnisse mitteilen würden. Ich hoffe, Sie teilen Ihre Geschichten und Fotos mit mir auf meiner Website.

Sagen Sie anderen, dass Sie beschlossen haben, die Knochenbrühe-Diät durchzuführen!

Wissenschaftler, die sich mit Veränderungen und Gewohnheiten beschäftigen, sagen, dass man eher an seinen Plänen festhält, wenn man sie zuvor mit Freunden und der Familie geteilt hat. Zu wissen, dass andere sich nach Ihrer Diät erkundigen werden, wird ein Ansporn sein, sie auch erfolgreich durchzuhalten.

Lassen Sie mich wissen, wie es Ihnen geht, unter

Drkellyann.com

ORDNEN SIE IHRE HASHTAGS

Das offizielle Hashtag der Knochenbrühe-Diät ist #BoneBrothDiet. Wenn Sie dieses Hashtag jedem Ihrer Posts hinzufügen, werden mein Social-Media-Team und andere, die auf der Suche nach Inspirationen für Knochenbrühe sind, in der Lage sein, Ihr Foto zu sehen und sich mit Ihnen in Verbindung zu setzen. Sie können auf jeder Social-Media-Plattform nach diesem Hashtag suchen und sehen dann, was andere über dieses Programm zu sagen haben.

Sie können für Rezeptideen auch nach dem Hashtag #BoneBrothRecipes suchen. Darüber hinaus finden Sie mich auf Facebook unter DrKellyann/Facebook. Dort gibt es eine Community aus mehr als 100.000 Leuten mit ähnlichen Interessen sowie viele interessante Beiträge. Sie können auf Twitter @DrKellyann und auf Instagram @DrKellyannPetrucci hashtaggen.

ANHANG

GEWICHTS- UND MASSTABELLE

Füllen Sie diese Tabelle vor und nach Ihrer Diät aus, um Ihre Ergebnisse berechnen zu können.

Außerdem empfehle ich Ihnen, sich vor und nach der Diät aus verschiedenen Perspektiven zu fotografieren.

VOR DER DIÄT					NACH DER DIÄT				
AKTUELLES GEWICHT					AKTUELLES GEWICHT				
AKTUELLE KÖRPERMASSE					AKTUELLE KÖRPERMASSE				
BIZEPS	BRUST	TAILLE	HÜFTEN	OBER-SCHENKEL	BIZEPS	BRUST	TAILLE	HÜFTEN	OBER-SCHENKEL
AKTUELLER BMI					AKTUELLER BMI				

DIE BERECHNUNG IHRES BMI (BODY-MASS-INDEX):

Messen Sie Ihre Körpergröße in Metern. Stellen Sie sich hierfür gegen eine Wand und bringen Sie mit einem Bleistift oberhalb Ihres Kopfes eine Markierung an.

Rechnen Sie Ihre Körpergröße (in m) zum Quadrat (multiplizieren Sie die Zahl mit sich selbst).

Teilen Sie Ihr Gewicht (in kg) durch Ihre Körpergröße (in m) zum Quadrat.

Das Ergebnis ist Ihr Body-Mass-Index. Dieser Wert ist zwar nicht unfehlbar, kann Ihnen aber eine ungefähre Vorstellung geben, wie hoch Ihr Körperfettanteil ist. Sie können Ihren Wert mit der auf der nächsten Seite aufgeführten Klassifizierung vergleichen.

BMI	GEWICHT
Unter 18,5	Untergewicht
18,5–24,9	Normalgewicht
25,0–29,9	Übergewicht
30 und darüber	Adipositas

Medizinische Vorher-Nachher-Tests

Wenn Sie gern wissen möchten, wie die Diät sich auf Ihre Gesundheit insgesamt auswirkt, sollten Sie Ihren Arzt bitten, vor und nach der Diät Tests durchzuführen und die Werte jedes Mal aufzuzeichnen.

- Ihr Blutdruck
- Ihr Blutzuckerspiegel
- Ihr Wert des C-reaktiven Proteins
- Ihr Cholesterin- und Triglyceridspiegel
- Ihr pH-Wert (Säure-Basen-Gleichgewicht)

REFERENZEN

KAPITEL 1

1. Mattson MP, Allison DB, Fontana L et al., Meal frequency and timing in health and disease. Proceedings of the National Academy of Sciences, 111(2014)47: 16647-16653. doi: 10.1073/pnas.1413965111. (https://www.ncbi.nlm.nih.gov/pmc/articles/PMC4250148/pdf/pnas.201413965.pdf)

KAPITEL 3

1. Rennard BO, Ertl RF, Gossman GL et al., Chicken soup inhibits neutrophil chemotaxis in vitro. Chest, 118(2000)4: 1150-1157. doi: 10.1378/chest.118.4.1150.
2. Samonina G, Lyapina L, Kopylova G et al., Protection of gastric mucosal integrity by gelatin and simple proline-containing peptides. Pathophysiology, 7(2000)1: 69-73. doi: 10.1016/S0928-4680(00)00045-6. (http://www.pathophysiologyjournal.com/article/S0928-4680(00)00045-6/pdf)
3. McCole D.F., The epithelial glycine transporter GLYT1: protecting the gut from inflammation. Journal of Physiology, 588(2010)7: 1033–34. doi: 10.1113/jphysiol.2010.188516. (https://www.ncbi.nlm.nih.gov/pmc/articles/PMC2852991/pdf/tjp0588-1033.pdf)
4. Zhong Z, Wheeler MD, Li X et al., L-Glycine: a novel antiinflammatory, immunomodulatory, and cytoprotective agent. Current Opinion in Clinical Nutrition and Metabolic Care, 6(2003)2: 229-240. doi: 10.1097/01.mco.0000058609.19236.a4.
5. Howard A1, Hirst BH, The glycine transporter GLYT1 in human intestine: expression and function. Biological and Pharmaceutical Bulletin, 34(2011)6: 784-788. doi: 10.1248/bpb.34.784.
6. Hochberg MC, Martel-Pelletier J, Monfort J et al., Combined chondroitin sulfate and glucosamine for painful knee osteoarthritis: a multicentre, randomised, double-blind, non-inferiority trial versus celecoxib. Annals of the Rheumatic Diseases,75(2015)1, 37-44. doi: 10.1136/annrheumdis-2014-206792.
7. Navarro SL, White E, Kantor ED et al., Randomized trial of glucosamine and chondroitin supplementation on inflammation and oxidative stress biomarkers and plasma proteomics profiles in healthy humans. PLOS ONE, 10(2015)2: e0117534. doi: 10.1371/journal.pone.0117534. (https://www.ncbi.nlm.nih.gov/pmc/articles/PMC4342228/pdf/pone.0117534.pdf)
8. Nelson FR, Zvirbulis RA, Zonca B et al., The effects of an oral preparation containing hyaluronic acid (Oralvisc®) on obese knee osteoarthritis patients determined by pain, function, bradykinin, leptin, inflammatory cytokines, and heavy water analyses. Rheumatology International, (2015)1: 43-52. doi: 10.1007/s00296-014-3047-6.
9. Kawada C, Yoshida T, Yoshida H et al., Ingested hyaluronan moisturizes dry skin. Nutrition Journal, 13(2014)1: 70. doi: 10.1186/1475-2891-13-70. (https://www.ncbi.nlm.nih.gov/pmc/articles/PMC4110621/pdf/1475-2891-13-70.pdf)
10. Díaz-Flores M, Cruz M, Duran-Reyes G et al., Oral supplementation with glycine reduces oxidative stress in patients with metabolic syndrome, improving their systolic blood pressure. Canadian Journal of Physiology and Pharmacology, 91(2013)10: 855-860. doi: 10.1139/cjpp-2012-0341.
11. González-Ortiz M, Medina-Santillán R, Martínez-Abundis E et al., Effect of glycine on insulin secretion and action in healthy first-degree relatives of type 2 diabetes mellitus patients. Hormone and Metabolic Research, 33(2001)6: 358-360. doi: 10.1055/s-2001-15421. (https://www.researchgate.net/publication/11886159_Effect_of_Glycine_on_Insulin_Secretion_and_Action_in_Healthy_First-Degree_Relatives_of_Type_2_Diabetes_Mellitus_Patients)

12. Kasai K, Kobayashi M, Shimoda SI, Stimulatory effect of glycine on human growth hormone secretion. Metabolism, 27(1978)2: 201-208. doi: 10.1016/0026-0495(78)90165-8.
13. Bannai M, Kawai N, New therapeutic strategy for amino acid medicine: glycine improves the quality of sleep. Journal of Pharmacological Sciences, 118(2012)2: 145-148. doi: 10.1254/jphs.11R04FM. (https://www.jstage.jst.go.jp/article/jphs/118/2/118_11R04FM/_pdf)
14. Mayo Clinic, Drugs and Supplements. Arginine. (http://www.mayoclinic.org/drugs-supplements/arginine/evidence/hrb-20058733)
15. Ebenda.
16. A New Potential Cause for Alzheimer's: Arginine Deprivation, Duke Today, Duke University, 14. April 2015. (https://today.duke.edu/2015/04/arginine)
17. Prescott B, Glutamine supplements show promise in treating stomach ulcers. Amino acid helps offset stomach damage caused by H. pylori bacteria. Harvardgazette, 15. May 2009. (http://news.harvard.edu/gazette/story/2009/05/glutamine-supplements-show-promise-in-treating-stomach-ulcers/)
18. Monro JA, Leon R, Puri BK, The risk of lead contamination in bone broth diets. Medical Hypotheses, 80(2013)4: 389-390. doi: 10.1016/j.mehy.2012.12.026.
19. Der Orginalartikel (Daniel, K, Chicken Soup with Lead? Looking into a Controversy.) ist nachzulesen unter: http://drkaayladaniel.com/boning-up-is-broth-contaminated-with-lead/
20. Baxter MJ, Burrell JA, Crews HM et al., Lead contamination during domestic preparation and cooking of potatoes and leaching of bone-derived lead on roasting, marinading and boiling beef. Food Additives and Contaminants, 9(1992)3: 225-235.
21. Alirezaei M, Kemball CC, Flynn CT et al., Short-term fasting induces profound neuronal autophagy. Autophagy, 6(2010)6: 702-710. doi: 10.4161/auto.6.6.12376. (https://www.researchgate.net/publication/44660575_Short-term_fasting_induces_profound_neuronal_autophagy)
22. Youm YH, Nguyen KY, Grant RW et al., The ketone metabolite b-hydroxybutyrate blocks NLRP3 inflammasome-mediated inflammatory disease. Nature Medicine, 21(2015)3: 263-269. doi: 10.1038/nm.3804. (https://www.researchgate.net/publication/272354552_The_ketone_metabolite_b-hydroxybutyrate_blocks_NLRP3_inflammasome-mediated_inflammatory_disease)
23. Kishi T, Hirooka Y, Nagayama T et al., Calorie restriction improves cognitive decline via up-regulation of brain-derived neurotrophic factor: tropomyosin-related kinase B in hippocampus ofobesity-induced hypertensive rats. International Heart Journal, 56(2015)1:110-115. doi: 10.1536/ihj.14-168. (https://www.jstage.jst.go.jp/article/ihj/advpub/0/advpub_14-168/_pdf)
24. Study finds routine periodic fasting is good for your health, and your heart news release. American College of Cardiology conference, Intermountain Medical Center, New Orleans, 3. April 2011.
25. Feast-and-famine diet could extend life, study shows. University of Florida, 26. April 2015.
26. Whiteman, H 'Fasting-mimicking diet' may promote health and longevity. Medical News Today, 21. Juni 2015.
27. Zauner C, Schneeweiss B, Kranz A et al., Resting energy expenditure in short-term starvation is increased as a result of an increase in serum norepinephrine. American Journal of Nutrition, 71(2000)6: 1511-1515. (http://ajcn.nutrition.org/content/71/6/1511.full.pdf+html).

KAPITEL 4

1. New research shows obesity is inflammatory disease. Science Daily, 2. Dezember 2013.
2. Esposito K, Nappo F, Marfella R et al., Inflammatory cytokine concentrations are acutely increased by hyperglycemia in humans: role of oxidative stress. Circulation, 106(2002)16: 2067-2072. doi: 10.1161/01.CIR.0000034509.14906.AE. (http://circ.ahajournals.org/content/circulationaha/106/16/2067.full.pdf)
3. Melville NA, Fructose Intolerance, Malabsorption a Common Culprit in Pediatric Ab-

dominal Pain. Medscape Multispecialty, 20. Oktober 2010. (http://www.medscape.com/viewarticle/730845)

4. Sugary foods linked to pancreatic cancer risk. Reuters, 15. Juni 2010. (http://www.reuters.com/article/us-sugary-foods-idUSTRE65E5H420100615)
5. Romieu I, Ferrari P, Rinaldi S et al., Dietary glycemic index and glycemic load and breast cancer risk in the European Prospective Investigation into Cancer and Nutrition (EPIC). American Journal of Clinical Nutrition, 96(2012)2: 345-355. doi: 10.3945/ajcn.111.026724. (http://ajcn.nutrition.org/content/96/2/345.full.pdf+html)
6. Port AM, Ruth MR, Istfan NW, Fructose consumption and cancer: is there a connection? Current opinion in endocrinology, diabetes, and obesity, 19(2012)5: 367-374. doi: 10.1097/MED.0b013e328357f0cb. (https://www.researchgate.net/publication/230741319_Fructose_consumption_and_cancer_Is_there_a_connection)
7. Abbott A, Sugar substitutes linked to obesity. Artificial sweetener seems to change gut microbiome. Nature, 17. September 2014. (https://www.nature.com/news/sugar-substitutes-linked-to-obesity-1.15938)
8. Aubrey A, Diet Soda May Alter Our Gut Microbes and Raise the Risk of Diabetes. National Public Radio, 17. September 2014. (http://www.npr.org/sections/thesalt/2014/09/17/349270927/diet-soda-may-alter-our-gut-microbes-and-the-risk-of-diabetes)
9. Tran L, Hammuda M, Wood C et al., Soy extracts suppressed iodine uptake and stimulated the production of autoimmunogen in rat thyrocytes. Experimental Biology and Medicine, 238(2013)6: 623-630. doi: 10.1177/1535370213489488.
10. Bulletin de l'Office Federal de la Santé Publique, Nr. 28, 20. Juli 1992.
11. Watson KL, Stalker L, Jones RA et al., High levels of dietary soy decrease mammary tumor latency and increase incidence in MTB-IGFIR transgenic mice. BMC Cancer, 15(2015)1: 37. doi: 10.1186/s12885-015-1037-z. (http://download.springer.com/static/pdf/927/art%253A10.1186%252Fs12885-015-1037-z.pdf?originUrl=http%3A%2F%2Fbmccancer.biomedcentral.com%2Farticle%2F10.1186%2Fs12885-015-1037-z&token2=exp=1497276612~acl=%2Fstatic%2Fpdf%2F927%2Fart%25253A10.1186%25252Fs12885-015-1037-z.pdf*~hmac=a132baa41d37bf8a58161b4a063b78cf87909d8b2100e6fbf59a1f93815b14c9)
12. Yang X, Belosay A, Hartman JA et al., Dietary soy isoflavones increase metastasis to lungs in an experimental model of breast cancer with bone micro-tumors. Clinical and Experimental Metastasis, 32(2015)4: 323-333. doi:10.1007/s10585-015-9709-2.
13. Chavarro JE, Toth TL, Sadio SM et al., Soy food and isoflavone intake in relation to semen quality parameters among men from an infertility clinic. Human Reproduction, 23(2008)11: 2584-2590. doi: 10.1093/humrep/den243. (https://oup.silverchair-cdn.com/oup/backfile/Content_public/Journal/humrep/23/11/10.1093_humrep_den243/2/den243.pdf?Expires=1497373980&Signature=VNBrygGQN44lOWI1wkDMH~e-F87P8N50tNNglQK4TfWAcA00r~MQjpiDs-m5mqy8C2N020F5BNc8wElOSbTuyfGJ-o~O-83SBHh2zqArgltPdL1g8c5OpbTTykJAzguMHp76vkDtuXb~QdbyrMsaeZhIHSNEQ6~dQwrbWPPbd8pCFL3fLizowkkO1ieXsMoCFhOEZiAsTNNaCbuTPc-H-H5LxfQf3nkM-6ZKL-cbqV3fdYP~d0Ms9oKi3xWopq9ZwmeMwnY-9EB2bn9H22xTV1gFJovXTLLl5cTe~CrRL-ySdAhBC7hRtB4lMIJzHj1M-Obq-ZRxeiz68jwg9dQL4g__&Key-Pair-Id=APKAIUCZBIA4LVPAVW3Q)
14. Chassaing B, Koren O, Goodrich JK et al., Dietary emulsifiers impact the mouse gut microbiota promoting colitis and metabolic syndrome. Nature, 519(2015)7541: 92-96. doi: 10.1038/nature14232. (https://www.researchgate.net/publication/273318977_Dietary_emulsifiers_impact_the_mouse_gut_microbiota_promoting_colitis_and_metabolic_syndrome)
15. He K, Zhao L, Daviglus ML et al., Association of monosodium glutamate intake with overweight in Chinese adults: the INTERMAP Study. Obesity, 16(2008)8: 1875-1880. doi: 10.1038/oby.2008.274. (http://onlinelibrary.wiley.com/doi/10.1038/oby.2008.274/epdf)
16. Jaslow, R, Caramel coloring chemical linked to cancer found in »too high« levels in some colas CBS News, 23. Januar 2014.

(http://www.cbsnews.com/news/caramel-coloring-chemical-linked-to-cancer-found-in-too-high-levels-in-some-colas/)

17. Blankson H, Stakkestad JA, Fagertun H et al., Conjugated linoleic acid reduces body fat mass in overweight and obese humans. Journal of Nutrition, 130(December 2000)12: 2943-2948. (http://jn.nutrition.org/content/130/12/2943.full.pdf+html)
18. Courage KH, Fiber-Famished Gut Microbes Linked to Poor Health. While probiotics receive more attention, key fibers remain the workhorses in maintaining a healthy gut microbiome Scientific American, 23. März 2015. (https://www.scientificamerican.com/article/fiber-famished-gut-microbes-linked-to-poor-health1/)

KAPITEL 6

1. Carroll AE, Behind New Dietary Guidelines, Better Science. New York Times, 23. Februar 2015. (https://www.nytimes.com/2015/02/24/upshot/behind-new-dietary-guidelines-better-science.html?mcubz=0&_r=0)
2. Chowdhury R, Warnakula S, Kunutsor S et al., Association of dietary, circulating, and supplement fatty acids with coronary risk: a systematic review and meta-analysis. Annals of Internal Medicine, 160(2014)6: 398-406. (http://wphna.org/wp-content/uploads/2014/08/2014-03_Annals_of_Int_Med_Chowdhury_et_al_Fat_and_CHD_+_responses.pdf)
3. Bazzano LA, Hu T, Reynolds K et al., Effects of low-carbohydrate and low-fat diets: a randomized trial. Annals of Internal Medicine, 161(2014) 5: 309-318. (http://www.normanmarcuspaininstitute.com/wp-content/uploads/2014/09/Effects-of-Low-Carbohydrate-and-Low-Fat-Diets.pdf) Siehe auch: Connor AO, "A Call for a Low-Carb Diet That Embraces Fat," New York Times, 1. September 2014. (https://www.nytimes.com/2014/09/02/health/low-carb-vs-low-fat-diet.html?mcubz=0)

KAPITEL 8

1. 1 Kindy K, Food additives on the rise as FDA scrutiny wanes. Washington Post, 17. August 2014. (https://www.washingtonpost.com/national/food-additives-on-the-rise-as-fda-scrutiny-wanes/2014/08/17/828e9bf8-1cb2-11e4-ab7b-696c295ddfd1_story.html?utm_term=.76cd2f8a3fe7)

KAPITEL 9

1. Reynolds G, How Exercise Can Help You Live Longer. New York Times, 2. April 2014. (https://well.blogs.nytimes.com/2014/04/02/how-exercise-can-help-you-live-longer/?mcubz=0)
2. Reynolds G, Prescribing Exercise to Treat Depression. New York Times, 31. August 2011. (https://well.blogs.nytimes.com/2016/03/16/meditation-plus-running-as-a-treatment-for-depression/?mcubz=0)
3. Reynolds G, How Exercise May Protect Against Depression. New York Times, 1. Oktober 2014. (https://well.blogs.nytimes.com/2014/10/01/how-exercise-may-protect-against-depression/?mcubz=0)
4. Bailey DP, Locke CD, Breaking up prolonged sitting with light-intensity walking improves postprandial glycemia, but breaking up sitting with standing does not. Journal of Science and Medicine in Sport, 18(2015)3: 294-298. doi: 10.1016/j.jsams.2014.03.008.
5. Puig-Ribera A, Bort-Roig J, González-Suárez AM et al., Patterns of impact resulting from a 'sit less, move more' web-based program in sedentary office employees. PLOS ONE, 10(2015)4: e0122474. doi: 10.1371/journal.pone.0122474. (http://journals.plos.org/plosone/article?id=10.1371/journal.pone.0122474)

6. Zhang X, Eliassen AH, Tamimi RM et al., Adult body size and physical activity in relation to risk of breast cancer according to tumor androgen receptor status. Cancer Epidemiology, Biomarkers, and Prevention, 24(2015)6: 962-968. doi: 10.1158/1055-9965. EPI-14-1429. (http://cebp.aacrjournals.org/content/24/6/962.long)
7. Schmid D, Behrens G, Keimling M et al., A systematic review and meta-analysis of physical activity and endometrial cancer risk. European Journal of Epidemiology, 30(2015)5: 397-412. doi: 10.1007/s10654-015-0017-6.

KAPITEL 10

1. G. Oliver and J. Wardle, "Perceived Effects of Stress on Food Choice," Physiology & Behavior 66, no. 3 (May 1999): 511–15.
2. K. Raspopow et al., "Anticipation of a Psychosocial Stressor Differentially Influences Ghrelin, Cortisol, and Food Intake among Emotional and Non-Emotional Eaters," Appetite 74 (March 2014): 35–43. See also A. Daly, "A Surprising Reason You May Be Eating More," Women's Health, December 4, 2013.
3. V. Kahan et al., "Stress, Immunity, and Skin Collagen Integrity: Evidence from Animal Models and Clinical Conditions," Brain, Behavior, and Immunity 23, no. 8 (November 2009): 1089–95.
4. J. K. Kiecolt-Glaser and R. Glaser, "Psychological Stress, Telomeres, and Telomerase," Brain, Behavior, and Immunity 24, no. 4 (May 1, 2001): 529–30.
5. "Mindfulness Meditation Training Changes Brain Structure in Eight Weeks," Science Daily, January 21, 2011.
6. S. N. Katterman et al., "Mindfulness Meditation as an Intervention for Binge Eating, Emotional Eating, and Weight Loss: A Systematic Review," Eating Behaviors 15, no. 2 (April 2014): 197-204.
7. L. E. Carlson et al., "Mindfulness-Based Cancer Recovery and Supportive-Expressive Therapy Maintain Telomere Length Relative to Controls in Distressed Breast Cancer Survivors," Cancer 121, no. 3 (February 1, 2015): 476-484.
8. M. K. Koike and R. Cardoso, "Meditation Can Produce Beneficial Effects to Prevent Cardiovascular Disease," Hormone Molecular Biology and Clinical Investigation 18, no. 3 (June 2014): 137-143.
9. C. Y. Fang et al., "Enhanced Psychosocial Well-Being Following Participation in a Mindfulness-Based Stress Reduction Program Is Associated with Increased Natural Killer Cell Activity," Journal of Alternative and Complementary Medicine 16, no. 5 (May 2010): 531–38.
10. A. Aubrey, "Mindfulness Meditation Can Help Relieve Anxiety and Depression," NPR, January 7, 2014, http://www.npr.org/blogs/health/2014/01/07/260470831/ mindfulness-meditation-can-help-relieve-anxiety-and-depression.
11. R. C. Rabin, "Regimens: Massage Benefits Are More Than Skin Deep," New York Times, September 20, 2010.
12. L. Tyrväinen et al., "The Influence of Urban Green Environments on Stress Relief Measures: A Field Experiment," Journal of Environmental Psychology 38 (June 2014): 1-9.
13. M. S. Buchowski et al., "Energy Expenditure of Genuine Laughter," International Journal of Obesity 31, no. 1 (January 2007): 131-137.

KAPITEL 11

1. M. Sivak, "Sleeping More as a Way to Lose Weight," Obesity Reviews 7, no. 3 (August 2006): 295-296.
2. S. Jackson, A. Steptoe, and J. Wardle, "The Influence of Partner's Behavior on Health Behavior Change: The English Longitudinal Study of Ageing," JAMA Internal Medicine 175, no. 3 (March 2015): 385-392.
3. A. Aubrey, "Mindfulness Meditation Can Help Relieve Anxiety and Depression,"

INDEX

C

D

E

F

G

H

I

J

K

L

M

N

O

P

Q

R

S

T

V

W

Y

Z

BEZUGSQUELLEN

Die meisten der im Buch erwähnten Produkte wie Chiasamen, Kokosöl, Ghee oder verschiedene Gewürze sind in gängigen Naturkostläden erhältlich.

Sie können sie auch direkt über unseren Online-Shop www.unimedica.de in der Kategorie »Gesunde Ernährung« erhalten. Dort finden Sie ein großes Sortiment an Naturkostprodukten, u.a. auch seltene Produkte wie Sacha inchi.

Auch die für die Rezepte notwendigen Küchengeräte sowie veganes Bio-Proteinpulver und viele Superfoods sind dort zu finden.

ABBILDUNGSVERZEICHNIS

S. xiv, 80, 86 © Narayana Verlag, Fotografin Elisabeth Zumkehr, S. xviii-1 © Natasha Breen – shutterstock.com, S. 3 © Ekaterina Kondratova – shutterstock.com, S. 5 © Foxys Forest Manufacture – shutterstock.com, S. 8, 24, 28, 30, 42, 44, 55, 94, 283 © Jennifer Bonde, S. 12 © istetiana – shutterstock.com, S. 25 © Hong Vo – shutterstock.com, S. 29 © Alis Leonte – shutterstock.com, S. 37 © Kraipet Sritong – shutterstock.co, S. 40, 71, 88, 152-153, 154 © VICUSCHKA – shutterstock.com, S. 43 © Levente Fazakas – shutterstock.com, S. 58 © Elena Schweitzer – shutterstock.com, S. 68 © gillmar – shutterstock.com, S. 75 © Tomas Florian – shutterstock.com, S. 77, 100 © casanisa – shutterstock.com, S. 98 © Magdalena Kucova – shutterstock.com, S. 104 © Youandi Hossen – shutterstock.com, S. 122 © Oksana Shufrych – shutterstock.com, S. 125, 236 © Maria Kovaleva – shutterstock.com, S. 148 © Lisovskaya Natalia – shutterstock.com, S. 160 © Olena Mykhaylova, S. 163 © svariophoto – shutterstock.com, S. 169 © Jag_cz – shutterstock.com, S. 172 © Alexander Prokopenko – shutterstock.com, S. 185 © Magdanatka – shutterstock.com, S. 185 © Shebeko – shutterstock.com, S. 192 © flydragon – shutterstock.com, S. 194-195 © Liliya Kandrashevich – shutterstock.com, S. 200-201 © Anastasiakopa – shutterstock.com, S. 203 © Olena Kaminetska – shutterstock.com, S. 207 © vm2002 – shutterstock.com, S. 214 © thefoodphotographer – shutterstock.com, S. 217 © stockcreations – shutterstock.com, S. 219 © Tatiana Kolgutova – shutterstock.com, S. 225 © Anna Shepulova – shutterstock.com, S. 233 © Yulia Furman – shutterstock.com, S. 239 © zkruger – shutterstock.com, S. 242 © Gayvoronskaya_Yana – shutterstock.com, S. 245 © Olexiy Bayer – shutterstock.com, S. 252 © Cala Maffia – shutterstock.com, S. 255 © al1962 – shutterstock.com, S. 267 © Gergely Zsolnai – shutterstock.com, S. 268 © Jessica Kaplan – shutterstock.com, S. 284-285 © lzf – shutterstock.com, S. 293 © astarot – shutterstock.com, S. 299 © Pressmaster – shutterstock.com, S. 303 © Kucher Serhii – shutterstock.com. Alle Illustrationen © Dr. Kellyann Petrucci, MS, ND, and Best of Organic, LLC. Alle weiteren Abbildungen © Narayana Verlag GmbH, Fotograf Jörg Wilhelm.

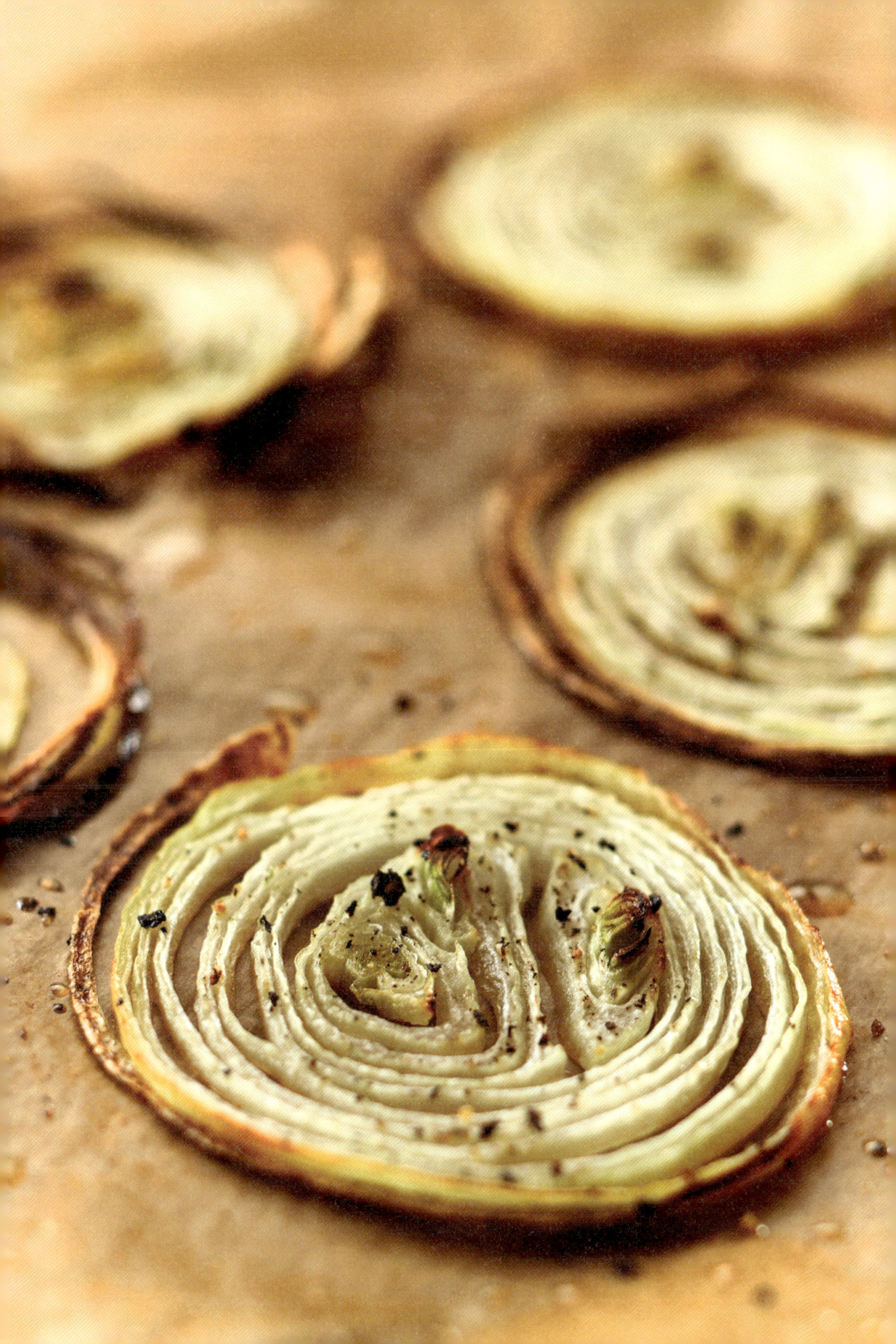

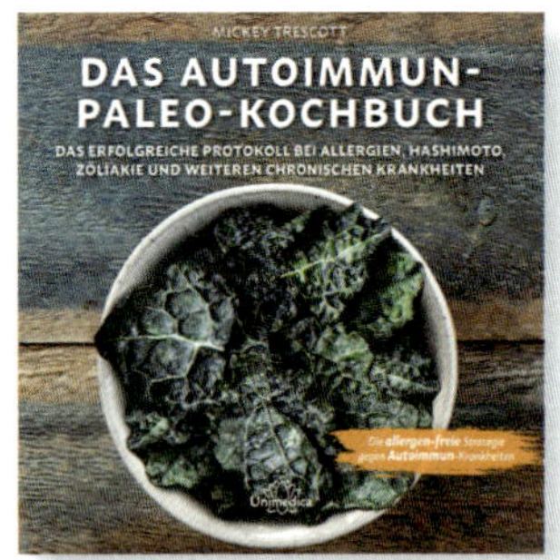

Mickey Trescott

Das Autoimmun-Paleo-Kochbuch

Das erfolgreiche Protokoll bei Allergien, Hashimoto, Zöliakie und weiteren chronischen Krankheiten

320 Seiten, geb., **€ 29,–**

Autoimmunerkrankungen wie Diabetes, Allergien, Multiple Sklerose oder Zöliakie beherrschen den Alltag vieler Menschen, während die heutige Medizin den Betroffenen oft keinen wirksamen Ausweg bietet. Das Autoimmunprotokoll wurde speziell für diese Krankheiten entwickelt. Es entfernt mögliche Auslöser in der Ernährung und schafft einen gesunden Darm – die Voraussetzung für eine Heilung von innen. Mickey Trescotts Buch ist der perfekte Begleiter für den Einstieg. Die Ernährungsberaterin und erfolgreiche Bloggerin hat sich selbst mithilfe dieser speziellen Paleo-Diät von Zöliakie, Hashimoto-Thyreoiditis und chronischer Erschöpfung geheilt.
In ihrem Werk gibt sie einen Einblick in die Wirkungsweise des Autoimmunprotokolls sowie wertvolle Tipps, wie man Küche und Vorratsschrank von allen potenziell schädlichen Lebensmitteln befreien kann. Auch stellt sie Wochenpläne und Einkaufslisten bereit, um den Umstieg so einfach wie möglich zu gestalten.
Das Herzstück des Autoimmun-Paleo-Kochbuchs bilden 112 köstliche Rezepte, die auch für Betroffene in der strengsten Phase des Protokolls geeignet sind – ohne Getreide, Hülsenfrüchte, Eier, Nüsse, Samen oder Nachtschattengewächse.
Trescotts Gerichte sind schmackhaft und vielfältig – klassische Hühnersuppe, mediterran gegrillter Lachs oder grüner Spargel mit Rosmarin lassen die alten Essgewohnheiten vergessen. Schnell zubereitet lassen sich die Rezepte gut in den stressigen Berufsalltag integrieren. Ein Buch, das inspiriert, die eigene Gesundheit selbst in die Hand zu nehmen.

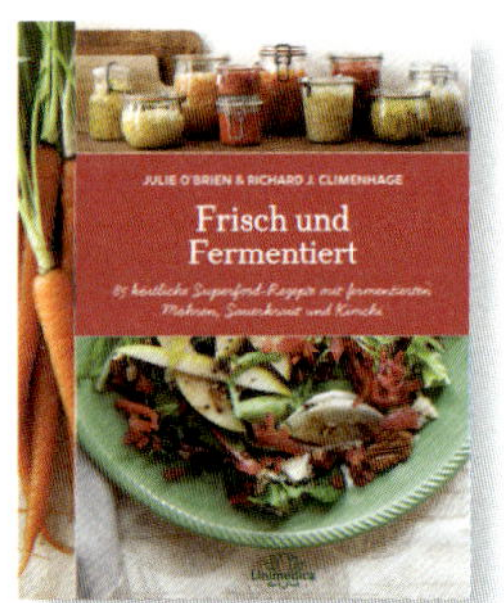

Julie O'Brien & Richard J. Climenhage

Frisch und Fermentiert

85 köstliche Superfood-Rezepte mit fermentierten Möhren, Sauerkraut und Kimchi

232 Seiten, geb., **€ 19,80**

Fermentierte Lebensmittel erleben eine Renaissance und sind dank Sauerkraut und Kimchi, dem koreanischen Nationalgericht aus milchsaurem Kohl, in der Street-Food-Bewegung hoch aktuell. Völlig zu Recht, denn fermentiertes Gemüse enthält probiotische Bakterien, eine Menge Vitamin C und andere gesunde Enzyme, die das Immunsystem stärken. Außerdem ist es köstlich!
Zwar weiß heute kaum noch jemand wie man Sauerkraut & Co. selbst herstellen kann, doch dank Julie O´Brien und Richard Climenhage muss das nicht länger so bleiben. Die beiden Experten geben eine kinderleichte Einführung in die Welt fermentierter Lebensmittel. Eine Schüssel, ein scharfes Messer sowie ein paar Einmachgläser – und schon kann es losgehen.
Die Reise beginnt mit dem Klassiker schlechthin: dem Sauerkraut. Natürlich dürfen die absoluten Lieblings-Grundrezepte von O´Brien und Climenhage für verschiedene Sauerkrautsorten, Kimchi und für die berühmten „Yin-Yang-Möhren“ nicht fehlen, die den Autoren den renommierten „Good-Food-Award“ einbrachten.
Die über 80 leckeren Rezepte reichen vom Sauerkraut-Smoothie, Kimchi-Kick-Start-Frühstück, Firefly-Kimcheese und rustikalem Grillkäse über Super-Sauerkraut-Burger, Sauerkraut-Sushi bis zum Möhrenkuchen mit Frischkäse-Frosting. Wenn sich die frisch-sauren Lebensmittel einen Platz in Ihrem Alltag erobert haben, sind sie nicht mehr wegzudenken. An die Gläser, fertig, los!

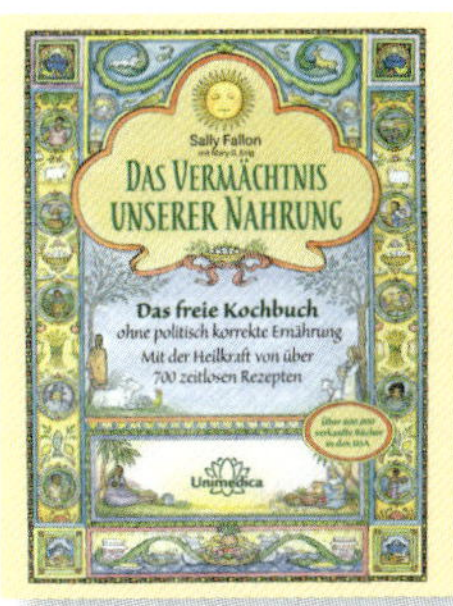

Sally Fallon

Das Vermächtnis unserer Nahrung

Das freie Kochbuch ohne politisch korrekte Ernährung

544 Seiten, geb., **€ 34,-**

Das Vermächtnis unserer Nahrung ist ein Klassiker und wurde in den USA bereits über 600.000 mal verkauft. Sally Fallon wendet sich darin bewusst gegen politisch korrekte Ernährung und empfiehlt naturbelassene Nahrungsmittel wie die oft verpönte Butter, Eier, Rohmilch, Fleisch aus Weidetierhaltung und andere nährstoffreiche Lebensmittel wie die über enorme Heilkraft verfügenden Knochenbrühen.
Das Werk vereint in über 700 köstlichen Rezepte, die anspruchsvolle Gourmets und Küchenneulinge überzeugen, die Weisheit unserer Vorfahren mit den neuesten Forschungsergebnissen. Es verrät uns, warum Getreide und Hülsenfrüchte eine spezielle Zubereitung erfordern, um aus ihnen den optimalen Nutzen zu ziehen, wie gesättigte Fettsäuren das Herz schützen und eine ballaststoffreiche und fettarme Ernährung zu Vitamin- und Mineralstoffmangel führen kann.
Sally Fallon geht ein auf Probleme moderner Sojaprodukte, den gesundheitlichen Nutzen von Saucen und Tunken, die richtige Zubereitung von Vollkornprodukten, das Für und Wider von Milchprodukten, einfach zuzubereitende mit Enzymen angereicherte Dips und Getränke sowie eine angemessene Ernährung für Babys und Kinder. Ein wahrer Kochbuch-Schatz, unterhaltsam, lehrreich und nährend für Körper und Seele.

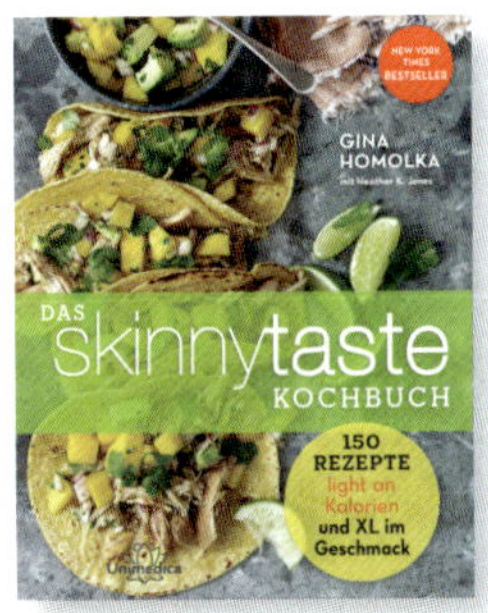

Gina Homolka

Das Skinnytaste-Kochbuch

150 Rezepte light an Kalorien und XL im Geschmack

328 Seiten, geb., **€ 29,80**

Gina Homolka ist Amerikas bekannteste und beliebteste Bloggerin für die leichte und gesunde Küche. Drei Millionen Besucher ihrer Website und ihres Blogs überzeugen sich Monat für Monat davon. Ihr erstes Kochbuch hat es sofort auf die Bestsellerliste der New York Times geschafft. Warum? Sie vollbringt Wunder. Wenig Kalorien, viel Geschmack. Keine neue Diät, keine alte Diät, keine Einschränkungen, keine verbotenen Zutaten. Alles ist erlaubt, alles schmeckt.
Die Gourmets werden staunen über Ginas Geschmackskombinationen und sich fragen: Warum bin ich nicht darauf gekommen? Die Anfänger in der Küche sehen: Das Kochen geht wirklich einfach. Man muss nur wissen, wie. Gina weiß es und erklärt alles genau, weist auf Fehlerfallen hin, macht Mut zum Experiment und gibt Tipps zum Einkaufen, zu den Lebensmitteln, zur Zubereitung oder zur Variation der Gerichte. So enthält das Buch 150 Rezepte.
Die Rezepte sind gekennzeichnet, ob sie vegetarisch sind, sich für den Schongarer oder zum Einfrieren eignen oder sich schnell zubereiten lassen. Für die Gesundheitsbewussten sind die Nährwertangaben enthalten, von den Kalorien bis zum Natriumgehalt. Bei jedem Rezept hat Gina Homolka darüber nachgedacht, wie man die Kalorien vermindern kann, ohne den Geschmack zu beeinträchtigen. Sie hat den Geschmack sogar verbessert, verfeinert, vervielfacht.
Probieren Sie es selbst. Wie wäre es mit einer Butternusskürbis-Zimt-Suppe mit Muskatnuss und gerösteten Kokosflocken und als Vorspeise gebackenem Blumenkohl mit Kurkuma, Kreuzkümmel, Koriander und Knoblauch? Müssen Hackbällchen immer vom Schwein und schwedisch sein? Versuchen Sie die Hähnchen-Hackbällchen „Cordon Bleu". Oder vegetarisch: Schwarze-Bohnen-Burger mit Chipotle-Mayo. Sie und Ihre Familie werden begeistert sein!

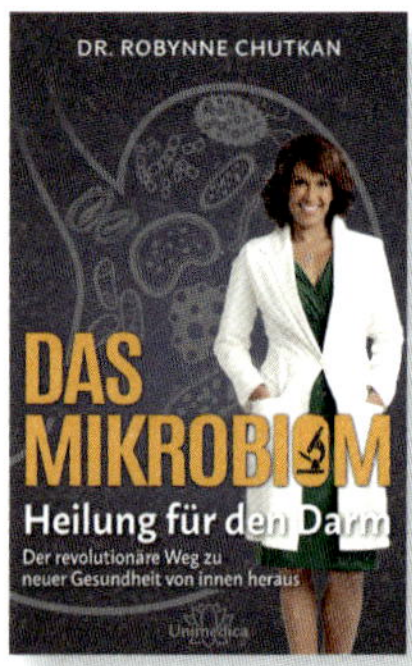

Dr. Robynne Chutkan

Das Mikrobiom – Heilung für den Darm

Der revolutionäre Weg zu neuer Gesundheit von innen heraus

344 Seiten, geb., **€ 24,80**

„Live Dirty, Eat Clean" – lautet die einfache Formel für ein gesundes Leben der Gastroenterologin Dr. Robynne Chutkan. Dass die Darmflora entscheidend für die Gesundheit ist, ist den meisten bekannt. Die Erfolgsautorin Dr. Chutkan geht jedoch noch einen Schritt weiter und zeigt die ungeheure Bedeutung der Gesamtheit der Mikroorganismen in unserem Körper – des Mikrobioms.
Was nach Science-Fiction klingt, ist reine Biologie: Die Kleinstlebewesen beeinflussen nicht nur die Verdauung, sondern unser Wohlbefinden, ja sogar chemische Prozesse im Gehirn. Sie beeinflussen, ob wir Heißhunger haben und zu Übergewicht neigen. Werden sie zerstört, wie z.B. durch häufigen Einsatz von Antibiotika, übertriebene Hygiene oder gechlortes Trinkwasser, verursacht dies viele Krankheiten – von Depression, Diabetes, Morbus Crohn, Akne, Infekte bis hin zu Krebs.
Wie man seine Baktierenflora saniert und das Mikrobiom wiederherstellt, zeigt Dr. Chutkan anschaulich in ihrem Buch. Dies fängt schon bei der Geburt an – so erläutert die Ärztin, wie der Kaiserschnitt bereits unsere Bakterienflora beinflussen kann und warum Kinder alles in den Mund nehmen. Im Alltag kann jeder diese besondere Flora schützen, sei es durch die richtigen Reinigungs- und Körperpflegemittel, Alternativen zu Antibiotika oder effektive Probiotika und Nahrungsergänzungsmittel. Entscheidend ist auch die Ernährung – „Clean Eating" – mithilfe natürlicher, harmonisierender Nahrungsmittel. Das Buch enthält hierzu viele leckere Rezepte für eine gesunde Darmflora.

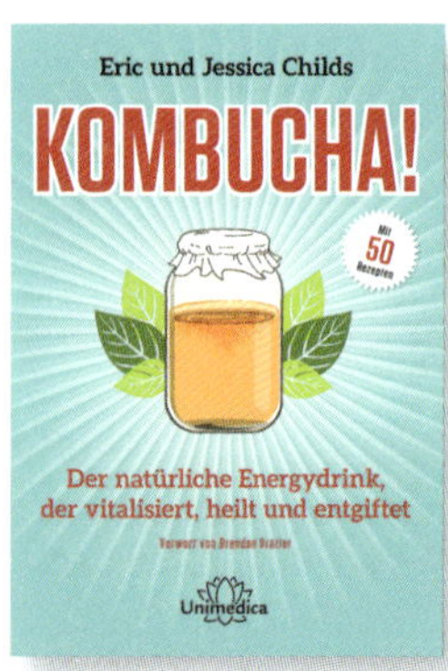

Eric und Jessica Childs

Kombucha!

Der natürliche Energydrink, der vitalisiert, heilt und entgiftet

216 Seiten, geb., **€ 19,80**

Der komplette Kombucha-Ratgeber mit allen wichtigen Hintergrundinformationen zu dem beliebten probiotischen Tee. Kombucha wird schon lange von Therapeuten, Spitzensportlern, Yogis und anderen Gesundheitsexperten für seine beeindruckenden gesundheitsfördernden Kräfte gepriesen. Jetzt erobert er auch den Rest der Welt. Kombucha, ein fermentiertes Getränk auf Teebasis, wirkt vitalisierend, heilend und entgiftend.
Eric und Jessica Childs, Gründer von Kombucha Brooklyn und erfahrene Kombucha-Experten, teilen in diesem umfassenden Ratgeber ihr wertvolles Wissen. Dabei gehen sie nicht nur auf den wissenschaftlichen und kulturellen Hintergrund des so gesunden wie schmackhaften Getränks ein, sondern zeigen auch anhand von 50 leckeren Rezepten die kulinarische Seite von Kombucha – vom schmackhaften Kombucha-Brot über Wraps und Superfood-Smoothies bis zu spritzigen Cocktails. Auch als Verjüngungskur in selbst hergestellten Kosmetika kommt er zum Einsatz. Ein Buch, das inspiriert – man kann kaum warten, den ersten Kombucha selbst zu brauen und zu kosten.

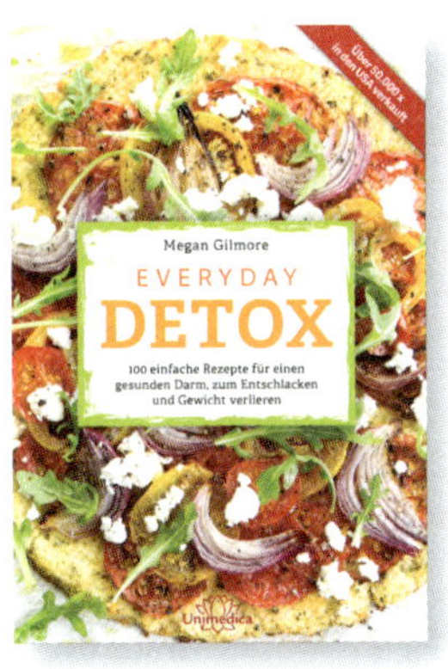

Megan Gilmore

Everyday Detox

100 einfache Rezepte für einen gesunden Darm, zum Entschlacken und Gewicht verlieren

208 Seiten, geb., **€ 24,80**

Megan Gilmores Everyday Detox ist ein gesunder Leitfaden zum natürlichen Entgiften für das gesamte Jahr. Das Werk hat in den USA bereits einen regelrechten Hype ausgelöst. Ganz ohne Diät, Fasten oder Kalorienzählen reduziert Everyday Detox das Gewicht, kurbelt die Verdauung an, verbessert den Schlaf und führt zu einem intensiven Wohlbefinden.
Die erfolgreiche Autorin, beliebte Bloggerin und Gesundheitsberaterin ist dafür bekannt, ihren Schwerpunkt auf natürliche und vollwertige Lebensmittel statt auf rigide Fastenkuren und Verzicht zu setzen. Der beste Beweis dafür sind ihre fantastischen Rezepte: Ob Bananen-Kokosnuss-Muffins, Brokkoli-Käse-Suppe, Thai-Salatwraps oder Pfefferminzriegel – die Gerichte aus natürlichen und vollwertigen Zutaten sind so verführerisch, dass Genuss an erster Stelle steht und ein Verzichtgefühl gar nicht erst aufkommt.
Hilfreiche Informationen zu Vorräten in der detoxfreundlichen Küche sowie eine praktische Übersicht zur Kombination bestimmter Lebensmittel erleichtern die Umsetzung des Plans zu Hause und sind die perfekte Vorbereitung für den Start in ein leichteres, fitteres und gesünderes Leben.

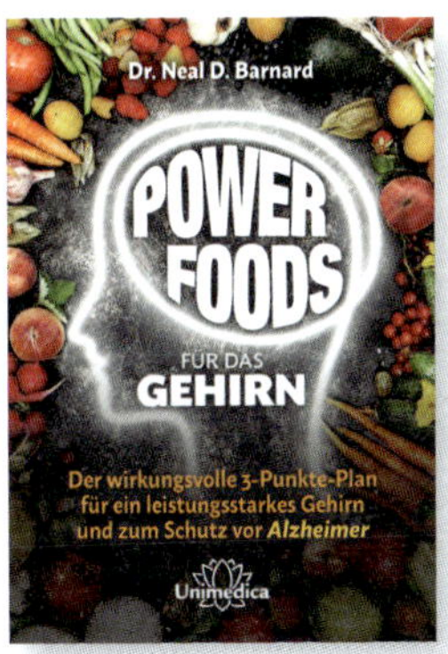

Dr. Neal D. Barnard

Powerfoods für das Gehirn

Der wirkungsvolle 3-Punkte-Plan für ein leistungsstarkes Gehirn und zum Schutz vor Alzheimer

327 Seiten, geb., **€ 24,80**

Jeder weiß, dass gesundes Essen unverzichtbar für einen gesunden Körper ist. Doch wissen Sie auch, dass Sie mit Essen Ihr Gehirn wirksam schützen und wesentlich leistungsfähiger machen können? Der international renommierte Arzt, Wissenschaftler und Bestseller-Autor Dr. Neal Barnard präsentiert in diesem bahnbrechenden Buch die aktuellsten Forschungsergebnisse und verrät, mit welchen Lebensmitteln Sie Ihr Gedächtnis stärken, Ihre Denk-, Reaktions- und Problemlösungsfähigkeit verbessern und gleichzeitig das Risiko für Alzheimer, Schlaganfälle und andere ernste Risiken deutlich verringern können. Zusätzlich klärt Dr. Barnard darüber auf, welche Lebensmittel Ihrem Gehirn weitaus mehr schaden als nutzen, wie bspw. Fleisch- und Milchprodukte und die darin enthaltenen giftigen Metalle.
Mit seinem effektiven 3-Punkte-Plan können Sie die Theorie einfach und leicht in die Praxis umsetzen und Ihrem Gehirn eindrucksvoll auf die Sprünge helfen.
POWERFOODS FÜR DAS GEHIRN enthält einen Menüplan mit köstlichen Rezepten wie Heidelbeer-Buchweizen-Pfannkuchen, herzhafte Portobello-Burger und saftige Brombeerriegel, die nur die gesündesten Zutaten enthalten. Außerdem sind darin Strategien zur Minimierung gesundheitlicher Risiken und leicht in den Alltag integrierbare Übungen zur Stärkung des Gehirns und Verbesserung des Gedächtnisses zu finden.
Mit diesem Buch schärfen Sie nicht nur Ihren Geist und Ihr Gedächtnis, sondern tun auch Ihrem Körper und Ihrer allgemeinen Gesundheit enorm viel Gutes.

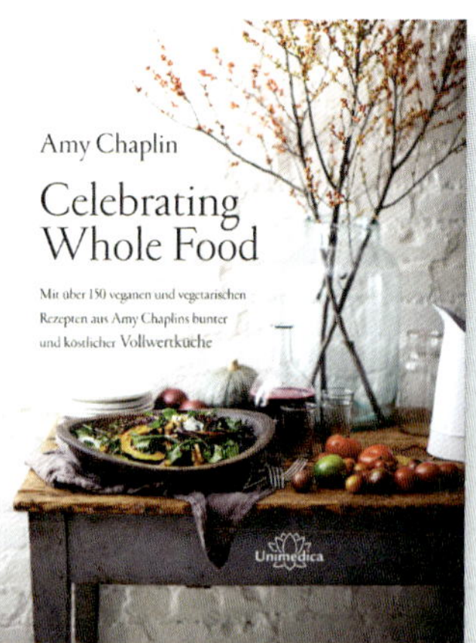

Amy Chaplin

Celebrating Whole Food

Mit über 150 veganen und vegetarischen Rezepten aus Amy Chaplins bunter und köstlicher Vollwertküche

408 Seiten, geb., **€ 34,-**

Frisch, überwiegend pflanzlich, vollwertig, naturbelassen und lecker – so sieht eine ideale Ernährung aus.
Die New-Yorker Star-Köchin Amy Chaplin steht wie keine andere für die raffinierte Vielfalt einer modernen Vollwerternährung. Ihre 20-jährige Erfahrung als Küchenchefin vieler vegetarischer Restaurants auf der ganzen Welt teilt Chaplin heute gerne mit ihren Kunden, zu denen auch Hollywood-Stars gehören. Diesen bringt sie bei, die heimischen Vorratsschränke mit Getreidesorten, Nüssen, Samen, Kräutern und Gewürzen zu füllen und daraus faszinierende Gerichte zuzubereiten.
In dem preisgekrönten Kochbuch Celebrating Whole Food nimmt uns Amy Chaplin in über 150 überwiegend veganen, glutenfreien Rezepten mit auf einen Streifzug durch die facettenreiche Welt der vollwertigen Küche. Von Quinoa-Muffins über feurige Karottensuppe mit Kokosmilch bis hin zu Salat mit gerösteten Kürbisspalten – für ein gesundes, nachhaltiges und unglaublich köstliches Jahr. Zudem beschäftigt sich Amy eingehend mit den heimischen Vorräten. Sie erklärt z.B. genau, wie man Hülsenfrüchte einweicht und kocht, Sprossen zieht und verschiedene Pflanzendrinks selbst zubereitet.
Stürzen Sie sich mit Amy Chaplin in die bunte und reichhaltige Welt der Vollwertküche.

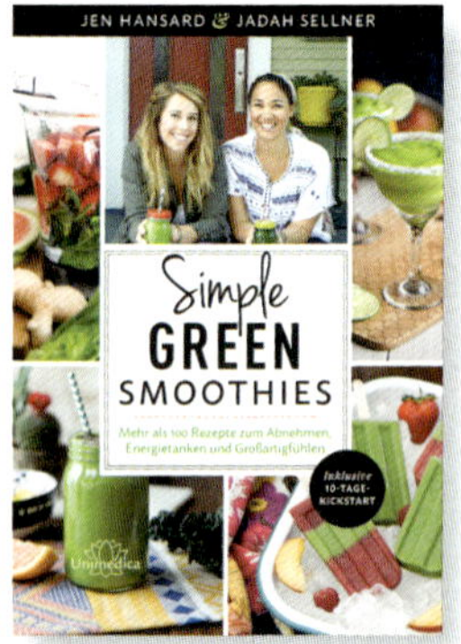

Jen Hansard & Jadah Sellner

Simple Green Smoothies

Mehr als 100 Rezepte zum Abnehmen, Energietanken und Großartigfühlen

304 Seiten, geb., **€ 24,80**

Jen Hansard und Jadah Sellner haben einen wunderbaren Weg zu Gesundheit, Freude und Energie gefunden – mit Spaß und ohne Verzicht. Ihr Konzept ist sensationell einfach: Statt Kalorien zu zählen oder ganz auf bestimmte Lebensmittel zu verzichten, trinken sie lieber täglich einen grünen Smoothie.
Simple Green Smoothies enthält eine 10-Tage-Kickstartkur inklusive Einkaufslisten, unzählige praktische Tipps und über 100 Rezepte für Smoothies sowie für leckere Desserts, unverzichtbare Grundrezepte und hilfreiche Haushaltsmittel. Ob Pfirsich-Kokos-Traum, Grüner Feigling oder Ingwer-Beeren-Mojito – die Smoothies sind so köstlich, dass es kaum zu glauben ist.
Jen und Jadah gehen zudem detailliert auf ihre Zutaten ein und erklären, wie sich diese am besten auswählen, vorbereiten und lagern lassen, informieren über deren Nährstoffgehalt, Geschmack und die besten Kombinationsmöglichkeiten und lassen auch vitalisierende Superfoods, Kräuter und Gewürze nicht unerwähnt.
Simple Green Smoothies wird durch Einblicke in die eigenen Erfahrungen der Autorinnen und durch einnehmende farbenfrohe Fotos wunderbar komplettiert und ist ein exzellentes Hilfsmittel, um auf nachhaltige Weise und mit Freude die Kontrolle über die eigene Gesundheit zurückzuerobern und von innen heraus zu einem neuen Menschen zu werden.

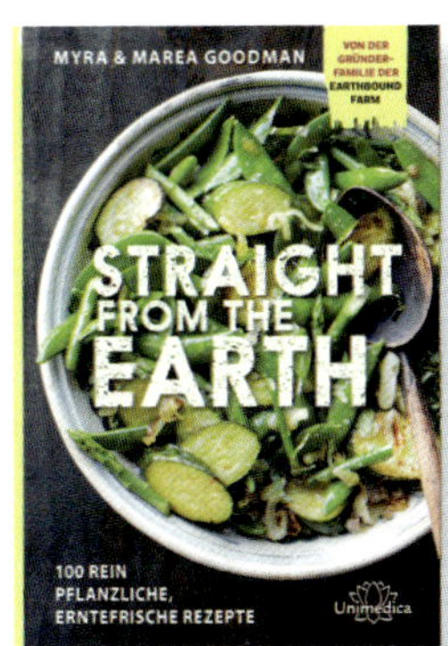

Myra & Marea Goodman

Straight From The Earth

100 rein pflanzliche, erntefrische Rezepte

248 Seiten, geb., **€ 24,–**

100 verführerische rein pflanzliche Rezepte, die auch Nicht-Veganer verzaubern werden. Myra Goodman und ihre Tochter Marea sind ausgezeichnete Köchinnen und Teil der Gründerfamilie der Earthbound Farm, die sich von einem Feld mit ein paar Himbeerreihen zu einem der größten Bio-Erzeuger Nordamerikas entwickelt hat. Für ihre Kreationen verwenden sie nur die frischesten Bio-Zutaten und überraschen mit faszinierenden Geschmackskombinationen. Neben Informationen über den biologischen Landbau und Zutaten wie Nüsse und Samen, Soja und Kokosnüsse berichten die Autorinnen auch über ihre Gründe dafür, sich vegan zu ernähren. Myras und Mareas unwiderstehlich leckere Rezeptsammlung enthält Gerichte für Frühstück, Mittag- und Abendessen sowie Desserts – mit Delikatessen wie Quinoa-Bananen-Kuchen aus der Pfanne, gegrillte Feigensandwiches mit geröstetem Pistazienpesto, Balsamico-karamellisierte Zwiebeln, Mareas »Exzentrischer Caesar Salad mit Cashewkernen und Curry-Dressing« und super schokoladige Chocolate Brownies.
Die Rezepte verwenden spielerische Gewürzkombinationen und sind von kulinarischen Traditionen aus der ganzen Welt inspiriert. Myras und Mareas erklärtes Ziel ist es, alle leidenschaftlichen Genießer an ihrer Freude und Begeisterung teilhaben und jeden einzelnen Bissen zu einem Fest werden zu lassen.

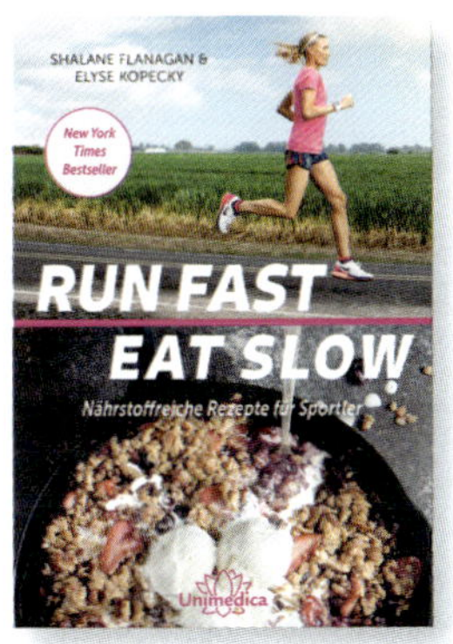

Shalane Flanagan & Elyse Kopecky

Run Fast Eat Slow

Nährstoffreiche Rezepte für Sportler

280 Seiten, geb., **€ 26,–**

Die Weltklasse-Marathonläuferin und viermalige Olympia-Teilnehmerin Shalane Flanagan und die Chefköchin Elyse Kopecky haben zusammen ein Vollwertkochbuch herausgebracht, das es in sich hat. Ihr New York Times Bestseller-Erfolg beweist, dass Essen beides kann: den Körper nähren und verwöhnen.
Endlich gibt es ein Kochbuch für Athleteninnen und Athleten, das zeigt, dass auch Fett ein wichtiger Nährstoff ist, der nicht nur als Geschmacksträger fungiert, sondern auch die sportliche Leistung beflügelt. Zugleich erteilen die Autorinnen obsessivem Kalorienzählen, der Eiweißmanie und strengen Diäten eine Absage, da diese dem Körper mehr schaden als guttun.
Mit über 100 leckeren Rezepten für jede Tageszeit, aufschlussreichen ernährungswissenschaftlichen Informationen und inspirierenden Geschichten der beiden Sportlerinnen und Autorinnen, deren Freundschaft schon über 15 Jahre zurückreicht, deckt Run Fast – Eat Slow ein breites Spektrum an Wissenswertem und Unterhaltsamem für Ausdauersportler ab.
Eine Vielzahl köstlicher Gerichte, sättigender Snacks, durstlöschender Getränke und vollwertiger Naschereien wartet darauf, ausprobiert zu werden – allesamt ohne raffinierten Zucker oder glutenhaltiges Mehl.
Tanken Sie Kraft und Energie mit unschlagbaren Smoothies, Rucola-Cashew-Pesto, Superhelden-Muffins, Grünkohl-Radicchio-Salat mit Farro und Doppel-Schoko-Teff-Cookies, ziehen Sie Ihre Laufschuhe an und starten Sie durch!